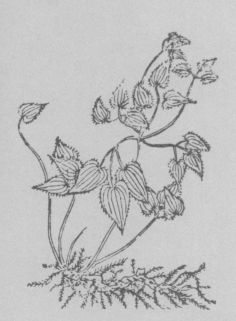

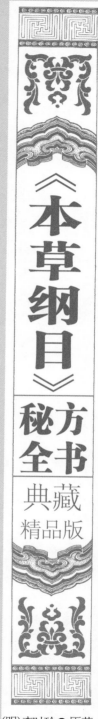

# 《本草纲目》秘方全书

典藏精品版

(明)李时珍◎原著

方立生◎主编

黑龙江出版集团

黑龙江科学技术出版社

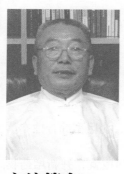

**主编简介**
# 方立生

方立生，主治中医师，毕业于河南开封中医学院，2002年于河南省信阳县中医院退休。

方立生从事中医药学辩证治疗及养生文化研究40多年，在中医内科、妇科、儿科的诊治及治疗方面有丰富的经验，尤其擅长对心血管方面疾病的诊治治疗和利用经络针灸治疗。作为一名中医工作者，方立生对以《本草纲目》为代表的中医文化，充满了浓厚的兴趣和研究热情，并且致力于将中草药应用于养生保健与治病救人的实践中。

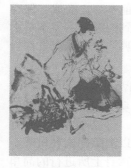

**原著简介**
# 李时珍

李时珍（1518~1593），字东璧，晚年自号濒湖山人，明代蕲州（今湖北省黄冈市蕲春县蕲州镇）人，是我国古代伟大的医药学家，著有药物学名著《本草纲目》。

李时珍对脉学及奇经八脉也有研究，著有《濒湖脉学》和《奇经八脉考》二书，也受到后世医家的重视。

李时珍临证，推崇"重辨病证，用药得当"的原则，治疗时或化裁古方，或自组新方，或用民间单验方，多有良效。

李时珍还提出"命门在两肾之间"的学说，后世被赵献可继承发扬，指出"脑为元神之府"，肯定了脑为全身中枢的功能。

李时珍还著有《命门考》、《集简方》、《白花蛇传》、《脉诀考证》等，均已佚。《本草纲目》一书，乃李时珍父子及弟子共同编写，李时珍次子李建元为书绘图，是一本以李时珍为主的集体著作。

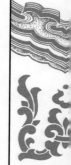

学习中国式养生

# 序 言

## 伟大的医学巨著——《本草纲目》

### 李时珍与《本草纲目》

　　《本草纲目》共52卷，为明代李时珍（公元1518～1593年）撰，为巨型综合性本草书籍专著。

　　李时珍吸取了自宋代唐慎微《经史证类备急本草》以来的医药成就，并新增药物374种。其中103种是当时医家习用或流传于民间的有效药物，271种见录于前代文献，这些新增药大部分至今仍在沿用。《本草纲目》附方11096个，集旧方2938个，新增方8000多个；药图1109幅，由他的孩子建中、建元绘制。每种药物均列有释名(确定名称)、集解（叙述产地）、正误（更正过去文献的错误）、修治（炮制方法）、气味、主治、发明（前三项分析药物的功能）、附方（收集民间流传的药方）等项。

### 《本草纲目》的巨大贡献

　　《本草纲目》是我国药学史上一部巨著，收药丰富，集明以前本草之大成，保存了大量古代药学文献，并补充了许多作者亲自采访和亲身体验得到的经验。《本草纲目》是对16世纪以前中医药学的系统总结，被誉为"东方药物巨典"，对人类近代科学产生了重大影响。

　　《本草纲目》纠正了历代诸家本草中的错误，记述"正误"项70多条，正确考订了许多药物的基原，更正了它们的分类位置。李时珍通过自己的亲身实践，对有怀疑的事物得出正确的结论。在药性方面，他也指出，通过炮制等方法，可以改变药性；并提出不能根据消除某一症状就认为是唯一药性，还应考虑症状得以消除的内在机理，依靠整体效应来评定药性。同时，他还记载了一些在人体或小动物身上所进行的简单药理实验，更正了部分药物性味的谬误。

　　李时珍不仅在药物种类上进行了详细的分析，而且对药物的栽培和药物的炮制加工方面都有深入的记述，有其独到的见解。他重视每种药物的播种季节和采收时间，这是影响每种药材质量的重要因素。

　　李时珍凭借其精深的理论素养和丰富的临床经验，在书中阐发了许多准确的医学见解。李时珍在《本草纲目》中增加了374种药物，是李时珍首先发现了它们的用途，填补了医学界的空白。

　　由于《本草纲目》受其诞生的历史条件所限，存在某些缺点和不足，但仍然无损于这本书的价值。

　　《本草纲目》出版以后，引起了世界各国的重视。据统计，《本草纲目》在世界上已有拉丁、法、德、英、日、俄等文字版本，丰富了世界医药学的宝库，是一部影响世界的博学性著作。

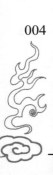

# 目 录

## 第一章 序 列

## 第二章 百病主治

# 第三章　水　部

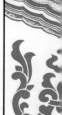

# 第四章　火　部

# 第五章　土　部

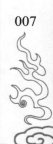

# 第六章 金石部

目录

认识中国第一药典

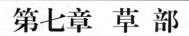

# 第七章 草 部

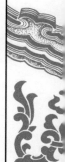

认识中国第一药典

目录

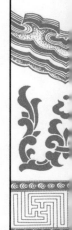

目录

学习中国式养生

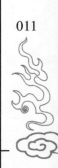

目录

认识中国第一药典

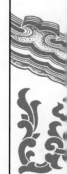

目录

学习中国式养生

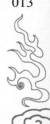

## 第八章　谷　部

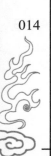

认识中国第一药典

目录

# 第九章 菜 部

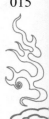

# 第十章 果部

认识中国第一药典

目录

# 第十一章 木 部

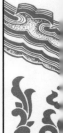

目录

学习中国式养生

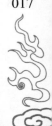

# 第十二章　服器部

认识中国第一药典

## 第十三章　虫　部

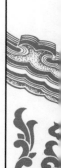

目录

学习中国式养生

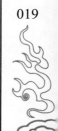

# 第十四章 鳞 部

目录

认识中国第一药典

# 第十五章 介 部

# 第十六章 禽 部

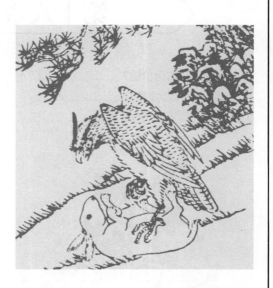

学习中国式养生

# 第十七章 兽 部

# 第十八章 人 部

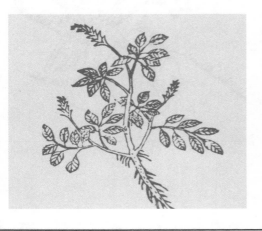

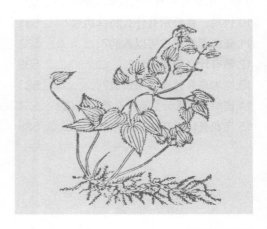

认识中国第一药典

目录

# 第一章

## 序列

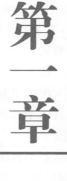

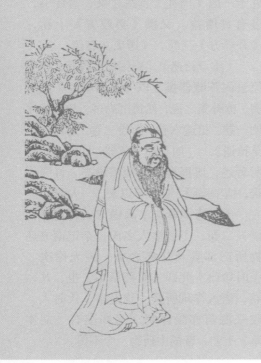

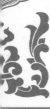

# ① 历代诸家本草具体有哪些？都是何人编纂？

《神农本草经》［掌禹锡曰］旧说《本草经》三卷，神农所作，而不经见，《汉书·艺文志》亦无录焉。

《名医别录》［李时珍曰］神农本草药分三品，计三百六十五种，以应周天之数。梁·陶弘景复增汉、魏以下名医所用药三百六十五种，谓之《名医别录》，凡七卷。

《唐本草》［时珍曰］唐高宗命司空英国公李勣等修陶隐居所注《神农本草经》，增为七卷。世谓之《英公唐本草》，颇有增益。显庆中，右监门长史苏恭重加订注，表请修定。帝复命太尉赵国公长孙无忌等二十二人与恭详定。增药一百一十四种，分为玉石、草、木、人、兽、禽、虫鱼、果、米谷、菜、有名未用十一部，凡二十卷，目录一卷，别为药图二十五卷，图经七卷，共五十三卷，世谓之《唐新本草》。苏恭所释虽明，亦多驳误。

《药总诀》［禹锡曰］梁·陶隐居撰，凡二卷。论药品五味寒热之性、主疗疾病及采蓄时月之法。一本题曰《药象口诀》，不著撰人名。

《药性本草》［禹锡曰］《药性论》凡四卷，不著撰人名氏。分药品之性味，君臣佐使主病之效。一本云陶隐居撰。然其药性之功，有与本草相戾者，疑非隐居书也。［时珍曰］《药性论》即《药性本草》，乃唐·甄权所著也。权，扶沟人，仕隋为秘省正字。唐太宗时，年百二十岁，帝幸其第，访以药性，因上此书，授朝散大夫，其书论主治亦详。又著《脉经》、《明堂人形图》各一卷。

《千金食治》［时珍曰］唐·孙思邈撰，《千金备急方》三十卷。采摭《素问》、扁鹊、华佗、徐之才等所论补养诸说，及本草关于食用者，分米谷、果、菜、鸟兽、虫鱼为食治附之，亦颇明悉。思邈隐于太白山，隋、唐征拜皆不就，年百余岁卒。所著有《千金翼方》、《枕中素书》、《摄生真录》、《福禄论》、《三教论》、《老子庄子注》。

《食疗本草》［禹锡曰］唐同州刺史孟诜撰。张鼎又补其不足者八十九种，并旧为二百二十七条，凡三卷。［时珍曰］诜，梁人也。武后时举进士，累迁风阁舍人，出为台州司马，转同州刺史。睿宗召用，固辞。卒年九十。因《周礼》食医之义，著此书，多有日增益。又撰《必效方》十卷，《补养方》三卷。《唐史》有传。

《本草拾遗》［禹锡曰］唐开元中三原县尉陈藏器撰。以《神农本经》虽有陶、苏补集之说，然遗沉尚多，故别为序例一卷，拾遗六卷，解纷三卷，总曰《本草拾遗》。［时珍曰］藏器，四明人。其所著述，博极群书，精核物类，订绳谬误，搜罗幽隐，自本草以来，一人而已。

《海药本草》［禹锡曰］《南海药谱》二卷，不著撰人名氏，杂记南方药物所产郡县及疗疾之功，颇无伦次。［时珍曰］此即《海药草本》也，凡六卷，唐人李珣所撰。珣盖肃、代时人，收采海药亦颇详明。又郑虔有《胡本草》七卷，皆胡中药物。今不传。

《四声本草》［禹锡曰］唐兰陵处士萧炳撰。取本草药名上一字，以平、上、去、入四声相从，以便讨阅，无所发明，凡五卷。进士王收序之。

《删繁本草》［禹锡曰］唐润州医博士兼节度随军杨损之撰。删去本草不急及有名未用之类为五卷。开元以后人也。无所发明。

《本草音义》［时珍曰］凡二卷，唐·李含光撰。又甄立言、殷子严皆有音义。

《本草性事类》［禹锡曰］京兆医工杜善方撰。不详何代人，凡一卷。以本草药名随类解释，附以诸药制使、畏恶、相反、相宜、解毒者。

《食性本草》［禹锡曰］南唐陪戎副尉、剑州医学助教陈士良撰：取神农、陶隐居、苏恭、孟洗、陈藏器诸家药关于饮食者类之，附以食医诸方，及五时调养脏腑之法。［时珍曰］书凡十卷，总集旧说，无甚新义。

《蜀本草》［时珍曰］蜀主孟昶命翰林学士韩保升等与诸医士，取《唐本草》参校增补注释，别为《图经》，凡二十卷，昶自为序，世谓之蜀本草。其图说药物形状，颇详于陶、苏也。

《开宝本草》［时珍曰］宋太祖开宝六年，命尚药奉御刘翰、道士马志等九人，取唐、蜀本草详校，仍取陈藏器《拾遗》诸书相参，刊正别名，增药一百三十三种，马志为之注解，翰林学士卢多逊等刊正。七年，复诏志等重定，学士李昉等看详。凡神农者白字，名医所传者墨字，别之，并目录共二十一卷。

《嘉祐补注本草》［时珍曰］宋仁宗嘉祐二年，诏光禄卿直秘阁掌禹锡、尚书祠部郎中秘阁校理林亿等，同诸医官重修本草。新补八十二种，新定一十七种，通计一千八十二条，谓之《嘉祐补注本草》，共二十卷。其书虽有校修，无大发明。

《图经本草》［时珍曰］宋仁宗既命掌禹锡等编绎本草，累年成书；又诏天下郡县，图上所产药物，用唐永徽故事，专命太常博士苏颂撰述成此书，凡二十一卷。考证详明，颇有发挥。但图与说异，两不相应。或有图无说，或有物失图，或说是图非。

《证类本草》［时珍曰］宋徽宗大观二年，蜀医唐慎微取《嘉枯补注本草》及《图经本草》合为一书，复拾《唐本草》、《陈藏器本草》、孟洗《食疗本草》旧本所遗者五百余种，附入各部，并增五种。仍采《雷公炮炙》及《唐本》、《食疗》、陈藏器诸说收未尽者，附于各条之后。又采古今单方，并经、史、百家之书有关药物者，亦附之。共三十一卷，名《证类本草》。上之朝廷，改名《大观本草》。慎微貌寝陋而学该博，使诸家本草及各药单方，垂之千古，不致沦没者，皆其功也。政和中，复命医官曹孝忠校正刊行，故又谓之《政和本草》。

《本草别说》［时珍曰］宋哲宗元祐中，阆中医士陈承，合本草及《图经》二书为一，间缀数语，谓之别说，高宗绍兴末，命医官王继先等校正本草，亦有所附，皆浅俚无高论。

《日华诸家本草》［禹锡曰］国初开宝中，四明人撰。不著姓氏，但云日华子大明。序集诸家本草近世所用药，各以寒、温、性、味、华、实、虫、兽为类，其言功用甚悉，凡二十卷。［时珍说］按《千家姓》大姓出东莱，日华子，盖姓大名明也。或云其姓田。未审然否。

《本草衍义》［时珍曰］宋政和中，医官通直郎寇宗顾奭撰。以《补注》及《图经》二书，参考事实，核其情理，援引辩证，发明良多，东垣、丹溪诸公亦尊信之。但以兰花为兰草，卷丹为百合，是其误也。书及序例凡二十卷。平阳张魏卿以其说分附各药之下，合为一书。

《洁古珍珠囊》［时珍曰］书凡一卷，金易州明医张元素所著。

《用药法象》［时珍曰］书凡一卷，元真定明医李杲所著。杲，字明之，号东垣。

《汤液本草》［时珍曰］书凡二卷，元医学教授古赵王好古撰。好古，字进之，号海藏，东垣高弟，医之儒者也。取本草及张仲景、成无己、张洁古、李东垣之书，间附己意，集而为此。别著《汤液大法》四卷、《医垒元戎》十卷、《阴证略例》、《癜论萃英》、《钱氏补遗》各一卷。

《日用本草》［时珍曰］书凡八卷，元海宁医士吴瑞，取本草之切于饮食者，分为八门，间增数品而已。瑞，字瑞卿，元文宗时人。

《本草歌括》［时珍曰］元瑞州路医学教授胡仕可，取本草药性图形作歌，以便童蒙者。我明刘纯、熊宗立、傅滋辈，皆有歌括及药性赋，以授初学记诵。

《本草衍义补遗》［时珍曰］元末朱震亨所著。震亨，义乌人，字彦修，

从许白云讲道，世称丹溪先生。

《本草发挥》［时珍曰］书凡三卷，洪武时丹溪弟子山阴徐彦纯用诚所集。取张洁古、李东垣、王海藏、朱丹溪、成无己数家之说，合成一书尔，别无增益。

《救荒本草》［时珍曰］洪武初，周定王因念旱涝民饥，咨访野老田夫，得草木之根苗花实可备荒者四百四十种，图其形状，著其出产、苗叶、花子、性味、食法，凡四卷，亦颇详明可据。

《庚辛玉册》［时珍曰］宣德中，宁献王取崔昉《外丹本草》、土宿真君《造化指南》、独孤滔《丹房镜源》、轩辕述《宝藏论》、青霞子《丹台录》诸书所载金石草木可备丹炉者，以成此书。分为金石部、灵苗部、灵植部、羽毛部、鳞甲部、饮馔部、鼎器部，通计二卷，凡五百四十一品。所说出产形状，分别阴阳，亦可考据焉。

《本草集要》［时珍曰］弘治中，礼部郎中慈溪王纶，取本草常用药品，及洁

李时珍：（1518～1593）字东璧，号濒湖，湖北蕲州（今湖北省黄冈市蕲春县蕲州镇）人，汉族，生于明武宗正德十三年（公元1518年），死于神宗万历二十二年（公元1593年）。

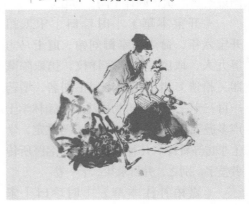

古、东垣、丹溪所论序例，略节为八卷，别无增益，斤斤泥古者也。纶，字汝言，号节斋，举进士，仕至都御史。

《食物本草》［时珍曰］正德时，九江知府江陵汪颖撰。东阳卢和，字廉夫，尝取本草之系于食品者编次此书。颖得其稿，厘为二卷，分为水、谷、菜、果、禽、兽、鱼、味八类云。

《食鉴本草》［时珍曰］嘉靖时，京口宁原所编。取可食之物，略载数语，无所发明。

《本草会编》［时珍曰］嘉靖中，祁门医士汪机所编。机，字省之。

《本草蒙筌》［时珍曰］书凡十二卷，祁门医士陈嘉谟撰。谟，字廷采。嘉靖末，依王氏《集要》，部次集成。每品具气味、产采、治疗、方法，创成对语，以便记诵。间附己意于后，颇有发明。便于初学，名曰《蒙筌》，诚称其实。

《本草纲目》明楚府奉祠、敕封文林郎、蓬溪知县，蕲州李时珍东璧撰。搜罗百氏，访采四方。始于嘉靖壬子，终于万历戊寅，稿凡三易。分为五十二卷，列为一十六部，部各分类，类凡六十。标名为纲，列事为目。增药三百七十四种，方八千一百六十。

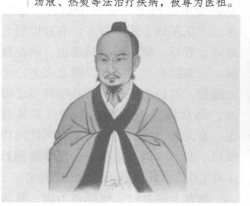

**扁鹊：**（公元前407~前310年），战国时代名医。姓秦，名越人，战国渤海郡郑（今河北任丘）人。精于内、外、妇、儿、五官等科，应用砭刺、针灸、按摩、汤液、热熨等法治疗疾病，被尊为医祖。

# ② 《本草纲目》中的七方指什么？

邪气流变在于发病，治病在于药方，制方在于人对药物的反应。方有七类：大、小、缓、急、奇、偶、复。奇方、偶方、复方，为三方也。大、小、缓、急者，为四制之法也。

**大方**［完素曰］身表为远，里为近。大小者，制奇偶之法。假如小承气汤、调胃承气汤，奇之小方也。大承气汤、抵当汤，奇之大方也，所谓因其攻里而用之也。［张从正曰］病有兼证而邪不一，不可以一二味治者，宜之。肝肾及下部之病道远者，宜之。王太仆以心肺为近，肾肝为远，脾胃为中。刘河间以身表为远，身里为近。以子观之，身半以上其气三，天之分也。身半以下其气三，地之分也。中脘，人之分也。

**小方**［从正曰］小方有二：有君一、臣二之小方，病无兼证，邪气专一，可一二味治者宜之。有分两少而频服之小方，心肺及在上之病者宜之，徐徐细呷是也。［完素曰］肝肾位远，数多则其气缓，不能速达于下。必大剂而数少，取其迅急下走也。心肺位近，数少则气急下走，不能升发于上；必小剂

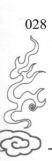

而数多，取其易散而上行也。王氏谓肺服九、心服七、脾服五、肝服三、肾服一，乃五脏生成之数也。

**缓方**［王冰曰］假如病在肾而心气不足，服药宜急过之，不以气味饲心，肾药凌心，心复益衰矣。余上下远近例同。［完素曰］圣人治上不犯下，治下不犯上，治中上下俱无犯。［故曰］治上必妨下，治表必违里。用黄芩以治肺必妨脾，用苁蓉以治肾必妨心，服干姜以治中必僭上，服附子以补火必涸水。［从正曰］缓方有五：有甘以缓之之方，甘草、糖、蜜之属是也，病在胸膈，取其留恋也。有丸以缓之之方，比之汤散，其行迟慢也。有品味件多之缓方，药众则递相拘制，不得各骋其性也。有无毒治病之缓方，无毒则性纯功缓。有气味俱薄之缓方，气味薄则长于补上治上，比至其下，药力已衰矣。

**急方**［完素曰］味厚者为阴，味薄者为阴中之阳，故味厚则下泄，味薄则通气。气厚者为阳，气薄为阳中之阴，故气厚则发热，气薄则发汗是也。［故曰］治主宜缓，缓则治其本也。治客宜急，急则治其标也。表里汗下，皆有所当缓、所当急。［从正曰］急方有四：有急病急攻之急方，中风关格之病是也。有汤散荡涤之急方，下咽易散而行速也。有毒药之急方，毒性能上涌下泄以夺病势也。有气味俱厚之急方，气味俱厚，直趋于下而力不衰也。

**奇方**［王冰曰］单方也。［从正曰］奇方有二：有独用一物之奇方，病在上而近者宜之。有药合阳数一、三、五、七、九之奇方，宜下不宜发汗。

**偶方**［从正曰］偶方有三：有两味相配之偶方，有古之二方相合之偶方，有药合阴数二、四、六、八、十之偶方，宜汗不宜下。

**复方**［岐伯曰］复者，再也，重也。所谓十补一泄，数泄一补也。又伤寒见风脉，伤风得寒脉，为脉证不相应，宜以复方主之。［从正曰］复方有三：有二方、三方及数方相合之复方，如桂枝二越婢一汤、五积散之属是也。有本方之外再加别药，如调胃承气加连翘、薄荷、黄芩、栀子为凉膈散之属是也。有分均等之复方，如胃风汤各等份之属是也。

**岐伯：** 黄帝时期名医，开创中国养生术之先河。相传岐伯曾与黄帝讨论有关养生的问题

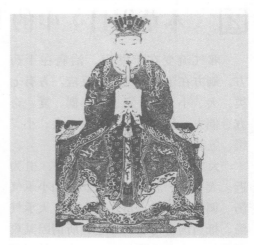

# ③《本草纲目》所说的十剂包括哪些?

[徐之才曰]药有宣、通、补、泄、轻、重、涩、滑、燥、湿十种,是药之大体,而《本经》不言,后人未述。凡用药者,审而详之,则靡所遗失矣。

宣剂 [之才曰]宣可去壅,生姜、橘皮之属是也。

[杲曰]外感六淫之邪,欲传到里面,三阴实而不受,逆于胸中,天分气分窒塞不通,而有了呕吐的症状,所谓壅也。故必破气药,如姜、橘、藿香、半夏之类,泻其壅塞。《经》曰:凡风痛中风,胸中诸实,痰饮寒结,胸中热郁,上而不下,久则嗽喘满胀,水肿之病生焉,非宣剂莫能愈也。[完素曰]郁而不散为壅,必宣以散之,如痞满不通之类。欲攻其里积,则宣除上积,泄通下利。涌剂则取瓜蒂、栀子之类。发汗通表亦同此理。

[好古曰]:《经》有五郁:木郁达之,火郁发之,土郁夺之,金郁泄之,水郁折之,皆宣也。[时珍曰]壅者,塞也。宣者,布也,散也。郁塞之病,不升不降,致传化失常。或郁久生病,或病久生郁。必药宣布敷散之。

通剂 [之才曰]通可去滞,通草、防己之属是也。

[从正曰]通者,流通也。大小便不通,宜用木通、海金沙、琥珀、大黄之属通之。[时珍曰]滞,留滞也。湿热之邪滞留于气分,致痛痹、小便癃闭不通症,宜淡味之药上助肺气下降,通其小便,而泄气中之滞,木通、猪苓之类是也。湿热之邪留于血分,而为痹痛、肿注、二便不通者,宜苦寒之药下引,通其前后,而泄血中之滞,防己之类是出也。《经》曰:味薄者通,故淡味之药为通剂。

补剂 [之才曰]补可去弱,人参、羊肉之属是也。[杲曰]人参甘温,能补气虚。羊肉甘热,能补血虚。羊肉补形,人参补气,凡气味与二药同者皆是也。[从正曰]五脏各有补泻,五味各补其脏,有表虚、里虚、上虚、下虚、阴虚、阳虚,气虚、血虚。《经》曰:精不足者补之以味,形不足者补之以气。五谷、五菜、五果、五肉,皆补养之物也。[时珍曰]虚则补其母。生姜之辛补肝,炒盐之咸补心,甘草之甘补脾,五味子之酸补肺,黄檗之苦补肾。又如茯神之补心气,生地黄之补心血。人参之补脾气,白芍药之补脾血。黄芪之补肺气,阿胶之补肺血。杜仲之补肾气,熟地黄之补肾血。芎劳补肝气,当归之补肝血之类,皆补剂。

泄剂 [之才曰]泄可去闭,葶苈、大黄之属是也。[杲曰]葶苈苦寒,气味俱厚,不减大黄,能泄肺中之闭,又泄大肠。大黄走而不守,能泄血闭肠胃渣秽之物。一泄气闭利小便,一泄血闭利大便。凡与二药同者皆然。[从正曰]实则泻之。诸痛为实,痛随利减。芒硝、大黄、牵牛、甘遂、巴豆之属,皆泻剂也。[时珍曰]去闭当作去实。肝实以芍药之酸泻之,心实以甘草之甘泻之,脾实以黄连之苦泻之,肺实以石膏之辛泻之,肾实以泽泻之咸泻之。

轻剂 [之才曰]轻可去实,麻黄、葛

根之属是也。［从正曰］风寒之邪，始客皮肤，头痛身热，宜解体表之邪，内经所谓轻而扬之也。痈、疮、疥、痤，皆宜取解表之法，发汗泄除，以毒烟熏，皆为轻剂。凡熏洗蒸灸，熨烙刺砭，导引按摩，皆为表汗之法。［时珍曰］轻剂可去闭。闭有表闭、里闭，上闭、下闭。表闭者，风寒伤体表，致腠理闭密，阳气郁积，不能外出，而为发热、恶寒、头痛、脊强诸病，宜轻扬之剂发其汗，而表证自解。里闭者，火热郁抑，津液不行，皮肤干闭，而为肌热、烦热、头痛、目痛、昏瞀、疮疡诸病，宜轻扬之剂以解其肌，而火自散也。上闭有二：一为外寒内热，致上焦气闭，发为咽喉闭痛之证，宜辛凉之剂以扬散之，则闭自开。一为饮食寒冷抑遏阳气在下，发为胸膈痞满闭塞之证，宜扬其清而抑其浊，则痞自泰也。下闭亦有二：有阳气陷下，发为里急后重，数至厕而不行之证，但升其阳而大便自顺，所谓下者举之也。有燥热伤肺，金气积郁，窍闭于上，而膀胱闭于下，为小便不利之证，以升麻之类探而吐之，上窍通而小便自利矣，所谓病在下取之上也。

**重剂**［之才曰］重可去怯。磁石、铁粉之属是也。［从正曰］重者，有下沉猛追之意。怯则气浮，如丧神守，而惊悸气上，朱砂、水银、沉香、黄丹、寒水石之伦，皆体重也。久病咳嗽，涎潮于上，形羸不可攻者，镇以重剂。［时珍曰］重剂凡四：有惊则气乱，而魂气飞扬，如丧神守者。有怒则气逆，而肝火激烈，病狂善怒者，并铁粉、雄黄之类以平其肝。有神不守舍，而多惊健忘，迷惑不宁者，宜朱砂、紫石英之

类以镇其心。有恐则气下，精志失守而畏，如人将捕者，宜磁石、沉香之类以安其肾。大抵重剂压浮火而坠痰涎，不独治怯也。故诸风掉眩及惊痫痰喘之病，吐逆不止及反胃之病，皆浮火痰涎为害，皆宜重剂以坠之。

**滑剂**［完素曰］涩则气着，必滑剂以利之。滑能养窍，故可滑润通利。［从正曰］大便燥结，宜用麻仁、郁李之类。小便淋沥，宜用葵子、滑石之类。［时珍曰］着者，有形之邪，留着于经络脏腑之间也，如大小便、妇女浊带、痰涎、胞胎、痈肿之类皆是。皆宜滑药以引去其留着之物。大便涩者，用菠薐、牵牛之类。小便涩者，用车前、榆皮之类。精窍涩者，用葵花、黄檗之类。胞胎涩者，用黄葵子、王不留行之类。引痰涎自小便去者，则半夏、茯苓之类。引疮毒自小便去者，则五叶藤、萱草根之类，皆为滑剂。

**涩剂**［完素曰］滑则气脱，如开肠洞泄，便溺遗失之类，必涩剂以收敛之。［从正曰］寝汗不禁，涩以麻黄根、防风。滑泄不已，以豆蔻、枯矾、木贼、罂粟壳涩之。喘嗽上奔，以乌梅、诃子涩之。凡酸味同乎涩者，收敛之义也。［时珍曰］脱者，气脱也，血脱也，精脱也，神脱也。脱则散而不收，故用酸涩温平之药，以敛其耗散。汗出亡阳，精滑不禁，泻痢不止，大便不固，小便自遗，久嗽亡津，皆气脱也。下血不已，崩中暴下，诸种大出血，皆血脱也。牡蛎、龙骨、海螵蛸、五倍子、五味子、乌梅、榴皮、诃黎勒、罂粟壳、莲房、棕灰、赤石脂、麻黄根之

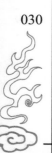

类，皆涩药也。气脱兼以气药，血脱兼以血药及兼气药，气者血之帅也。脱阳者见鬼，脱阴者目盲，此神脱也，非涩药所能收也。

**燥剂**［从正曰］积寒久冷，吐利腥秽，上下所出水液澄彻清冷，此大寒之病，宜以姜、附、胡椒等燥之。若因湿而病，则白术、陈皮、木香、苍术之类除之，此等亦为燥剂。［时珍曰］湿有外感，有内伤。外感之湿，雨露岚雾地气水湿，袭于皮肉筋骨经络之间。内伤之湿，生于水饮酒食及脾弱肾强，固不可一例言也。故风药可以胜湿，燥药可以除湿，淡药可以渗湿，泄小便可以引湿，利大便可以逐湿，吐痰涎可以祛湿。湿而有热，以苦寒之剂燥之。湿而有寒，以辛热之剂燥之，不独桑皮、小豆为燥剂。湿去则燥，故谓之燥。

**润剂**［完素曰］津耗为枯。五脏痿弱，荣卫涸流，必湿剂以润之。［时珍曰］湿剂当作润剂。枯者燥也，阳明燥

金之化，秋令也，风热怫甚，则血液枯涸而为燥病。上燥则渴，下燥则结，筋燥则强，皮燥则揭，肉燥则裂，骨燥则枯，肺燥则痿，肾燥则消。凡麻仁、阿胶膏润之属，皆润剂也。养血则当归、地黄之属，生津则麦门冬、栝楼根之属，益精则苁蓉、枸杞之属。

**华佗：**（约公元145~208年）东汉末医学家，汉族，字元化，沛国谯（今安徽亳州市谯城区）人。据人考证，他约生于汉永嘉元年（公元145年），死于建安十三年（公元208年）。

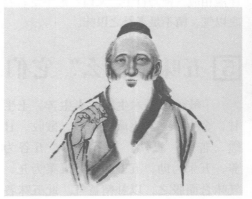

# ④ 如何区分气味阴阳？

《阴阳应象论》曰：积阳为天，积阴为地。阴静阳躁，阳生阴长，阳杀阴藏。阳化气，阴成形。阳为气，阴为味。味归形，形归气，气归精，精归化，精食气，形食味，化生精，气生形。味伤形，气伤精，精化为气，气伤于味。阴味出下窍，阳气出上窍。清阳发腠理，浊阴走五脏。清阳实四肢，浊阴归六腑。味厚者为阴，薄者为阴中之阳。气厚者为阳，薄者为阳中之阴。味厚则泄，薄则通。气薄则发泄，厚则发

热。辛甘发散为阳，酸苦涌泄为阴。咸味涌泄为阴，淡味渗泄为阳。六者或收或散，或缓或急，或润或燥，或软或坚，以所利而行之，调其气，使之平也。

［李杲曰］药有温、凉、寒、热之气，辛、甘、淡、酸、苦、咸之味。有升、降、浮、沉之相互，厚、薄、阴、阳之不同。一物之内，气味兼有。一药之中，药理药性皆具。或气一而味殊，或味同而气异。气像天，温热者天之阳，凉寒者天之阴。天有阴、阳，风、

《本草纲目》秘方全书　学习中国式养生

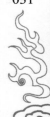

寒、暑、湿、燥、火，三阴、三阳上奉之也。味像地，辛、甘、淡者地之阳，酸、苦、咸者地之阴。地有阴、阳、金、木、水、火、土，生、长、化、收、藏，下应之也。气味薄者，轻清成象，本乎天者亲上也。气味厚者，重浊成形，本乎地者亲下也。

《六节脏象论》云：天食人以五气，地食人以五味。五气入鼻，藏于心肺，上使五色修明，音声能彰。五味入口，藏于肠胃，味有所藏，以养五气，气和而生，津液相成，神乃自生。又曰：形不足者温之以气，精不足者补之以味。

**张仲景**：名机，汉末南阳郡（今河南南阳）人，相传曾任长沙太守。他的著作《伤寒杂病论》总结了汉代300多年的临床实践经验，对中医学的发展有重大贡献。

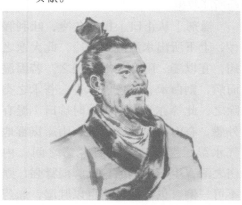

# ⑤ 五味指什么？它们之间的宜忌关系如何？

［岐伯曰］木生酸，火生苦，土生甘，金生辛，水生咸。辛散，酸收，甘缓，苦坚，咸软。毒药攻邪，五谷为养，五果为助，五畜为益，五菜为充，气味合而服之，以补精益气。此五味各有所利，四时五脏，病随所宜也。又曰：阴之所生，本在五味。阴之五宫，伤在五味。骨正筋柔，气血以流，腠理以密，骨气以清，长有天命。又曰：圣人春夏养阳，秋冬养阴，以从其根，二气常存。

**五欲** 肝欲酸，心欲苦，脾欲甘，肺欲辛，肾欲咸，此五味合五脏之气也。

**五宜** 青色宜酸，肝病宜食麻、犬、李、韭。赤色宜苦，心病宜食麦、羊、杏、薤。黄色宜甘，脾病宜食粳、牛、枣、葵。白色宜辛，肺病宜食黄黍、鸡、桃、葱。黑色宜咸，肾病宜食大豆黄卷、猪、栗、藿。

**五禁** 肝病禁辛，宜食甘：粳、牛、枣、葵。心病禁咸，宜食酸：麻、犬、李、韭。脾病禁酸，宜食咸：大豆、豕、栗、藿。肺病禁苦，宜食麦：羊、杏、薤。肾病禁甘，宜食辛：黄黍、鸡、桃、葱。［思邈曰］春宜省酸增甘以养脾，夏宜省苦增辛以养肺，秋宜省辛增酸以养肝，冬宜省咸增苦以养心，四季宜省甘增咸以养肾。

**五走** 酸走筋，筋病毋多食酸，多食令人癃。酸气涩收，胞得酸而缩卷，故水道不通也。苦走骨，骨病毋多食苦，多食令人变呕。苦入下脘，三焦皆闭，故变呕也。甘走肉，肉病毋多食甘，多食令人悗心。甘气柔润，胃柔则缓，缓则虫动，故悗心也。辛走气，气病毋多食辛，多食令人洞心。辛走上焦，与气俱行，久留心下，故洞心也。咸走血，血病毋多食咸，多食令人渴。血与咸相

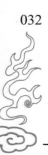

得则凝，凝则胃汁注之，故咽路焦而舌本干。

**五伤** 酸走筋，辛胜酸。苦伤气，咸胜苦。甘伤肉，酸胜甘。辛伤皮毛，苦胜辛。咸伤血，甘胜咸。

**五过** 味过于酸，肝气以津，脾气乃绝，肉胝伤䐃而唇揭。味过于苦，脾气不濡，胃气乃厚，皮槁而毛拔。味过于甘，心气喘满，色黑，肾气不平，骨痛而发落。味过于辛，筋脉沮绝，精神乃失，筋急而爪枯。味过于咸，大骨气劳，短肌，心气抑，脉凝涩而变色。

# ⑥ 五味偏胜有什么后果？

［岐伯曰］五味入胃，各归所喜。酸先入肝，苦先入心，甘先入脾，辛先入肺，咸先入肾。久而增气，物化之常。气增而久，夭之由也。［王冰曰］入肝为温，入心为热，入肺为清，入肾为寒，入脾为至阴而四气兼之，皆为增其味而益其气。故各从本脏之气，久则从化。故久服黄连、苦参反热，从苦化也。余味仿此。气增不已，则脏气偏胜，必有偏绝。脏有偏绝，必有暴夭。是以药不具五味，不备四气，而久服之，虽暂获胜，久必致夭。故绝粒服饵者不暴亡，无五味资助也。［杲曰］一阴一阳之谓道，偏阴偏阳之谓疾。阳剂刚胜，积若燎原，为消狂痈疽之属，则天癸竭而荣涸。阴剂柔胜，积若凝水，为洞泄寒中之病，则真火微而卫散。有所偏助，令人脏气不平，夭之由也。

# ⑦ 标本阴阳指什么？

［李杲曰］夫治病者，当知标本。以身论之，外为标，内为本；阳为标，阴为本。故六腑属阳为标，五脏属阴为本；脏腑在内为本，十二经络在外为标。而脏腑、阴阳、气血、经络，又各有标本之分。以病而论，先受为本，后传为标。故百病必先治其本，后治其标。否则邪气滋甚，其病益蓄。纵先生轻病，后生重病，亦先治其轻，后治其重，则邪气乃伏。有中满及病大小便不利，则无问先后标本，必先治满及大小便，为其急也。故曰：缓则治其本，急则治其标。又从前来者为实邪，后来者为虚邪。实则泻其子，虚则补其母。假如肝受心火，为前来实邪，当于肝经刺荣穴以泻心火，为先治其本；于心经刺荣穴以泻心火，为后治其标。用药则入肝之药为引，用泻心之药为君。《经》云：本而标之，先治其本，后治其标是也。又如肝受肾水为虚邪，当于肾经刺井穴以补肝木，为先治其标；后于肝经刺合穴以泻肾水，为后治其本。用药则入肾之药为引，补肝之药为君。《经》云：标而本之，先治其标，后治其本是也。

# 8 药物的升降浮沉作用是怎么回事?

［李杲曰］药有升降浮沉化，生长收藏成，以配四时，春升夏浮，秋收冬藏，土居中化。是以味薄者升而生，气薄者降而收，气厚者浮而长，味厚者沉而藏，气味平者化而成。但言补之以辛、甘、温、热及气味之薄者，即助春夏之升浮，便是泻秋冬收藏之药也。在人之身，肝心是矣。但言补之以酸、苦、咸、寒及气味之厚者，即助秋冬之降沉，便是泻春夏生长之药也。在人之身，肺肾是矣。淡味之药，渗即为升，泄即为降，佐使诸药者也。用药者，循此则生，逆此则死，纵令不死，亦危困矣。［王好古曰］升而使之降，须知抑也；沉而使之浮，须知载也。辛散也，而行之也横；甘缓也，而行之也上；苦泄也，而行之也下；酸收也，其性缩；咸软也，其性舒，其不同如此。

鼓掌成声，沃火成沸，二物相合，象在其间矣。五味相制，四气相和，其变可轻用哉。本草不言淡味、凉气，亦缺文也。

味薄者升：甘平、辛平、辛微温、微苦平之药是也。

气薄者降：甘寒、甘凉、甘淡寒凉、酸温、酸平、咸平之药是也。

气厚者浮：甘热、辛热之药是也。

味厚者沉：苦寒、咸寒之药是也。

气味平者，兼四气四味：甘平、甘温、甘凉、甘辛平、甘微苦平之药是也。

［李时珍曰］酸咸无升，甘辛无降，寒无浮，热无沉，其性然也。而升者引之以咸寒，则沉而直达下焦，沉者引之以酒，则浮而上至巅顶。此非窥天地之奥而达造化之权者，不能至此。一物之中，有根升梢降，生升熟降，是升降在物亦在人也。

# 9 针对四时用药应掌握哪些技巧?

［李时珍曰］必先岁气，毋伐天和。［又曰］升降浮沉则顺之，寒热温凉则逆之。故春月宜加辛温之药，薄荷、荆芥之类，以顺春升之气。夏月宜加辛热之药，香薷、生姜之类，以顺夏浮之气。长夏宜加甘苦辛温之药，人参、白术、苍术、黄柏之类，以顺化成之气。秋月宜加酸温之药，芍药、乌梅之类，以顺秋降之气。冬月宜加苦寒之药，黄芩、知母之类，以顺冬沉之气，所谓顺时气而养天和也。《经》又云：春省酸增甘以养脾气，夏省苦增辛以养肺气，长夏省甘增咸以养肾气，秋省辛增酸以养肝气，冬省咸增苦

以养心气。此则既不伐天和，而又防其太过，所以体天地之大德也。昧者，舍本从标，春用辛凉以伐木，夏用咸寒以抑火，秋用苦温以泄金，冬用辛热以涸水，谓之时药，殊背《素问》逆顺之理。以夏月伏阴，冬月伏阳，推之可知矣。虽然月有四时，日有四时，或春得秋病，夏得冬病，神而明之，机而行之，变通权宜，又不可泥一也。［王好古曰］四时总以芍药为脾剂，苍术为胃剂，柴胡为时剂，十一脏皆取决于少阳，为发生之始故也。凡用纯寒纯热之药，及寒热相杂，并宜用甘草以调和之，惟中满者禁用甘尔。

# 10 五脏六腑的用药气味补泻关系是怎样的？

肝胆：温补凉泻。辛补酸泻。

心、小肠：热补寒泻。咸补甘泻。

肺、大肠：凉补温泻。酸补辛泻。

肾、膀胱：寒补热泻。苦补咸泻。

脾、胃：温热补，寒凉泻，各从其宜。甘补苦泻。

三焦、命门：同心。

[张元素曰]五脏更相平也。一脏不平，所胜平之。故云：安谷则昌，绝谷则亡。水去则营散，谷消则卫亡，神无所居。故血不可不养，卫不可不温。血温气和，营卫乃行，常有天命。

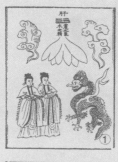
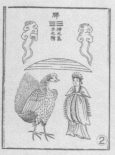
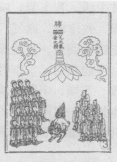
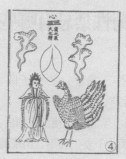
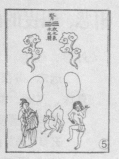
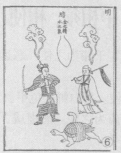
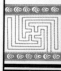

五脏六腑图：五脏即心、肝、脾、肺、肾；六腑即胆、胃、大肠、小肠、三焦、膀胱。这里只绘有肺、心、肝、脾、肾、胆六图，将"胆"目之为神脏而不是腑。

# 11 五脏与五味的补泻关系是怎样的？

肝苦急，急食甘以缓之，甘草。以酸泻之，赤芍药。实则泻子，甘草。肝欲散，急食辛以散之，川芎。以辛补之，细辛。虚则补母，地黄、黄檗。

心苦缓，急食酸以收之，五味子。以甘泻之，甘草、参、芪。实则泻子。甘草。心欲软，急食咸以软之，芒硝。

以咸补之，泽泻。虚则补母，生姜。

脾苦湿，急食苦以燥之，白术。以苦泻之，黄连。实则泻之，桑白皮。脾欲缓，急食甘以缓之，炙甘草。以甘补之，人参。虚则补母，炒盐。

肺苦气逆，急食苦以泄之，诃子。以辛泻之，桑白皮。实则泻子，泽泻。

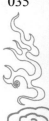

肺欲收，急食酸以收之，白芍药。以酸补之，五味子。虚则补母，五味子。

肾苦燥，急食辛以润之，黄檗、知母。以咸泻之，泽泻。实则泻子，芍药。肾欲坚，急食苦以坚之，知母。以苦补之，黄檗。虚则补母，五味子。

［张元素曰］凡药之五味，随五脏所入而为补泻，亦不过因其性而调之。酸入肝，苦入心，甘入脾，辛入肺，咸入肾。辛主散，酸主收，甘主缓，苦主坚，咸主软。辛能散结润燥，致津液，通气。酸能收缓敛散。甘能缓急调中。苦能燥湿坚软。咸能软坚。淡能利窍。［李时珍曰］：甘缓、酸收、苦燥、辛散、咸软、淡渗，五味之本性，一定而不变者也。其或补或泻，则因五脏四时而迭相施

用者也。温、凉、寒、热，四气之本性也，其于五脏补泻，亦迭相施用也。

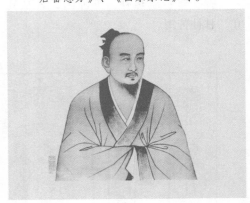

**葛洪：**（公元284～364年）字稚川，自号抱朴子，晋丹阳郡句容（今江苏句容县）人。为东晋道教学者、著名炼丹家、医药学家，著有《抱朴子》、《肘后备急方》、《西京杂记》等。

## 12 《本草》中相须、相使、相恶、相畏的药性禁忌有哪些？

**甘草** 术、苦参、干漆为之使。恶远志。忌猪肉。

**黄芪** 茯苓为之使。恶白鲜、龟甲。

**人参** 茯苓、马蔺为之使。恶卤咸、溲疏。畏五灵脂。

**沙参** 恶防己。

**桔梗** 节皮为之使。畏白及、龙胆、龙眼。忌猪肉、伏砒。

**黄精** 忌梅实。

**葳蕤** 畏卤咸。

**知母** 得黄檗及酒良。伏蓬砂、盐。

**术** 防风、地榆为之使。忌桃、李、雀肉、菘菜、青鱼。

**狗脊** 草薢为之使。恶莎草、败酱。

**贯众** 藿菌、赤小豆为之使。伏石钟乳。

**巴戟天** 覆盆子为之使。恶雷九、丹参、朝生。

**远志** 得茯苓、龙骨、冬葵子良。畏真珠、飞廉、藜芦、齐蛤。

**淫羊藿** 薯蓣、紫芝为之使。得酒良。

**玄参** 恶黄芪、干姜、大枣、山茱萸。

**地榆** 恶麦门冬。伏丹砂、雄黄、硫黄。

**丹参** 畏咸水。

**紫参** 畏辛夷。

**白头翁** 蠡实为之使。得酒良。

**白及** 紫石英为之使。恶理石。畏杏仁、李核仁。

**黄连** 黄芩、龙骨、理石为之使。忌猪肉。畏牛膝、款冬。恶冷水、菊花、玄参、白僵蚕、白鲜、芫花。

**胡黄连** 恶菊花、玄参、白鲜。忌

猪肉。

**黄芩** 龙骨、山茱萸为之使。恶葱实。畏丹砂、牡丹、藜芦。

**秦艽** 菖蒲为之使。畏牛乳。

**柴胡** 半夏为之使。恶皂荚。畏女菀、藜芦。

**羌独活** 蠡实为之使。

**苦参** 玄参为之使。恶贝母、漏芦、菟丝子、伏汞、雌黄、焰消。

**白鲜** 恶桔梗、茯苓、草薢、螵蛸。

**贝母** 厚朴、白薇为之使。恶桃花。畏秦艽、莽草礜石。

**龙胆** 贯众、赤小豆为之使。恶地黄、防葵。

**细辛** 曾青、枣根为之使。忌生菜、狸肉。恶黄芪、狼毒、山茱萸。畏滑石、硝石。

**白薇** 恶黄芪、干姜、大枣、山茱萸、大黄、大戟、干漆。

**当归** 恶䕡茹、湿面。制雄黄。畏菖蒲、生姜、海藻、牡蒙。

**川芎** 白芷为之使。畏黄连。伏雌黄。

**蛇床** 恶牡丹、贝母、巴豆。

**藁本** 畏青葙子，恶䕡茹。

**白芷** 当归为之使。恶旋覆花。制雄黄、硫黄。

**牡丹** 忌蒜、胡荽。伏砒。畏菟丝子、贝母、大黄。

**芍药** 须丸、乌药、没药为之使。恶石斛，芒硝。畏硝石、鳖甲、小蓟。

**杜若** 得辛夷、细辛良。恶柴胡、前胡。

**补骨脂** 得胡桃、胡麻良。恶甘草。忌诸血、芸薹。

**缩砂蜜** 白檀香、豆蔻、人参、益智、黄檗、茯苓、赤白石脂为之使。得诃子、鳖甲、白芜荑良。

**香附子** 得芎䓖、苍术、醋、童子小便良。

**零陵香** 伏三黄、朱砂。

**泽兰** 防己为之使。

**积雪草** 伏硫黄。

**香薷** 忌山白桃。

**菊花** 术、枸杞根、桑根白皮、青葙叶为之使。

**艾叶** 苦酒、香附为之使。

**茺蔚** 制三黄、砒石。

**薇衔** 得秦皮良。

**夏枯草** 土瓜为之使。伏汞、砂。

**红蓝花** 得酒良。

**续断** 地黄为之使。恶雷丸。

**漏芦** 连翘为之使。

**飞廉** 得乌头良。忌麻黄。

**枲耳** 忌猪肉、马肉、米泔。

**天名精** 垣衣、地黄为之使。

**芦笋** 忌巴豆。

**麻黄** 厚朴、白薇为之使。恶辛夷、石韦。

**地黄** 得酒、麦门冬、姜汁、缩砂良。恶贝母。畏芜荑。忌葱、蒜、萝卜、诸血。

**牛膝** 恶萤火、龟甲、陆英。畏白前。忌牛肉。

**紫菀** 款冬为之使。恶天雄、藁本、雷丸、远志、瞿麦。畏茵陈。

**女菀** 畏卤咸。

**冬葵子** 黄芩为之使。

**麦门冬** 地黄、车前为之使。恶款冬、苦芙、苦瓠。畏苦参、青囊、木耳。伏石钟乳。

《本草纲目》秘方全书

学习中国式养生

**款冬花** 杏仁为之使。得紫菀良。恶玄参、皂荚、硝石。畏贝母、麻黄、辛夷、黄芩、黄芪、连翘、青葙。

**佛耳草** 款冬为之使。

**决明子** 蓍实为之使。恶大麻子。

**瞿麦** 牡丹、蓑草为之使。恶螵蛸。伏丹砂。

**葶苈** 榆皮为之使。得酒、大枣良。恶白僵蚕、石龙芮。

**车前子** 常山为之使。

**女青** 蛇衔为之使。

**茛草** 畏鼠负。

**蒺藜** 乌头为之使。

**大黄** 黄芩为之使。恶干漆。忌冷水。

**商陆** 得大蒜良。忌犬肉。伏硇砂、砒石、雌黄。

**狼毒** 大豆为之使。恶麦句姜。畏醋、占斯、密陀僧。

**狼牙** 芜荑为之使。恶地榆、枣肌。

**大戟** 小豆为之使。得枣良。恶薯蓣。畏菖蒲、芦苇。

**泽漆** 小豆为之使。恶薯蓣。

**甘遂** 瓜蒂为之使。恶远志。

**莨菪** 畏蟹、犀角、甘草、升麻、绿豆。

**蓖麻** 忌炒豆。伏丹砂、粉霜。

**常山** 畏玉札。忌葱、菘菜。伏砒石。

**藜芦** 黄连为之使。恶大黄。畏葱白。

**附子** 地胆为之使。得蜀椒、食盐，下达命门。恶蜈蚣，豉汁。畏防风、甘草、人参、黄芪、绿豆、乌韭、童溲、犀角。

**天雄** 远志为之使。恶腐婢、豉汁。

**白附子** 得火良。

**乌头** 远志、莽草为之使。恶藜芦、

豉汁。畏饴糖、黑豆、冷水。伏丹砂、砒石。

**天南星** 蜀漆为之使。得火、牛胆良。恶莽草。畏附子、干姜、防风、生姜。伏雄黄、丹砂、焰消。

**半夏** 射干、柴胡为之使。恶皂荚。忌海藻、饴糖、羊血。畏生姜、干姜、秦皮、龟甲、雄黄。

**鬼臼** 畏垣衣。

**羊踯躅** 畏栀子。恶诸石及面。伏丹砂、硇砂，雌黄。

**芫花** 决明为之使。得醋良。

**莽草** 畏黑豆、紫河车。

**石龙芮** 巴戟为之使。畏蛇蜕皮、吴茱萸。

**钩吻** 半夏为之使。恶黄芩。

**菟丝子** 薯蓣、松脂为之使。得酒良。恶蘑菌。

**五味子** 苁蓉为之使。恶葳蕤。胜乌头。

**牵牛子** 得干姜、青木香良。

**紫葳** 畏卤咸。

**栝楼根** 枸杞为之使。恶干姜。畏牛膝、干漆。

**黄环** 鸢尾为之使。恶茯苓、防己、干姜。

**天门冬** 地黄、贝母、垣衣为之使。忌鲤鱼。畏曾青、浮萍。制雄黄、硇砂。

**何首乌** 茯苓为之使。忌葱、蒜、萝卜、诸血、无鳞鱼。

**萆薢** 薏苡为之使。畏前胡、柴胡、牡蛎、大黄、葵根。

**土茯苓** 忌茶。

**白蔹** 代赭为之使。

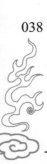

威灵仙 忌茶、面汤。

茜根 畏鼠姑。制雄黄。

防己 殷蘖为之使。恶细辛。畏草薢、女菀、卤碱。杀雄黄、硝石毒。

络石 杜仲、牡丹为之使。恶铁落。畏贝母、菖蒲、杀殷蘖毒。

泽泻 畏海蛤、文蛤。

石菖蒲 秦皮、秦艽为之使。恶麻黄、地胆。忌饴糖、羊肉、铁器。

石斛 陆英为之使。恶凝水石、巴豆。畏雷丸、僵蚕。

石韦 滑石、杏仁、射干为之使。得菖蒲良。制丹砂、矾石。

乌韭 垣衣为之使。

柏叶、柏实 瓜子、桂心、牡蛎为之使。畏菊花、羊蹄、诸石。

桂 得人参、甘草、麦门冬、大黄、黄芩，调中益气。得柴胡、紫石英、干地黄、疗吐逆。畏生葱、石脂。

辛夷 芎䓖为之使。恶五石脂。畏菖蒲、黄连、蒲黄、石膏、黄环。

**二祖调心图：**禅宗祖师慧可、丰干双足交叉而坐，镇静念虑，已经达到心意空寂之境。

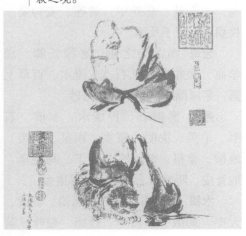

沉香、檀香 忌见火。

丁香 畏郁金。忌火。

黄檗木 恶干漆。伏硫黄。

厚朴 干姜为之使。恶泽泻、硝石、寒水石。忌豆。

杜仲 恶玄参、蛇蜕皮。

干漆 半夏为之使。畏鸡子、紫苏、杉木、漆姑草、蟹。忌猪脂。

桐油 畏酒。忌烟。

楝实 茴香为之使。

槐实 景天为之使。

秦皮 苦瓠、防葵、大戟为之使。恶吴茱萸。

皂荚 柏实为之使。恶麦门冬。畏人参、苦参、空青。伏丹砂、粉霜、硫黄、硇砂。

巴豆 芫花为之使。得火良。恶蘘草、牵牛。畏大黄、藜芦、黄连、芦笋、酱、豉、豆汁、冷水。

栾华 决明为之使。

桑根白皮 桂心、续断、麻子为之使。

酸枣 恶防己。

山茱萸 蓼实为之使。恶桔梗、防风、防己。

五加皮 远志为之使。畏玄参、蛇皮。

牡荆实 防己为之使。恶石膏。

蔓荆子 恶乌头、石膏。

栾荆子 决明为之使。恶石膏。

石南 五加皮为之使。恶小蓟。

茯苓、茯神 马蔺为之使。得甘草、防风、芍药、麦门冬、紫石英，疗五脏。恶白蔹、米醋、酸物。畏地榆、秦艽、牡蒙、龟甲、雄黄。

雷丸 厚朴、芫花、蓄根、荔实为之

《本草纲目》秘方全书

学习中国式养生

使。恶葛根。

**桑寄生** 忌火。

**竹沥** 姜汁为之使。

**占斯** 茱萸为之使。

**杏仁** 得火良。恶黄芩、黄芪、葛根。畏蓑草。

**桃仁** 香附为之使。

**榾实壳** 反绿豆，杀人。

**秦椒** 恶栝楼、防葵。畏雌黄。

**蜀椒** 杏仁为之使。得盐良。畏款冬花、防风、附子、雄黄、冷水、麻仁、浆。

**吴茱萸** 蓼实为之使。恶丹参、硝石、白垩。畏紫石英。

**食茱萸** 畏紫石英。

**石莲子** 得茯苓、山药、白术、构杞子良。

**莲蕊须** 忌地黄、葱、蒜。

**荷叶** 畏桐油。

**麻花** 鹰虫为之使。

**麻仁** 恶茯苓。畏牡蛎、白薇。

**小麦面** 畏汉椒、萝卜。

**大麦** 石蜜为之使。

**罂粟壳** 得醋、乌梅、橘皮良。

**大豆** 得前胡、杏仁、牡蛎、乌喙、诸胆汁良。恶五参、龙胆、猪肉。

**大豆黄卷** 得前胡、杏子、牡蛎、天雄、乌喙、鼠屎、石蜜良。恶海藻、龙胆。

**生姜** 秦椒为之使。恶黄芩、黄连、天鼠粪。杀半夏、南星、莨菪毒。

**薯蓣** 紫芝为之使。恶甘遂。

**六芝** 并薯蓣为之使。得发良。得麻子仁、牡桂，白瓜子，益人。畏扁青、茵陈蒿。

**金** 恶锡。畏水银、翡翠石、余甘子、驴马脂。

**朱砂银** 畏石亭脂、磁石、铁。忌诸血。

**生银** 恶锡。畏石亭脂、磁石、荷叶、蕈灰、羚羊角、乌贼骨、黄连、甘草、飞廉、鼠尾、龟甲、生姜、地黄、羊脂、苏子油。恶羊血、马目毒公。

**赤铜** 畏苍术、巴豆、乳香、胡桃、慈姑、牛脂。

**黑铅** 畏紫背天葵。

**胡粉** 恶雌黄。

**锡** 畏五灵脂、伏龙肝、羖羊角、马鞭草、地黄、巴豆、蓖麻、姜汁、砒石、硇砂。

**诸铁** 制石亭脂。畏磁石、皂荚、乳香、灰炭、朴消、硇砂、盐卤、猪犬脂、荔枝。

**玉屑** 恶鹿角。畏蟾肪。

**玉泉** 畏款冬花、青竹。

**青琅玕** 得水银良。杀锡毒。畏鸡骨。

**白石英** 恶马目毒公。

**紫石英** 长石为之使。得茯苓、人参、芍药，主心中结气。得天雄、菖蒲，主霍乱。恶蛇甲、黄连、麦句姜。畏扁青、附子及酒。

**云母** 泽泻为之使。恶徐长卿。忌羊血。畏蛇甲、矾石、东流水、百草上露、茅屋漏水。制汞。伏丹砂。

**丹砂** 恶磁石。畏咸水、车前、石韦、皂荚、决明、瞿麦、南星、乌头、地榆、桑椹、紫河车、地丁、马鞭草、地骨皮、阴地厥、白附子。忌诸血。

**水银** 畏磁石、砒石、黑铅、硫黄、大枣、蜀椒、紫河车、松脂、松叶、荷

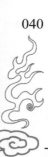

典藏精品版

认识中国第一药典

叶、谷精草、金星草、萱草、夏枯草、莨菪子、雁来红、马蹄香、独脚莲、水慈姑、瓦松、忍冬。

**汞粉**　畏磁石、石黄、黑铅、铁浆、陈酱、黄连、土茯苓。忌一切血。

**粉霜**　畏硫黄、荞麦杆灰。

**雄黄**　畏南星、地黄、莴苣、地榆、黄芩、白芷、当归、地锦、苦参、五加皮、紫河车、五叶藤、鹅肠草、鸡肠草、鹅不食草、圆桑叶、猾脂。

**雌黄**　畏黑铅、胡粉、芎藭、地黄、独帚、益母、羊不食草、地榆、瓦松、五加皮、冬瓜汁。

**石膏**　鸡子为之使。畏铁。恶莽草、巴豆、马目毒公。

**理石**　滑石为之使。恶麻黄。

**方解石**　恶巴豆。

**滑石**　石韦为之使。恶曾青。制雄黄。

**不灰木**　制三黄，水银。

**五色石脂**　畏黄芩、大黄、官桂。

**赤石脂**　恶大黄、松脂。畏芫花、豉汁。

**白石脂**　燕屎为之使。恶松脂。畏黄芩、黄连、甘草、飞廉、毒公。

**黄石脂**　曾青为之使。恶细辛。畏蜚蠊、黄连、甘草。忌卵味。

**孔公蘖**　木兰为之使。恶术、细辛。忌羊血。

**石钟乳**　蛇床为之使。恶牡丹、玄石、牡蒙、人参、术。忌羊血。畏紫石英、蘘草、韭实、独蒜、胡葱、胡荽、麦门冬、猫儿眼草。

**殷蘖**　恶防己。畏术。

**阳起石**　桑螵蛸为之使。恶泽泻、雷丸、菌桂、石葵、蛇蜕皮。畏菟丝子。

忌羊血。

**磁石**　柴胡为之使。恶牡丹、莽草。畏黄石脂。杀铁毒。消金。伏丹砂。养水银。

**玄石**　畏松脂、柏实、菌桂。

**代赭石**　干姜为之使。畏天雄、附子。

**禹余粮**　牡丹为之使。制五金、三黄。

**太一余粮**　杜仲为之使。畏贝母、菖蒲、铁落。

**空青**　畏菟丝子。

**石胆**　水英为之使。畏牡桂、菌桂、辛夷、白薇、芫花。

**砒石**　畏冷水、绿豆、醋、青盐、蒜、硝石、水蓼、常山、益母、独帚、菖蒲、木律、菠薐、莴苣、鹤顶草、三角酸、鹅不食草。

**大盐**　漏芦为之使。

**朴消**　石韦为之使。畏麦句姜、京三棱。

**凝水石**　畏地榆。

---

**彭祖：** 古代传说中的养生家。据古籍记载，彭祖是颛顼的玄孙，相传他历经唐虞、夏、商等代，活了八百多岁。彭祖精于养生，《庄子·刻意》曾把他作为导引养形之人的代表人物，《楚辞·天问》还说他善于食疗。

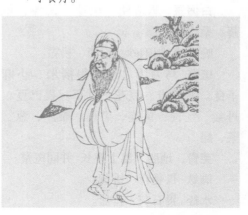

《本草纲目》秘方全书　学习中国式养生

硝石　火为之使。恶曾青、苦参、苦菜。畏女菀、杏仁、竹叶、粥。

硇砂　制五金、八石。忌羊血。畏一切酸浆、水、醋、乌梅、牡蛎、卷柏、萝卜、独帚、羊蹄、商陆、冬瓜、苍耳、蚕沙、海螵蛸、羊酮骨、羊踯躅、鱼腥草、河豚鱼胶。

蓬砂　畏知母、芸薹、紫苏、甑带、何首乌、鹅不食草。

石硫黄　曾青、石亭脂为之使。畏细辛、朴消、铁、醋、黑锡、猪肉、鸭汁、余甘子、桑灰、益母、天盐、车前、黄檗、石韦、荞麦、独帚、地骨皮、地榆、蛇床、蓖麻、菟丝、蚕沙，紫荷、桑白皮、马鞭草。

矾石　甘草为之使。恶牡蛎。畏麻黄、红心灰藿。

绿矾　畏醋。

蜜蜡　恶芫花、齐蛤。

蜂子　畏黄芩、芍药、白前、牡蛎、紫苏、生姜、冬瓜、苦荬。

露蜂房　恶干姜、丹参、黄芩、芍药、牡蛎。

桑螵蛸　得龙骨，止泄精。畏旋覆花、戴椹。

白僵蚕　恶桔梗、茯苓、茯神、草藓、桑螵蛸。

晚蚕沙　制硇砂、焰消、粉霜。

斑蝥　马刀为之使。得糯米、小麻子良。恶曾青、豆花、甘草。畏巴豆、丹参、空青、黄连、黑豆、靛汁、葱、茶、醋。

芫青、地胆、葛上亭长　并同斑蝥。

蜘蛛　畏蔓青、雄黄。

水蛭　畏石灰、食盐。

蛴螬　蜚蠊为之使。恶附子。

蝼蛄　畏石膏、羊角、羊肉。

衣鱼　畏芸草、莽草、莴苣。

䗪虫　畏皂荚、菖蒲、屋游。

蜚虻　恶麻黄。

蜈蚣　畏蛞蝓、蜘蛛、白盐、鸡屎、桑白皮。

蚯蚓　畏葱、盐。

蜗牛、蛞蝓　畏盐。

龙骨、龙齿　得人参、牛黄、黑豆良。畏石膏、铁器。忌鱼。

龙角　畏蜀椒、理石、干漆。

鼍甲　蜀漆为之使。畏荒花、甘遂、狗胆。

蜥蝠　恶硫黄、斑蝥、芜荑。

蛇蜕　得火良。畏慈石及酒。

白花蛇、乌蛇　得酒良。

鲤鱼胆　蜀漆为之使。

乌贼鱼骨　恶白及、白蔹、附子。

河豚　畏橄榄、甘蔗、芦根、粪汁、鱼茗木、乌芰草根。

龟甲　恶沙参、蜚蠊。畏狗胆。

鳖甲　恶矾石、理石。

牡蛎　贝母为之使。得甘草、牛膝、远志、蛇床子良。恶麻黄、吴茱萸、辛夷。伏硇砂。

蚌粉　制石亭脂、硫黄。

海蛤　蜀漆为之使。畏狗胆、甘遂、荒花。

伏翼　苋实、云实为之使。

夜明沙　恶白蔹、白薇。

五灵脂　恶人参。

羖羊角　菟丝子为之使。

羊胫骨　伏硇砂。

牛乳　制秦艽、不灰木。

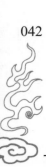

马脂、驼脂 柔五金。

阿胶 得火良。薯蓣为之使。畏大黄。

牛黄 人参为之使。得牡丹、菖蒲，利耳目。恶龙骨、龙胆、地黄、常山、蜚蠊。畏牛膝、干漆。

犀角 松脂、升麻为之使。恶雷丸、藋菌、乌头、乌喙。

熊胆 恶防己、地黄。

鹿茸 麻勃为之使。

鹿角 杜仲为之使。

鹿角胶 得火良。畏大黄。

麋脂 忌桃、李。畏大黄。

麝香 忌大蒜。

猬皮 得酒良。畏桔梗、麦门冬。

猬脂 制五金、八石。伏雄黄。

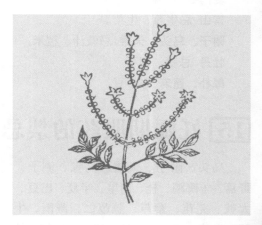

## 13 《本草纲目》中相反的药性禁忌有哪些？

甘草 反大戟、芫花、甘遂、海藻。

大戟 反芫花、海藻。

乌头 反贝母、栝楼、半夏、白蔹、白及。

藜芦 反人参、沙参、丹参、玄参、苦参、细辛、芍药、狸肉。

河豚 反煤炲、荆芥、防风、菊花、桔梗、甘草、乌头、附子。

蜜 反生葱。

柿 反蟹。

## 14 服中药时食物禁忌有哪些？

甘草 忌猪肉、菘菜、海菜。

黄连、胡黄连 忌猪肉、冷水。

苍耳 忌猪肉、马肉、米泔。

桔梗、乌梅 忌猪肉。

仙茅 忌牛肉、牛乳。

半夏、菖蒲 忌羊肉、羊血、饴糖。

牛膝 忌牛肉。

阳起石、云母、钟乳、硇砂、礜石 忌羊血。

商陆 忌犬肉。

丹砂、空青、轻粉 忌一切血。

吴茱萸 忌猪心、猪肉。

地黄、何首乌 忌一切血、葱、蒜、萝卜。

补骨脂 忌猪血、芸薹。

细辛、藜芦 忌狸肉、生菜。

荆芥 忌驴肉。反河豚、一切无鳞鱼、蟹。

紫苏、天门冬、丹砂、龙骨 忌鲤鱼。

巴豆 忌野猪肉、菰笋、芦笋、酱、豉、冷水。

苍术、白术 忌雀肉、青鱼、菘菜、

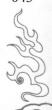

桃、李。

**薄荷** 忌鳖肉。

**麦门冬** 忌鲫鱼。

**常山** 忌生葱、生菜。

**附子、乌头、天雄** 忌豉汁、稷米。

**牡丹** 忌蒜、胡荽。

**厚朴、蓖麻** 忌炒豆。

**鳖甲** 忌苋菜。

**威灵仙、土茯苓** 忌面汤、茶。

**当归** 忌湿面。

**丹参、茯苓、茯神** 忌醋及一切酸。

凡服药，不可杂食肥猪犬肉、油腻羹鲙、腥臊陈臭诸物。亦不可多食生蒜、胡荽、生葱、诸果、诸滑滞之物。

## 15 妊娠期服药的禁忌有哪些？

乌头、附子、天雄、乌喙、侧子、野葛、羊踯躅、桂、南星、半夏、巴豆、大戟、芫花、藜芦、薏苡仁、薇衔、牛膝、皂荚、牵牛、厚朴、槐子、桃仁、牡丹皮、茅根、干漆、瞿麦、赤箭、通草、红花、苏木、常山、水银、芒硝、水蛭、芫青、斑蝥、地胆、蜈蚣、衣鱼、蛇蜕、蜥蜴、飞生、蚱蝉、蛴螬、猬皮、牛黄、麝香、雌黄、兔肉、蟹、爪甲、犬肉、马肉、驴肉、羊肝、鲤鱼、龟、鳖、蟹、生姜、小蒜、雀肉。

## 16 《本草纲目》所记载的饮食禁忌有哪些？

**猪肉** 忌生姜、荞麦、胡荽、梅子、炒豆、牛肉、马肉、羊肝、麋鹿、龟、鳖、鹌鹑等。

**猪肝** 忌鹌鹑、鲤鱼肠子等。

**猪心肺** 忌饴、白花菜、吴茱萸等。

**羊肉** 忌梅子、小豆、豆酱、荞麦、鱼鲙、猪肉、醋、酪等。

**羊心肝** 忌梅、小豆、生椒、苦笋等。

**白狗血** 忌羊、鸡等。

**犬肉** 忌菱角、蒜、牛肠、鲤鱼、鳝鱼等。

**驴肉** 忌凫茈、荆芥末、猪肉等。

**牛肉** 忌黍米、韭薤、生姜、猪肉、犬肉、栗子等。

**牛肝** 忌鲇鱼。

**牛乳** 忌生鱼、酸物。

**马肉** 忌仓米、生姜、苍耳、粳米，猪肉、鹿肉等。

**兔肉** 忌生姜、橘皮、芥末、鸡肉、鹿肉、獭肉等。

**獐肉** 忌梅、李、生菜、鸽、虾等。

**麋鹿** 忌生菜、菰蒲、鸡、鲍鱼、雉、虾等。

**鸡肉** 忌胡蒜、芥末、生葱、糯米、李子、鱼汁、犬肉、鲤鱼、兔肉、獭肉、鳖肉、野鸡等。

**野鸭** 忌胡桃、木耳。

**鸭子** 忌李子、鳖肉。

**鹌鹑** 忌菌子、木耳。

**雀肉** 忌李子、酱、诸肝。

**鲤鱼** 忌猪肝、葵菜、犬肉、鸡肉等。

**鲫鱼** 忌芥末、蒜、糖、猪肝、鸡

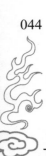

雉、鹿肉等。

**青鱼** 忌豆藿。

**黄鱼** 忌荞麦。

**鲈鱼** 忌乳酪。

**鲟鱼** 忌干笋。

**鳅鳝** 忌犬肉、桑柴煮。

**鳖肉** 忌苋菜、薄荷、芥菜、桃子、鸡子、鸭肉、猪肉、兔肉等。

**螃蟹** 忌荆芥、柿子、橘子、软枣等。

**虾子** 忌猪肉、鸡肉。

**李子** 忌蜜、浆水、鸭、雀肉、鸡等。

**橙橘** 忌槟榔、獭肉。

**桃子** 忌鳖肉。

**枣子** 忌葱、鱼。

**枇杷** 忌热面。

**杨梅** 忌生葱。

**银杏** 忌鳗鲡。

**慈姑** 忌茱萸。

**赭瓜** 忌油饼。

**沙糖** 忌鲫鱼、笋、葵菜。

**荞麦** 忌猪肉、羊肉、黄鱼等。

**黍米** 忌葵菜、蜜、牛肉。

**绿豆** 忌榧子、鲤鱼干。

**炒豆** 忌猪肉。

**生葱** 忌蜜、鸡、枣、犬肉、杨梅等。

**韭薤** 忌蜜、牛肉。

**胡荽** 忌猪肉。

**胡蒜** 忌鱼绘、鱼蚱、鲫鱼、犬肉、鸡等。

**苋菜** 忌蕨、鳖。

**白花菜** 忌猪心肺。

**梅子** 忌猪肉、羊肉。

**生姜** 忌猪肉、牛肉、马肉、兔肉等。

**芥末** 忌鲫鱼、兔肉、鸡肉、鳖等。

**干笋** 忌沙糖、鲟鱼、羊心肝。

**木耳** 忌野鸭、鹌鹑。

**胡桃** 忌野鸭。

**栗子** 忌牛肉。

## 17 陈藏器诸虚用药的要点有哪些？

夫众病积聚，皆起于虚也，虚生百病。积者，五脏之所积，聚者，六腑之所聚。如斯等疾，多从旧方，不假增损。虚而劳者，其弊万端，宜应随病增减。古之善为医者，皆自采药，审其体性所主，取其时节早晚，早则药势未成，晚则盛势已歇。今之为医，不自采药，且不委节气早晚，又不知冷热消息、分两多少，徒有疗病之名，永无必愈之效，此实浮惑。聊复审其冷热，记增损之主尔。

**虚劳头痛复热** 加枸杞、葳蕤。

**虚而欲吐** 加人参。

**虚而不安** 亦加人参。

**虚而多梦纷纭** 加龙骨。

**虚而多热** 加地黄、牡蛎、地肤子、甘草。

**虚而冷** 加当归、芎䓖、干姜。

**虚而损** 加钟乳、棘刺、苁蓉、巴戟天。

**虚而大热** 加黄芩、天门冬。

**虚而多忘** 加茯神、远志。

**虚而口干** 加麦门冬、知母。

**虚而吸吸** 加胡麻、覆盆子、柏子仁。

**虚而多气兼微咳** 加五味子、大枣。

**虚而惊悸不安** 加龙齿、沙参、紫石英、小草。若冷，则用紫石英、小草。若客热，即用沙参、龙齿。不冷不热，皆用之。

**虚而身强、腰中不利** 加磁石、杜仲。

**虚而多冷** 加桂心、吴茱萸、附子、乌头。

**虚而劳、小便赤** 加黄芩。

**虚而客热** 加地骨皮、白水黄芪。白水，地名。

**虚而冷** 加陇西黄芪。

**虚而痰、复有气** 加生姜、半夏、枳实。

**虚而小肠利** 加桑螵蛸、龙骨、鸡腥胫。

**虚而小肠不利** 加茯苓、泽泻。

**虚而损、溺白** 加厚朴。

**髓竭不足** 加生地黄、当归。

**肺气不足** 加天门冬、麦门冬、五味子。

**心气不足** 加上党参、茯神、菖蒲。

**肝气不足** 加天麻、川芎䓖。

**脾气不足** 加白术、白芍药、益智。

**肾气不足** 加熟地黄、远志、牡丹皮。

**胆气不足** 加细辛、酸枣仁、地榆。

**神昏不足** 加朱砂、预知子、茯神。

## 18 张子和吐、汗、下三法是怎样的？

人身体不过表里，气血不过虚实。良医先治其实，后治其虚。粗医或治实，或治虚。谬医则实实虚虚。惟庸医能补其虚，不敢治其实。举世有不省其误，此吾所以著三法也。

夫病非人身素有之物，或自外入，或自内生，皆邪气也。邪气中人，去之可也，揽而留之可乎？留之轻则久而自尽，甚则久而不已，更甚则暴死矣。若不去邪而先施以补剂，就像盗未出门而先修室宇，真气未胜而邪气肆虐。惟脉脱下虚、无邪无积之人，才可以议论滋补的话题。他病惟先用三法，攻去邪气，而元气自复也。《素问》一书中说，辛甘发散、淡渗泄为阳，酸、苦、咸涌泄为阴。发散归于汗法，涌归于吐，泄归于下。渗为解表同于汗，泄为利小便同于下，殊不言补。所谓补者，辛补肝，咸补心，甘补肾，酸补脾，苦补肺，更有君臣佐使，皆以发腠理、致津液、通气血而已，非今人所用温燥邪僻之补也。盖草木皆以治病，病去则五谷、果、菜、肉皆补物也，犹当辨其五脏所宜，毋使偏倾可也。若以药为补，虽甘草、苦参，久服必有偏胜增气而致夭之虑，况大毒有毒乎？是故三法犹刑罚也，粱肉犹德教也。治理乱世用刑，治理太平用德，一个道理。我用三法，常兼众法，有按有跷，有揃有导，有减增，有续止。医者不明白我的法反而污蔑它，可悲啊！如引涎漉涎，取嚏追泪，凡上行者，皆吐法也。熏蒸、渫洗、熨烙、针刺、砭射、导引、按摩，凡解表者，皆汗法也。催生、下乳，磨积、逐水，破经、泄气，凡下行者，皆下法也。天之六气，风、寒、暑、湿、燥、火，发病多在上。地之六气，雾、露、雨、雪、水、泥，发病多在下。人

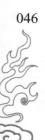

之六味，酸、苦、甘、辛、咸、淡，发病多在中。发病者三，出病者亦三。风寒之邪，结于皮肤之间，滞于经络之内，留而不去，或发痛麻痹，肿痒拘挛，皆可汗而出之。痰饮宿食在胸膈为诸病，皆可涌而出之。寒湿固冷火热客下焦发为诸病，皆可泄而出之。吐中有汗，下中有补。

**吐法** 凡病在胸膈中脘以上者，皆适合用吐法。考之本草，吐药之苦寒者，瓜蒂、栀子、茶末、豆豉、黄连、苦参、大黄、黄芩。辛苦而寒者，常山、藜芦、郁金。甘而寒者，桐油。甘而温者，牛肉。甘苦而寒者，地黄、人参芦。苦而温者，青木香、桔梗芦、远志、厚朴。辛苦而温者，薄荷、芫花、菘萝。辛而温者，萝卜子、谷精草、葱根须、杜衡、皂荚。辛而寒者，胆矾、石绿、石青。辛而温者，蝎梢、乌梅、乌头、附子尖、轻粉。酸而寒者，晋矾、绿矾、齑汁。酸而平者，铜绿。甘酸而平者，赤小豆。酸而温者，饭浆。咸而寒者，青盐、沧盐、白米饮。甘而寒者，牙消。辛而热者，砒石。诸药惟常山、胆矾、瓜蒂有小毒，藜芦、芫花、乌、附、砒石有大毒，其他的都是无毒之吐药。凡用法，先宜少服，不吐再逐渐增加，并用鸡毛撩拨。还不吐，投齑粉，不吐再投，且投且探，无不吐者。吐至眩晕，慎勿惊疑，但饮冰水、新水立解。强者可一吐而安，弱者作三次吐之。吐之次日，有顿快者，有转甚者，引之未尽也，俟数日再吐之。吐后不禁物，惟忌饱食酸咸硬物、干物、油肥之物。吐后心火既降，阴道必强，大

禁房室悲忧，病人既不自责，必归罪于吐法也。

不可吐者有八：性刚暴好怒喜淫者，病势已危老弱气衰者，自吐不止者，阳败血虚者，吐血、咯血、崩血、溺血者，病人粗知医书不辨邪正者，病人无正性反复不定者，左右多嘈杂之言者，以上八者皆不可吐，吐则转生他病。

**汗法** 风寒暑湿之邪，入于皮肤之间而未深，欲速去之，莫如发汗，也就是开玄府而逐邪气也。然有数法：有温热发汗，寒凉发汗，熏渍发汗，导引发汗。以本草校之，荆芥、薄荷、白芷、陈皮、半夏、细辛、苍术、天麻、生姜、葱白，皆辛而温者也。蜀椒、胡椒、茱萸、大蒜，皆辛而热者也。青皮、防己、秦艽，辛而平者也。麻黄、人参、大枣，甘而温者。葛根、赤茯苓，甘而平者。桑白皮，甘而寒者。防风、当归，甘辛而温者。官桂、桂枝，甘辛而大热者。厚朴、桔梗，苦而温者。黄芩、知母、枳实、苦参、地骨皮、柴胡、前胡，苦而寒者。羌活、独活，苦辛而微温者。升麻，苦甘且平者。芍药，酸而微寒者。浮萍，辛酸而寒者。以上皆发散之属也。善用者，当热而热，当寒而寒，不善用者反此，则病有变也。发汗中病则止，不必尽剂。凡破伤风、小儿惊风、飧泄不止、酒病火病，皆宜汗之，所谓火郁则发之也。

**下法** 积聚陈莝于中，留结寒热于内，必用下法。陈莝去而肠胃洁，症瘕尽而营卫通。下之者，亦补之也。考以本草，下之寒者，戎盐之咸，犀角之酸咸，沧盐、泽泻之甘咸，枳实之苦酸，

047

《本草纲目》秘方全书　学习中国式养生

腻粉之辛，泽漆之苦辛，杏仁之苦甘。下之微寒者，猪胆之苦。下之大寒者，牙消之甘，大黄、牵牛、瓜蒂、苦瓠、牛胆、蓝汁、羊蹄根苗之苦，大戟、甘遂之苦甘，朴消、芒硝之苦咸。下之温者，槟榔之辛，芫花之苦辛，石蜜之甘，皂角之辛咸。下之热者，巴豆之辛。下之凉者，猪、羊血之咸。下之平者，郁李仁之酸，桃花之苦，皆下药也。惟巴豆性热，非寒积不可轻用，妄下则使人津液涸竭，留毒不去，胸热口燥，转生他病也。不可下者有四：洞泄寒中者，表里俱虚者，厥而唇青手足冷者，小儿病后慢惊者，以上四者误下，必致杀人。其余大积大聚、大痞大秘、大燥大坚，非下不可，但须寒热积气用之，中病则止，不必尽剂也。

用五行相克的原理说明五脏的相互制约关系

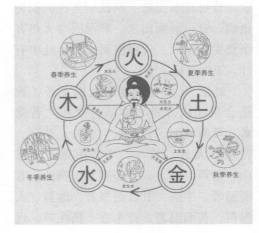

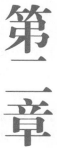

# 第二章

## 百病主治

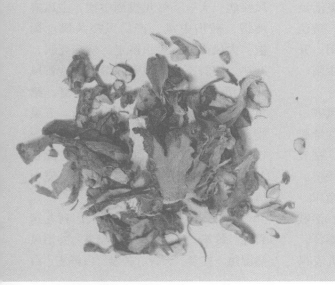

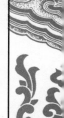

# ① 诸风的治疗方法有哪些？

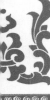

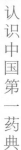

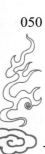

诸风包括中脏、中腑、中经、中气、痰厥、痛风、破伤风、麻痹等，其症状及治法如下：

【吹鼻】皂荚末、细辛末、半夏末、梁上尘、葱茎插鼻耳。

【熏鼻】巴豆烟、蓖麻烟、黄芪汤。

【擦牙】白梅肉、南星末、蜈蚣末、苏合丸、白矾、盐、龙脑、南星。

【吐痰】藜芦或煎或散。皂荚末酒服。食盐煎汤。人参芦或煎或散。瓜蒂、赤小豆薏汁调服。莱菔子擂汁。桐油扫入。桔梗芦为末，汤服二钱。牙皂、莱服子为末，煎灌。附子尖研末，茶服。醋、蜜和服。大虾煮熟，食虾饮汁，探吐。苦茗茶探吐。砒霜研末，汤服少许。橘红一斤，熬逆流水一碗服，乃吐痰圣药也。

【贴喎】南星末姜汁调贴。蓖麻仁捣贴。炒石灰醋调贴。鸡冠血、蜗牛捣贴。生鹿肉切贴。皂荚末醋调贴。大蒜膏贴合谷穴。巴豆贴手掌心。

【各经主治】藁本手太阳。羌活足太阳。白芷手阳明。葛根足阳明。黄芪手少阳。柴胡足少阳。防风手太阴。升麻足太阴。细辛手少阴。独活足少阴。芎手足厥阴。

【发散】麻黄：发散贼风、风寒、风热、风湿、身热麻痹不仁。熬膏服之，治风病取汗。荆芥：散风热，祛表邪，清头目，行淤血。主贼风、顽痹。同薄荷熬膏服，治偏风。研末，童尿、酒服，治产后中风，神效。薄荷：治贼风，散风热、风寒，利关节，发毒汗，为小儿风涎要药。葛根：发散肌表风寒、风热、止渴。白芷：解利阳明及肺经风寒、风热，皮肤风痹瘙痒，利九窍，表汗不可缺之。升麻：发散阳明风邪。葱白：散风寒、风热、风湿，身痛。生姜：散风寒、风湿。桂枝：治一切风冷、风湿、骨节挛痛，解肌开腠理，抑肝气，扶脾土，熨阴痹。黄荆根：治肢体诸风、心风、头风，解肌发汗。铁钱草：治男女诸风、产后风，发出黏汗。

【风寒风湿】羌活：一切风寒风湿，不问久新，透关利节，为太阳厥阴少阴要药。防风：三十六般风，去上焦风邪，头目滞气，经络留湿，一身骨节痛。除风去湿仙药。藁本：一百六十恶风，头面身体风湿，手足弹曳。石菖蒲：浸酒服，治三十六风，一十二痹，主骨痿。丸服，治中风湿痹，不能屈伸。牛蒡根：风毒缓弱，浸酒服。老人中风，风湿久痹，筋挛骨痛，一二十年风疾病。大豆：炒焦投酒中饮，主风痹瘫缓，破伤中风，产后风痉头风。蜀椒：大风肉枯，生虫游走，痹痛死肌，寒热，腰脚不遂，散寒除湿。蚕沙：风缓顽痹不随，炒浸酒服，亦蒸熨。鳝鱼：逐十二风邪湿气，作腥取汗。五灵脂：散血活血引经有功。驴毛：骨中一切风，炒黄浸酒服，取汗。雄黄：除百节中大风，搜肝气。鼠壤土：蒸，熨中风冷痹，偏枯死肌。

【风热湿热】甘草：泻火，利九窍百脉。黄芩、黄连、菊花、秦艽：并治风热湿热。玄参、大青、苦参、白鲜皮、白头翁、白英、青葙子、败酱、桔梗：并治风热。大黄：荡涤湿热，下一切风热。柴胡：治湿痹拘挛，平肝胆三焦包络相火，少阳寒热必用之药。麦门冬：清肺火，止烦热。天门冬：风湿偏痹及热中风。牡丹皮：寒热，中风瘛疭，惊痫烦热，手足少阴厥阴四经伏火。绿豆：浮风、风疹。侧柏叶：凡中风不省口噤，手足瘫曳，便取一握，同葱白捣酒煎服，能退风和气。羚羊角：一切热毒，风湿注伏在骨间，及毒风猝死，子痫痉疾。石膏：风热烦躁。铁华粉：平肝，除风热。

【痰气】天南星：中风、中气、痰厥，不省人事，同木香煎服。诸风口噤，同苏叶、生姜煎服。半夏：消痰除湿。痰厥中风，同甘草、防风煎服。香附子：心肺虚气客热，行肝气，升降诸气。煎汤浴风疹。藿香：升降诸气。牵牛子：除风毒，下一切壅滞。杏仁：头面风气，往来烦热，散风降气化痰。陈橘皮：理气除湿痰。麝香：入骨，治风在骨髓，中风不省。矾石：除风消痰。

【血滞】当归、芎䓖：主一切风，一切气，一切虚。破恶血，养新血。蜜丸服，治风痰，行气解郁。丹参：除风邪留热，骨节痛，四肢不遂。破宿血，生新血。渍酒饮，治风毒足软。名"奔马草"。麻仁：中风出汗，下气，逐一切风，和血脉。韭汁：肥白人中风失音。桃仁：血滞风痹，大便结。酒浸做丸，治偏

风。阿胶：男女一切风病，骨节痛不随。醍醐：酒服，治中风烦热。野驼脂：一切风疾，皮肤急痹，酒服并摩之。

【风虚】天麻：主肝气不足，风虚内作，头晕目旋，麻痹不仁，语言不遂，为定风神药。黄芪：风虚自汗。逐五脏恶血，泻阴火，去虚热。无汗则发，有汗则止。人参：补元气，定魂魄，生津液，消痰。黄精：补中，除风湿。蛇床子：男女风虚，湿痹毒风，腰胯酸痛，浴大风身痒。栗：肾虚腰脚无力，日食十颗。松叶：风痛脚痹，浸酒服，出汗。白石英：风虚冷痹，诸阳不足，烧淬酒饮。乌鸡：中风舌强，烦热麻痹，酒煮食。麋角：风虚冷痹，暖腰膝，壮阳。

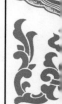

> 葛根：发散肌表风寒、风热、止渴。

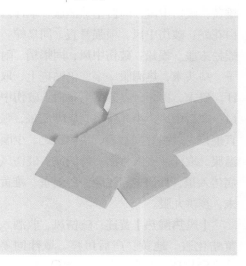

# ② 怎样治疗痉风？

痉风即痉病，属太阳、督脉二经。其证发热口噤如痫，身体强直，角弓反张，甚则搐搦。伤风有汗者，为柔痉。伤寒湿无汗者，为刚痉。金疮折伤，痈疽产后，俱有破伤风湿发痉之证。

【风寒风湿】麻黄、桂枝、术：并主风寒风湿痉。羌活：风寒风湿，伤金疮痫痉。产后中风，口噤不知人，酒水煎服。葛根：金疮中风寒，发痉欲死，煮汁服，干者为末。防风：主金疮中风湿内痉。细辛：督脉为病，脊强而厥。芍药、芎䓖：一切风气。当归：客血内塞，中风痉，汗不出。大蒜：产后中风，角弓反张不语，煎酒服，取汗。或煎水服。黑大豆：破伤风湿，炒半熟，研蒸，以酒淋汁服，取汗，仍敷疮上。亦同朱砂末酒服。雄黄：破伤中风，同白芷煎酒服，取汗。白花蛇：破伤中风，项强身直，同乌蛇、蜈蚣末服。蜈蚣：破伤中风，同蝎梢、附子、乌头末，热酒服一字，仍贴疮上，取汗。研末，掺牙，立苏。鸡屎白：破伤中风，产后中风，小儿脐风，口噤反张，强直瘛疭，以黑豆同炒黄，用酒沃之，少顷温服，取汗。或入竹沥。野鸽屎：破伤风病传入里，炒研，同江鳔、白僵蚕、雄黄末，蒸饼丸服。

【风热湿热】黄连：破伤风，煎酒入黄蜡化服。地黄：产后风痉，取汁同姜汁交浸焙研，酒服。杏仁：金疮及破伤中风，角弓反张，杵蒸绞汁服，并涂疮上，仍以烛火炙之取效。蝉蜕：被伤风病发热，炒研，酒服一钱，仍以葱涎调涂，去恶汗。小儿脐风口紧，入全蝎、轻粉。

【外敷】贝母、茅花：并主金疮伤风。胡粉：主疮入水湿肿痛，同炭灰敷。薤白、韭叶：并主诸疮中风寒及水湿肿痛，捣烘用之，冷即易，或加灸至水出。人耳塞：破伤中风或水，痛不可忍，封之一夕，水尽即安。

【洗浸】鸡肠草：手足疮伤水。桑灰汁：疮伤风水，入腹杀人。

【熨灸】商陆：疮伤水湿，捣炙，熨之，冷即易。蜀椒：诸疮中风肿痛，和面煨熨。桑枝：刺伤疮，犯露水肿痛多杀人，炮热烙之，冷即易。

**羌活**：风寒风湿，伤金疮痫痉。产后中风，口噤不知人，酒水煎服。

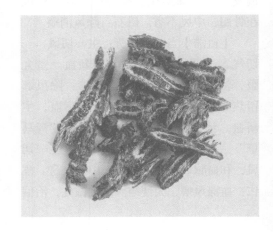

# 3 怎样治疗项强？

【风湿】防风：凡腰痛项强，不可回头，乃手足太阳证，必须用此。荆

芥：秋后作枕及铺床下，立春去之。

# 4 怎样治疗卒厥？

卒厥有尸厥、气厥、火厥、痰厥、血厥、中恶、魇死、惊死。

【外治】半夏、菖蒲、皂角、雄黄，为末吹鼻。薤汁、韭汁：并灌鼻。鸡冠血：寝死，中恶猝死，涂面及心，并纳口鼻。牛黄、麝香：水服。热汤：忤恶猝死，隔衣熨腹，冷即易。井底泥：卧忽不寤，勿以火照，但痛齿足拇趾甲际，多唾其面，以泥涂目。令人垂头于井中呼之即苏。

【内治】女青：捣末酒灌。南星、木香、附子：同木香煎服。巴豆：同杏仁汁服，取利。常山：同牡蛎煎服吐痰。盐胆水吐痰厥。

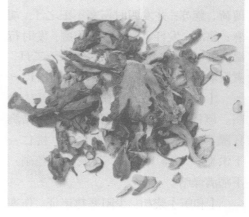

菖蒲：菖蒲与半夏，皂角，雄黄，为末吹鼻，可治卒厥。

# 5 怎样治疗癫痫？

癫痫有风热、惊邪，皆兼虚与痰。

【吐痰】瓜蒂、藜芦、乌头尖、附子尖、石胆、石绿：并吐癫痫暗风痰涎。芭蕉油：暗风痫疾，眩晕仆倒，饮之取吐。白梅：擦牙追涎，或加白矾。皂荚：水浸，接汁熬膏，入麝摊晒，每以一片化浆水，灌鼻取涎。

【风热惊痰】羌活、防风、荆芥、薄荷、细辛、龙胆、防己、藁本、升麻、青黛、白鲜皮：并主风热惊痫。百合、鸭跖草：并主癫邪，狂叫身热。黄连：泄心肝火，去心窍恶血。紫河车：

惊痫癫疾，摇头弄舌，热在腹中。丹砂：猪心煮过，同茯神丸服。伏龙肝：狂癫风邪不识人，为末水服。蚕退纸：癫狂乱走，悲泣妄言，及风痫病，烧灰酒服。蛇蜕：蛇痫，癫疾瘛疯，摇头弄舌。乌鸦：暗风痫疾，煅研入朱砂服，不过十日愈。又煅研，同苍耳子、胡桃服。驴脂：酒服，主狂癫不能语，不识人。牡鼠：煎油，主惊痫。

【风虚】人参：消胸中痰，治惊痫。小儿风痫，同辰砂、蛤粉末、猪心血丸服。石菖蒲：开心孔，通九窍，

出音声。为末，猪心汤日服，治癫痫风疾。酸石榴：小儿痢，酿蝎五枚，泥煅

研，乳服五分。蜂蜜、鸡子：并痫痉。白雄鸡及脑：癫邪狂妄。

## ⑥ 伤寒热病怎样治？

伤寒热病，寒乃标，热乃本。春为温，夏为热，秋为疟，冬为寒，四时天行为疫疠。

【发表】麻黄、羌活：太阳、少阴。葛根、升麻、白芷：阳明，太阴。荆芥、薄荷、紫苏：并发四时伤寒不正之汗。胡麻：煎酒，发汗。杏仁：同醋煎，发时行温病汗。丹砂：伤寒时气，始得一二日，煮服取汗。石膏：阳明发热，解肌出汗。

【攻里】大黄：阳明、太阴、少阴、厥阴，燥热满痢诸证。葶苈：结胸狂躁。大戟、芫花：胁下水饮。桃仁：下淤血。水蛭、虻虫：下淤血。芒硝：下痞满燥结。

【和解】柴胡：少阳寒热诸证。伤寒余热，同甘草煎服。半夏、黄芩、芍药、牡丹、贝母、甘草：并主寒热。黑大豆：疫疠发肿，炒熟，同甘草煎服。百合：百合病。葱白：少阴下利。大枣：和营卫。橘皮：呕哕痰气。槟榔：伤寒痞满结胸，末服。黄檗：热毒下利及吐血。腊雪：解

伤寒时气温疾大热。冬霜：解伤寒内热。夏冰：阳毒热盛，置于膳中。铁粉：阳毒发狂，同龙胆草，磨刀水服。牡蛎：伤寒寒热，及自汗水结。鸡子：伤寒发斑下痢。生吞一枚，治伤寒发狂烦躁。猪胆：少阳证热渴，又导大便不通。猪膏：伤寒时气，温水服一弹丸，日三。

【温经】人参：伤寒厥逆发躁，脉沉，以半两煎汤，调牛胆、南星末服。坏证不省人事，一两煎服，脉复即苏。夹阴伤寒，小腹痛，呕吐厥逆，脉伏，同姜、附煎服，即回阳。黑大豆：阴毒，炒焦投酒热服，取汗。蜀椒：阴毒，入汤液用。松节：炒焦投酒服，治阴毒。雄黄：阴毒，入汤药。豚卵：阴阳易病，小腹急痛，热酒吞二枚。

【食复劳复】麦门冬：伤寒后小劳，复作发热，同甘草、竹叶、粳米煎服。橘皮：食复，水煎服。栀子：食复发热，上方加大黄。鳖甲：食复劳复，烧研水服。马屎：劳复，烧末冷酒服。

## ⑦ 怎样防治瘟疫？

瘟疫的防治方法及所用药物如下：

【辟禳】苍术：山岚瘴气，温疾恶气，弹灾诊。烧烟黑，去鬼邪。升麻：吐瘟疫时气毒病。桃仁：茱萸、青盐炒过，每嚼一二十枚，预辟瘴疠。赤小豆：除夕正月朔望投井中，辟瘟病。丹砂：蜜丸，

太岁日平旦，各吞三七丸，永无疫疾。雄鸡：冬至作腊，立春食之，辟疫。

【瘴疠】葛根、草犀、大黄：温瘴。茶、槟榔、乌梅、安息香、相思子吐。丹砂、雄黄、砒石、婆娑石。猪血、山羊肉、羚羊角、犀角、麝香。

# ⑧ 如何治疗暑病?

暑有受暑中暍,受凉中暑。

【中暍】水蓼:煮汁灌。胡麻:炒黑,井搐灌。大蒜:同道中热土捣,水澄服。瓜蒂:吐之即省。

【中暑】香薷:解暑利小便,有彻上彻下之功。夏月解表之药,能发越阳气,消散畜水。黄连:酒煮丸服,主伏暑在心脾,发热吐泻痢渴诸病。木瓜、枇杷叶、赤茯苓、厚朴、猪苓:并主伤暑有湿热诸病。桂心:大解暑毒,同茯苓丸服。同蜜作渴水饮。黄檗:去湿热,泻阴火,滋肾水,去痿弱。雄黄:暑毒在脾,湿气连脚,或吐或痛,或痢或疟,炼过丸服。玄精石:解暑消积。

【泻火益元】黄芪:伤暑自汗,喘促肌热。人参:暑伤元气,大汗痿躄,同麦门冬、五味子煎服,大泻阴火,补元气,助金水。甘草:生泻火,熟补火,与参、芪同为泻火益气之药。麦门冬:清肺金,降心火,止烦渴咳嗽。黄芩、知母:泻肺火,滋肾水。苦茗:同姜煎饮,或醋同饮,主饮暑泻痢。石南叶:煎服解暑。乌梅:生津止渴。

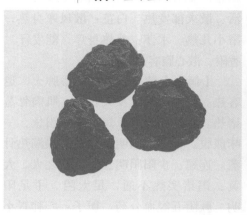

| 乌梅:生津止渴

# ⑨ 怎样治疗湿病?

湿有风湿、寒湿、湿热。

【风湿】羌、独活、防风、细辛、麻黄、木贼、浮萍、藁本、芎䓖、蛇床子、黄芪、黄精、秦艽、菖蒲、菊花、白蒿、旋覆、苍耳、蒴藋、石龙芮、防己、南星、土茯苓、葱白、薏苡、胡麻、大豆、秦椒、松叶、沉香、皂荚、枸杞、五加皮、桂枝、伏牛花、厚朴与苍术、橘皮同除湿病。

【寒湿】苍术:除上、中、下三焦湿,发汗利小便,逐水功最大。湿气身重作痛,熬膏服。草乌头:除风湿,燥脾胃,同苍术制煮做丸服。附子、乌头、芫花、王孙、狗脊、牛膝、山柰、红豆蔻、艾叶、木香。吴茱萸、胡椒、莲实、桂心、丁香、樟脑、乌药、山茱萸。

【湿热】山茵陈、黄芩、黄连、防己、连翘、白术、柴胡、苦参、龙胆草、车前、木通、泽泻、通草、白鲜、茺草、半夏、地黄、大戟、萱草、赤小豆、薏苡仁、旱芹丸服。干姜、生姜。茯苓、猪苓、酸枣、柳叶、木槿、榆皮下湿热气。

# 10 火热病的治疗方法有哪些？

火热有郁火、实火、虚火，气分热、血分热、五脏热、十二经热。

【升散】柴胡：平肝胆三焦包络相火，除肌热潮热，寒热往来，小儿骨热疳热，妇人产前产后热。虚劳发热，同人参煎服。升麻：解肌肉热，散郁火。葛根：解阳明烦热，止渴散郁火。羌活：散火郁发热。白芷：散风寒身热，浴小儿热。水萍：暴热身痒，能发汗。香附：散心腹客热气郁。

【泻火】黄连：泻肝胆心脾火，退客热。黄芩：泻肺及大肠火，肌肉骨蒸诸热。肺热如火燎，烦躁咳嗽引饮，一味煎服。秦艽：阳明湿热，劳热潮热骨蒸。连翘：少阳阳明三焦气分之火。大黄：泻诸实热不通，足太阴、手足阳明、厥阴五经血分药。栀子：心肺胃小肠火，解郁利小便。地骨皮：泻肺火、肾火、胞中火，补正气，去骨间有汗之蒸，同防风、甘草煎服。石膏：除三焦肺胃大肠火，解肌发汗退热，潮热骨蒸发热，为丸散服。食积痰火，为丸服。小儿壮热，同青黛丸服。白颈蚯蚓：解热毒狂烦。犀角：泻肝凉心清胃，解大热诸毒气。牛黄：凉心肝。

【缓火】甘草：生用，泻三焦五脏六腑火。黄芪：泻阴火，补元气，去虚热。无汗则发，有汗则止。人参、黄芪、甘草：益气泻火、除肌热燥热之圣药，甘温除大热也。麦门冬：降心火，清肺热虚劳客热，止渴。五味子、人参、麦门冬：清金滋水、泻火止渴、止汗生脉之剂。天门冬：肺劳风热，丸服。阴虚火动有痰热，同五味子丸服。甘蕉根、菰根、芦根、天花粉：并主大热烦渴。栝楼根：润肺降火化痰。饮酒发热，同青黛、姜汁丸服。妇人月经不调，夜热痰嗽，同青黛、香附末服。山药：除烦热，凉而补。梨：消痰降火，凉心肺。柿：凉肺，压胃热。李：曝食，去骨间劳热。

【滋阴】生地黄：诸经血热，滋阴退阳。蜜丸服，治女人发热成劳。蜜煎服，治小儿壮热，烦渴昏沉。熟地黄：血虚劳热，产后虚热，老人虚燥。同生地黄为末，姜汁糊丸，治妇劳热。当归：血虚发热，困渴引饮，目赤面红，日夜不退，脉洪如白虎证者，同黄芪煎服。丹参：冷热劳，风邪留热。牡丹：治少阴厥阴血分伏火，退无汗之骨蒸。知母：心烦，骨热劳往来，产后蓐劳，热劳。泻肺命火，滋肾水。黄檗：下焦湿热，滋阴降火。

【各经火药】肝气，柴胡。血，黄芩。心气，麦门冬。血，黄连。脾气，

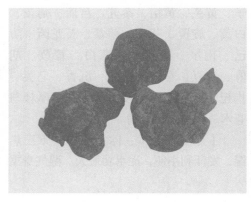

| 生地黄：诸经血热，滋阴退阳。

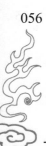

典藏精品版

认识中国第一药典

白芍药。血，生地黄。肺气，石膏。血，栀子。肾气，知母。血，黄檗。胆气，连翘。血，柴胡。小肠气，赤茯苓。血，木通。大肠气，黄芩。血，大黄。膀胱气，滑石。血，黄檗。胃气，葛根。血，大黄。三焦气，连翘。血，地骨。包络气，麦门冬。血，牡丹皮。

【各经发热药】肝气，柴胡。血，

当归。心气，黄连。血，生地黄。脾气，芍药。血，木瓜。肺气，石膏。血，桑白皮。肾气，知母。血，地黄。胆气，柴胡。血，栝楼。小肠气，赤茯苓。血，木通。大肠气，芒硝。血，大黄。膀胱气，滑石。血，泽泻。胃气，石膏。血，芒硝。三焦气，石膏。血，竹叶。包络气，麦门冬。血，牡丹皮。

# 11 诸气病包括哪些？分别怎样治疗？

诸气，怒则气逆，喜则气散，悲则气消，恐则气下，惊则气乱，劳则气耗，思则气结，寒则气收，炅则气泄。

【郁气】香附：心腹膀胱连胁下气妨，常日忧愁。总解一切气郁，行十二经气分，有补泻，有升有降。苍术：消气块，解气郁。木香：心腹一切滞气。和胃气，泄肺气，行肝气，凡气郁而不舒者，宜用之。冲脉为病，逆气里急。同补药则补，同泻药则泻。中气，竹沥、姜汁调灌。气胀，同诃子丸服。一切走注，酒磨服。赤小豆：缩气，散气。葱白：除肝中邪气，通上下阳气。杏仁：下结气，同桂枝、橘皮、诃黎勒丸服。青橘皮：疏肝散滞，同茴香、甘草末服。

【痰气】半夏：消心腹胸胁痰热结气。贝母：散心胸郁结之气，消痰。桔梗、前胡、白前、苏子：并主消痰，一切逆气。芫花：诸般气痛，醋炒，同玄胡索服。威灵仙：宣通五脏，去心腹冷滞，推陈致新。男妇气痛，同韭根、乌药、鸡子煮酒服。牵牛：利一切气壅滞。三焦壅滞，涕唾痰涎，昏眩不爽，皂角汁丸服。气筑奔冲，同槟榔末服。生姜：心胸冷

热气。暴逆气上，嚼数片即止。橘皮：痰隔气胀，水煎服。下焦冷气，蜜丸服。皂荚：一切痰气，烧研，同萝卜子、姜汁、蜜丸服。龟甲：抑结气不散，酒炙，同柏叶、香附丸服。

【血气】当归：气中之血。芎藭：血中之气。蓬莪术：气中之血。姜黄：血中之气。三棱：血中之气。乳香、没药、安息香：并活血散气。

【冷气】艾叶：心腹一切冷气恶气，捣汁服。附子：升降诸气，煎汁入沉香服。乌头：一切冷气，童尿浸，作丸服。肉豆蔻、草豆蔻、红豆蔻、益智子、荜茇、缩砂、补骨脂、胡卢巴、蒟酱：并破冷气。五味子：奔豚冷气，心腹气胀。茴香：肾邪冷气，同附子制为末服。白芥子：腹中冷气，微炒为丸服。蜀椒：解郁结。其性下行通三焦。凡人食饱气上，生吞一二十枚即散。秦椒、胡椒、吴茱萸、桂、沉香、丁香、丁皮、檀香、樟脑、龙脑树子：并破冷气，下恶气。厚朴：男女气胀，饮食不下，冷热相攻，姜汁炙，研末饮服。白石英：心胃中冷气。紫石英：寒热邪气。补心气，养肺气。

# 12 痰饮病包括哪些？分别怎样治疗？

痰有六：湿、热、风、寒、食、气也。饮有五：支、留、伏、溢、悬也。皆生于湿。

【风寒湿郁】半夏：行湿下气，湿去则涎燥，气下则痰降，乃痰饮主药。法制半夏可咀嚼。胸膈痰壅，姜汁做饼煎服。停痰冷饮，同橘皮煎服。中焦痰涎，同枯矾丸服。结痰不出，同桂心、草乌头丸服。支饮作呕，同生姜、茯苓煎服。风痰湿痰，清壶丸。风痰，辰砂化痰丸。气痰，三仙丸。惊痰，辰砂半夏丸。老人风痰，半夏硝石丸。小儿痰热，同南星入牛胆阴干丸服。天南星：除痰燥湿。壮人风痰，同木香、生姜煎服。痰迷心窍，寿星丸。小儿风痰，抱龙丸。苍术：消痰水，解湿郁，治痰夹淤血成囊。白术：消痰水，燥脾胃。心下有水，同泽泻煎服。五饮酒癖，同姜、桂丸服。旋覆花：胸上痰结，唾如胶漆，及膀胱留饮，焙研蜜丸服。威灵仙：心膈痰水，宿脓久积。停痰宿饮，喘咳呕逆，同半夏、皂角水丸。麻黄：散肺经火郁，止好唾痰喘。附子：胃冷湿痰呕吐，同半夏、生姜丸服。生姜：除湿去痰下气。痰厥卒风，同附子煎服。橘皮：除湿痰留饮，呕秽反胃。二陈汤，润下丸，宽中丸。痰膈胸中热胀，水煎服。嘈杂吐清水，为末舐之。下焦冷痰，丸服。槟榔：消谷下气，逐水除痰辩，为末汤服。呕吐痰水，同橘皮煎或末服。大腹皮、都念子、毕澄茄、厚朴：消痰温中。

【湿热火郁】栝楼：降火清金，涤痰结。清痰利膈，同半夏熬膏服。胸痹痰嗽，取子同薤白煎服。饮酒痰澼，胁胀呕吐腹鸣，同神曲末服。贝母：化痰降气，解郁润肺。痰胀，同厚朴丸服。柴胡、黄芩、桔梗、知母、紫菀、麦门冬、灯笼草、鸭跖草、悬钩子、解毒子、泽泻、山药、竹笋：胸膈痰澼，停水痞胀，为末服。竹沥：去烦热，清痰养血。痰在经络四肢，及皮里膜外，非此不达不行。茯苓：膈中痰水，淡渗湿热。百药煎：清金化痰，同细茶、海螵蛸丸服。海蛤、文蛤、蛤粉、牡蛎：并化湿痰热痰老痰。烂蚬壳：心胸痰水吞酸，烧服。

【气滞食积】香附子：散气郁，消饮食痰饮，利胸膈。停痰宿食，同半夏、白矾、皂角水丸服。神曲、麦蘖：并消食积痰饮，下气。盐杨梅：消食去痰，做屑服。银杏：生食降痰。银朱：痰气结胸，同矾石丸服，有声自散。石膏：食积痰火，煅研醋糊丸服。

【宣吐】人参芦、桔梗芦、藜芦、三白草汁。恒山、蜀漆、郁金同藜芦末。杜衡、石苋、石胡荽汁。附子尖、及己、苦参、地松、羊踯躅、紫河车、虎耳草、芭蕉油、萝卜子、瓜蒂、苦茗、乌梅、梨汁、皂荚、栀子、相思子、松萝、热汤、盐卤水、石胆、密陀僧、虾汁。

【荡涤】甘遂：直达水气所结之处。芫花：胸中痰水，胁下饮澼。大戟：湿热水澼。牵牛：痰饮宿脓。大黄、射干、桃花：宿水痰饮积滞，为末水服，或做饼食，取利。巴豆：寒澼宿食，大便闭，酒煮三日夜，煎丸水下。风痰湿病，安掌心取汗。

# 13 如何治疗脾胃病?

脾胃，有劳倦内伤，有饮食内伤，有湿热，有虚寒。

【劳倦】甘草：补脾胃，除邪热，益三焦元气，养阴血。人参：劳倦内伤，补中气，泻邪火。煎膏合姜、蜜服。黄芪：益脾胃，实皮毛，去肌热，止自汗。苍术：安脾除湿，熬膏做丸散，有四制、八制、坎离、交感诸丸。柴胡：平肝，引清气自左而上。芍药：泻肝，安脾肺，收胃气。石斛：厚脾胃，长肌肉。使君子：健脾胃，除虚热。茴香：同生姜炒黄丸服，开胃进食。大枣：同姜末点服。仲思枣、木瓜、橘皮、钩栗、橡子、榛子、龙眼、橄榄、槟榔、波罗蜜、无花果、莲实、藕、甘蔗：脾弱，食不化，似翻胃，煎汤煮小米，滚面晒收，每用烹食。蜂蜜、蚕蛹。鸡、雀、狗肉、羊肉、牛肉、兔肉。

【虚寒】附子、草豆蔻、高良姜、山姜、廉姜、益智子、荜茇、蒟酱、肉豆蔻。干姜、生姜、蒜、韭、薤、芥、糯米、秫、烧酒。胡椒、秦椒、蜀椒、吴茱萸、食茱萸、丁香、桂。

【食滞】大黄：荡涤宿食，推陈致新。地黄：去胃中宿食。香附、莪茂、木香、柴胡：消谷。荆芥、薄荷、苏

荏：并消鱼鲙。大麦、荞麦、豆黄、蒸饼：同苍术丸服。杏仁：停食，用巴豆炒过，末服。橘皮：为末，煎饮代茶。橙皮、木瓜、山楂：消肉。奈子、杨梅、银杏：生食。

【酒毒】葛花、葛根汁、白茅根汁、菰笋、秦艽、苦参、地榆、菊花：酒醉不语，为末酒服。扁豆、豆腐：烧酒醉死，切片贴身。橘皮、金橘、杨梅：干屑服之，止呕吐酒。食盐：擦牙漱咽，解酒毒。先食一匙，饮酒不醉。五灵脂：酒积黄肿，入麝丸服。鹿茸：饮酒成泄，冲任虚寒，同狗脊、白蔹丸服。

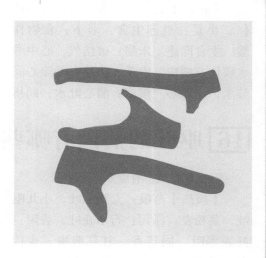

**鹿茸：**饮酒成泄，冲任虚寒，同狗脊、白蔹丸服。

# 14 噎膈具体指什么? 应如何治疗?

噎膈，噎病在咽嗌，主于气，有痰有积。膈病在膈膜，主于血，有挟积、挟饮游、挟淤血及虫者。

【利气化痰】半夏：噎膈反胃，大便结者，同白面、轻粉做丸煮食，取利。山豆根：研末，橘皮汤下。昆布：

气噎，咽中如有物，吞吐不出，以小麦煮过，含咽。栝楼：胸痹咽塞，同薤白、白酒煮服。天南星、前胡、桔梗、贝母、香附子、木香、泽泻、缩砂、茴香、红豆蔻：咽中有物，吞吐不出，含之一月愈。噎气，姜入厕内浸过，漂晒研末，入甘草末服。槟榔：五膈五噎，同杏仁以童尿煎服。青橘皮、厚朴、茯苓、沉香：膈气，同木香、乌药、枳壳为末，盐汤下。

【开结消积】三棱：治气胀，破积气。反胃，同丁香末服。郁金：破恶血，止痛。阿魏：五噎隔气，同五灵脂丸服。威灵仙：噎隔，同蜜煎服，吐痰。凤仙子：噎食不下，酒浸晒研，酒丸服。板蓝汁：治噎膈，杀虫，频饮。红蓝花：噎膈拒食，同血竭浸酒服。大黄：食已即吐，大便结，同甘草煎服。荞麦秸：灰淋取硷，入蓬砂服，治噎食。韭汁去胃脘血。乌梅、杏仁、山楂、桃仁：消噎食积块。壁虎：噎膈反胃，炒焦入药用。鲫鱼：膈气，酿大蒜，泥包煨焦，和平胃散，丸服。

## 15 吞酸嘈杂病应怎样治疗？

吞酸嗜杂有痰食热证，有阳气下陷虚证。

【痰食】苍术、香附、黄连、缩砂仁、半夏：鸡苏生食。萝卜：食物作酸，生食即止。米醋：破结气，心中酸水痰饮。橘皮、木瓜、山楂：并除心间酸水，止恶心。槟榔：醋心吐水，同橘皮末服。

【阳陷】人参：消胸中痰变酸水。妊娠吐水，不能饮食，同干姜丸服。柴胡：除痰热。升麻、葛根：凡胃弱伤冷，郁遏阳气者，宜三味升发之。荜茇：胃冷口酸流清水，心连脐痛，同厚朴末、鲫鱼肉丸服。

## 16 呕吐的病因有哪些？应当怎样治疗？

呕吐有痰热，有虚寒，有积滞。

【痰热】葛根：大热呕吐，小儿呕吐，荡粉食。泽泻：行水止吐。香附：妊娠恶阻，同藿香、甘草煎服。麦门冬：止呕吐燥渴。杨梅：止呕吐，除烦愦。枇杷：止吐下气。蝉蜕：胃热吐食，同滑石末水服。牛乳：小儿吐乳，入葱、姜煎服。兔头骨：天行吐不止，烧研饮服。

【虚寒】细辛：虚寒呕吐，同丁香末服。苍术：暖胃消谷，止呕吐。人参：止呕吐，胃虚有痰，煎汁入姜汁、竹沥服。胃寒，同丁香、藿香、橘皮煎服。妊娠吐水，同干姜丸服。旋覆花：止呕逆不下食，消痰下气。木香、当归：温中，止呕逆。白豆蔻：止吐逆，散冷气，胃冷忽恶心，嚼数枚酒下。小儿胃寒吐乳，同缩砂、甘草末饮服。生姜：煎醋食。又同半夏煎服，去痰下气，杀虫止呕吐。胡椒：去胃中寒痰，食已即吐水，甚验。槟榔：

止吐水，同橘皮煎服。沉香、檀香、丁香：治吐，同陈皮煎服，小儿丸服，或同半夏丸服。

【积滞】香附子：止呕吐，下气消食。大黄：口中常呕淡泔，煎服。牵牛、神曲、巴豆、麦蘗、五灵脂：治呕吐汤药不能下者，狗胆丸服。

# 17 怎样治疗反胃？

反胃，主于虚，有兼气、兼血、兼寒、兼痰、兼积者。病在中下二焦，食不能入，是有火。食入反出，是无火。

【温中开结】附子：温中破积。反胃不下食，以石灰泡热，姜汁淬三次，同丁香、粟米煎服，或为末舐，或为丸噙。或包丁香，以姜汁煮焙丸服。白豆蔻：脾虚反胃，同丁香、缩砂、陈廪米，姜汁丸服。白芷：血风反胃，猪血蘸食。韭菜：炸熟，盐醋吃十顿，治噎膈反胃。生姜汁：煮粥食。麻油煎研，软柿蘸食。胡椒：醋浸七次，酒糊丸服，或加半夏或同煨姜煎服。

【金石】雄黄、雌黄：同甘草丸服。五灵脂：狗胆汁丸，热姜酒磨服。

【和胃润燥】人参：止反胃吐食，煎饮或煮粥食，或同半夏、生姜、蜜煎服。

白术、芍药、芦根：止反胃五噎吐逆，去膈间客热，煮汁服。杏仁、桃仁、梨：插丁香十五粒煨食，止反胃。牛羊乳：反胃燥结，时时咽之，或入汤剂。

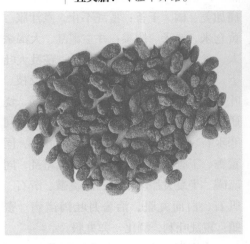

**五灵脂：**可温中开结。

# 18 如何治疗呃逆？

呃逆，呃，音噎，不平也。有寒有热，有虚有实，其气自脐下冲上，做呃呃声，乃冲脉之病，世亦呼为咳逆。

【虚寒】半夏：伤寒呃逆，危证也，以一两，同生姜煎服。紫苏：咳逆短气，同人参煎服。乌头：阴毒咳逆，同干姜等份，研炒色变，煎服。旋覆花：心痞噫不息，同代赭石服。姜汁：久患咳噫，连至四五十声，以汁和蜜煎服，三次立效。橘皮：呃逆，二两去白煎服。或加丁香。荔枝：呃噫，七个烧末汤下，立止。胡椒：伤寒咳逆，日夜不止，寒气攻胃也，入麝煎酒服。蜀椒：呃噫，炒研糊丸，醋汤下。丁香：伤寒呃逆，同柿蒂末、人参汤下。伏龙肝：产后咳逆，同丁香、白豆蔻末、桃仁、茱萸煎汤下。代赭石：心痞噫逆。

【湿热】大黄：伤寒阳证呃逆便闭者下之，或蜜兑导之。人参：吐利后胃

虚膈热而咳逆者，同甘草、陈皮、竹茹煎服。青橘皮：伤寒呃逆，末服。枳壳：伤寒呃噫，同木香末，白汤服。

## 19 怎样治疗霍乱？

霍乱有湿热、寒湿，并七情内伤，六气外感。

【湿热】香薷：霍乱转筋腹痛，水煮汁服。蓼子：霍乱烦渴，同香薷煎服。前胡桔梗：并下气，止霍乱转筋。薄荷、鸡苏、扁竹：霍乱吐利，入豉煮羹服。芦根茎叶：霍乱烦闷，水煮汁服；胀痛加姜、橘。干苔：霍乱不止，煮汁服。黄仓米、粟米、蜀黍：并主霍乱、大渴杀人，煮汁或水研绞汁饮。木瓜：霍乱大吐下，转筋不止，水煎或酒煎服；核及枝、叶、皮、根皆可用。栀子：霍乱转筋，烧研汤服。石膏：小儿伤热，吐泻黄色，同寒水石、甘草末服。滑石：伏暑吐泻，同藿香、丁香末服。玄精石：冷热霍乱，同硫磺、半夏丸服。消石：同硫磺、滑石、矾石、白面丸服，治暑月吐泻诸病。蜜蜡：霍乱吐利，酒化一弹丸服。

【寒湿】藿香：霍乱腹痛垂死，同橘皮煎服；暑月：同丁香、滑石末服。木香：霍乱转筋，为末酒服。香附子：霍乱吐下，为末四钱，盐半钱，水煎

服；小儿吐泻，小便白，熟附子、白石脂、龙骨丸服。南星：吐泻厥逆，不省人事，为末，姜、枣同煎服，仍以醋调贴足心。人参：止霍乱吐利，煎汁入鸡子白服，或加丁香，或加桂心。肉豆蔻：温中消食。霍乱胀痛，为末，姜汤服。糯米：止霍乱后吐逆不止，水研汁服。醋：霍乱吐利，或不得吐利，煎服。转筋，绵蘸搨之。葱白：霍乱转筋，同枣煎服。橘皮：除湿痰霍乱，但有一点胃气者，服之回生，同藿香煎服，不省者灌之。桃叶：止霍乱腹痛，煮汁服。皂荚：霍乱转筋，吹鼻。硫黄：伏暑伤冷吐泻，同硝石炒成砂，糯糊丸服。或同水银研黑，姜汁服。暑月吐泻，同滑石末，米饮服。

【积滞】大黄：同巴豆、郁金丸服，治干霍乱。陈仓米：吐泄，同麦芽、黄连煎服。巴豆：伏暑伤冷，同黄丹、蜡丸服。樟木：干霍乱不吐不利，煎服取吐。食盐：吐干霍乱。

## 20 泄泻的病因有哪些？应当如何治疗？

泄泻有湿热、寒湿、风暑、积滞、惊痰、虚陷。

【湿热】白术：除湿热，健脾胃。湿泄，同车前子末服；虚泄，同肉豆

蔻、白芍药丸服；久泄，同茯苓、糯米丸服；小儿久泄，同半夏、丁香丸服。老人脾泄，同苍术、茯苓丸服。老小滑泄，同山药丸服。苍术：湿泄如注，同

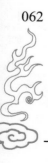

认识中国第一药典

典藏精品版

芍药、黄芩、桂心煎服。暑月暴泄，同神曲丸服。车前子：暑月暴泄，炒研服。黄连：湿热脾泄，同生姜末服；食积脾泄，同大蒜丸服。粟米：并除湿热，利小便，止烦渴，燥脾胃。黄檗：小儿热泻，焙研米汤服，去下焦湿热。茯苓、猪苓、石膏：水泄腹鸣如雷，煅研，饭丸服二十丸，二服，愈。雄黄：暑毒泄痢，丸服。猪胆：入白通汤，止少阴下利。

【虚寒】甘草、人参、黄芪、白芍药：平肝补脾，同白术丸服。防风、藁本：治风泄，风胜湿。升麻、葛根、柴胡：并主虚泄风泄，阳气下陷作泄。半夏：湿痰泄，同枣煎服。五味子：五更肾泄，同茱萸丸服。补骨脂：水泄日久，同粟壳丸服。脾胃虚泄，同豆蔻丸服。肉豆蔻：温中消食，固肠止泄。热泄，同滑石丸服；冷泄，同附子丸服；滑泄，同粟壳丸服；久泄，同木香丸

服；老人虚泻，同乳香丸服。附子：少阴下利厥逆，同干姜、甘草煎服。脏寒脾泄，同肉豆蔻丸服。大枣：煮丸服。暴泄脱阳，久泄亡阳，同人参、木香、茯苓煎服。老人虚泄，同赤石脂丸服。罂粟壳：水泄不止，宜涩之，同乌梅、大枣煎服。栗子：煨食，止冷泄如注。乌梅：涩肠止渴。吴茱萸：老人脾冷泄。水煎入盐服。钟乳粉：大肠冷滑，同肉豆蔻丸服。乌鸡骨：脾虚久泄，同肉豆蔻、草果煮食。鹿茸：饮酒即泄，同苁蓉丸服。猪肾：冷痢久泄，掺骨碎补末，煨食。猪肠：脏寒久泄，同吴茱萸蒸丸服。猪肝：冷劳虚泄。牛髓：泄利。

【积滞】神曲、麦蘖、荞麦粉：脾积泄，沙糖水服三钱。楮叶：止一切泄利，同巴豆皮炒研、蜡丸服。巴豆：积滞泄泻，可以通肠，可以止泄。夏月：水泄，及小儿吐泻下痢，灯上烧，蜡丸水。

# 21 如何治疗痢病？

痢有积滞、湿热、暑毒、虚滑、冷积、蛊毒。

【积滞】大黄：诸痢初起，浸酒服，或同当归煎服。巴豆：治积痢，同杏仁丸服。巴豆皮：同楮叶烧丸服，治一切泻痢。青木香：下痢腹痛，气滞里急，实大肠。山楂：煮服，止痢。槟榔：消食下气，治下痢后重如神。鸡子白：丸服，主噤口痢。黄丹：消积痢，同蒜服。又同黄连丸服。密陀僧：煅研，醋汤服。

【湿热】黄连：热毒赤痢，水煎，露一夜，热服。小儿入蜜，或炒焦，同

当归末、麝香、米汤服。下痢腹痛，酒煎服。暴痢，同黄芩煎服。气痢后重，同干姜末服。赤白日久，同盐梅烧末服。鸡子白丸服。诸痢脾泄，入猪肠煮丸。湿痢，同吴茱萸炒丸服。香连丸加减，通治诸痢。四治黄连丸，治五疳八痢。白头翁：一切毒痢，水煎服。赤痢咽肿，同黄连、木香煎服。赤痢下重，同黄连、黄檗、秦皮煎服。柴胡：积热痢，同黄芩，半水半酒煎服。白蒿：夏月暴水痢，为末服。益母草：同米煮粥，止疳痢。同盐梅烧服，止杂痢。黄芩：下痢腹痛日久，同芍药、甘草用。

地黄：止下痢腹痛。汁，主蛊痢。刘寄奴：同乌梅、白姜煎。绿豆：火麻汁煮。皮蒸食，二三年赤痢。小豆花：热痢，入豉汁做羹食。痢后气满不能食，煮食一顿即愈。栀子：主热痢下重。血痢连年，同鼠尾草、蔷薇汁熬丸服。白鸭血：小儿白痢如鱼冻，酒泡服。白鸭通、犀角：俱热毒痢。

【虚寒】甘草：泻火止痛。久痢，煎服。又浆水炙，同生姜煎服。同肉豆蔻煎服。芍药：补脾散血，止腹痛后重。人参：冷痢厥逆，同诃子、生姜煎服。噤口痢，同莲肉煎呷。老人虚痢，同鹿角末服。当归：止腹痛里急后重，生血养血。久痢，吴茱萸炒过蜜丸服。苍术：久痢，同川椒丸服。熟艾叶：止腹痛及痢后寒热，醋煎服，或入生姜。久痢，同橘皮、酒糊丸服。附子：休息痢，鸡子白丸服，醋糊丸服。肉豆蔻：冷痢，醋面包煨研服。气痢，煨熟同攒子、仓米末服。蕙草：伤寒下痢，同当归、黄连煮酒服。小豆花：痢后气满不能食，煮食一顿即愈。山药：半生半炒末服，治噤口痢。胡椒：赤白痢，同绿豆丸服。吴茱萸：燥湿热，止泻痢，同

黄连丸服。同黑豆搓热吞之。桂心：久痢，姜汁炙紫，同黄连等份，为末服。皂荚：刺风入大肠，久痢脓血，同枳实、槐花丸服。蜂蜜：赤白痢，和姜汁服。黄蜡：厚肠胃，同阿胶、当归、黄连、黄檗、廪米煮服。黄雌鸡：煮汁，止噤口痢。阿胶：赤白虚痢，同黄连、茯苓丸服。羊肝：冷滑久痢，缩砂末逐片掺上，焙研，入干姜末等份，饭丸服。下痢垂死，掺白矾炙食。

【止涩】赤白花、鼠尾草：赤白诸痢，浓煮做丸，或末，或煎服。狼把草：久痢、血痢、疳痢，或煎或末服。罂粟：同壳炙，蜜丸服。粟壳：醋炙，蜜丸服。同陈皮末服。同槟榔末服。同厚朴末服。龙骨：涩虚痢。伤寒痢、休息痢，煮汁服，或丸服。鲮鲤甲：久痢里急，同蛤粉炒研服。

【外治】木鳖子：六个研，以热面饼挖孔，安一半，热贴脐上，少顷再换即止。芥子：同生姜捣膏封脐。黄丹：同蒜捣封脐，仍贴足心。田螺：入麝捣，贴脐。蓖麻：同硫黄捣，填脐。针砂：同官桂，枯矾，水调贴脐。

## 22 怎样治疗疟疾？

疟有风、寒、暑、热、湿、食、瘴、邪八种，五脏疟，六腑疟，劳疟，疟母。

【暑热】柴胡：少阳本经药，通治诸疟为君，随寒热虚实，人引经佐使。黄芩：去寒热往来，入手少阴、阳明、手足少阳、太阴六经。甘草：五脏六腑寒热。

黄芪：太阴疟寒热，自汗虚劳。苍耳子：久疟不止，酒糊丸服。叶捣汁。香薷：同青蒿末，酒服。暑疟，加桂枝、麦芽。青蒿：虚疟寒热，捣汁服，或同桂心煎酒服。温疟但热不寒，同黄丹末服。截疟，同常山，人参末酒服。人参：虚疟食少，必同白术用。孕疟、产后疟、瘴疟，未分

阴阳，一两煎冷服。粳米：热疟、肺疟，白虎汤用。冬瓜叶：断疟，同青蒿、马鞭草、官桂，糊丸服。冬霜：热疟，酒服一钱。蚯蚓：热疟狂乱，同薄荷、姜，服。龟壳：断疟，烧研酒服。鳖甲：久疟，病在血分。劳疟、老疟，醋炙末服。牡蛎：虚疟寒热自汗。牝疟，同麻黄、蜀漆、甘草煎服。

【寒湿】附子：五脏气虚，痰饮结聚发疟，同红枣、葱、姜，水煎冷服。生姜汁：露一夜服，孕疟尤效。乌梅：劳疟，同姜、豉、甘草、柳枝、童便服。丁香：久疟，同常山、槟榔、乌梅、浸酒服。猪脾：虚寒疟，同胡椒、高良姜、吴茱萸末，做馄饨食。牛肝：醋煮食。山羊肉：久疟，作脯食。

【吐痰】常山、蜀漆、藜芦煎。泽漆、莞花、豉汤、瓜蒂，相思子擂水。

【外治】旱莲、石龙芮、马齿苋、小蒜：同胡椒、百草霜杵。鱼腥草：擦身，取汗。乌头末：发时，酒调涂背上。燕屎：泡酒，熏鼻。

> **柴胡**：少阳本经药，通治诸疟为君，随寒热虚实，人引经佐使。

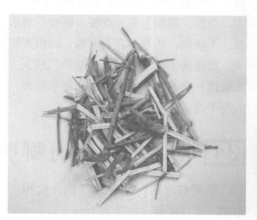

# 23 心下痞满分为几种类型？分别怎样治疗？

心下痞满，痛者为结胸胸痹，不痛者为痞满。有因下而结者，从虚及阳气下陷。有不因下而痞结者，从土虚及痰饮食郁湿热治之。

【湿热气郁】桔梗：胸胁痛刺，同枳壳煎。黄连：湿热痞满。黄芩：利胸中气，脾经湿热。柴胡：伤寒心下诸痰热结实，胸中邪气，心下痞，胸胁痛。贝母：主胸胁逆气，散心胸郁结之气，姜汁炒丸。芍药：治一切气、一切血，燥湿开郁，搜肝气。木香：能升降诸气，专泄胸腹滞塞。阳衰气胀懒食，同诃子、糖和丸服。香附子：利三焦，解六郁，消饮食痰饮。一切气疟，同砂仁、甘草末服。同乌药末煮服。同茯神丸服。一味浸酒服之。泽泻：主痞满，渗湿热，同白术、生姜煎服。芍药；脾虚中满，心下痞。白豆蔻：散肺中滞气射干胸膈热满，腹胀。大黄：泄湿热，心下痞满。伤寒下早，心下满而不痛，同黄连煎服。枳实：除胸膈痰澼，逐停水，破结实，消胀满，心下急，为末，日服。胸痹结胸，同厚朴、栝楼、薤白煎服。同白术丸服。栀子：解火郁，行结气。茯苓：胸胁气逆胀满，同人参煎服。

【痰食】半夏：消痰热满结。小结胸，痛止在心下，同黄连、栝楼煎服。旋覆花：汗下后，心下痞满，噫气不止。缩砂：痰气膈胀，以萝卜汁浸，焙研汤服。栝楼：胸痹痰结，痛彻心背，痞满喘咳，取子丸服，或同薤白煎酒服。生姜：心下坚痞，同半夏煮服。姜皮：消痞。白芥子：冷痰痞满，同白术丸服。橘皮：痰热痞满，同白术丸服，或煎服。青橘皮：胸膈气滞，同茴香、甘草、白盐制末，点服。四制为末，煎服。槟榔：消水谷，下痰气。伤寒痞满不痛者，同枳实研末，黄连汤下。结胸痛者，酒煎二两服。大腹皮：痞满醋心。巴豆：阴证寒结胸，大便不通，贴脐灸之。

【脾虚】人参：主胸胁逆满，消胸中痰，消食变酸水，泻心肺脾胃火邪。心下结硬，按之尤，常觉痞满，多食则吐，气引前后，噫呃不除，由思虑郁结，同橘皮去白丸服。白术：除热消食，消痰水。胸膈烦闷，白术末，汤服。消痞强胃，同枳实水丸服。心下坚大如盘，水饮所作，腹满胁鸣，实则失气，虚则遗尿，名气分，同枳实水煎服。苍术：除心下急满，解郁燥湿。远志：去心下隔气。羊肉：老人膈痞不下食，同橘皮、姜、面做食。

# [24] 胀满的病因有哪些？应当如何治疗？

胀满有湿热，寒湿，气积，食积，血积。具体症状、治法如下：

【湿热】白术：除湿热，益气和中。脾胃不和，冷气客之为胀满，同陈皮丸服。黄连：去心火及中焦湿热。黄芩：脾经诸湿，利胸中热。柴胡：宣畅气血，引清气上行。桔梗：腹满肠鸣，伤寒腹胀，同半夏、橘皮煎服。射干：主胸胁满，腹胀气喘。薄荷、防风、车前、泽泻、木通、白芍药：去脏腑壅气，利小便，于土中泻木而补脾。大黄：主肠结热，心腹胀满。半夏：消心腹痰热满结，除腹胀。小儿腹胀，以酒和丸，姜汤下，仍姜汁调，贴脐中。牵牛：除气分湿热，三焦壅结。湿气中满，足胫微肿，小便不利，气急咳嗽，同厚朴末服。水蛊胀满，白黑牵牛末各二钱，大麦面四两，做饼食。小儿腹胀，水气流肿，小便赤少，生研一钱，青皮汤下。木瓜：治腹胀、善噫。皂荚：主腹胀满。胸腹胀满，煨研丸服，取利甚妙。茯苓：主心腹胀满，渗湿热。野鸡：心腹胀满，同茴香、马芹诸料，入蒸饼做馄饨食。青蛙：入猪肚内煮食。

【寒湿】草豆蔻：除寒燥湿，开郁破气。益智子：主客寒犯胃。腹胀忽泻，日夜不止，二两煎汤服，即止。胡卢巴：治肾冷，腹胁胀满，面色青黑。胡椒：虚胀腹大，同全蝎丸服。附子：胃寒气满，不能传化，饥不能食，同人参、生姜末，煎服。丁香：小儿腹泻，同鸡屎白，丸服。

【气虚】甘草：除腹胀满，下气。人参：治心腹鼓痛，泻心肺脾中火邪。青木香：主心腹一切气，散滞气，调诸气。香附子：治诸气胀满，同缩砂、甘草为末服。紫苏：治一切冷气，心腹胀满。生姜：下气，消痰喘胀满，亦纳下部导之。马芹子：主心腹胀满，开胃下

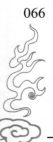

气。山药：心腹虚胀，手足厥逆，或过服苦寒者，半生半炒为末，米饮服。百合：除浮肿，胪胀痞满。全蝎：病转下后，腹胀如鼓，烧灰，入麝，米饮服。

【积滞】刘寄奴穗：血气胀满，为末，酒服三钱，乃破血下胀仙药也。马鞭草：行血活血。鼓胀烦渴，身干黑瘦，判曝，水煮服。神曲：补虚消食。三焦滞气，同莱菔子煎服。少腹坚大如盘，胸满食不消化，汤服方寸匕。山楂：化积消食，行结气。胡椒：腹中虚胀，同蝎尾，莱菔子丸服。猪项肉：酒积，面黄腹胀，同甘遂捣丸服。取下酒布袋也。

# 25 诸肿包括哪些类型？应当怎样治疗？

诸肿有风肿，热肿，水肿，湿肿，气肿，虚肿，积肿，血肿。具体症状和治法如下：

【开鬼门】麻黄：主风肿、水肿，一身面目浮肿，脉浮，小便不利，同甘草煮汤服，取汗。水肿脉沉，浮者为风，虚肿者为气，皆非水也，麻黄、甘草、附子煮汤服。羌活：疗风用独活，疗水用羌活。风水浮肿，及妊娠浮肿，以萝卜子炒过研末，酒服二钱，日二。柴胡：主大肠停积水胀。浮萍：去风湿，下水气，治肿，利小便，为末，酒服方寸匕。忍冬：去寒热身肿，风湿气。杏叶：并洗足肿。桐叶：手足浮肿，同小豆煮汁渍洗，并少饮之。柳枝及根皮：洗风肿。

【洁净府】泽泻：逐三焦停水，去旧水，养新水，消肿胀，渗湿热。水湿肿胀，同白术末服。鸭跖草：和小豆煮食，下水。苍耳子：大腹水肿，烧灰，同葶苈末服。香薷：散水肿，利小便。大叶者浓煎汁熬，丸服，治水甚捷，肺金清而热自降也。暴水、风水、气水，加白术末丸，至小便利为效。冬葵子：利小便，消水气。妊娠水肿，同茯苓末服，小便利则愈。马鞭草：大腹水肿，同鼠尾草煮汁熬稠丸服，神效。茅根：虚病后，饮水多，小便不利作肿，同赤小豆煮食，水随小便下。薏苡仁：水肿喘急，以郁李仁绞汁煮粥食。黑大豆：逐水去肿。葫蒜：同蛤粉丸服，消水肿。同田螺、车前，贴脐，通小便。胡葱：浮肿，同小豆、硝石煮食。胡瓜：水病肚胀肢浮，以醋煮食，须臾水下。杏核仁：浮肿喘急，小便少，炒研入粥食。头面风肿，同鸡子黄涂帛上贴之，七八次愈。乌梅：水气满急，同大枣煮汁，入蜜咽之。栀子：热水肿疾，炒研饮服。妇人胎肿，属湿，丸服有验。青蛙：消水肿，同胡黄连末，入猪肚内煮食。鲤鱼：煮食，下水气，利小便。羊肺：水肿，尿短喘嗽，同莨菪子、醋，蜜丸服。豪猪肚及屎：水病，热风鼓胀，烧研酒服。

【逐陈莝】蒴藋根：浑身水肿，酒和汁服，取吐利。蓖麻子仁：水症肿满，研水服，取吐利。商陆：主水肿满，疏五脏水气，泻十种水病，利大小肠。切根，同赤小豆、粳米煮饭，日食甚效。或同粟米粥食。或取汁和酒饮，利水为妙。或同羊肉煮食。大戟：主十二水，腹满痛，发汗，利大小便。水肿喘急及水蛊，同干姜末服。或同当归、橘皮煎服。或同木香末，酒服。或同木香末、牵牛末，猪肾煨食。或煮枣食，并取利水为神效。泽漆：去大腹水气，四肢面目浮肿。十肿水气，取汁熬膏，酒服。甘遂：主面目浮肿，下五水，泄十二水疾，泻肾经及隧道水湿、痰饮，直达水气所结之处，及泄水之圣药。水肿腹满，同牵牛煎呷。膜外水气，同荞麦面作饼食，取利。身面浮肿，以末二钱入猪肾煨食，取利。正水胀急，大小便不利欲死，半生半炒为末，和面做棋子煮食，取利。小儿疳水，同青橘皮末服。妊娠肿满，白蜜丸服。牵牛：利大小便，除虚肿水病，气分湿热。荞麦：水肿喘急，同大戟末做饼食，取利。葱白：水癞病，煮汁服，当下水。病已困者，烂捣做之，取气，水自下。老丝瓜：巴豆炒过，入陈仓米同炒，取米去豆，丸服。乌桕木：暴水症结，利大小便。水气虚肿，小便少，同木通、槟榔末服。鼠李：下水肿腹胀。

【调脾胃】白术：逐皮间风水结肿，脾胃湿热。四肢肿满，每用半两，同枣煎服。苍术：除湿发汗，消痰饮，治水肿胀满。黄连：湿热水病，蜜丸，每服四五丸，日三服。黄芪：风肿自汗。香附子：

利三焦，解六郁，消胕肿。酒肿虚肿，醋煮丸服。气虚浮肿，童尿浸焙丸服。葳蕤：小儿痫后，气血尚虚，热在皮肤，身面俱肿，同葵子、龙胆、茯苓、前胡煎服。使君子：小儿虚肿，上下皆浮，蜜炙末服。乌头：阴水肿满，同桑白皮煮汁熬膏服。萝卜：酒肿及脾虚足肿，同皂荚煮熟，去皂荚，入蒸饼，捣丸服。猪肝：肝虚浮肿，同葱、豉、蒜、醋炙食。羊肉：身面浮肿，同当陆煮腥食。水牛肉：消水除湿，头尾皆宜。

【血肿】红蓝花：捣汁服，不过三服。刘寄奴：下气，治水胀。泽兰：产后血虚浮肿，同防己末，醋汤服。紫草：胀满，通水道。

| 白术：逐皮间风水结肿，脾胃湿热。

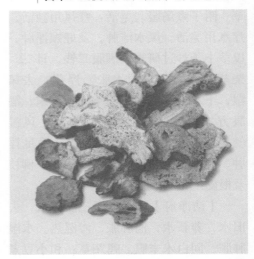

# 26 如何治疗黄疸？

黄疸有五，皆属热湿。有淤热，脾虚，食积，淤血，阴黄。症状及治法如下：

【湿热】茵陈：治通身黄疸，小便不利。阳黄，同大黄用。阴黄，同附子用。湿热黄疸，五苓散加之。酒疸，同栀子、田螺捣烂，酒服。痫黄如金，

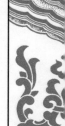

同白鲜皮煎服。同生姜，擦诸黄病。白鲜皮：主黄疸、热黄、急黄、谷黄、劳黄、酒黄。秦艽：牛乳煎服，利大小便，疗酒黄疸，解酒毒，治胃热。以一两酒浸饮汁，治五疸。大黄：治湿热黄疸。伤寒淤热发黄者，浸水煎服，取利。栝楼根：除肠胃痼热，八疸，身面黄。黑疸危疾，捣汁服，小儿加蜜。酒疸、黄疸，青栝楼焙研煎服，取利。时疾发黄，黄栝楼绞汁，入芒硝服。胡黄连：小儿黄疸，同黄连末入黄瓜内，面里煨熟，捣丸服。柴胡：湿热黄疸，同甘草、茅根水煎服。苦参：主黄疸，除湿热。山慈姑：同苍耳擂酒服，治黄疸。茅根：利小便，解酒毒，治黄疸。五种疸疾，用汁合猪肉做羹食。葛根：酒疸，煎汤服。龙胆：除胃中伏热，时疾热黄，去目中黄，退肝经邪热。丽春草：疗时患变成阴黄疸，采花末服，根杵汁服，取利。萱草根：治酒疸，捣汁服。翘根：治伤寒淤热发黄。萹蓄：治黄疸，利小便，捣汁顿服一斤。多年者，日再服。土瓜根：利大小便，治酒黄病。黄疸变黑及小儿发黄，取汁服，病从小便出。木通：主脾疸，常欲眠，

心烦，利小便。白英主寒热八疸，煮汁饮。胡麻：杀五黄、下三焦热毒气。薏苡根：主黄疸如金，捣汁和酒服。桃根：黄疸如金，煎水日服。栀子：解五种黄病。蟹：湿热黄疸，烧研丸服。牛乳：老人黄疸，煮粥食。牛胆：谷疸食黄，和苦参、龙胆丸服。牛屎：黄疸，绞汁服。或为末丸服。

【脾胃】黄芪：酒疸，心下痛，胫肿发斑，由大醉当风入水所致，同木兰皮末，酒服。白术：主疸，除湿热，消食，利小便。泻血萎黄积年者，土炒，和熟地黄丸服。苍术亦可。老茄：妇人血黄，竹刀切，阴干为末，每服二钱，酒下。黄雌鸡：时行黄疾，煮食饮汁。鸡子：三十六黄，用一个连壳烧研，醋一合温服，鼻中虫出为效，甚者不过三次神效。时行发黄，以酒、醋浸鸡子一夜，吞白数枚。

【食积】丝瓜：食黄，连子烧研，随所伤物煎汤，服二钱。皂荚：食气黄肿，醋炙，同巴豆丸服。针砂：消积，平肝，治黄。脾劳黄病，醋炒七次，同干漆、香附、平胃散，丸服。五灵脂：酒积黄肿，入麝香，丸服。

## [27] 怎样治疗脚气？

脚气一般由风湿，寒湿，湿热，食积所致，其症状和治法如下：

【风寒湿气】牛蒡：脚气风毒，浸酒饮。忍冬：脚气筋骨引痛，热酒服末。木鳖子：麸炒去油，同桂末，热酒服，取汗。高良姜：脚气入晚食不消，欲作吐者，煎服即消。丹参：风痹

足软，渍酒饮。胡芦巴：寒湿脚气，酒浸，同破故纸末，入木瓜蒸熟，丸服。麻黄、羌活、细辛、苍术、白术、天麻、夏枯草、附子、艾叶、秦艽、白蒿、马先蒿、紫苏、漏卢、青葙、苍耳、菊花、旋覆、菖蒲，酒浸服。薏苡仁：干湿脚气，煮粥食，大验。茴香：

干湿脚气，为末酒服。杏仁、秦椒、蜀椒：并主风寒湿脚气。槟榔：风湿脚气冲心，不识人，为末，童尿服。老人弱人脚气胀满，以豉汁服。吴茱萸：寒湿脚气，利大肠壅气。五加皮：风湿脚痛五缓，煮酒饮，或酒制作丸服。松叶：十二风痹脚气，酿酒尽一剂，便能行远。乳香：同血竭、木瓜丸服，主久新脚气。晚蚕：沙浸酒。乌雄鸡、牛酥、羊脂、麋脂、熊肉：并主风湿脚气。猪肚：烧研酒服。

【湿热流注】木通、防己、泽泻、香薷、荆芥、稀莶、龙常草、车前子、海藻、大黄、商陆：合小豆、绿豆煮饭食。甘遂：泻肾脏风湿下注，脚气肿痛生疮，同木鳖子入猪肾煨食，取利。牵牛：风毒脚气肠秘，蜜丸日服，亦生吞之。威灵仙：脚气入腹，胀闷喘急，为末，酒服二钱，或为丸服，痛减药亦减。巴戟天：饮酒人脚气，炒过同大黄炒研，蜜丸服。胡麻：腰脚痛痹，炒末，日服至一年。木瓜：湿痹，脚气冲心，煎服。猪肝、肾、肚：做生食，治老人脚气。乌特牛尿：热饮，利小便，

主风毒脚气肿满，甚妙。

【敷贴】附子：姜汁调。天雄、草乌头：姜汁调。或加大黄、木鳖子末。乌桕皮：脚气生疮有虫，末敷迫涎。羊角：烧研酒调敷之，取汗，永不发。田螺：脚气攻注，同盐杵，敷股上即定。木瓜：袋盛踏之。

【熨熏】麦麸：醋蒸热熨。荆叶：蒸热卧之，取汗。食盐：蒸热踏之，或擦腿膝后洗之，并良。火针。

茴香：干湿脚气，为末酒服。

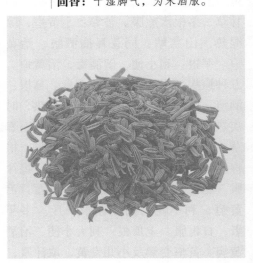

# 28 怎样治疗痿病？

痿有湿热，湿痰，淤血。血虚属肝肾，气虚属脾肺。

【湿热】黄芩：去脾肺湿热，养阴退阳。秦艽：阳明湿热，养血荣筋。知母：泻阴火，滋肾水。生地黄、黄连、连翘、泽泻、威灵仙、防己、木通：并除湿热。卷柏：治痿躄，强阴。陆英：足膝寒痛，阴痿短气。黄檗：除湿热，

滋肾水。益气药中加之，使膝中气力涌出，痿软即去，为痿病要药。茯苓、猪苓：并泄湿热。五加皮：主痿躄，贼风伤人，软脚。

【痰湿】苍术：除湿，消痰，健脾，治筋骨软弱，为治痿要药。白术、神曲、香附子、半夏：并除湿消痰。白附子：诸风冷气，足弱无力。附子、天

雄：风痰冷痹，软脚毒风，为引经药。橘皮：利气，除湿痰。松节：酿酒，主脚弱，能燥血中之湿。

【虚燥】黄芪：益元气，泻阴火，逐恶血，止自汗，壮筋骨，利阴气，补脾肺。人参：益元气，泻阴火，益肺胃，生津液，降痰痹，消痰生血。麦门冬：降心火，定肺气，主痿蹷。强阴益精。知母：泻阴火，滋肾水，润心肺。山药：补虚羸，强筋骨，助肺胃。牛膝：痿痹，腰膝软怯冷弱，不可屈伸。或酿酒服。菟丝子：益精髓，坚筋骨，

腰疼膝冷，同牛膝丸服。何首乌：骨软行步不得，腰膝痛，遍身瘙痒，同牛膝丸服。菝葜：风毒脚弱，煮汁酿酒服。土茯苓：除风湿，利关节，治拘挛，令人健行。狗脊：男妇脚弱腰痛，补肾。骨碎补：治痢后远行，或房劳，或外感，致足痿软，或痛或痹，汁和酒服。菖蒲：酿酒饮，主骨痿。芎䓖、芍药、当归、地黄、天门冬、紫菀、紫葳：并主痿蹷养血润燥。白胶、鹿茸、鹿角、麋角、腽肭脐：并强阴气，益精血，补肝肾，润燥养筋，治痿弱。

# 29 如何防治转筋？

转筋一般由风寒外束，血热，湿热吐泻而致，具体治法如下：

【内治】木香：木瓜汁入酒调服。木瓜：利筋脉，主转筋、筋挛诸病。枝、叶、皮、根并同。棠梨枝、叶、楂子、吴茱萸：炒煎酒服，得利安。松节：转筋挛急，同乳香炒焦研末，木瓜酒服。桂：霍

乱转筋。足筋急，同酒涂之。沉香：止转筋。古文钱：同木瓜、乌梅煎服。鸡矢白：转筋入腹，为末水服。

【外治】蒜、盐：捣敷脐，灸七壮。擦足心，并食一瓣。柏叶：捣裹，并煎汁淋。枝、叶亦可。楠木：洗。竹叶：熨。蜜蜡：脚上转筋，销化贴之。

# 30 怎样治疗喘逆？

喘逆，古名咳逆上气。有风寒，火郁，痰气，水湿，气虚，阴虚，脚气。

【风寒】麻黄：风寒，咳逆上气。羌活：诸风冷湿，奔喘逆气。苏叶：散风寒，行气，消痰，利肺。感寒上气，同橘皮煎服。南藤：上气咳嗽，煮汁服。蜀椒：并主虚寒喘嗽。松子仁：小儿寒嗽壅喘，同麻黄、百部、杏仁丸服。皂荚：咳逆上气不得卧，炙研蜜丸，服一九。风痰，同半夏煎服。巴

豆：寒痰气喘，青皮一片，夹一粒烧研，姜汁、酒服，到口便止。鲤鱼：烧末，发汗定喘，咳嗽，入粥中食。

【痰气】半夏：痰喘，同皂荚煎服。失血喘急，姜汁和面煨研，丸服。桔梗：痰喘，为末，童尿煎服。苏子：消痰利气定喘，与橘皮相宜。上气咳逆，研汁煮粥食。缩砂仁：上气咳逆，同生姜擂酒服。葶苈：肺壅上气喘促，肺湿痰喘，枣肉丸服，亦可浸酒。甘

**Bencao Gangmu Mifang Quanshu**
《本草纲目》秘方全书

第二章

典藏精品版

认识中国第一药典

072

遂：水气喘促，同大戟末，服十枣丸。控涎丹。泽漆：肺咳上气，煮汁，煎半夏诸药服。大戟：水喘，同荞面做饼食，取利。栝楼：痰喘气急，同白矾末，萝卜蘸食。小儿痰喘膈热，去子，以寒食面和饼，炙研，水服。白芥子：咳嗽支满，上气多唾，每酒吞七粒。老人痰喘，同莱菔子、苏子煎服。生姜：暴逆上气，嚼之屡效。茴香：肾气上冲胁痛，喘息不得卧，擂汁和酒服。橘皮、杏仁：咳逆上气喘促，炒研蜜和，含之。上气喘息，同桃仁丸服，取利。久患喘急，童尿浸换半月，焙研，每以枣许，同薄荷、蜜煎服，甚效。浮肿喘急。煮粥食。桃仁：上气咳嗽喘满，研汁煮粥食。槟榔：痰喘，为末服。椒目：诸喘不止，炒研，汤服二钱劫之，乃用他药。

【火郁】知母：久嗽气急，同杏仁煎服，次以杏仁、萝卜子丸服。茅根：

肺热喘急，煎水服，名如神汤。蓝叶：上气咳嗽，呀呷有声，捣汁服，后食杏仁粥。大黄：人忽喘急闷绝，涎出吐逆，齿动，名伤寒并热霍乱，同人参煎服。生山药：痰喘气急，捣烂，入蔗汁热服。沙糖：上气喘嗽，同姜汁煎咽。

【虚促】人参：阳虚喘息，自汗，头晕欲绝，为末汤服。甚者，加熟附子同煎。产后发喘，血入肺窍，危证也，苏木汤调服五钱。五味子：咳逆上气，以阿胶为佐，收耗散之气。痰嗽气喘，同白矾末，猪肺蘸食。韭汁：喘息欲绝，饮一升。大枣：上气咳嗽，酥煎含咽。胡桃：虚寒喘嗽，润燥化痰，同生姜嚼咽。老人喘嗽，同杏仁、生姜，蜜丸服。产后气喘，同人参服。沉香：上热下寒喘急，四磨汤。阿胶：虚劳喘急，久嗽经年，同人参末，日服。猪肉：上气咳嗽烦满，切作䏑子，猪脂煎食。

# 31 咳嗽主要由什么引起？应当怎样治疗？

咳嗽有风寒，痰湿，火热，燥郁。

【风寒】麻黄：发散风寒，解肺经火郁。细辛：去风湿，泄肺破痰。白前：风寒上气，能保定肺气，多以温药佐使。久咳唾血，同桔梗、桑白皮、甘草煎服。百部：止暴嗽，浸酒服。三十年嗽，煎膏服。小儿寒嗽，同麻黄、杏仁丸服。牛蒡根：风寒伤肺壅咳。佛耳草：除寒嗽，同款冬花、地黄烧烟吸，治久近咳嗽。蜀椒、桂心：并主寒嗽。蜂房：小儿咳嗽，烧灰服。鲫鱼：烧服，止咳嗽。羊胰：远年咳嗽，同大枣浸酒服。

【痰湿】半夏：湿痰咳嗽，同南星、白术丸服。气痰咳嗽，同南星、官桂丸服。热痰咳嗽，同南星、黄芩丸服。肺热痰嗽，同栝楼仁丸服。天南星：气痰咳嗽，同半夏、橘皮丸服。风痰咳嗽，炮研煎服。葶苈子：久嗽不止，煮炒研末，同酥煮枣食。三十年呷嗽，同木香熏黄烧烟吸。荛苈：肺壅痰嗽，同知母、贝母、枣肉丸服。玄胡索：老小痰嗽，同枯矾和饧食。白芥子、蔓菁子：并主痰气咳嗽。莱菔子：痰气咳嗽，炒研和糖食。上气痰嗽，唾脓血，煎汤服。莱菔：痨瘦咳嗽，煮食之。丝瓜：化痰止嗽，烧研，枣肉丸服。烧酒：寒痰咳嗽，同猪脂、茶末、香油、蜜浸服。橘皮：痰嗽，同甘草丸服。经年气嗽，同神曲、生姜蒸饼丸服。皂荚：咳嗽囊结。卒寒嗽，烧研，豉汤服。咳嗽上气，蜜炙丸服。又同桂心、干姜丸服。雄黄：冷痰劳嗽。白僵蚕：酒后痰嗽，焙研茶服。

【痰火】黄芩、桔梗、前胡、百合、天门冬、山豆根、白鲜皮、马兜铃：并清肺，除痰咳。甘草：除火伤肺咳。小儿热嗽，猪胆汁浸炙，蜜丸服。沙参：益肺气，清肺火，水煎服。麦门冬：心肺虚热，火嗽，嚼食甚妙，寒多人禁服。百部：热咳上气，火炙，酒浸服。暴咳嗽，同姜汁煎服。三十年嗽，汁和蜜炼服。小儿寒嗽，同麻黄、杏仁丸服。天花粉：虚热咳嗽，同人参末服。栝楼：润肺，降火，涤痰，为咳嗽要药。干咳，汁和蜜炼含。痰嗽，和明矾丸含。痰咳不止，同五倍子丸噙。热咳不止，同姜、蜜蒸含。肺热痰嗽，同半夏丸服。酒痰咳嗽，同青黛丸服。妇人夜咳，同香附、青黛末服。灯笼草：肺热咳嗽喉痛，为末汤服，仍敷喉外。贝母：清肺消痰止咳，沙糖丸食。又治孕嗽。小儿胖嗽，同甘草丸服。知母：消痰润肺，滋阴降火。久近痰嗽，同贝母末、姜片蘸食。枇杷叶：并止热咳。杏仁：除肺中寒热咳嗽，童尿浸，研汁，熬酒丸服。五倍子：敛肺降火，止嗽。百药煎：清肺化痰。敛肺劫嗽，同诃子、荆芥丸含。化痰，同黄芩、橘皮、甘草丸含。

【虚劳】黄芪：补肺泻火，止痰嗽、自汗及咳脓血。人参：补肺气。肺

虚久嗽，同鹿角胶末煎服。化痰止嗽，同明矾丸服。喘嗽有血，鸡子清五更调服。小儿喘嗽，发热自汗，有血，同天花粉服。五味子：收肺气。止咳嗽，乃火热必用之药。久咳肺胀，同粟壳丸服。久嗽不止，同甘草、五倍子、风化消末噙。又同甘草、细茶末噙。紫菀：止咳脓血，消痰益肺。肺伤咳嗽，水煎服。吐血咳嗽，同五味子丸服。久嗽，同款冬花、百部末服。小儿咳嗽，同杏仁丸服。地黄：咳嗽吐血，为末酒服。柴胡：除劳热胸胁痛，消痰止嗽。罂粟壳：久咳多汗，醋炒，同乌梅末服。阿芙蓉：久劳咳，同牛黄、乌梅诸药丸服。同粟壳末服。寒具消痰润肺止咳。桃仁：急劳咳嗽，同猪肝、童尿煮，丸服。五灵脂：咳嗽肺胀，同胡桃仁丸服，名敛肺丸。猪肾：同椒煮食。卒嗽，同干姜煮食，取汗。猪胰：二十年嗽，浸酒饮。同腻粉煅研服。猪肺：肺虚咳嗽，麻油炒食。

**五味子：** 收肺气。止咳嗽，乃火热必用之药。

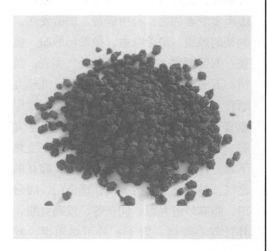

《本草纲目》秘方全书

学习中国式养生

## 32 如何治疗肺痿肺痈?

肺痿肺痈有火郁,分气虚、血虚。

【排逐】鸡苏:肺痿吐血咳嗽,研末米饮服。防己:肺痿咯血,同葶苈末,糯米汤服。肺痿喘咳,浆水煎呷。桔梗肺痈,排脓养血,补内漏。[仲景曰]治胸满振寒,咽干吐浊唾,久久吐脓血,同甘草煎服,吐尽脓血愈。芦根:骨蒸肺痿,不能食,同麦门冬、地骨皮、茯苓、橘皮、生姜煎服。甘草:去肺痿之脓血。久咳肺痿,寒热烦闷,多唾,每以童尿调眼一钱。肺痿吐涎沫,头眩,小便数而不咳,肺中冷也,同干姜煎服。橘叶:肺痈,捣汁一盏服,吐出脓血愈。柘黄:肺痈不问已成

未成,以一两,同百草霜二钱,糊丸,米饮服三十丸,甚捷。夜合皮:肺痈唾浊水,煎服。竹沥:老小肺痿,咳臭脓,日服三五次。

【补益】人参:消痰,治肺痿,鸡子清调服。天门冬:肺痿,咳涎不渴,捣汁入饧、酒、紫菀末丸含。栝楼:肺痿咳血,同乌梅、杏仁末,猪肺蘸食。款冬花:劳咳肺痿,同百合末服。麦门冬:肺痿肺痈,咳唾脓血。鲫鱼:肺痿咳血,同羊肉、莱菔煮服。羊脂髓:肺痿骨蒸,同生苄汁、姜汁、白蜜炼服。猪肺:肺痿嗽血,蘸薏苡食。猪胰:和枣浸酒服。

## 33 虚损分哪几种类型? 应当怎样治疗?

虚损有气虚,血虚,精虚,五脏虚,虚热,虚寒。

【气虚】甘草:五劳七伤,一切虚损,补益五脏。大人羸瘦,童尿煮服。小儿羸瘦,炙焦蜜丸服。人参:五劳七伤,虚而多梦者加之,补中养营。虚劳发热,同柴胡煎服。房劳吐血,独参汤煎服。黄芪:五劳羸瘦,寒热自汗,补气实表。黄精:五劳七伤,益脾胃,润心肺,九蒸九晒食。青蒿:劳热在骨节间作寒热,童尿熬膏,或为末服。或入人参、麦门冬丸服。骨碎补:五劳六极,手足不收,上热下寒,肾虚。五味子:壮水锁阳,收耗散之气。补骨脂:五劳七伤,通命门,暖丹田,脂麻炒过丸服。同茯苓、没药丸服,补肾养心养血。附子:补下焦阳虚。蛇

床子:暖男子阳气,女子阴气。柴胡、秦艽、薄荷:并解五劳七伤虚热。青木香:气劣不足。同补药则补,同泻药则泻。大麻子:虚劳内热,大小便不利,水煎服。莲实:补虚损,交心肾,固精气,利耳目,厚肠胃,酒浸入猪肚煮丸服,或蒸熟蜜丸服,仙方也。枸杞子:五劳七伤,煮粥食。地骨皮:去下焦肝肾虚热。虚劳客热,末服。热劳如燎,同柴胡煎服。虚劳寒热苦渴,同麦门冬煎服。五加皮:五劳七伤,采茎叶末服。冬青:风热,浸酒服。柘白皮:酿酒,补虚损。枸杞虫:起阳益精,同地黄丸服。蚕蛹:炒食,治劳瘦,杀虫。猪肚:同人参、粳米、姜、椒煮食,补虚。猴肉:风劳,酿酒。

074

【血虚】地黄：男子五劳七伤，女子伤中失血。同人参、茯苓，熬琼玉膏。酿酒、煮粥皆良。面炒研末酒服，治男女诸虚积冷，同菟丝子丸服。麦门冬：五劳七伤客热。男女血虚，同地黄熬膏服。泽兰：妇人频产劳瘦，丈夫面黄，丸服。黄蘗：下焦阴虚，同知母丸服，或同糯米丸服。当归、芎䓖、白芍药、丹参、玄参、续断、牛膝、杜仲、牡丹皮、龟版、绿毛龟、鳖甲、阿胶、醍醐、驼脂、羊乳：并补一切虚、一切血。羊脂：产后虚羸，地黄汁、姜汁、白蜜煎服。羊肝：同枸杞根汁作羹食。羊胃：久病虚羸，同白术煮饮。

【精虚】肉苁蓉：五劳七伤，茎中寒热痛，强阴益精髓。同羊肉煮食。菟丝子：五劳七伤，益精补阳，同杜仲丸服。覆盆子：益精强阴，补肝明目。每旦水服三钱，益男子精，女人有子。何首乌：益精血气，久服有子，服食有方。萝藦子：益精气，同枸杞、五味、地黄诸药末服，极益房室。巴戟天、车前子、远志、决明子、蒺藜子、五味子、菝葜、土茯苓、杜仲皮、石钟乳、石脑、石髓：并补虚劳，益精气，五劳七伤。磁石：养胃益精，补五脏，同白石英浸水煮粥，日食。牡蛎、羊脊髓、猪脊髓：并补虚劳，益精气。羊肾：虚劳精竭，作羹食。五劳七伤，同肉苁蓉煮羹食。虚损劳伤，同白术煮粥饮。鹿茸：虚劳洒洒如疟，四肢酸痛，腰脊痛，小便数，同当归丸服。同牛膝丸服。麋茸研末，同酒熬膏服。麋角、鹿髓、鹿血、肾、獐肉、骨酿酒。

覆盆子：益精强阴，补肝明目。

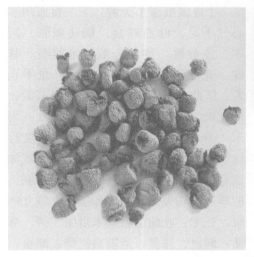

# 34 如何治疗寒热病？

寒热有外感，内伤，火郁，虚劳，疟，疮，瘰疬。

【和解】甘草：五脏六腑寒热邪气，凡虚而多热者加之。知母：肾劳，憎寒烦热。丹参：虚劳寒热。胡黄连：小儿寒热。黄芩：寒热往来，及骨蒸热毒。柴胡：寒热邪气，去早辰潮热，寒热往来，妇人热入血室。白鲜皮：主壮热恶寒。旋覆花：五脏间寒热。秦艽、当归、芎䓖、芍药：并主虚劳寒热。茄子、马齿苋、芡实、薤白、杏花：女子伤中寒热痹。桃毛：血瘕寒热。厚朴：解利风寒寒热。牡荆、蔓荆：并除骨间寒热。冷水服丹石，病发恶寒，冬月淋至百斛，取汗乃愈。贝子：温疰寒热，解肌，散结热。龙齿：大人骨间寒热。

《本草纲目》秘方全书

学习中国式养生

【补中清肺】黄芪：虚疾寒热。沙参、黄精、术：并除寒热，益气和中。桔梗：除寒热，利肺。吴茱萸、椒红、桂：利肝肺气，心腹寒热。沉香：诸虚寒热冷痰，同附子煎服。桑叶除寒热，出汗。猪头肉：寒热。

# 35 怎样治疗吐血衄血？

吐血衄血，有阳乘阴者，血热妄行。阴乘阳者，血不归经。血行清道出于鼻，血行浊道出于口。呕血出于肝，吐血出于胃，衄血出于肺，耳血曰蚵，眼血曰姆，肤血曰血汗，口鼻并出曰脑衄，九窍俱出曰大衄。

【逐淤散滞】大黄：下淤血血闭。心气不足，吐血衄血，胸胁刺胀，同芩、连煎服。亦单为散，水煎服。甘遂、芫花、大戟：吐血痰涩，血不止者，服此下行即止。杜衡：吐血有淤，用此吐之。红蓝花、郁金：破血。为末，井水服，止吐血。茜根：活血行血。为末，水煎服，止吐衄诸血。或加黑豆、甘草丸服。同艾叶、乌梅丸服。剪草：一切失血，为末和蜜，九蒸九晒服。三七：吐衄诸血，米泔服三钱。麻油：衄血，注鼻，能散血。醋：衄血，和胡粉服，仍和土敷阴囊上。葱汁：散血。塞鼻，止衄。莱菔汁：止吐血大衄，仍注鼻中。荷叶：破恶血，留好血。口鼻诸血，生者擂汁服，干者末服，或烧服，或加蒲黄。藕汁：散淤血，止口鼻诸血。亦注鼻止衄。干柿：脾之果，消宿血，治吐血咯血。五灵脂：吐血，同芦荟丸服。同黄芪末，水服。百马通：服汁，塞鼻，并止吐衄。

【滋阴抑阳】生地黄：凉血生血。治心肺损，吐血衄血，取汁和童尿煎，入白胶服。心热吐衄，取汁和大黄末丸服。同地龙、薄荷末，展之。紫参：唾血衄衄。同人参、阿胶末服，止吐血。地榆：止吐衄，米醋煎服。当归：头止血，身和血，尾破血。衄血不止，末服一钱。芎䓖：破宿血，养新血，治吐衄睹血。芍药：散恶血，逐贼血，平肝助脾。黄芩：诸失血。积热吐衄，为末水煎服。黄连：吐衄不止，水煎服。胡黄连：吐衄，同生地黄、猪胆汁丸服。黄药子：凉血降火。吐血，水煎服。衄血，磨汁服，或末服。小麦：止唾血。浙泔：饮，止吐血。麦面：水服，止吐衄。莲花：酒服末，止损血。柏叶：煎、丸、散、汁，止吐衄诸血。

【理气导血】防风：上部见血须用。白芷：破宿血，补新血。涂山根：止衄。半夏：散淤血。天南星：散血，末服。榧子：末服，并主吐血。石菖蒲：肺损吐血，同面，水服。芎同香附末服，主头风即衄。折弓弦：口鼻大衄，烧灰同白矾吹之。

【调中补虚】人参：补气生血，吐血后煎服一两。内伤，血出如涌泉，同荆芥灰、蒸柏叶、白面水服。黄芪：逐五脏恶血。同紫萍末服，止吐血。甘草：养血补血，主唾脓血。白及：羊肺蘸食，主肺损吐血。水服，止衄。稻米：末服，止吐衄。钟乳粉、五色石

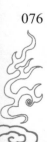

脂、代赭石：并主虚劳吐血。鹿角胶：并主虚损吐血。羊血：热饮，主衄血经月。酥酪、醍醐：灌鼻，止涕血。

【从治】附子：阳虚吐血，同地黄、山药丸服。益智子：热伤心系吐血，同丹砂、青皮、麝香末服。桂心水

服。并主阴乘阳吐血衄血。艾叶：服汁，止吐衄。姜汁：服汁，仍滴鼻。葫蒜：贴足心。并主衄血。又服蒜汁，止吐血。

【外迎】冷水：耳目鼻血不止，以水浸足、贴囟、贴顶、噀面、薄胸皆宜。

## 36 怎样治疗齿衄？

齿衄，有阳明风热，湿热，肾虚。

【除热】防风、羌活、黄连。

【清补】人参：齿缝出血成条，同茯苓、麦门冬煎服，奇效。上盛下虚，服凉药益甚者，六味地黄丸、黑锡丹。

【外治】香附：姜汁炒研，或同青盐、百草霜。麦门冬、地骨皮、苦竹叶、盐：并煎水漱。蜀椒、苦竹茹：并煎醋漱。蟾酥按。铁钉烧烙。

## 37 咳嗽血分为哪几种类型？应如何治疗？

咳血出于肺，嗽血出于脾，咯血出于心，唾血出于肾。有火郁，有虚劳。

【火郁】麦门冬、桔梗、生地黄、金丝草、茅根、贝母、姜黄、牡丹皮、芎劳、白芍药、大青、香附子、茜根、丹参、知母、荷叶末。藕汁、桃仁、柿霜、干柿入脾肺，消宿血、咯血、痰涎血。杏仁：肺热咳血，同青黛、黄蜡作饼，于柿夹煨，日食。紫菀：同五味子蜜丸服，并治吐血后咳。白前：久咳唾血，同桔梗、甘草、桑白皮煎服。栀子：炒焦，清胃脘血。乌鸦：劳嗽吐血。

【虚劳】人参、地黄、百合、紫菀、白及、黄芪、五味子、阿胶、白胶：肺损嗽血，炙研汤服。猪胰：一切肺病，咳唾脓血。猪肺：肺虚咳血，蘸

薏苡仁末食。猪心：心虚咯血，包沉香、半夏末，煨食。乌贼骨：女子血枯伤肝唾血。

**白前：** 久咳唾血，同桔梗、甘草、桑白皮煎服。

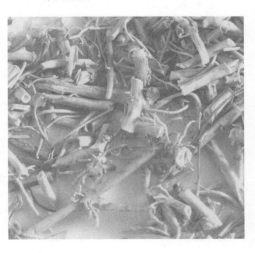

# 38 诸汗有哪些？应当怎样治疗？

诸汗有气虚，血虚，风热，湿热。

【气虚】黄芪：泻邪火，益元气，实皮毛。人参：一切虚汗，同当归、猪肾煮食，止怔忡自汗。白术末服，或同小麦煎服，止自汗。同黄芪、石斛、牡蛎末服，主脾虚自汗。麻黄根：止诸汗必用，或末，或煎，或外扑。何首乌：贴脐。郁金：涂乳。粳米粉：外扑。麻勃：中风汗出。糯米：同麦麸炒，末服。韭根：四十九根煎服，止盗汗。酸枣仁：睡中汗出，同参、苓末服。血虚心头出汗，艾汤调服。杜仲：产后虚汗，同牡蛎服。吴茱萸：产后盗汗恶寒，雷丸同胡粉扑。五倍子：同荞麦粉作饼，煨食，仍以唾和填脐中。牡蛎粉：气虚盗汗，同杜仲酒服。虚劳盗汗，同黄芪，麻黄根煎服。产后盗汗，麸炒研，猪肉汁服。阴汗，同蛇床子、干姜、麻黄根扑之。黄雌鸡：伤寒后虚汗，同麻黄根煮汁，入肉苁蓉，牡蛎粉煎服。猪肝：脾虚，食即汗出，为丸服。羊胃作羹食。牛羊脂酒服，止卒汗。

【血虚】当归、地黄、白芍药、猪膏：产后虚汗，同姜汁、蜜、酒煎服。猪心：心虚自汗，同参、归煮食。

【风热】防风：止盗汗，同人参、芎末服。自汗，为末，麦汤服。白芷：盗汗，同朱砂服。龙胆：男女小儿及伤寒一切盗汗，为末酒服，或加防风。胡瓜：小儿出汗，同黄连、胡黄连、黄檗、大黄诸药，丸服。经霜桑叶：除寒热盗汗，末服。竹沥：产后虚汗，热服。

# 39 如何治疗健忘？

健忘有心虚，兼痰，兼火。

【补虚】甘草：安魂魄，泻火养血，主健忘。人参：开心益智，令人不忘，同猪肪炼过，酒服。远志定心肾气，益智慧不忘，为末。酒服。石菖蒲：开心孔，通九窍，久服不忘不惑，为末，酒下。仙茅：久服通神，强记聪明。淫羊藿：益气强志，老人昏耄，中年健忘。预知子：心气不足，惚错忘，怂悸烦郁，同人参、菖蒲、山药、黄精等，为丸服。麻勃：主健忘，七夕日收一升，人参二两为末，蒸熟，每卧服一刀圭，能尽知四方事。山药：镇心神，安魂魄，主健忘，开达心孔，多记事。龙眼：安志强魂，主思虑伤脾，健忘怔忡，自汗惊悸，归脾汤用之。莲实：清心宁神，末服。乳香：心神不足，水火不济，健忘惊悸，同沉香、茯神丸服。六畜心：心昏多忘，研末酒服。

【痰热】黄连：降心火，令人不忘。玄参：补肾止忘。麦门冬、牡丹皮、柴胡、木通：通利诸经脉壅寒热之气，令人不忘。商陆花：人心昏塞，多忘喜误，为末，夜服。白石英：心脏风热，悸善忘，化痰安神，同朱砂为末服。牛黄：除痰热健忘。

# 40 如何治疗惊悸？

惊悸：有火，有痰，兼虚。

【清镇】黄连：泻心肝火，去心窍恶血，止惊悸。麦门冬、远志、丹参、牡丹皮、玄参、知母：并定心，安魂魄，止惊悸。甘草：惊悸烦闷，安魂魄。伤寒心悸脉代，煎服。半夏：心下悸忪，同麻黄丸服。天南星：心胆被惊，神不守舍，恍惚健忘，妄言妄见。同朱砂、琥珀丸服。柴胡：除烦止惊，平肝胆包络相火。龙胆：退肝胆邪热，止惊悸。山药、淡竹沥、黄檗、柏实、茯神、茯苓、乳香、没药、血竭、酸枣仁、厚朴：震烧木火惊失志，煮汁服。猪心除惊补血，产后惊悸，煮食。猪心血；同青黛、朱砂丸服，治心病邪热。猪肾：心肾虚损，同参、归煮食。六畜心：心虚作痛，惊悸恐惑。

# 41 如何治疗烦躁？

烦躁：肺主烦，肾主躁。有痰，有火，有虫厥。

【清镇】黄连、黄芩、麦门冬、知母、贝母、车前子、丹参、玄参、甘草、柴胡、甘蔗根、白前、葳蕤、龙胆草、防风、蠡实、芍药、地黄、五味子、酸浆、青黛、栝楼子、葛根、菖蒲、菰笋、萱根、土瓜根、王不留行：并主热烦。海苔：研饮，止烦闷。胡黄连：主心烦热，米饮末服。牛蒡根：服汁，止热攻心烦。款冬花：润心肺，除烦。白术：烦闷，煎服。苎麻、蒲黄：并主产后心烦。小麦、赤小豆、芋、冬瓜、西瓜、杏仁、大枣、荔枝、橄榄、葡萄、甘蔗、竹沥、栀子：大热心烦，烧研酒服。鸡子白、诸畜血、驴肉、羚羊角：并主热烦。白犬骨灰：产后烦闷，水服。

# 42 怎样治疗不眠？

不眠有心虚，胆虚，兼火。

【清热】灯心草：夜不合眼，煎汤代茶。半夏：阳盛阴虚，目不得暝，同秫米，煎以千里流水，饮以苇火，饮之即得卧。麦门冬：除心肺热，安魂魄。干姜：虚劳不眠，研末二钱，汤服取汁。酸枣：胆虚烦心不得眠，炒熟为末，竹叶汤下，或加人参、茯苓、白术、甘草，煎服。大枣：烦闷不眠，同葱白煎服。

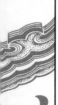
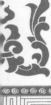

## 43 怎样治疗多眠？

多眠有脾虚，兼湿热，风热。

【脾湿】木通：脾病，常欲眠。白术、葳蕤、黄芪、人参、土茯苓、茯苓、荆沥、南烛：并主好睡。蕤核：生用治足睡。花构叶：人耽睡，晒研汤服，日二。龙骨：主多寐泄精。

【风热】苦参、营实：并除有热好眠。甘蓝及子：久食益心力，治人多睡。龙葵、酸浆：并令人少睡。苍耳、百薇：风温灼热多眠。茶：治风热昏聩，多睡不醒。酸枣：胆热难眠，生研汤服。枣叶：生煎饮。

## 44 消渴类似于现代的什么病？应当怎样治疗？

消渴：上消少食，中消多食，下消小便如膏油。

【生津润燥】栝楼根：消渴要药，煎汤、作粉、熬膏皆良。黄栝楼：酒洗熬膏，白矾丸服。白芍药：同甘草煎服，日三，渴十年者亦愈。兰叶：生津止渴，除陈气。牛蒡子、葵根：消渴，小便不利，煎服；消中屎多，亦煎服。出了子萝卜：杵汁饮，或为末，日服，止渴润燥。蔓菁根、竹笋、生姜：鲫鱼胆和丸服。乌梅：止渴生津，微研水煎，入豉再煎服。五倍子：生津止渴，为末，水服，日三。

【降火清金】麦门冬：心肺有热，同黄连丸服。天门冬、黄连：三消，或酒煮，或猪肚蒸，或冬瓜汁浸，为丸服。小便如油者，同栝楼根丸服。紫葛：产后烦渴，煎水服。泽泻、白药、贝母、沙参、茅根：煎水。苏子：消渴变水，同萝卜末，桑白皮汤，日三服，水从小便出。冬瓜：利小便，止消渴，杵汁饮。干瓢煎汁。苗、叶、子俱良。林檎、西瓜、甘蔗、乌芋、黄檗：止消渴，尿多能食，煮汁服。晚蚕沙：焙研，冷水服二钱，不过数服。牛胆：除心腹热渴。

【补虚滋阴】地黄、知母、葳蕤：止烦渴，煎汁饮。人参：生津液，止消渴，为末，鸡子清调服。同栝楼根，丸服。同粉草、猪胆汁，丸服。同葛粉、蜜，熬膏服。黄芪：诸虚发渴，生痈或痈后作渴，同粉草半生半炙末服。香附：消渴累年，同茯苓末。牛膝：下虚消渴，地黄汁浸曝，为丸服。糯米粉：作糜一斗食，或绞汁和蜜服。白扁豆：栝楼根汁和丸服。蛤蚧、鲤鱼、鲫鱼：酿茶煨食，不过数枚。白鸽：切片，同土苏煎汁，咽之。雄猪肚：煮汁饮。猪脊骨：同甘草、木香、石莲、大枣，煎服。猪肾、羊肾：下虚消渴。牛胃、牛髓、牛脂：同栝楼汁，熬膏服。牛脑、牛鼻：同石燕，煮汁服。兔及头骨：煮汁服。鹿头：煮汁服。

【杀虫】苦楝根皮：消渴有虫，煎水入麝香服。研末，同茴香末服。鳝头、鳅鱼：烧研，同薄荷叶，新水服二钱。五灵脂：同黑豆末，每服三钱，冬瓜皮汤下。

# 45 如何治疗遗精梦泄?

遗精梦泄，有心虚，肾虚，湿热，脱精。

**【心虚】**远志、小草、益智、石菖蒲、柏子仁、人参、菟丝子：思虑伤心，遗沥梦遗，同茯苓、石莲丸服。又主茎寒精自出，溺有余沥。茯苓：阳虚有余沥，梦遗，黄蜡丸服。心肾不交，同赤茯苓熬膏，丸服。莲须：清心，通肾，固精。莲子心：止遗精，入辰砂末服。石莲肉：同龙骨、益智等份末服。酒浸，猪肚丸，名水芝丹。厚朴：心脾不调，遗沥，同茯苓，酒、水煎服。朱砂：心虚遗精，入猪心煮食。

**【肾虚】**巴戟天：夜梦鬼交精泄。肉苁蓉：茎中寒热痛，泄精遗沥。山药：益肾气，止泄精，为末酒服。补骨脂：主骨髓伤败，肾冷精流，同青盐末服。五味子：肾虚遗精，熬膏日服。石龙芮：补阴气不足，失精茎冷。葳蕤、蒺藜、狗脊：固精强骨，益男子，同远志、茯神、当归丸服。益智仁：梦泄，同乌药、山药丸服。木莲：惊悸遗精，同白牵牛，末服。覆盆子：宜肾壮阳，止泄精。为末酒服，止虚劳梦泄，亦醋煮丸服。胡桃：房劳伤肾，口渴精溢自出，大便燥，小便或赤或利，同附子、茯苓丸服。樱桃、金樱子：固精，熬膏服，或加芡实丸，或加缩砂丸

服。沉香：男子精冷遗失，补命门。桑螵蛸：男子虚损，昼寐泄精，同龙骨末服。晚蚕蛾：止遗精白浊，焙研丸服。黄雌鸡、乌骨鸡：遗精白浊，同白果、莲肉、胡椒煮食。鹿茸：男子腰肾虚冷，夜梦鬼交，精溢自出，空心酒服方寸匕，亦煮酒饮。鹿角：水磨服，止脱精梦遗。酒服，主妇人梦与鬼交。鬼精自出。

**【湿热】**半夏：用猪苓炒过，同牡蛎丸服。薰草：梦遗，同参、术等药煮服。车前草：服汁。续断、漏芦、泽泻、苏子：梦中失精，炒研服。黄檗：积热心忪梦遗，入片脑丸服。

**桑螵蛸**：男子虚损，昼寐泄精，同龙骨末服。

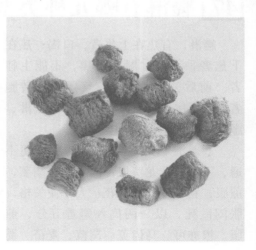

# 46 如何治疗赤白浊?

赤白浊，赤属血，白属气。有湿热，有虚损。

**【湿热】**猪苓：行湿热，同半夏末酒煮，羊卵丸服。半夏：猪苓炒过，同牡蛎丸服。黄连：思想无穷，发为白淫，同茯苓丸服。知母：赤白浊及梦遗，同黄檗、

蛤粉、山药、牡蛎丸服。茶茗叶：尿白如注，小腹气痛，烧入麝香服。生地黄：心虚热赤浊，同木通、甘草煎服。大黄：赤白浊，以末入鸡子内蒸食。苍术：脾湿下流，浊沥。荞麦粉：炒焦，鸡子白丸服。稻草：煎浓汁，露一夜服。神曲、萝卜：酿茱萸蒸过，丸服。冬瓜仁：末，米饮服。银杏：十枚，擂水日服，止白浊。楮叶：蒸饼丸服。柳叶：清明日采，煎饮代茶。厚朴：心脾不调，肾气浑浊，姜汁炒，同茯苓服。

【虚损】黄芪：气虚白浊，盐炒，同茯苓丸服。五味子：肾虚白浊脊痛，醋糊丸服。肉苁蓉：同鹿茸、山药、茯苓丸服。菟丝子：思虑伤心肾，白浊遗精，同茯苓、石莲丸服。络石：养

胃气，土邪于水，小便白浊，同人参、茯苓、龙骨，末服。木香：小便浑如精状，同当归、没药丸服。附子：白浊便数，下寒，炮末，水煎服。益智：白浊，同厚朴煎服；赤浊，同茯神、远志、甘草丸服。远志：心虚赤浊，同益智、茯神丸服。石莲：心虚赤浊，研末六钱，甘草一钱，煎服；白浊，同茯苓煎服。芡实：白浊，同茯苓、黄蜡丸服。土瓜根：肾虚，小便如淋。石菖蒲：心虚白浊。茱萸、巴戟天、山药、茯苓：心肾气虚，梦遗白浊，赤白各半，地黄汁及酒熬膏丸服。阳虚甚，黄蜡丸服。羊骨：虚劳白浊，为末酒服。小便膏淋，橘皮汤服。羊胫骨：脾虚白浊，同厚朴、茯苓丸服。

## 47 癃淋有哪几种类型？应如何治疗？

癃淋，有热在上焦者，口渴；热在下焦者，不渴，湿在中焦，不能生肺者。前后关格者，下焦气闭也。转胞者，系了戾也。五淋者，热淋、气淋、虚淋、膏淋、沙石淋也。

【通滞利窍】瞿麦：五淋小便不通，下沙石。龙葵根：同木通、胡荽，煎服，利小便。蜀葵花：大小便关格，胀闷欲死，以一两捣入麝香五分，煎服，根亦可。马齿苋、莴苣、麦苗、蜀黍根：煮汁。葡萄根、猪苓、茯苓、榆叶：煮汁。榆皮：煮汁。

【清上泄火】桔梗：小便不通，焙研，热酒频服。大麦：卒淋，煎汁和姜汁饮。乌麻：热淋，同蔓菁子浸水服。甘蔗、沙糖、干柿：热淋；同灯心煎

服。琥珀：清肺利小肠，主五淋，同麝香服。蚯蚓：擂水服，通小便。老人加茴香。小儿入蜜，傅茎卵上。田螺：煮食，利大小便，同盐傅脐。

【解结】大黄、大戟、郁李仁、乌桕根、桃花：并利大小肠宿垢。黑铅：通小便，同生姜、灯心煎服。蛇蜕：通小便，烧末酒服。伏翼：利水，同五淋。

【湿热】葳蕤：卒淋，以一两同邑蕉四两煎，调滑石末服。苎根：煮汁服，利小便。又同蛤粉水服，外傅脐。海金沙：小便不通，同蜡茶末，日服。热淋急痛，甘草汤调服。膏淋如油，甘草、滑石同服。黄麻皮：热淋，同甘草煎服。椒目、樗根白皮：并除湿热，利小便。梁上尘：水服。松墨：水服。

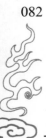

【沙石】人参：沙淋、石淋，同黄芪等份为末，以蜜炙萝卜片蘸，食盐汤下。菝葜：饮服二钱，后以地榆汤浴腰腹，即通。地钱：同酸枣汁、地龙同饮。黑豆：同粉草、滑石服。胡椒：同朴硝，日二。鳖甲：末酒服。牛角：烧服。

【调气】甘草梢：茎中痛，加酒煮玄胡索、苦楝子尤妙。玄胡索：小儿小便不通，同苦楝子末服。芍药：利膀胱大小肠。同槟榔末煎服，治五淋。白芷：气淋，醋浸焙末服。附子：转脬虚闭，两脉沉伏，盐水浸泡，同泽泻煎服。胡荽：通心气。小便不通，同葵根煎水，入滑石服。陈橘皮：利小便五淋。产后尿闭，去白二钱，酒服即通。杏仁：卒不小便，二至七个烧研服。槟榔：利大小便气闭，蜜汤服，或童尿煎服。亦治淋病。

【滋阴】知母：热在下焦血分，小便不通而不渴，乃无阴则阳无以化，同黄檗酒洗各一两，入桂一钱，丸服。牛

膝：破恶血，小便不利，茎中痛欲死，以根及叶煮酒服。牛蒡叶：汁同地黄汁蜜煎，调滑石末服，治小便不通急痛。生藕汁同地黄、葡萄汁，主热淋。牡蛎：小便淋闭，服血药不效，同黄檗等份，末服。鸡子黄：小便不通，生吞数枚。阿胶：小便及转脬，水煮服。牛耳毛、尾毛、阴毛：并主诸淋，烧服。

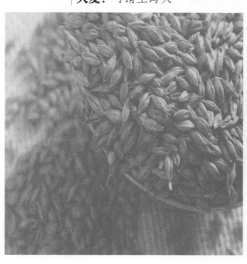

大麦：可清上泻火

# 48　溲数遗尿的病因有哪些？应如何治疗？

溲数遗尿，有虚热，虚寒。肺盛则小便数而欠，虚则欠咳小便遗。心虚则少气遗尿。肝实则癃闭，虚则遗尿。脬遗热于膀胱则遗尿。膀胱不约则遗，不藏则水泉不禁。脬损，则小便滴沥不禁。

【虚热】香附：小便数，为末酒服。白薇：妇人遗尿，同白芍末酒服。范根汁、麦门冬、土瓜根：并止小便不禁。牡丹皮：除厥阴热，止小便。桑耳：遗尿，水煮，或为末，酒服。松蕈：食之，治溲浊不禁。茯苓：小便

数，同矾煮山药为散服。不禁，同地黄汁熬膏，丸服。小儿尿床，同茯神、益智，末服。黄檗：小便频数，遗精白浊，诸虚不足，用糯米、童尿，九浸九晒，酒糊丸服。溲疏止遗尿。胡粉、黄丹、象牙、象肉：水煮服，通小便，烧服，止小便多。

【虚寒】仙茅：丈夫虚劳，老人失尿，丸服。补骨脂：肾气虚寒，小便无度，同茴香丸服。小儿遗尿，为末，夜服。益智子：夜多小便，取二十四枚入

《本草纲目》秘方全书

学习中国式养生

盐煎服。心虚者，同茯苓、白术末服，或同乌梅丸服。覆盆子益肾脏，缩小便，酒焙末服。草乌头：老人遗尿，童尿浸七日，炒盐，酒糊丸，服二十丸。菝葜：小便滑数，为末酒服。葳蕤茎中寒，小便数。人参、黄芪：气虚遗精。蔷薇根：止小便失禁及尿床，捣汁为散，煎服，并良。甘草：头夜煎服，止小儿遗尿。鸡肠草：止小便数遗，煮羹食。菟丝子、五味子、肉苁蓉、蒺藜、菖蒲：并暖水脏，止小便多。山药：矾水煮过，同茯苓末服。茴香：止便数，同盐蘸糯糕食。小豆叶：煮食，止小便数。杵汁，止遗尿。芡实：小便不禁，同茯苓、莲肉、秋石丸服。莲实：小便数，入猪肚煮过，醋糊丸服。银杏小便数，七生七煨食之，温肺益气。胡桃小便夜多，卧时煨食，酒下。桂：小儿遗尿，同龙骨、雄鸡肝丸服。桑螵蛸：益精止遗尿，炮熟为末，酒服。鸡子：作酒，暖水脏，缩小便。雀肉、卵：并缩小便。

【止塞】酸石榴：小便不禁，烧研，以榴白皮煎汤服二钱，枝亦可，日二。白矾：男女遗尿，同牡蛎服。赤石脂：同牡蛎、盐末，丸服。

# 49 怎样治疗阴痿？

阴痿，有湿热者，属肝脾；有虚者，属肺肾。

【湿热】天门冬、麦门冬、知母、石斛：并强阴益精。车前子：男子伤中。养肺强阴，益精生子。牡丹皮、地肤子、升麻、柴胡、泽泻、龙胆：并益精补气，治阴痿。丝瓜汁：阴茎挺长，肝经湿热也，调五倍子末敷之，内服小柴胡加黄连。枳实：阴痿有气者加之。

【虚弱】人参：益肺肾元气，熬膏。甘草：益肾气内伤，令人阴不痿。熟地黄：滋肾水，益真阴。肉苁蓉：茎中寒热疼痒，强阴，益精气，多子。男子绝阳不生，女子绝阴不产，壮阳，日御过倍，同羊肉煮粥食之。锁阳：益精血，大补阴气，润燥治痿，功同苁蓉。列当：兴阳，浸酒服。何首乌：长筋骨，益精髓，坚阳道，令人有子。牛膝：治阴痿补肾，强筋填髓。远志：益精强志，坚阳道，利丈夫。百脉根：除劳，补不足，浸酒服。狗脊：坚腰脊，利俯仰，宜老人。仙茅：丈夫虚劳，老人无子，益阳道，房事不倦。附子、天麻：益气长阴，助阳强筋。牡蒙、淫羊藿：阴痿茎中痛，丈夫绝阳无子，女人绝阴无子，老人昏耄，煮酒饮。覆盆子：强阴健阳，男子精虚阴痿，酒浸为末，日服三钱，能令坚长。菟丝子：强阴，坚筋骨，茎寒精出。蛇床子：主阴痿，久服令人有子，益女人阴气，同五味、菟丝，丸服。补骨脂：主骨髓伤败肾冷，通命门，暖丹田，兴阳道，同胡桃诸药丸服。胡桃：阳痿，同补骨脂、蜜丸服。山茱萸：补肾气，添精髓，兴阳道，坚阴茎。石南：肾气内伤，阴衰脚弱，利筋骨皮毛。白棘：丈夫虚损，阴痿精出。雄蚕蛾：益精气，强阴道，交接不倦，炒蜜丸服。枸杞虫：和地黄

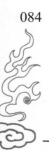

丸服，大起阴，益精。雀卵：阴痿不起，强之令热，多精有子，和天雄、菟丝丸服。雀肉：冬月食之，起阳道，秘精髓。败笔头：男子交婚之夕茎痿，烧灰，酒服二钱。

# 50 怎样治疗小便血？

不痛者为尿血，主虚；痛者为血淋，主热。

【尿血】生地黄：汁，和姜汁、蜜服。蒲黄：地黄汁调服，或加发灰。白芷：同当归末服。玄胡索：同朴硝煎服。升麻：小儿尿血，煎服。甘草：小儿尿血，煎服。人参：阴虚者，同黄芩，蜜炙萝卜蘸食。郁金：破恶血，血淋尿血，葱白煎。香附：煎酒，服后服地榆汤。狼牙草：同蚌粉、槐花、百药煎，末服。麦麸：炒香，猪脂蘸食。乌梅：烧末，醋糊丸服。棕榈：半烧半炒，水服。地骨皮：新者，浓煎入酒服。柏叶：同黄连末，酒服。槐花：同郁金末，淡豉汤服。五倍子：盐梅丸服。蚕茧：大小便血，同蚕连、蚕沙、僵蚕为末，入麝香服。龙骨：酒服。鹿角：末服。

【血淋】生地黄：同车前汁温服，又同生姜汁服。香附：同陈皮、赤茯苓煎服。茄叶：末、盐，酒服二钱。赤小豆：炒末，葱汤服。青粱米：同车前子煮粥，治老人血淋。大麻根：水煎。莲房：烧，入麝香，水服。槟榔：磨，与麦门冬，汤服。鸡屎白：小儿血淋，糊丸服。阿胶、黄明胶、发灰：米汤入醋服，大小便血。血淋，入麝香。

# 51 如何治疗强中？

强中，有肝火盛强，有金石性发。其证茎不衰，精出不止，多发消渴痈疽。

【伏火解毒】知母、地黄、麦门冬、黄芩、玄参、荠苨、黄连、栝楼根、大豆、黄檗、地骨皮、冷石、石膏、猪肾、白鸭通。

【补虚】补骨脂：韭子各一两，为末，每服三钱，水煎服，日三。

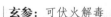

**玄参：** 可伏火解毒

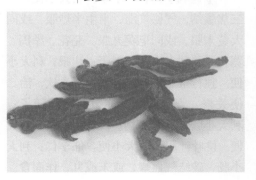

《本草纲目》秘方全书

学习中国式养生

Bencao Gangmu Mifang Quanshu
《本草纲目》秘方全书

第一章

典藏精品版

认识中国第一药典

086

## 52 如何治疗囊痒？

囊痒，阴汗、阴臊、阴疼，皆属湿热，亦有肝肾风虚。厥阴实则挺长，虚则暴痒。

【内服】白芷、羌活、防风、柴胡、白术、麻黄根、车前子、白蒺藜、白附子、黄芩、木通、远志、藁本香、黑牵牛、石菖蒲、生地黄、当归、细辛、山药、荆芥穗、补骨脂：男子阴囊湿痒。黄芪：阴汗，酒炒为末，猪心蘸食。栀子仁、茯苓、黄檗、五加皮：男女阴痒。杜仲、滑石、白僵蚕：男子阴痒痛。

【敷扑】五味子：阴冷。蒲黄、蛇床子、生大黄：嚼敷。麻黄根：同牡蛎、干姜扑。又同硫黄末扑之。没石子、菖蒲：同蛇床子敷。干姜：阴冷。胡麻：嚼涂。大豆黄：嚼涂。吴茱萸、蜀椒：同杏仁敷，又主女人阴冷。杏仁：炒，塞妇人阴痒。银杏：阴上生虱作痒，嚼涂。桃仁：粉涂。茶末、松香：同花椒浸香油，烧灰滴搽。皂角：糯禾烧烟日熏，肥皂烧搽。麸炭：同紫苏叶，香油调涂。铸铧锄孔中黄土、炉甘石：同蚌粉扑。密陀僧、滑石：同石膏入少矾敷。阳起石：涂湿痒臭汗。雄黄：阴痒有虫，同枯矾、羊蹄汁搽。五倍子：同茶末涂。龙骨、牡蛎、乌贼骨、鸡肝、羊肝、猪肝：并塞妇人阴痒。

【熏洗】蛇床子、甘草、水苏、车前子、狼牙草、莨菪子、墙头烂草：妇人阴痒，同荆芥、牙皂煎洗。荷叶：阴肿痛及阴痿囊痒，同浮萍、蛇床煎洗。

## 53 如何治疗大便燥结？

大便燥结，有热，有风，有气，有血，有湿，有虚，有阴，有脾约，三焦约，前后关格。

【通利】大黄、牵牛：利大小便，除三焦壅结，气秘气滞，半生半炒服，或同大黄末服，或同皂荚丸服。芫花、泽泻、荛花：并利大小便。射干：汁服，利大小便。独行根利大肠。甘遂：下水饮，治二便关格，蜜水服之，亦敷脐。续随子：利大小肠，下恶滞物。桃花：水服，通大便。桃叶汁服，通大小便。郁李仁：利大小肠，破结气血燥，或末或丸，作面食。乌桕皮：煎服，利大小便；末服，治三焦约，前后大小便关格不通。腻粉：通大肠壅结，同黄丹服。白矾：利大小肠，二便关格，填脐中，滴冷水。

【养血润燥】地黄、冬葵子、吴葵花、羊蹄根、紫草：利大肠。胡麻、胡麻油、麻子仁：老人、虚人产后闭结，煮粥食之。粟米、秫、荞麦、大小麦、麦酱汁、马齿苋、苋菜、芋、百合、葫、苦耽、菠薐菜、苦荬菜、白苣、菾、苜蓿、薇、落葵、笋、甘蔗、桃仁：血燥，同陈皮服。产后闭，同藕节煎服。杏仁：气闭，同陈皮服。苦枣、梨、菱、柿子、柏子仁：老人虚闷，同松子仁、麻仁，丸服。食盐：润燥，通大小便，敷脐及灌肛内，并饮之。蜂蜜、蜂子、螺蛳、海蛤：并利大小便。猪肉：冷利。发灰：二便不通，水服。

【导气】烂茅节：大便不通，服药不利者，同沧盐，吹入肛内一寸。生葛、威灵仙、旋覆花、地蜈蚣汁：并冷利。萝卜子：利大小肠风闭气闭，炒，擂水服。和皂荚末服。蔓菁子油：二便闭，服一合。葱白：大肠虚闭，同盐捣贴脐。二便闭，和酢敷小腹，仍灸七壮。小儿虚闭，煎汤调阿胶末服。仍蘸蜜，插肛内。生姜蘸盐，插肛内。茴香：大小便闭，同麻仁，葱白煎汤，调五苓散服。大麦蘗：产后闭塞，为末服。陈橘皮：大便气闭，连白酒煮，焙研，酒服二钱。老人加杏仁，丸服。槟榔：大小便气闭，为末，童尿、葱白煎服。乌梅：大小便不通，气奔欲死，十枚纳入肛内。皂荚：风入虚入脚气入，大肠或闭或利。酥炒，蜜丸服。便闭，同蒜捣，敷脐内。白胶香：同鼠屎，纳下部。

【虚寒】黄芪：老人虚闭，同陈皮末，以麻仁煮，蜜煎匀和服。人参：产后闭，同枳壳、麻仁，丸服。甘草：小儿初生，大便不通，同枳壳一钱，煎服。肉苁蓉：老人虚闭，同沉香、麻仁，丸服。半夏辛能润燥，主冷闭，同硫黄丸服。附子：冷闭，为末：蜜水服。胡椒：大小便关格，胀闷杀人，二十一粒煎，调芒硝半两用。硫磺：性热而利，老人冷闭。

# 54 怎样治疗脱肛？

脱肛，有泻痢，痔漏，大肠气虚也。附肛门肿痛。

【内服】防风：同鸡冠花丸服。茜根：榴皮煎酒服。蛇床子：同甘草末服。黄栝楼：服汁，或入矾煅为丸。防己实：焙煎代茶。卷柏：末服。鸡冠花：同棕灰、羌活末服。紫堇花：同慈石毛服，并敷。荷钱：酒服并敷。蜀椒：每旦嚼一钱，凉水下，数日效。槐角：同槐花炒末，猪肾蘸食。花构叶：末服，并涂。诃黎勒、桑黄：并治下痢肛门急疼。百药：煎同乌梅、木瓜，煎服。

【外治】木贼、紫萍、莨菪子、蒲黄、蕙草根中涕：并涂。苎根：煎洗。苦参：同五倍子、陈壁土煎洗，木贼末敷之。香附子：同荆芥煎洗。曼陀罗子：同橡斗、朴硝煎洗。酢浆草：煎洗。生萝卜：捣贴脐中，束之。胡荽子：痔漏脱肛，同粟糠、乳香烧烟熏。蕺菜：捣涂。粟糠：烧熏。榴皮：洗。枳实：蜜炙熨。橡斗：可洗可敷。巴豆壳：同芭蕉汁洗后，以麻油、龙骨、白矾敷。石灰：炒热坐。田螺：捣，坐，化水洗。

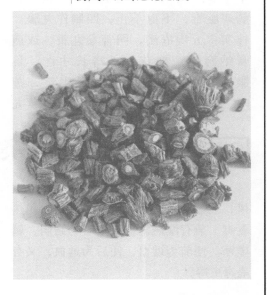

**防风：** 同鸡冠花丸服。

# 55 怎样治疗痔漏?

痔漏,初起为痔,久则成漏。痔属酒色郁气血热或有虫,漏属虚与湿热。

【内治】黄连:煮酒丸服。大便结者,加枳壳。黄芩、秦艽、白芷、牡丹、当归、木香、苦参、益母草:饮汁。茜根、海苔、木贼:下血,同枳壳、干姜、大黄、炒焦服之。蘘荷根:下血,捣汁服。苍耳:茎、叶下血,为末服。苦杖:焙研,蜜丸服。酢浆草:煮服。旱莲:捣酒服。忍冬:酒煮丸服。何首乌、槵藤子:烧研饮服。牵牛:痔漏有虫,为末,猪肉蘸食。赤小豆:肠痔有血,苦酒煮晒为末服。胡麻:同茯苓入蜜作炒日食。胡荽子:炒研酒服。茗荙子:治漏,同诸药、鲫鱼烧研服。莴苣子:痔瘘下血。桑耳:作羹食。橡子:痔血,同糯米粉炒黄和蒸,频食。杏仁汁:煮粥,治五痔下血。莲花蕊:同牵牛、当归末,治远年痔漏。黄檗:肠痔脏毒,下血不止,四制作丸服。槐实:五痔疮瘘,同苦参丸服,或煎膏纳窍中。槐花:外痔长寸许,日服,并洗之。槐叶:肠风痔疾,蒸晒,代茗饮。冬青子:主痔,九蒸九晒吞之。赤、白茯苓:同没药、破故纸酒浸蒸饼研丸服,治痔漏效。鲫鱼:酿白矾烧研服,主血痔。牛脾:痔瘘,腊月淡煮,日食一度。虎胫骨:痔瘘脱肛,蜜炙丸服。

【洗渍】苦参、飞廉、苦芙、白鸡冠、白芷、连翘、酢浆草、木鳖子:洗并涂。稻蘽灰:汁。胡麻、丁香、槐枝、柳枝:洗痔如瓜,后以艾灸。芫荽、棘根、木槿根:煎洗。仙人杖、桃根、猕猴桃、无花果、冬瓜、苦瓠、苦荬菜、鱼腥草:煎洗,并入枯矾、片脑敷。马齿苋:洗,并食之。

【涂点】胡黄连:鹅胆调。草乌头:反内痔。土瓜根、通草、花粉、蘩缕:敷积年痔。荞麦秸灰:点痔。木瓜:蝉涎调,贴反花痔。桃叶:杵坐。血竭:血痔。密陀僧:同铜青涂。黄丹:同滑石涂。殷蘖、硫黄、黄矾、绿矾、水银:枣研塞漏孔。肛门生疮,同猪胆熬膏导之。乌烂死蚕、露蜂房、蛞蝓:研,入龙脑敷之。蜈蚣:痔漏作痛,焙研,入片脑敷之。或香油煎过,入五倍子末收搽之。

# 56 下血包括哪几种类型? 应当怎样治疗?

下血,血清者,为肠风,虚热生风,或兼湿气。血浊者,为脏毒,积热食毒,兼有湿热。血大下者为结阴,属虚寒。便前为近血,便后为远血,又有蛊毒虫痔。

【风湿】羌活、白芷:肠风下血,为末,米饮服。升麻、天名精:止血破瘀。木贼:肠风下血,水煎服。肠痔下血,同枳壳、干姜、大黄、炒研末服。胡荽子:肠风下血,和生菜食,或为末

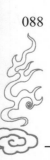

服。皂角蕈：泻血，酒服一钱。槐花：炒研酒服，或加柏叶，或加栀子，或加荆芥，或加枳壳，或煮猪脏为丸服。干蝎：肠风下血，同白矾末，饮服半钱。野猪肉：炙食，不过十顿，外肾烧研，饮服。

【湿热】白术：泻血萎黄，同地黄丸服。苍术：脾湿下血，同地榆煎服。肠风下血，以皂荚汁煮焙，丸服。贯众：肠风酒痢痔漏诸下血，焙研米饮服，或醋糊丸服。地榆：下部见血必用之。结阴下血，同甘草煎服。下血二十年者，同鼠尾草煎服。虚寒人勿用。青蒿：酒痔下血，为末服。益母草：痔疾下血，捣汁饮。刘寄奴：大小便下血，为末茶服。鸡冠：止肠风泻血，白花并子炒煎服。结阴下血，同椿根白皮丸服。苍耳叶：五痔下血，为末服。萱根：大小便血，和生姜、香油炒热，沃酒服。紫菀：产后下血，水服。地肤叶：泻血，作汤煮粥食。王不留行：粪后血，末服。金盏草：肠痔下血。虎杖肠痔下血，焙研，蜜丸服。车前草捣汁服。马鞭草：酒积下血，同白芷烧灰，蒸饼丸服。旱莲：焙末饮服。凌霄花：粪后血，浸酒服。蔷薇根止下血。栝楼实：烧灰，同赤小豆末服。王瓜子：烧研，同地黄、黄连丸服。生葛汁：热毒下血，和藕汁服。白蔹：止下血。威灵仙：肠风下血，同鸡冠花，米醋煮研服。丝瓜：烧灰酒服，或煎服。经霜老茄：烧灰酒服。蒂及根、茎、叶，俱治肠风下血。蕨花：肠风热毒，焙末饮服。萝卜：下血，蜜炙任意食之。酒毒，水煮入少醋食，或以皮同薄荷叶烧灰，人参、蒲黄末服。独蒜：肠毒下

血，和黄连丸服。暴下血，同豆豉丸服。银杏：生和百药煎丸服，亦煨食。乌芋：汁，和酒服。藕节：汁止下血，亦末服。茗叶：热毒下血，同百药煎末服。黄檗主肠风下血，里急后重，热肿痛。小儿下血，同赤芍药丸服。椿根白皮：肠风泻血，醋糊丸服，或酒糊丸。或加苍术，或加寒食面。经年者，加人参、酒煎服。椿荚：半生半烧，米饮服。木槿：肠风泻血，作饮。山茶：为末，童尿、酒服。栀子：下鲜血，烧灰水服。枳壳：烧黑，同羊胫炭末服，根皮亦末服。枳实：同黄芪末服。橘核：肠风下血，同樗根皮末服。柏叶：烧服，或九蒸九晒，同槐花丸服。柏子：酒煎服。蚕茧大小便血，同蚕、蜕纸、晚蚕沙、白僵蚕，炒研服。桑蠹屎：烧研，酒服。田螺：酒毒下血，烧焦末服，壳亦止下血。猪血：卒下血不止，酒炒食。猪脏：煮黄连丸服。煮槐花：丸服。

【虚寒】人参：因酒色甚下血，同柏叶、荆芥、飞面末，水服。黄芪：泻血，同黄连丸服。艾叶：止下血，及产后泻血，同老姜煎服。附子：下血日久虚寒，同枯矾丸服，或同生黑豆煎服。草乌头：结阴下血，同茴香、盐煎露服。天南星：下血不止，用石灰炒黄，糊丸服。干姜：主肠澼下血。桂心：结阴下血，水服方寸匕。天竺桂、乌药：焙研，饭丸服。雄黄：结阴便血，入内同铅汁煮一日，以枣肉丸服。鲫鱼：酿五倍子煅研，酒服。

【积滞】山楂：下血，用寒热脾胃药俱效者，为末，艾汤服即止。芜荑：猪胆汁丸服。治结阴下血。苦楝实：蜜

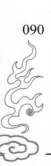

丸服。水蛭：漏血不止，炒末酒服。

【止涩】金丝草、三七：白酒服二钱，入四物汤。卷柏：大肠下血，同侧柏、棕榈烧灰酒服。生用破血，炙用止血。远年下血，同地榆煎服。荷叶、莲房灰、橡斗壳：同白梅煎服。酸榴皮：

末服，亦煎服。橄榄：烧研，米饮服。干柿：入脾消宿血。久下血者，烧服，亦丸服。棕榈皮：同栝楼烧灰，米饮服。诃黎勒：止泻血。鼠李：止下血。百草霜：米汤调，露一夜服。

# 57 诸虫包括哪几种虫病？应当怎样治疗？

诸虫有蛔、白、蛲、伏、肉、肺、胃、弱、赤九种。又有尸虫、劳虫、疳虫、瘕虫。

【杀虫】术嗜：生米有虫，蒸饼丸服。心痛，醋服。龙胆：去肠中小虫及蛔痛，煎服。杜衡、贯众、蘼芜、紫河车、云实、白菖、百部、天门冬、赭魁、石长生并：杀蛔、蛲、寸白诸虫。艾叶：蛔痛，捣汁服，或煎水服，当吐下虫。小麦：炒，末服。并杀蛔虫。丹黍米：泔服，治鳖瘕。槐耳：烧末水服，蛔立出。柿：并杀虫。橘皮：去寸白。梣华：去赤虫。桃仁、桃叶：杀尸虫。槟榔：杀三虫、伏、尸，为末，大腹皮汤下。吴茱萸东行根：杀三虫，酒、水煎服。藕：同蜜食，令人腹脏肥，不生堵虫。桑白皮、金樱根、郁李根、蔓荆：并杀寸白虫。胡粉：葱汁丸

服，治女人虫心疼，下寸白。五灵脂：心脾虫痛，同槟榔末服。小儿虫痛，同灵矾丸服，取吐。六畜心：包朱砂、雄黄煮食，杀虫。人尿：并杀症瘕有虫。

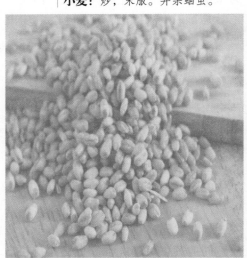

**小麦**：炒，末服。并杀蛔虫。

# 58 如何治疗淤血？

淤血，有郁怒，有劳力，有损伤。

【破血散血】生甘草：行厥阴、阳阴二经污浊之血。黄芪：逐五脏间恶血。黄芩热入血室。黄连：赤目淤血，上部见血。射干：消淤血、老血在心

脾间。桔梗：打击淤血，久在肠内时发动者，为末，米饮服。大黄：煎酒服，去妇人血癖，男女伤损淤血，醋丸。治干血气，产后血块。蓬莪茂：消扑损内伤血，通肝经聚血，女人月经血气。三

棱：通肝经积血，女人月水，产后恶血。牡丹皮：淤血留舍肠胃，女人一切血气。芍药：逐贼血，女人血闭，胎前产后一切血病。红蓝花：多用破血，少用养血。酒煮，下产后血。常春藤：腹内诸冷血风血，煮酒服。当归、丹参、芎䓖、白芷、泽兰、马兰、大小蓟、芒硝、芒茎：并破宿血，养新血。半夏、天南星、天雄、续随子、山漆、赤小豆、米醋、黄麻根、麻子仁：并消散淤血。黑大豆、大豆黄卷、红曲、饴饧、芸薹子：并破淤血。韭汁清胃脘恶血。桃仁、桃胶、桃毛、李仁、杏枝：并破淤血老血。红柿、山楂、荷叶、藕、蜀椒、秦椒、柳叶、桑叶、琥珀：并消淤血。白杨皮：去折伤宿血在骨肉间疼。干漆：削年深积滞老血。白雄鸡翻：并破腹内淤血。黑雌鸡：破心中宿血，补心血。

## 59 怎样治疗心腹痛？

心腹痛，有寒气，热气，火郁，食积，死血，痰癖，虫物，虚劳，中恶，阴毒。

【温中散郁】木香：心腹一切冷痛、气痛，九种心痛，妇人血气刺痛，并磨酒服。心气刺痛，同皂角末丸服。内钩腹痛，同乳、没丸服。香附子：一切气、心腹痛，利三焦，解六郁，同缩砂仁、甘草末点服。心脾气痛，同高良姜末服。血气痛，同荔枝烧研酒服。艾叶：心腹一切冷气鬼气，捣汁饮，或末服。同香附，醋煮丸服，治心腹小腹诸痛。芎䓖开郁行气。诸冷痛中恶，为末，烧酒服。苍术心腹胀痛，解郁宽中。甘草：去腹中冷痛。姜黄：冷气痛，同桂末，醋服。小儿胎寒，腹痛，吐乳，同乳香、没药、木香丸服。附子：心腹冷痛，胃寒蛔动，同炒栀子酒糊丸服。寒厥心痛，同郁金、橘红，醋糊丸服。胡椒粥、茱萸粥、葱豉酒、姜酒、茴香：并主一切冷气、心痛、腹痛、心腹痛。烧酒：冷痛，入盐服。阴毒腹痛，尤宜。葱白：主心腹冷气痛，

虫痛，疝痛，大人阴毒，小儿盘肠内钓痛。乌梅：胀痛欲死，煮服。胡桃：急心痛，同枣煨嚼，姜汤下。桂：秋冬冷气腹痛，非此不除。九种心疼，及寒疝心痛，为末酒服。心腹胀痛，水煎服。产后心痛，狗胆丸服。乌药：冷痛，磨水入橘皮、苏叶煎服。硫黄：一切冷气痛，黄蜡丸服。鲍鱼灰：妊娠感寒腹痛，酒服。猪心：急心痛经年，入胡椒十粒煮食。

【活血流气】当归：和血，行气，止疼。心下刺疼，酒服方寸匕。女人血气，同干漆丸服。产后痛，同白蜜煎服。芍药：止痛散血，治上中腹痛。腹中虚痛，以二钱同甘草一钱煎服。恶寒加桂，恶热加黄芩。玄胡索：活血利气。心腹少腹诸痛，酒服二钱，有神。热厥心痛，同川楝末二钱服。血气诸痛，同当归、橘红丸服。姜黄：产后血痛，同桂末酒服，血下即愈。蒲黄：血气心腹诸疼，同五灵脂煎醋或酒服。紫背金盘：女人血气，酒服。青粱米：心气冷痛，桃仁汁煮粥食。丝瓜：女人干

血气，炒研酒服。桃仁：卒心痛，疰心痛，研末水服。五灵脂：心腹胁肋少腹诸痛。疝痛，血气，同蒲黄煎醋服。或丸，或一味炒焦酒服。虫痛加槟榔。狗胆：血气撮痛，丸服。

【痰饮】半夏：湿痰心痛，油炒丸服。狼毒：九种心痛，同吴茱萸、巴豆、人参、附子、干姜丸服。心腹冷痰胀痛，同附子、旋覆花丸服。草乌头：冷痰成包，心腹疞痛。百合、椒目：留饮腹痛，同巴豆丸服。枳实：胸痹痰水痛，末服。枳壳：心腹结气痰水。五倍子：心腹痛，炒焦，酒服立止。牡蛎粉：烦满心脾痛，煅研酒服。蛤粉：心气痛，炒研，同香附末服。白螺壳：湿痰心痛及膈气痛，烧研酒服。

【火郁】黄连：卒热心腹烦痛，水煎服。黄芩：小腹绞痛，小儿腹痛。得厚朴、黄连，止腹痛。麻子仁：妊娠心痛，研水煎服。荞麦粉：绞肠沙痛，炒热，水烹服。槐枝：九种心痛，煎水服。黄蜡：急心痛，烧化丸，凉水下。兔血：卒心痛，和茶末、乳香丸服。败笔头：心痛不止，烧灰，无根水下。狗屎：心痛欲死，研末酒服。

【中恶】艾叶：鬼击中恶，卒然着人如刀刺状，心腹切痛，或即吐血下血，水煎服。藿香、郁金香、茅香、兰草、山姜、缩砂、丹参、苦参：煎酒。姜黄、郁金、肉豆蔻、菖蒲、鸡苏、甘松、忍冬：水煎。豌豆、白豆、大豆、胡荽：浸酒。蜀椒、茱萸、蜜香、沉香、檀香、安息香：化酒。雄黄、灵砂、硫黄、蛇黄、田螺壳：烧服。白雄鸡：煮汁，入醋、麝、真珠服。鸡子白生吞七枚。

## 60 如何治疗肠鸣？

肠鸣有虚气，水饮，虫积。

【肠鸣】丹参、桔梗、海藻：并主心腹邪气上下，雷鸣幽幽如走水。昆布、女菀、女萎：并主肠鸣游气，上下无常处。半夏、石香薷、荜茇、荏豆蔻、越王余算：并主虚冷肠鸣。大戟：痰饮，腹内雷鸣。橘皮、杏仁：并主肠鸣。厚朴：积年冷气，腹内雷鸣。栀子：热鸣。原蚕沙：肠鸣热中。鳝鱼：冷气肠鸣。

## 61 怎样治疗胁痛？

胁痛，有肝胆火，肺气，郁，死血，痰澼，食积，气虚。

【木实】黄连：猪胆炒，大泄肝胆之火，肝火胁痛，姜汁炒丸。柴胡：胁痛主药。黄芩、龙胆、青黛、芦荟：并泻肝胆之火。芍药、抚芎：并搜肝气。生甘草：缓火。木香：散肝经滞气，升降诸气。香附子：总解诸郁，治膀胱连胁下气妨。地肤子：胁下痛，为末酒服。青橘皮：泻肝胆积气必用之药。

【痰气】芫花：心下痞满，痛引两胁，干呕汗出，同甘遂、大戟为散，枣汤服。狼毒：两胁气结瘀满，心下停痰鸣转，同附子、旋覆花丸服。香薷：心烦胁痛连胸欲死，捣汁饮。防风：泻肺实烦满胁痛。白芥子：痰在胸胁支满，每酒吞七粒。又同白术丸服。薏苡根：胸胁卒痛，煮服即定。橘皮、槟榔、枳壳：心腹结气痰水，两胁胀痛。因惊伤肝，胁骨痛，同桂末服。枳实：胸胁痰澼气痛。白僵蚕、牡蛎粉、文蛤：并主胸胁逆气满痛。羚羊角：胸胁痛满，烧末水服。麝香、古钱：心腹烦满，胸胁痛欲死，煮汁服。

【血积】大黄：腹胁老血痛。凤仙花：腰胁引痛不可忍，晒研，酒服三钱，活血消积。神曲、红曲：并主死血食积作痛。韭菜：淤血，两胁刺痛。吴茱萸食积。桃仁、苏木、白棘刺：腹胁刺痛，同槟榔煎酒服。巴豆：积滞。五灵脂：胁痛，同蒲黄煎醋服。

【虚陷】黄芪、人参、苍术、柴胡、升麻：并主气虚下陷，两胁支痛。

# [62] 如何治疗腰痛？

腰痛，有肾虚，湿热，痰气，淤血，闪䐶，风寒。

【虚损】补骨脂：骨髓伤败，腰膝冷。肾虚腰痛，为末酒服，或同杜仲、胡桃丸服。妊娠腰痛，为末，胡桃、酒下。菊花：腰痛来去陶陶。艾叶：带脉为病，腰溶溶如坐水中。附子：补下焦之阳虚。蒺藜：补肾，治腰痛及奔豚肾气，蜜丸服。草薢：腰脊痛强，男子臂腰痛，久冷痹软，同杜仲末，酒服。山药：并主男子腰膝强痛，补肾益精。茴

黑大豆：腰胁卒痛，炒焦煎酒服。茴香：胁下刺痛，同枳壳末，盐、酒服。马芹子：腹冷胁痛。

【外治】食盐、生姜、葱白、韭菜、艾叶：并炒熨。冬灰：醋炒熨。芥子、茱萸：并醋研敷。大黄：同石灰、桂心熬醋贴。同大蒜、朴消捣贴。

**香附子**：总解诸郁，治膀胱连胁下气妨。

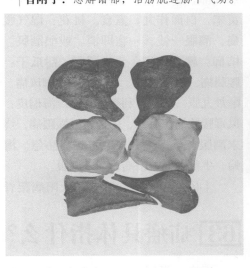

香：肾虚腰痛，猪肾煨食。腰痛如刺，角茴末，盐酒服，或加杜仲、木香，外以糯米炒熨。胡桃：肾虚腰痛，同补骨脂丸服。栗子：肾虚腰脚不遂，风干日食。山楂：老人腰痛，同鹿茸丸服。杜仲：肾虚冷臂痛，煎汁煮羊肾作羹食。浸酒服。为末酒服。五加皮：贼风伤人，软脚臂腰，去多年淤血。柏实：腰中重痛，肾中寒，膀胱冷脓宿水。猪肾：腰虚痛，包杜仲末煨食。羊肾：为末酒服。老人肾硬，同杜仲炙食。鹿茸：同

菟丝子、茴香丸服。同山药煮酒服。鹿角：炒研酒服，或浸酒。麋角及茸：酒服。虎胫骨：酥炙，浸酒饮。

【湿热】知母：腰痛，泻肾火。威灵仙：宿脓恶水，腰膝冷疼，酒服一钱取利，或丸服。青木：香气滞腰痛，同乳香酒服。地肤子：积年腰痛时发，为末酒服，日五六次。牵牛子：除湿热气滞，腰痛下冷脓，半生半炒，同硫黄末，白面作丸，煮食。桃花：湿气腰痛，酒服一钱，一宿即消。或酿酒服。槟榔：腰重作痛，为末酒服。甜瓜子：腰腿痛，酒浸末服。皂荚子：腰脚风痛，酥炒丸服。茯苓：利腰脐间血。海桐皮：风毒腰膝痛。海蛤、牛黄：妊娠腰痛，烧末酒服。桑寄生、淡菜：腰痛胁急。海蛤、牛黄：妊娠腰痛，烧末酒服。

【风寒】羌活、麻黄：太阳病腰脊痛。藁本：十种恶风鬼注，流入腰痛。

【血滞】玄胡索：止暴腰痛，活血利气，同当归、桂心末，酒服。甘草、细辛、当归、白芷、芍药、牡丹、泽兰、鹿藿：并主女人血沥腰痛。白术：利腰脐间血，补腰膝。甘遂：闪挫痛，人猪肾煨食。续断：折跌，恶血腰痛。神曲：闪挫，煅红淬酒服。萆薢子：闪挫，同粟米、乌梅、乳、没丸服。丝瓜根：闪挫，烧研服。冬瓜皮：折伤，烧研酒服。西瓜皮：闪挫，干研酒服。橙核：闪挫，炒末酒服。鳖肉：妇人血瘕腰痛。

【外治】桂：反腰血痛，醋调涂。白檀香：肾气腰痛，磨水涂。芥子：痰注及扑损痛，同酒涂。天麻：半夏、细辛同煮，熨之。大豆、糯米：并炒熨寒湿痛。蒴藋寒湿痛，炒热眠之。爵床、葡萄根：并浴腰脊痛。

## 63 疝瘕具体指什么？应当怎样治疗？

疝瘕，腹病曰疝，丸病曰瘕。有寒气，湿热，痰积，血滞，虚冷。男子奔豚，女子育肠。小儿木肾。

【寒气】附子、乌头：寒疝厥逆，脉弦紧，煎水入蜜服，或蜜煮为丸。寒疝滑泄，同玄胡索、木香煎服。草乌头：寒气心疝二十年者，同茱萸丸服。胡卢巴：同附子、硫黄丸服，治肾虚冷痛。得茴香、桃仁，治膀胱气。炒末，茴香酒下，治小肠气。同茴香、面丸服，治冷气疝瘕。同沉香、木香、茴香丸服，治阴㿉肿痛。艾叶：一切冷气少腹痛，同香附醋煮丸服，有奇效。茴香：疝气，膀胱育肠气，煎酒，煮粥皆良。同杏仁、葱白为末，酒服。同川椒末服。炒熨脐下。橘核：膀胱小肠气，阴㿉肾冷，炒研酒服，或丸服。荔枝核：小肠疝气，烧酒服，或加茴香、青皮。槟榔：奔豚膀胱诸气，半生半熟，酒服。胡椒：疝痛，散气开郁，同玄胡索末等份，茴香酒下。桃仁：男子阴肿，小儿卵瘦，炒研酒服。阿魏：癞疝痛，败精恶血，结在阴囊，同硇砂诸药丸服。乌鸡：寒疝绞痛，同生地黄蒸取汁服，当下出寒癖。鸡子黄：小肠疝气，温水搅服。雄鸡翅：阴肿如斗，随左右烧灰饮服。雀：肾冷偏堕疝气，同茴香、缩砂、椒、桂煨食，酒下。小肠疝，同金丝矾研酒服。

【湿热】黄芩：小腹绞痛，小便如淋，同木通、甘草煎服。柴胡：平肝胆三焦火，疝气寒热。龙胆：厥阴病，脐下至足肿痛。沙参、玄参：并主卒得疝气，小腹阴肿相引痛欲死，各酒服二钱。地肤子：膀胱疝瘕。疝危急者，炒研酒服。马鞭草：妇人疝气，酒煎热服，仍浴身取汗。羌活：男子奔豚，女人疝瘕。莴苣子：阴㿗肿痛，为末煎服。丝瓜：小肠气痛连心，烧研酒服。梨叶：小儿疝痛，煎服。栀子：湿热因寒气郁抑，劫药，以栀子降湿热，乌头去寒郁，引入下焦，不留胃中，有效。

【痰积】牵牛：肾气作痛，同川椒、茴香入猪肾煨食，取下恶物。射干：利积痰淤血疝毒，阴疝痛刺，捣汁服，取利，赤丸服。偏气，同茴香末酒服。狼毒：阴疝欲死，同防风、附子丸服。荆芥：破结聚气，下淤血。蒲黄：同五灵脂，治诸疝痛。香附子：治食积痰气疝痛，同海石末，姜汁服。商陆、天南星、贝母、芫花、防葵、巴豆、干漆、五加皮、鼠李、山楂：核同。胡卢巴：小肠疝，同茴香、荞面丸服，取下白脓，去根。芫青、地胆、桑螵蛸、五灵脂：并主疝瘕。猬皮：疝积，烧灰酒服。

【挟虚】甘草：缓火止痛。苍术：疝多湿热，有挟虚者，先疏涤，而后用参、术，佐以疏导。虚损偏堕，四制苍术丸。赤箭、当归、芎䓖、芍药：并主疝瘕，搜肝止痛。山茱萸、巴戟、远志、牡丹皮：并主奔豚冷气。熟地黄：脐下急痛。猪脬：疝气坠痛，入诸药煮食。

【阴㿗】地肤子、野苏、槐白皮：并煎汤洗。菟根：涂阴下冷痛，入腹杀人。热灰：上症，醋调涂。白头翁：捣涂，一夜成疮，二十日愈。木芙蓉：同黄檗末，以木鳖子磨醋和涂。雄鸡翅灰：同蛇床子末敷。石灰：同栀子、五倍子末，醋和敷。蜀椒：阴冷渐入囊，欲死，作袋包。

# 64 怎样治疗痛风？

痛风，属风、寒、湿、热、挟痰及血虚、污血。

【风寒风湿】麻黄：风寒、风湿、风热痹痛，发汗。羌活：风湿相搏，一身尽痛，非此不除。同松节煮酒，日饮。防风：主周身骨节尽痛，乃治风去湿仙药。苍术：散风，除湿，燥痰，解郁，发汗，通治上中下湿气。苍耳子：风湿周痹，四肢拘痛，为末煎服。羊踯躅：风湿痹痛走注，同糯米、黑豆、酒、水煎服，取吐利。草乌头：风湿痰涎，历节走痛不止，入豆腐中煮过，晒研，每服五分，仍外敷痛处。薏苡仁：久风湿痹，筋急不可屈伸；风湿身痛，日晡甚者，同麻黄、杏仁、甘草煎服。五加皮：风湿骨节挛痛，浸酒服。枸杞根及苗：去皮肤骨间风。蚯蚓：脚风宜用。穿山甲风痹疼痛，引经通窍。五灵脂：散血活血，止诸痛，引经有效。虎骨：筋骨毒风，走注疼痛，胫骨尤良；白虎风痛膝肿，同通草煮服，取汗；同没药末服；风湿痛，同附子末服。

【风痰湿热】半夏、天南星：并治

风痰、湿痰、热痰凝滞，历节走注。右臂湿痰作痛，南星、苍术煎服。大戟、甘遂：并治湿气化为痰饮，流注胸膈经络，发为上下走注，疼痛麻痹。能泄脏腑经隧之湿。大黄：泄脾胃血分之湿热。酥炒煎服，治腰脚风痛，取下冷脓恶物即止。威灵仙：治风湿痰饮，为痛风要药，上下皆宜。腰膝积年冷病诸痛，为末酒下，或丸服，以微利为效。姜黄：治风痹臂痛，能入手臂，破血中之滞气。桃仁：血滞风痹挛痛。橘皮：下滞气，化湿痰。风痰麻木，或手木，或十指麻木，皆是湿痰死血，以一斤去白，流水五碗，煮烂去滓至一碗，顿服取吐，乃吐痰之圣药也。槟榔：一切风气，能下行。茯苓：渗湿热。竹沥：化热痰。羊胫骨：除湿热，止腰脚筋骨痛，浸酒服。

【补虚】当归、芎䓖、芍药、地黄、丹参：并养新血，破宿血，止痛。牛膝补肝肾，逐恶血，治风寒湿痹，膝痛不可屈伸，能引诸药下行，痛在下者加之。石斛：脚膝冷痛痹弱，酒浸酥蒸，服满一镒，永不骨痛。天麻：诸风湿痹不仁，补肝虚，利腰膝。腰脚痛，同半夏、细辛袋盛，蒸热互熨，汗出则

愈。萆薢、狗脊：寒湿膝痛腰背强，补肝肾。土茯苓：治疮毒筋骨痛，祛风湿，利关节。锁阳：润燥养筋。罂粟壳：收敛固气，能入肾，治骨痛尤宜。松脂：历节风酸痛，炼净，和酥煎服。乳香：补肾活血，定诸经之痛。没药：逐经络滞血，定痛。历节：诸风痛不止，同虎胫骨末，酒服。

【外治】芥子：走注风毒痛，同醋涂。蓖麻油：入膏，拔风邪出外。牛皮胶：同姜汁化，贴骨节痛。驴骨：浴历节风。蚕沙：蒸熨。

| 茯苓：渗湿热。

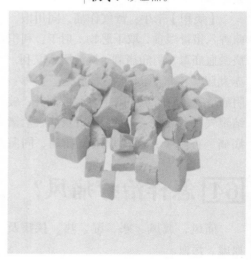

# 65 怎样治疗头痛？

头痛有外感，气虚，血虚，风热，湿热，寒湿，痰厥，肾厥，真痛，偏痛。右属风虚，左属痰热。

【引经】太阳：麻黄、藁本、羌活、蔓荆。阳明：白芷、葛根、升麻、石膏。少阳：柴胡、芎。太阴：苍术、半夏。少阴：细辛。厥阴：吴茱萸、芎䓖。

【湿热痰湿】黄芩：一味酒浸晒研，茶服，治风湿、湿热、相火、偏正诸般头痛。荆芥：散风热，清头目。做枕，祛头项风。同石膏末服，去风热头痛。薄荷：除风热，清头目，蜜丸

服。菊花：头目风热肿痛，同石膏、芎䓖服。蔓荆实：头痛，脑鸣，目泪；太阳头痛，研末浸酒服。水苏：风热痛，同皂荚、芫花丸服。半夏：痰厥头痛，非此不除，同苍术用。栝楼：热病头痛，洗瓤温服。香附子：气郁头痛，同川芎研末服。偏头风，同乌头、甘草丸服。大黄：热厥头痛，酒炒三次，为末，茶服。钓藤：平肝风心热。茺蔚子：血逆，大热头痛。木通、青黛、大青、白鲜皮、茵陈、白蒿、泽兰、沙参、丹参、知母、吴蓝、景天：并主天行头痛。竹笋：并主痰热头痛。东风菜、鹿藿、苦茗：并治风热头痛。清上止痛，同葱白煎服；用巴豆烟熏过服，止气虚头痛。枳壳：并主痰气头痛。枸杞：寒热头痛。竹叶、竹沥、荆沥：并痰热头痛。黄檗、栀子、茯苓、白垩土：并湿热头痛。合王瓜研末服，止疼。石膏：阳明头痛如裂，壮热如火；并风热，同竹叶煎；风寒，同葱、茶煎；风痰，同川芎、甘草煎。犀角：伤寒头痛寒热，诸毒气痛。童尿：寒热头痛至极者，一盏，入葱、豉煎服，陶隐居盛称之。

【风寒湿厥】芎䓖：风入脑户头痛，行气开郁，必用之药。风热及气虚，研末茶服。偏风，浸酒服。卒厥，同乌药末服。防风：头面风去来。偏正头风，同白芷、蜜丸服。天南星：风痰头痛，荆芥丸服。痰气，同茴香丸服。妇人头风，为末酒服。乌头、附子：浸酒服，煮豆食，治头风。同白芷末服，

治风毒痛。同川芎或同高良姜服，治风寒痛。同葱汁丸或同钟乳、全蝎丸，治气虚痛。同全蝎、韭根丸，肾厥痛。同釜墨，止痰厥痛。天雄：头面风去来痛。草乌头：偏正头风，同苍术、葱汁丸服。白附子：偏正头风，同牙皂末服。痰厥痛，同半夏、南星丸服。地肤子：雷头风肿，同生姜擂酒服，取汗。杜衡：风寒头痛初起，末服，发汗。蒴藋：煎酒取汁。蓖麻子：同川芎烧服，取汗。草薢：同虎骨、旋覆花末服，取汗。南藤：酿酒服，并治头风。通草：烧研酒服，治洗头风。菖蒲：头风泪下。杜若：风入脑户，痛肿涕泪。胡卢巴：气攻痛，同三棱、干姜末，酒服。牛膝：脑中痛。当归：煮酒。地黄、芍药：并血虚痛。葳蕤、天麻、人参、黄芪：并气虚痛。苍耳、大豆、黄卷：并头风痹。胡麻：头面游风。百合：头风目眩。胡荽、葱白、生姜：并风寒头痛。杏仁：时行头痛，解肌。风虚痛欲破，研汁入粥食，得大汗即解。桂枝：伤风头痛自汗。皂荚：时气头痛，烧研，同姜、蜜，水服，取汗。山茱萸：脑骨痛。辛夷、伏牛花、空青、曾青：并风眩头痛。

【外治】谷精草：为末滴鼻，调糊贴脑，烧烟熏鼻。玄胡索：同牙皂、青黛为丸。蓖麻仁：同枣肉纸卷，插入鼻内。荞麦面：做大饼，更互合头，出汗。绿豆：作枕去头风。决明、菊花：皆良。麦面：头皮虚肿，薄如裹水，口嚼傅之，良。栀子：蜜和傅舌上，追涎去风甚妙。

097

《本草纲目》秘方全书

学习中国式养生

# 66 眩晕的病因有哪些？应如何治疗？

眩晕，眩是目黑，晕是头旋，皆是气虚扶痰，挟火，挟风或挟血虚，或兼外感四气。

【风虚】天麻：目黑头旋，风虚内作，此非不能除，为治风神药，名定风草。首风旋晕，消痰定风，同川芎，蜜丸服。术：头忽眩晕，瘦削，同面丸服。荆芥：头旋目眩。产后血运欲死，童尿调服。白芷：头风血风眩晕，蜜丸服。苍耳子：诸风头晕，蜜丸服。女人血风头旋，闷绝不省，为末酒服，能通顶门。菊花：男女头风眩运，发落有痰，发则昏倒，四月收，阴干为末，每酒服二钱。秋月收花浸酒或酿酒服。蒴藋根：头风眩晕，同独活、石膏煎酒服。产后血运，煎服。贝母洗恶风寒。目眩项直。杜若：风入脑户，眩倒，目䀮疏。钩藤：平肝风心火，头旋目眩。排风：目赤头旋，同甘草、菊花末。当归：失血眩晕，芎煎服。芎劳：首风旋晕。红药子：产后血晕。附子、乌头、薄荷、细辛、木香、紫苏、水苏、白蒿、飞廉、卷柏、蘼芜、羌活、藁本、地黄、人参、黄芪、升麻、柴胡、山药：并治风虚眩晕。生姜、松花：头眩脑肿，浸酒饮。槐实：风眩欲倒，吐涎如醉，漾漾如舟车上。辛夷：眩冒，身兀兀如在车船上。蔓荆实：脑鸣昏闷。鹿茸：眩晕，或见一为二，半两煎酒，入麝服。

【痰热】天南星：风痰眩晕吐逆，同半夏，天麻、白面煮丸。半夏：痰厥昏晕，同甘草、防风煎服。风痰眩晕，研末水沉粉，入朱砂丸服。金花丸：同南星、寒水石、天麻、雄黄、白面，煮丸服。白附子：风痰，同石膏、朱砂、龙脑丸服。大黄：湿热眩运，炒末茶服。旋覆花、天花粉、前胡、桔梗、黄芩、黄连、泽泻、白芥子：热痰烦运，同黑芥子、大戟、甘遂、芒硝、朱砂丸服。橘皮、荆沥、竹沥：头风旋运目眩，心头漾漾欲吐。枳壳、黄檗、栀子、石胆：女人头晕，天地转动，名曰心眩，非血风也。以胡饼剂和，切小块焙干，每服一块，竹茹汤下。云母：中风寒热，如在舟船上。同恒山服，吐痰饮。石膏风热。铅、汞结砂。

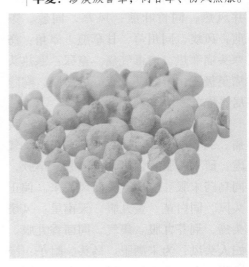

**半夏**：渗痰厥昏晕，同甘草、防风煎服。

# 67 眼目病包括哪些？应怎样治疗？

眼目有赤目传变，内障昏盲，外障翳膜，物伤眯目。

【赤肿】黄连：消目赤肿，泻肝胆心火，不可久服。赤目痛痒，出泪羞明，浸鸡子白点。蒸入乳点。同冬青煎点。同干姜、杏仁煎点。水调贴足心。烂弦风赤，同人乳、槐花、轻粉蒸熨。风热盲翳，同羊肝丸服。胡黄连：浸入乳，点赤目。小儿涂足心。黄芩：消肿赤淤血。芍药：目赤涩痛，补肝明目。桔梗：赤目肿痛。肝风盛，黑睛痛，同牵牛丸服。白牵牛：风热赤目，同葱白煮丸。龙胆：赤肿淤肉高起，痛不可忍，除肝胆邪热，去目中黄，佐柴胡，为眼疾必用之药。暑月目涩，同黄连汁点。漏脓，同当归末服。葳蕤：目痛眦烂泪出，赤目涩痛，同芍药、当归、黄连煎洗。白芷：赤目弩肉，头风侵目痒泪，一切目疾，同雄黄丸服。薄荷：祛风热。烂弦，以姜汁浸研，泡汤洗。荆芥头：目一切风热疾，为末酒服。蓝叶：赤目热痛，同车前、淡竹叶煎洗。山茵陈：赤肿，同车前子末服。王瓜子：赤目痛涩，同槐花、芍药丸服。香附子：肝虚睛痛羞明，同夏枯草末、砂糖水服。头风睛痛，同川芎末，茶服。防己：目睛暴痛，酒洗三次，末服。夏枯草：补养厥阴血脉，故治目痛如神。生姜：目暴赤肿，取汁点之。干姜：目睛久赤，及冷泪作痒，泡汤洗之。西瓜：日干末服。石莲子：眼赤痛，同粳米做粥食。梨汁：点弩肉。赤目，入腻粉、黄连末。甘蔗汁：合黄连煎，点暴赤肿。秦皮：洗赤目肿。暴肿，同黄连、苦竹叶煎服。五倍子：主风赤烂眼，研敷之。或烧过，入黄丹。同白善土、铜青泡洗。乌鸡胆、鸭胆、鸡子白：并点赤目。鸡卵白皮：风眼肿痛，同枸杞白皮嗿鼻。鸡冠血：点目泪不止。驴乳：浸黄连，点风热赤目。

【昏盲】人参：益气明目。酒毒目盲，苏木汤调末服。小心惊后，瞳人不正，同阿胶煎服。黄精：补肝明目，同蔓荆子九蒸九晒为末，日服之。苍术：补肝明目，同熟地黄丸服。同茯苓丸服。青盲雀目、同猪肝或羊肝，粟米汤煮食。目昏涩，同木贼末服。小儿目涩不开，同猪胆煮丸服。玄参：补肾明目。赤脉贯瞳，猪肝蘸末服。当归：内虚目暗，同附子丸服。青蒿子：目涩，为末日服，久则目明。枲耳子：为末，入粥食，明目。地黄：补阴，主目眈无所见。补肾明目，同椒红丸服。麦门冬：明目轻身，同地黄、车前子丸服。决明子：除肝胆风热，淫肤赤白膜，青盲。益肾明目，每日吞一匙，百日后夜见物光。补肝明目，同蔓菁酒煮为末，日服。积年失明，青盲雀目，为末，米饮服。或加地肤子丸服。大豆：肝虚目暗，牛胆盛之，夜吞三七粒。苦荞皮：同黑豆、绿豆皮、决明子、菊花做枕，至老目明。沉香：肾虚目黑，同蜀椒丸服。槐子：久服除热明日除泪，煮饮，或入牛胆中风干吞之。雄鸡胆：目为物伤，同羊胆、鲫鱼胆点。乌鸡肝：风热目暗，做羹食。鸠补肾，益气，明目。

猪肝：补肾明日。雀目，同海螵蛸、黄蜡煮食。同石决明、苍术末煮食。鹿茸：补虚明目。羚羊角：并明目。

【翳膜】白菊花：病后生翳，同蝉花末服。瘀豆生翳，同绿豆皮、谷精草末，煮干柿食。淫羊藿：目昏生翳，同王瓜末服。茼实：目翳瘀肉，倒睫卷毛，同猪肝丸服。谷精草：去翳，同防风末服。痘后翳，同猪肝丸服。天花粉：痘后目障，同

蛇蜕、羊肝煮食。马勃：癜疮入目，同蛇皮、皂角子煅研服。贝母：研末点翳。同胡椒末，止泪。荠根：明日去翳，卧时纳入眦内，久久自落。马齿苋：目中息肉淫肤，青盲白翳，取子为末，蒸熨。杏仁：去油，入铜绿，点翳。楸叶：煨取汁熬，点小儿翳。枸杞汁：点风障赤膜昏疼。蛇蜕：卒生翳膜，和面炙研汤服。痘后翳，同天花粉、羊肝煮食。

# 68 耳病包括哪些？应怎样治疗？

耳病有耳鸣、耳聋。有肾虚，有气虚，有郁火，有风热。耳痛是风热，聤耳是湿热。

【补虚】熟地黄、当归、肉苁蓉、菟丝子、枸杞子：肾虚耳聋，诸补阳药皆可通用。黄芪、白术、人参：气虚耳鸣，诸补中药皆可通用。骨碎：补耳鸣，为末，猪肾煨食。牡荆子：浸酒，治聋。茯苓：卒聋，黄蜡和嚼。猪肾：煮粥，治聋。羊肾：补肾治聋。脊骨，同慈石、白术诸药煎服。

【解郁】柴胡：去少阳郁火，耳鸣、耳聋。连翘：耳鸣辉辉焞焞，除少阳三焦火。牵牛：疝气耳聋，入猪肾煨食。栝楼根：煮汁酿酒服，治聋。金蝎：耳聋，酒服一钱，以闻水声为效。乌鸡屎：卒聋，同乌豆炒，投酒取汗为愈。

【外治】木香：浸麻油煎，滴聋，日四五次。预知子：卒聋，入石榴，酿酒滴。附子：卒聋，醋浸插耳。烧灰，同石菖蒲塞耳，止鸣。石榴：入醋煨熟，入黑李子、仙枣子，滴卒聋。

【耳痛】柴胡、黄芩、龙胆、鼠粘子、商陆：塞。楝实、牛蒡根：熬汁滴耳。木鳖子：耳卒热肿，同小豆、大黄，油调涂。茱萸：同大黄，乌头末，贴足心，引热下行，止耳鸣耳痛。

【虫物入耳】半夏：同麻油滴耳。百部：浸油。苍耳汁、葱汁、韭汁、桃叶汁、姜汁、酱汁、蜀椒、石胆、水银、古钱：煎猪脂。人乳汁、人尿、猫尿、鸡冠血：并滴耳。胡麻：油煎病枕之。杏仁：油滴，并主蚁入耳。稻秆灰：煎汁，滴入耳。薄荷汁：水入耳中，滴之。

# 69 面病包括哪些？应怎样治疗？

面肿是风热。面紫赤是血热。痘是风热，即谷嘴。鼓是血热，即酒皶。鼾黯足风邪客于皮肤，痰饮渍于腑脏，即

雀卵斑，女人名粉滓斑。

【风热】白芷、白附子、薄荷叶、荆芥穗、零陵香、黄芩、藁本香、升

麻、羌活、葛根、麻黄、海藻、防风、远志、白术、苍术：并主阳明风热。牛蒡根：汗出中风面肿，或连头项，或连手足，研烂，酒煎成膏贴之，并服三匙。黑豆：风湿面肿，麻黄汤中加入，取小汗。大黄：头面肿大疼痛，以二两，同僵蚕一两为末，姜汁和丸弹子大，服。辛夷、黄檗、楮叶：煮粥。石膏：并去风热。

【疱痘面黑】蒇蕤：久服，去面上黑痣，好颜色。升麻、白芷、防风、葛根、黄芪、人参、苍术、藁本：并达阳明阳气，去面黑。夏枯草：烧灰，入红豆洗。续随子：茎汁洗野黯，剥人皮。蒺藜、苦参、白及、零陵香、茅香：并洗面黑，去野黯。蓖麻仁：同硫黄、密陀僧、羊髓和涂，去雀斑。同白枣、大枣、瓦松、肥皂丸洗。白蔹：同杏仁研涂，去粉滓酒糟鼻。半夏：面上黑气，焙研醋调涂。白术：渍酒，拭黯疱。艾灰：淋碱，点肝魇。山药、山慈姑、白及、蜀葵花及子、马蔺花：杵，涂皶疱。马齿苋：洗面疱及瘢痕。莙荙子醋浸揩面，去粉滓，光泽。茄笋：酒皶面赤。灰藋灰：点面肝。胡荽：洗黑子。冬瓜仁、叶、瓤并去野黯，悦泽白皙。仁，为丸服，面白如玉。服汁，去面热。李花、梨花、木瓜花、杏花、樱桃花：并入面脂，去黑肝皱皮，好颜色。桃花：去雀斑，同冬瓜仁研，蜜

涂。粉刺如米，同丹砂末服，令面红润。同鸡血涂身面，光华鲜洁。乌梅：为末，唾调涂。樱桃枝：同紫萍、牙皂、白梅，洗雀斑。枸杞子：酒服，去奸疱。蜂子：炒食，并浸酒涂面，去雀斑面疱，悦白。蜂房：酒服，治酸瘤出脓血。牡蛎：丸服，令面白。真珠：和乳敷面，去鼾，润泽。鸡子：白酒或醋浸，一敷疵野面疱。啄木血：服之，面色如朱。白丁香：蜜涂。鹿骨：磨汁涂面，光泽如玉。骨，酿酒饮，肥白。

【瘢痕】蒺藜：洗。葵子：涂。马齿苋：洗。大麦秒：和酥敷。秋冬用小麦秒。寒食饭：涂。冬青子及木皮灰：入面脂。真玉：摩面。马蔺根：洗。禹余粮：身面瘢痕，同半夏、鸡子黄涂，一月愈。白瓷器：水摩。冻凌：频摩。蜀水花：入面脂摩。鸡子黄：炒黑拭之。鸡屎白：炒。铅粉：抓伤面，姜汁调涂。

【面疮】紫草、紫菀、艾叶：醋搽之。妇人面疮，烧烟熏，定粉搽。蓖麻子：肺风面疮，同大枣、瓦松、白果、肥皂为丸，日洗。黄粱米：小儿面疮如火，烧研，和蜜涂。丝瓜：同牙皂烧，擦面疮。枇杷叶：茶服，治面上风疮。桃花：面上黄水疮，末服。杏仁：鸡子白和涂。鲫鱼头：烧，和酱汁，涂面上黄水疮。鸡内金：金腮疮，初生如米豆，久则穿蚀，同郁金敷。

# 70 鼻病包括哪些？应怎样治疗？

鼻渊，流浊涕，是脑受风热。鼻鼽，流清涕，是脑受风寒，包热在内。脑崩臭秽，是下虚。鼻窒，是阳明湿热，生肉。

鼻痛，是阳明风热。

【渊鼽】苍耳子末：日服二钱，能通顶门，同白芷、辛夷、薄荷为末，

葱、茶服。防风：同黄芩、川芎、麦门冬、人参、甘草，末服。川芎：同石膏、香附、龙脑，末服。草乌头：脑泄臭秽，同苍术、川芎，丸服。羌活、藁本、白芷、鸡苏、荆芥、甘草、甘松、黄芩、半夏、南星、菊花、菖蒲、苦参、蒺藜、细辛、升麻、芍药：祛去风热痰湿。头风清涕，同枇杷花末，酒服。栀子、龙脑香、百草霜：鼻出臭涕，水服三钱。石膏、全蝎、贝子：鼻渊脓血，烧研酒服。白芷：流涕臭水，同硫黄、黄丹吹。皂荚：汁，熬膏嚼之。大蒜：同荜茇捣，按囟上，以熨斗熨之。艾叶：同细辛、苍术、川芎末，隔帕安顶门，熨之。附子：葱涎和贴足心。大蒜亦可。

【窒臭】【内治】白薇：肺实鼻塞，不知香臭，同贝母、款冬、百部为末服。天南星：风邪入脑，鼻塞结硬，流浊涕，每次二钱，同甘草、姜、枣煎服。荜澄茄：同薄荷、荆芥丸服。羊肺鼻瘪，同白术、肉苁蓉、干姜、芎为末。日服。

【外治】细辛：鼻塞，不闻香臭，时时吹之。瓜蒂：吹之。或加白矾，或同细辛、麝香，或同狗头灰。蒺藜：同黄连煎汁，灌入鼻中，嚏出肉如蛹。苦瓠汁、马屎汁、地胆汁、狗胆：并滴。菖蒲：同皂荚末塞。蓖麻子：同枣塞，一月闻香臭。白矾：猪脂同塞。同硇砂点之，尤妙。同蓖麻、盐梅、麝香塞，雄黄一块塞，不过十日，自落。铁锈和猪脂塞，经日肉出。醍醐：小儿鼻塞，同木香、零陵香煎膏，涂顶门，并塞之。

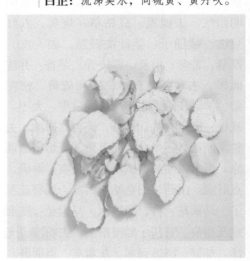

│ 白芷：流涕臭水，同硫黄、黄丹吹。

# 71 唇病包括哪些？应怎样治疗？

脾热则唇赤或肿，寒则唇青或噤，燥则唇干或裂，风则唇动或㖞，虚则唇白五色，湿热则唇沸湿烂，风热则唇生核。狐则上唇有疮，惑则下有疮。

【唇裂】昨叶何草：唇裂生疮，同姜、盐捣擦。黄连：泻火。生地黄：凉血。麦门冬：清热。人参：生津。当归：生血。芍药：润燥。麻油、桃仁、橄榄仁、青布灰、屠儿垢、蜂蜜、猪脂、猪胰、酥。

【唇肿】大黄、黄连、连翘、防风、薄荷、荆芥、蓖麻仁、桑汁、石膏、芒硝：并涂。猪脂：唇肿黑，痛痒不可忍，以瓷刀去血，以古钱磨脂涂之。

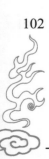

# 72 口舌病包括哪些？应怎样治疗？

舌苦是胆热，甘是脾热，酸是湿热，涩是风热，辛是燥热，咸是脾湿，淡是胃虚，麻是血虚，生胎是脾热闭，出血是心火郁，肿胀是心脾火毒，疮裂是上焦热，木强是风痰湿热，短缩是风热。舌出数寸有伤寒、产后、中毒、大惊数种。口糜是膀胱移热于小肠，口臭是胃火食郁，喉腥是肺火痰滞。

【舌胀】甘草：木强肿胀塞口，不治杀人，浓煎噙漱。龙脑香：伤寒舌出数寸，掺之随消。冬青叶：舌胀出口，浓煎浸之。巴豆：伤寒后舌出不收，纸卷一枚纳鼻中，自收。黄檗：浸竹沥。木兰皮汁。伏龙肝：和醋，或加牛蒡汁。鲫鱼头：烧。鸡冠血：中蜈蚣毒，舌胀出口，浸之咽下。五灵脂：重舌，煎醋漱。

【舌衄】生地黄：同阿胶末，米饮服。汁和童尿酒服。黄药子：同青黛水服。蒲黄：同青黛水服，并敷之。同乌贼骨敷。蓖麻油：点灯熏鼻自止。茜根、黄芩、大黄、升麻、玄参、麦门冬、艾叶、飞罗面：水服。豆豉：水煎服。赤小豆：绞汁服。黄檗：蜜炙，米饮服。槐花：炒服并掺。

【舌苦】柴胡、黄芩、苦参、黄连、龙胆：泻胆。麦门冬：清心。枳椇：酒毒。

【舌甘】生地黄、芍药、黄连。

【舌酸】黄连、龙胆：泻肝。神曲、萝卜：消食，嚼。

【舌辛】黄芩、栀子：泻肺。芍药：泻脾。麦门冬：清心。

【舌淡】白术：燥脾。半夏、生姜：行水。茯苓：渗湿。

【舌咸】知母：泻肾。乌贼骨：淡胃。

【舌涩】黄芩：泻火。葛根：生津。防风、薄荷：祛风热。半夏、茯苓：去痰热。

【口糜】桔梗：同甘草煎服。麦门冬、玄参、赤芍药、连翘、秦艽、薄荷、升麻、黄连、黄芩、生地黄、知母、牡丹、木通、甘草、石斛、射干、附子：口疮，久服凉药不愈，理中加附子反治之，含以官桂。栗子：小儿口疮，日煮食之。蜀椒：口疮久患者，水洗面拌煮熟，空腹吞之，以饭压下，不过再服。龙脑：经络火邪，梦遗口疮，同黄檗，蜜丸服。

【噙漱】细辛：口舌生疮糜烂，同黄连或黄檗末掺之，名赴筵散。外以醋调贴脐。黄连：煎酒呷含。同干姜末掺之，名水火散。升麻：同黄连末噙。甘草：同白矾。天门冬：口疮连年，同麦门冬、玄参丸噙。蔷薇根：日久延及胸中，三年以上者，浓煎含漱。夏用枝叶。豉：口舌疮，炒焦，含一夜愈。米醋：浸黄檗。萝卜汁、姜汁：并漱满口烂疮。杏仁：少入腻粉，卧时细嚼吐涎。槟榔：烧，入轻粉掺。甜瓜、西瓜：含。细茶、凫茈灰、梧桐子灰、没石子：同甘草，并掺口疮。黄檗：口舌疮，蜜浸含之。蚕茧：包蓬砂焙研，掺。白僵蚕：炒研蜜和。晚蚕蛾、蚕纸灰、鲫鱼头：烧，并掺。蛇：皮拭。

【上治】天南星：同密陀僧末，醋调贴眉心，二时洗去。巴豆：油纸贴眉心。或贴囟门，起泡，以菖蒲水洗去。

【下治】细辛：醋调贴脐。生南星：

《本草纲目》秘方全书 学习中国式养生

或加草乌，或加黄檗。黄连同黄芩、黄檗，水调，贴足心。白矾化汤濯足。

【口臭】大黄：烧研揩牙。细辛：同白豆蔻含。香薷、鸡苏、藿香、益智、缩砂、草果、山姜、高良姜、山奈、甘松、杜若、香附：掺牙。黄连、白芷、薄荷、荆芥、芎、蒲、茴香、莳萝、胡荽、斜蒿、莴苣、生姜、梅脯、橄榄、橘皮、橙皮、卢橘、蜀椒、茗、沙糖、甜瓜子、木槿花、乳香、丁香、檀香：清晨含。明矾：入麝香，擦牙。

【喉腥】知母、黄芩：并泻肺热，喉中腥气。桔梗、桑白皮、地骨皮、五味子、麦门冬。

# [73] 咽喉病包括哪些？应怎样治疗？

咽痛是君火，有寒包热。喉痹是相火，有嗌疽，俗名走马喉痹，杀人最急，唯火及针焠速，次则拔发咬指，吐痰嗜鼻。

【降火】甘草：缓火，去咽痛，蜜炙煎服。肺热，同桔梗煎。桔梗：去肺热。利咽隔，喉痹毒气，煎服。知母、黄芩：并泻肺火。薄荷、荆芥、防风：并散风热。玄参：去无根之火。急喉痹，同鼠粘子末服。发斑咽痛，同升麻、甘草煎服。白头翁：下痢咽痛，同黄连、木香煎服。麦门冬：虚热上攻咽痛，同黄连丸服。缩砂：热咳咽痛，为末水服。蔷薇根：尸咽，乃虫尸上蚀，痛痒，语声不出，同甘草、射干煎服。栝楼：皮咽喉肿痛，语声不出，同僵蚕、甘草末服。乌敛莓：同车前、马蔺杵汁咽。络石：喉痹欲死，煎水呷之。灯心草：烧灰，同盐吹喉痹甚捷。同蓬砂，同箬叶灰皆可。同红花灰，酒服一钱，即消。葛蔓：卒喉痹，烧服。豆豉：咽生息肉，刺破出血，同盐涂之，神效。白面：醋和涂喉外。水苦荬：磨服。西瓜汁、橄榄、无花果、苦茗：并噙咽。龙脑香：同黄檗、灯心、白矾烧吹。腊猪尾：烧灰，水服。败笔头饮服二钱。

【风痰】羌活：喉闭口噤，同牛蒡子煎灌。升麻：风热咽痛，煎服，或取吐。半夏：咽痛，煎醋呷。喉痹不通，吹鼻。同巴豆、醋，同熬膏化服，取吐。天南星：同白僵蚕末服。菖蒲：汁烧铁锤淬酒服。贝母、细辛、远志：并吹之。蛇床子：冬月喉痹，烧烟熏之，其痰自出。蓖麻油：烧燃熏焠，其毒自破。仁，同朴硝研水服，取吐。麻黄：尸咽痛痒，

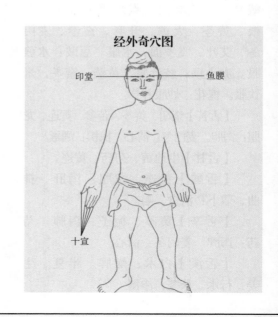

经外奇穴图

印堂 —— 鱼腰

十宣

典藏精品版

认识中国第一药典

烧熏。苍耳根：缠喉风，同老姜研酒服。木贼：烧服一钱，即血出。高良姜：同皂荚吹鼻。葱白、独蒜：并塞鼻。百合、桑耳：并浸蜜含。生姜汁：和蜜服，治食诸禽中毒，咽肿痹。秦椒、瓜蒂：并吐风痰。桃皮、荔枝：根并煮含。山柑皮、桂皮、荆沥：并含咽。干漆：喉痹欲死，烧烟吸之。巴豆：烧烟熏焠，纸卷塞鼻。皂荚：急喉痹，生研点之，即破，外以醋调涂之。乌药：煎醋。桐油、无患子研灌，并吐咽，烧服。枸橘叶：咽喉成漏，煎服。猪脑：喉痹已破，蒸熟，入姜食之。

## 74 音声病包括哪些？应怎样治疗？

喑有肺热，有肺痿，有风毒入肺，有虫食肺。瘖有寒包热，有狐惑。不语有失音，有舌强或痰迷，有肾虚喑痱。

【邪热】桔梗、沙参、知母、麦门冬：并除肺热。木通、菖蒲：并出音声。小儿卒喑，麻油泡汤服。黄芩：热病声喑，同麦门冬丸服。人参：肺热声瘖，同诃子末噙。产后不语，同菖蒲服。牛蒡子：热时声瘖，同桔梗、甘草煎服。青黛：同薄荷，蜜丸含。赤小豆：小儿不语，酒和敷舌。萝卜：咳嗽失音，同皂荚煎服。汁，和姜汁服。梨汁：客热中风不语，卒喑风不语。同竹沥、荆沥、土地汁熬膏服。诃黎勒：小便煎汁含咽。感寒失音，同桔梗、甘草、童尿，并水煎服。久咳嗽失音，加木通。天竺黄：并治痰热失音，中风不语。猪脂：肺伤失音，同生姜煮，蘸白及末食。猪油：肺热暴喑，一斤炼，入白蜜，时服一匙。酥、人乳：失音，和竹沥服。卒不得语，和酒服。中风不语，舌强，和酱汁服。

【风痰】羌活：贼风失音。中风口噤不语，煎酒饮，或炒大豆投之。小儿，同僵蚕，入麝香、姜汁服。蘘荷根：风冷失音，汁和酒服。天南星：诸风口噤不语，同苏叶、生姜煎服。黄芪：风喑不语，同防风煎汤熏之。红花：男女中风，口噤不语，同乳香服。远志：妇人血噤失音。白术：风湿舌木强。防己：毒风不语。附子：口卒噤喑，吹之。白附子：中风失音。黑大豆：卒然失音，同青竹算子煮服。卒风不语，煮汁或酒含之。豉汁：卒不得语，入美酒服。酒：咽伤声破，同酥调干姜末服。干姜：卒风不语，安舌下。橘皮：卒失音，煎呷。杏仁：润声气。桂：风僻失音，安舌下咽汁，同菖蒲煎服。东家鸡栖木：失音不语，烧灰水服，尽一升，效。

## 75 牙齿病包括哪些？应怎样治疗？

牙痛，有风热，湿热，胃火，肾虚，虫龋。

【风热、湿热】秦艽：阳明湿热。黄芩：中焦湿热。白芷：阳明风热。同细辛掺。入朱砂掺。黄连：胃火湿热。牙痛恶热，揩之立止。升麻：阳明本经药，主牙根浮烂疳蜃。胃火，煎漱。羌活：风热，煮酒漱。同地黄末煎服。当归、牡丹、白头翁、薄荷：风热。荆芥：风热，同葱根、乌桕根煎服。细辛：和石灰掺。缩砂仁嚼。荜茇：并去口齿浮热。木鳖子：搐鼻，如神。附子尖：同天雄尖、蝎梢末，点之即止。大黄：胃火牙痛。烧研揩牙。同地黄贴之。生地黄：牙痛牙长，并含咋之，食蟹龈肿，皂角蘸汁炙研，掺之。苍术：盐水浸烧，揩牙，祛风热、湿热。香附：同青盐、生姜，日擦固齿。同艾叶煎漱。桂花风虫牙痛。辛夷面肿引痛。乳香：风虫嚼咽。地骨皮虚热上攻，同柴胡、薄荷，水煎漱。丁香：远近牙痛，同胡椒、荜茇、全蝎末点之，立止。枫香：年久齿痛。龙脑：同朱砂。

全蝎、五灵脂：恶血齿痛，醋煎漱。羊胫骨灰：湿热，同当归、白芷擦。

【肾虚】旱莲草：同青盐炒焦，揩牙，乌须固齿。补骨脂：同青盐日揩。风虫，同乳香。蒺藜：打动牙痛，擦漱。骨碎补：同乳香塞。独蒜：熨。甘松：同硫黄煎漱。牛膝：含漱。硫黄：肾虚，入猪脏煮丸服。羊胫骨灰：补骨。

【虫牙】桔梗：同薏苡根，水煎服。大黄：同地黄贴。镜面草、蜀羊泉、紫蓝：并点。雀麦：同苦瓠叶煎醋炮，纳口中，引虫。覆盆子：点目取虫。荜茇：同木鳖子滴鼻。细辛、莽草、苦参：恶实并煎漱。韭根同泥贴，引虫。茄根汁涂。烧灰贴。银杏：食后生嚼一二枚。杨梅根皮、酸榴根皮、吴茱萸根：并煎漱。杏仁：煎漱或烧烙。皂荚子：醋煮烙之。

# 76 怎样治疗狐臭？

狐臭有体臭，腋臭，漏臭。

【内治】花蜘蛛：二枚，捣烂酒服，治狐臭。鳝鱼：做腥，空肠饱食，覆取汗，汗出如白胶，从腰脚中出，后以五木汤浴之，慎风一日，每五日一做。水乌鸡：生水中，形似家鸡，香油入姜汁四两，炒熟，用酒醋三四碗同食，嚼生葱下，被盖出汗，数次断根，不忌口。

【外治】苏子：捣涂。青木香：切片，醋浸一宿夹之，数次愈。郁金：鸦、鹊等一切臭。木馒头：煎洗后，以炉底末敷。甘遂：二两为末，掺新杀牙猪肉上，乘热夹之。内服热甘草汤，必大泄气不可近。百草灰：水和熏洗，酥和饼夹之，干即易，疮出愈。小龙眼核六个，胡椒十四粒，研汁擦之，三次愈。密陀僧：油和涂。蒸饼切开，掺末夹之。

# 77 怎样治疗须发病？

【内服】菊花：和巨胜、茯苓，蜜丸服，去风眩，变白不老。旱莲：内煎膏服，外烧揩牙，乌髭发，益肾阴。汁涂，眉发生

速。做膏点鼻中，添脑。常春藤、扶芳藤、络石、木通、石松：并主风血，好颜色，变白不老，浸酒饮。白蒿、青蒿、香附：并长

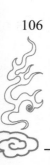

毛发。胡桃、蜀椒：并久服，变白生毛发。干柿：同枸杞子丸服，治女人蒜发。榴花：和铁丹服，变白如墨。松子、槐实、桑寄生、放杖木、女贞实、不凋木、鸡桑叶、南烛：并久服变白，乌须发。桑椹：蜜丸服，变白。鳖肉：长须发。

【发落】半夏：眉发脱落，涂之即生。骨碎补：病后发落，同野蔷薇枝煎刷。香薷：小儿发迟，同猪脂涂。茉莉花：蒸油。蓬藟子：榨汁。芭蕉油、蓖麻子、金星子、兰草、蕙草、昨叶何草：并浸油梳头，长发令黑。胡麻油及叶、大麻子及叶：并沐日梳，长发。甜瓜叶：汁并涂发，令长黑。皂荚、地黄：姜汁炙研，揩牙乌须。鸡子白、猪胆：沐头解脏。豹脂：朝涂暮生。犬乳：涂赤发。

【发白】栝楼：同青盐、杏仁煅末，拔白易黑，亦揩牙。百合、姜皮：并拔白易黑。狼把草、黑豆：煎醋染发。胡桃：和胡粉，拔白生黑。烧，同贝母，揩牙乌须。青皮：皮肉及树皮根，皆染须发。余甘子：合铁粉，涂头生须发。

# [78] 怎样治疗丹毒？

丹毒，火盛生风，亦有兼脾胃气郁者。

【内解】连翘、防风、薄荷、荆芥、大青、黄连、升麻、甘草、知母、防己、牛蒡子、赤芍药、金银花、生地黄、牡丹皮、麻黄、射干、大黄、漏芦、红内消、萹蓄：汁服。积雪草：捣汁服。水甘草：同甘草煎服。攀倒甑：同甘草煎服。旋花根：汁服。马齿苋：汁服。芸薹：汁服，并敷。

【生眉】白鲜皮：眉发脆脱。香附：长须眉。苦参、仙茅：大风，眉发脱落。昨荷叶草：生眉发膏为药。半夏：眉发脱落，涂之即生。芥子：同半夏、姜汁。蔓菁子：醋和，并涂。生姜：擦。柳叶：同姜汁，擦眉落。雄黄：和醋涂。雁肪：涂。蒜汁：眉毛动摇，目不能瞬，唤之不应，和酒服，即愈。

菊花：流和巨胜、茯苓，蜜丸服，去风眩，变白不老。

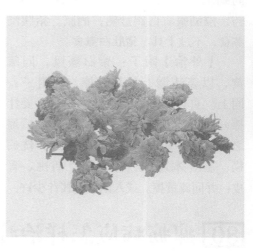

【外治】黄芩、苦芙、马兰、白芷：葱汁调，亦煎浴。水苔、水蘋、浮萍：并涂。景天、蒴藋、蛇衔、生苎、水藻、牛膝：同甘草、伏龙肝。蓖麻子、大黄：磨水。蓝叶、淀汁、芭蕉根汁。赤小豆：洗浴，及敷之。菘菜、芸薹、大蒜、胡荽、干姜：蜜和。鸡肠草、葱白汁。桃仁、慈姑：叶涂。槟榔：醋调。枣根：洗。榆白皮：鸡子白和涂，煎沐。五加皮：洗。和铁槽水涂。

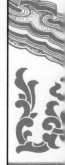

《本草纲目》秘方全书　学习中国式养生

# [79] 如何治疗疬疡癜风？

病疡是汗斑，癜风是白斑片，赤者名赤疵。

【内治】蒺藜：白癜风，每酒服二三钱。女萎、何首乌：白癜，同苍术、荆芥等份，皂角汁煎膏，丸服。胡麻油：和酒服。桑枝：同益母草熬膏服。枳壳：紫癜风。牙皂：白癜风，烧灰酒服。花蛇：白癜疬疡斑点，酒浸，同蝎梢、防风末服。乌蛇：同天麻诸药，浸酒服。白鸽炒熟，酒服。猪胰浸蒸食，不过十具。猪肚白煮食。

【外治】附子：紫白癜风，同硫黄，以姜汁调，茄蒂蘸擦。白附子：同上。贝母：紫白癜斑，同南星、姜汁擦。同百部、姜汁擦。同干姜，浴后擦之，取汗。知母：醋磨涂。茵陈：洗疬疡。笋、木莲藤：汁并擦。胡桃、青皮：并同硫黄擦。或入硇砂，酱汁少许。

杏仁：每夜擦。熏陆香：同白蔹揩。桑柴灰：蒸汁热洗。猫儿刺叶：烧淋熬膏，涂白癜。鳝鱼：同蒜汁、墨汁，频涂赤疵。丹鸡血，翅下血涂。驴尿：和姜汁洗。

| 蒺藜：白癜风，每酒服二三钱。

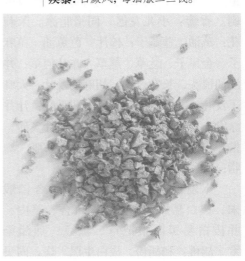

# [80] 瘰疬病应怎样治疗？

【内治】夏枯草：煎服，或熬膏服，并贴，入厥阴血粉，乃瘰疬圣药也。连翘：入少阳，乃瘰疬必用之药。同脂麻末，时食。马刀挟瘿，同瞿麦、大黄、甘草煎服。海藻：消瘰疬，浸酒日饮，滓为末服。蛇盘疬，同僵蚕丸服。昆布：为末浸酒，时时含咽，或同海藻。玄参：散瘰疬结核，久者生捣敷之。何首乌：日日生服，并嚼叶涂之。土茯苓久溃者，水煎服。白蔹：酒调多服，并生捣涂之。薄荷：取汁，同皂荚汁熬膏，丸药服。木鳖子：鸡子白蒸食。白鲜皮：煮食。水荭子：末服。蓖麻子：每夜吞二三枚。同白胶香熬膏服。同松脂研贴。芫花根：初起，擂水服，吐利之。月季花：同芫花，酿鲫鱼煮食。连翘、玄参煮过之。胡桐：泪瘰疬，非此不除。桑椹：汁熬膏内服。巴豆：小儿瞤瘰疬，人鲫鱼内，草包煅研，粥丸服，取利。黄蜡：同白矾丸服。

【外治】山慈姑：磨酒涂。莽草：鸡子白调涂。地菘生涂。半夏：同南星、鸡子白涂。草乌头：同木鳖子涂。猫儿眼草：熬膏涂。商陆切片，艾灸。车前草：

典藏精品版

认识中国第一药典

同乌鸡屎涂。紫花地丁：同蒺藜涂。青黛：同马齿苋涂。毛蓼：纳入，引脓血。葶苈：已溃，做饼炙。白及：同贝母、轻粉敷。蒜：同茱萸，涂恶核肿结。芥子：和醋涂。干姜：做挺纳入，蚀脓。山药：少阳经分疙瘩，不问浅深，同蓖麻子捣贴。堇菜：寒热瘰疬，结核鼠漏，为末煎膏，日贴之。桑菰：同白草霜涂。胡桃：和松脂涂。桃白皮：贴。杏仁：炒，榨油涂。鼠李：寒热瘰疬，捣敷。枫香：同蓖麻子贴。楸叶：煎膏。消石、芒硝：并下。蚯蚓：同乳、没诸药涂。

【结核】天南星：治痰瘤结核，大者如拳，小者如粟，生研涂之。甘遂：同大戟、白芥子为丸，治痰核。金星草：末服。桔梗、玄参、大黄：酒蒸。白头翁、连翘、射干、三棱、莪术、黄芩、海藻、昆布、海带、蒲公英：并散颈下结核。蒜：同茱萸捣，涂恶核肿结。百合：同蓖麻研涂。

# 81 怎样治疗各种疮病？

【疗疮】苍耳：根汁，和童尿服，或葱酒服，取汗；灰，同醋涂，拔根。草乌头：同葱白丸服，取汗。同巴豆贴，拔根。同川乌头、杏仁、白面涂。菊花叶：疗肿垂死，捣汁服，入口即活，神验方也。冬用根。莶：擂酒服。常春藤：和蜜服。苍苠汁服。金沸草、益母草：捣汁服，渣涂。烧灰纫人，拔根。荆芥：煮服，及醋捣涂。紫花地丁：擂水服，同葱、蜜涂。艾灰汁：和石灰点之，三遍拔根。米醋：以面围，热淋之。蒲公英：擂酒服，取汗。丝瓜叶同葱白、韭菜，研汁和酒服，渣敷。银杏：油浸研，盒水疗。荔枝：同白梅。

【恶疮】牛膝：卒得恶疮，不识，捣涂。贝母：烧灰，油调，敷人畜恶疮，敛口。藿香：冷疮败烂，同茶烧敷。黄芩：恶疮蚀疽。秦艽：掺诸疮口不合。苍耳：恶疮，捣汁服，并敷。芎：同轻粉涂。菖蒲：湿疮遍身，为末卧之。忍冬同雄黄，熏恶疮。无心草：敷多年恶疮。草乌头、地榆、沙参、黄芩花：并涂恶疮脓水。何首乌、燕蓐草、瞿麦、扁竹：并敷浸淫恶疮。豆豉、寒食饭：敷一切恶疮。芸薹菜：煨捣，熨异疽。油涂风疮。繁缕汁：涂恶疮，有神效之功。鸡肠草：灰，和盐主治一切恶疮、反花疮。马齿苋：封积年疮。烧敷反花疮。蒲公英、冬瓜叶：并敷多年恶疮。苦苣：对口恶疮，同姜擂服，并傅。

【疥癣】苦参、菖蒲、剪草、百部：并浸酒服。艾叶：烧烟熏，煎醋涂，烧灰搽。淫羊藿、青蒿、山茵陈、乌头、马鞭草：并洗。胡麻油、芸薹子油已上或涂、或洗、或服。胡麻：生嚼，涂坐板疮。丝瓜皮焙研，烧酒涂坐板疮。粟米泔、灰藋、藜叶、冬瓜藤：并洗疥疮。蒜、马齿苋、丝瓜：叶擦。土菌灰、杏仁、桃叶、桃仁、鹿梨根、楹樟木皮、银杏：嚼。并涂疥癣。胡桃：同雄黄、熟艾捣，裹阴囊。山楂、杨梅树皮、樟材、钓樟、柳华及叶：并洗疥癣。枫香：同黄檗、轻粉涂。松脂同轻粉擦。乳香、没药、血竭、皂荚煮猪肚食。樟脑、芦荟、黄檗、樗根自皮及叶。对口恶疮，同姜擂服，并敷。丝瓜根：诸疮久溃，熬水扫之。大凉。慈姑叶：并涂恶疮。桃白皮㓰恶疮。杏仁：入轻粉，涂诸疮肿痛。马槟榔：恶疮肿痛，内食一枚，外嚼涂之。

【杨梅疮】土茯苓：治疗杨梅疮及杨梅风，并服轻粉成筋骨疼、瘫痪、痈疽，为必用之药。每用四两，入皂荚子七粒，煎水代茶。或加牵牛，或加苦参、五加皮，或加防风、薏苡仁、木通、木瓜、白鲜皮、金银花、皂荚子，煎服。筋骨疼，虚人，同人参丸服。蔷薇根：年久筋骨痛，煮酒饮。或加木瓜、五加皮、茯苓、当归。大黄：初起者，同皂荚刺、郁金、白牵牛末，酒服。野菊：同枣根煎洗。胡桃同槐花、红枣、轻粉丸服。椰子壳：筋骨痛，研末，热酒服，取汗。乌梅：炒焦，油调搽。葡萄汁：调药。杏仁、细茶、木瓜、槐花四两，炒，煎酒热服。黄檗：去湿热。同乳香末、槐花，水和涂。大风子：和轻粉涂。

【风癞】苦参：热毒风、大风、肺风、肾风生疮，遍身瘙痒，皂荚膏丸服。同荆芥丸，浸酒饮。煮猪肚食，取虫数万下。何首乌：大风，同胡麻九蒸九晒服。长松：同甘草煎服，旬日即愈。黄精蒸食。草乌头：油、盐炒，为丸服。马矢蒿：末服。马鞭草：末服。浮萍：煎服，末服，并洗。凌霄花同地龙、蚕、蝎，末服。栝楼：浸酒。白蒿：酿酒。艾汁酿酒。狼毒：同秦艽

服。大黄：同皂角刺服。牛膝：骨疽癞病。酒服。白鲜皮：一切热毒风疮赤烂，眉发脱脆皮急。羌活、防风、巴戟天、黄芪、牡丹、天雄：并主癞风。蓖麻子：黄连水浸吞。地黄叶：恶疮似癞十年者，捣敷。

【热疮】败酱：暴热火疮赤气。葛根：敷小儿热疮。青黛、蓝叶、酸浆子、龙葵、野菊根、天花石：同滑石、生百合并涂天泡热疮。桃仁：并敷黄烂疮。莲房灰：和井泥。荷花：并贴天泡疮。

【手疮】甘草、地榆、蜀椒、葱、盐、硝石：并煎汤，渍代指。土蜂窠：同乳香、醋、海苔、麦醋精炒末，并敷手背肿痛。水蛇皮：裹天蛇毒，数日当有虫出，如蛇状。

【足疮】石胆：煅。牡蛎：生研服，并敷。草乌头：远行足肿，同细辛、防风掺鞋内。木鳖子：湿疮足肿，同甘遂入猪肾煮食，下之。食盐：手足心毒，同椒末，醋涂。

【头疮】菖蒲：生涂。艾灰、蓼子：同鸡子白、蜜。镜面草同轻粉、麻油。鸡肠草：烧灰，同盐。蒺藜、苦参、木耳蜜和。小麦烧敷。红曲嚼涂。胡麻嚼涂。糯饭人轻粉。豆油、豆豉：薄汁，和泥包烧，研涂。乌梅烧。杏仁烧。桃枭烧，入轻粉。槟榔磨粉。黄檗、枳实：烧研，同醋。肥皂烧，同轻粉、麻油。木芙蓉油和。鲫鱼酿附子炙，和蒜研。咸鱼右煎取滓。

【秃疮】皂荚、蓝、苦瓠藤、盐：并煎汤洗。桑葚：汁日服，治赤秃，先以桑灰汁洗。香薷汁，和胡粉。黄葵

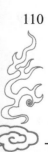

花：同黄芩、大黄末。桃花末，或同萱。桃奴同黑豆末。杏仁七个，青钱一个，捣烂，灯油调涂。

【痔疮】黄连：同芦荟、蟾灰，同款冬花。桔梗：同茴香烧灰。黄矾：同白矾、青黛烧。马悬蹄：灰，入磨香。铜青：同人中白，敷走马疳。同枯矾。同蜘蛛、麝香，并敷牙疳。雄黄：同铜绿，同葶苈，同天南星，同枣烧，并涂走马急疳。

【阴疮】甘草：煎蜜，涂阴头粟疮，神妙。胡粉、杏仁或白果炒过，研涂。阴疮浸淫，同枯矾。蜂蜜：先以黄檗水洗，乃涂。木香：同黄连、密陀僧。五倍子：同蜡茶、轻粉。蛇床子：

同浮萍、荷叶煎汁洗。狼牙草、越瓜、蜀椒、茱萸、五加皮、槐枝：并煎水。

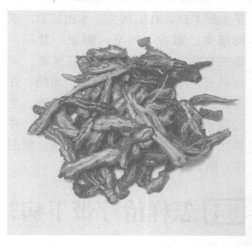

黄连：同芦荟、蟾灰可治痔疮。

# 82 怎样治疗外伤诸疮？

【漆疮】蜀椒：洗，涂鼻孔，近漆亦不生疮。芥、苋、薄荷、山楂、茱萸、荷叶、杉材、黄栌、柳叶、铁浆、新汲水：并洗。韭汁。白菘汁。鸡肠草汁。蜀羊泉汁。井中苔、萍、蓝汁。猪肉：内食肉，外嚼稷米涂。

【冻疮】甘草：煎水洗，涂以三黄末。麦苗：煮汁。茄根、茎、叶：煮汁。马屎煮汁。酒糟浸水。米醋、热汤：并浸洗。姜汁熬膏。桐油熬发。鼠熬猪脂。附子面调。大黄水调。黄檗：乳调，或加白蔹。藕蒸杵。

【灸疮】黄芩：灸疮血出不止，酒服二钱即止。白鱼：灸疮不发，做脍食。青布灰。鳢肠：并贴灸疮。薤白：煎猪脂涂。灶中黄土：煮汁淋洗。

【汤火伤疮】柳叶：汤火毒入腹热

闷，煎服。皮，烧敷。人尿：火烧，不识人，发热，顿饮一二升。生萝卜：烟熏欲死，嚼汁咽。当归：煎麻油、黄蜡。丹参：同羊脂。

甘草：煎水洗，涂以三黄末，可治冻疮。

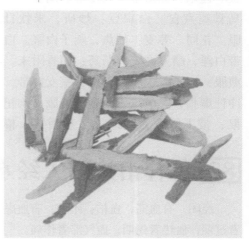

《本草纲目》秘方全书

学习中国式养生

## 83 如何治疗诸虫伤？

【蛇虺伤】贝母：酒服至醉，毒水自出。丝瓜：根擂生酒饮醉，立愈。白芷水服半两，扎定两头，水出即消。或同雄黄、麝香、细辛，酒服。甘草：毒蛇伤人，目黑口噤，毒气入腹，同白矾末，冷水服二钱。麻油、米醋：并急饮二碗，毒即散。五叶藤、茴香、半边莲、樱桃叶、小青、大青、水蘋：并捣汁服，滓敷。络石：服汁并洗。紫荆皮：煎服并洗。

【蜂虿伤】贝母：酒服。雄黄：磨醋。菩萨石、梳垢、麝香、牛酥、牛角：灰。牛屎：灰。蟹壳：烧。甲煎、楮汁、苋汁、茱萸、蛇含、葵花、灰藿、人参：嚼。白兔蕾、五叶藤、尿坑泥、檐溜下泥：并涂蜂伤。小蓟、恶实、葵叶、鬼针：并涂蝎伤，仍取汁服。黄丹、硇砂、土槟榔、地上土、白矾：同南星。鸡子、木碗：并合之。

## 84 怎样治疗带下病？

带下，是湿热夹痰，有虚，有实。

【带下】苍术：燥湿强脾，四制丸服。艾叶：白带，煮鸡子食。石菖蒲：赤白带下，同破故纸末服。白芷：漏下赤白，能蚀脓。白带冷痛腥秽，同蜀葵根、白芍、枯矾，丸服。石灰淹过，研末酒服。草果：同乳香末服。糯米：女人白淫，同花椒烧研，醋糊丸服。莲米：赤白带，同江米、胡粉，入乌骨鸡煮食。白扁豆：炒研，米饮日服。花同。荞麦：炒焦，鸡子白服。白带白淫，醋煮丸服。芍药：同香附末，煎服。同干姜末服。狗脊：室女白带，冲任虚损，关节重，同鹿茸丸服。枸杞根：带下脉数，同地黄，煮酒饮。椿根、白皮：同滑石丸服。同干姜、芍药、黄檗，丸服。木槿皮：煎酒，止带下，随赤白用。榆荚仁：和牛肉做食，止带下。茯苓：丸服。松香酒煮，丸服。槐花：同牡蛎末，酒服。冬瓜仁：炒研，汤服。牡荆子炒焦，饮服。益母子：为末，汤服。夏枯草：为末，饮服。鸡冠花：浸酒饮，或末服。马齿苋：绞汁，和鸡子白服。大蓟：根浸酒饮。酢浆草：阴干，酒服。椒目：炒研，水服。搅于同石菖蒲，末服。韭汁：同童尿，露一夜，温服。葵叶、葵花：治带下，目中溜火，和血润燥，为末酒服，随赤白用。蜀根葵：散脓血恶汁，治带下。

## 85 怎样治疗妇人经水病？

经闭，有血滞，血枯；不调，有血虚者过期，血热者先期，血气滞者作痛。

【活血流气】香附：血中之气药。生用上行，熟用下行，炒黑则止血。童尿制，入血分补虚；盐水制，入血分润燥。酒炒行经络，醋炒消积聚，姜炒化痰饮。得参、术，补气；得归、芎，补血；得苍术、芎，解郁；得栀子、黄连，降火；得厚朴、半夏，消胀；得神曲、枳实，化食；得紫苏、葱白，解表邪；得三棱、莪术，消积磨块；得茴香、破故纸，引气归元；得艾叶，治血气，暖子宫。乃气病之总司，为女科之仙药。当归：一切气，一切劳。破恶血，养新血，补诸不足。妇女百病，同地黄丸服。月经逆行，同红花煎服。血气胀痛，同干漆丸服。丹参：破宿血，生新血，安生胎，落死胎，止血崩带下，调经脉，或前或后，或多或少，兼治冷热劳，腰脊痛，骨节烦疼，晒研，每服二钱，温酒调下。芎：一切气，一切血，破宿血，养新血，搜肝气，补肝血，润肝燥，女人血闭无子，血中气药也。芍药：女子寒血闭胀，小腹痛，诸老血留结，月经不调。生地黄：凉血生血，补真阴，通月水。兰草：生血和气，养营调经。泽兰：营气，破宿血，主妇人劳瘦，女科要药也。玄胡索：月经不调，结块淋露，利气止痛，破血，同当归、橘红丸服。柴胡：妇人热入血室，寒热，经血不调。黄芩下女子血闭淋漏。茅根月水不匀，淋沥，除恶血。菖蒲根：通经脉，宜妇人。醍醐菜：擂酒，通经。茶汤入砂糖少许，露一夜，

服即通，不可轻视。铅霜：室女经闭，烦热，生地黄汁服。木香、乳香、乌药、白芷、桑耳：并主血气。荔枝核：血气痛，同香附末服。荜茇：血气痛，经不调，同莒黄丸服。附子：通经，同当归煎服。芥子：酒服末，通月水。韭汁：治经脉逆行，入童尿饮。丝瓜：为末，酒服，通月经。土瓜根：经水不利，同芍药、桂枝、䗪虫为末，酒服。薏苡根：煎服，通经。牛膝：血结，经病不调，同干漆，地黄汁丸服。木麻：月闭症瘕，久服令人有子。

【益气养血】人参：血虚者益气，阳生则阴长也。术：利腰脐间血，开胃消食。熟地黄：伤中胞胎，经候不调，冲任伏热，久而无子，同当归、黄连，丸服。

**人参：** 血虚者益气，阳生则阴长。

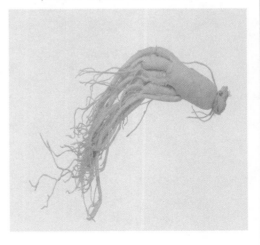

# 86 怎样治疗难产？

【催生】香附子：九月十月服此，永无惊恐。同缩砂、甘草末服，名福胎饮。人参：横生倒产，同乳香、丹砂、鸡子白、姜汁调服，子母俱安。白芷：

煎服。或同百草霜，童尿、醋汤服。益母草：难产及子死，捣汁服。蒺藜子：同贝母末服，催生堕胎，下胞衣。贝母：末服。麻子仁：倒产，吞二枚。黄麻根：煮服，催生破血，下胞衣。盐鼓烧研，酒服。皂荚子：吞一枚。柞木皮：同甘草煎服。乳香：丸服，末服。同丁香、兔胆，丸服。龙脑：新水服少许，立下。槐实：内热难产，吞之。鸡子白：生吞一枚。莲花、胡麻、赤石脂、代赭石、禹余粮、石蟹、蛇黄：煮。鳔胶：烧。

【胎死】当归：同芎末、童尿、流水煎服。丹参末。黄葵子末。瞿麦煎。益母草汁。贝母紫金藤、苦楹灰。雀麦煎水。大豆煎醋。胡麻油和蜜。肉桂：童尿、酒服末。榆白皮末。皂荚灰酒服。木莓根皮破血。炊蔽灰水服。松烟墨水服。蓖麻子：四枚，同巴豆三枚，入麝香，贴脐。伏龙肝：酒服，仍贴脐下。水银吞：二两，即下。胡粉：水服。硇砂：同当归酒服。丹砂：水煮过，研末酒服。

【堕生胎】附子：堕胎，为百药长。天雄、乌喙、侧子、半夏、天南星、玄胡索、补骨脂、莽草、商陆、瞿麦、牛膝、羊踯躅、土瓜根、薏苡根、茜根、蒺藜、红花、茅根、鬼箭羽、牡丹皮、大麦蘖、麦曲、茼茹、大戟、薇衔、黑牵牛、三棱、野葛、蔡芦、干姜、桂心、皂荚、干漆、槐实、巴豆、樘根、衣鱼、蝼蛄、虻虫、水蛭、蟥虫、蛴螬、蚱蝉、斑蝥、芜青、地胆、蜈蚣、蛇蜕、石蚕、马刀、飞生、亭长、蜥蜴、蟹爪：同桂心、瞿麦、牛膝为末，煎酒服。安息香：下鬼胎。

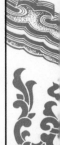

# 第三章

## 水部

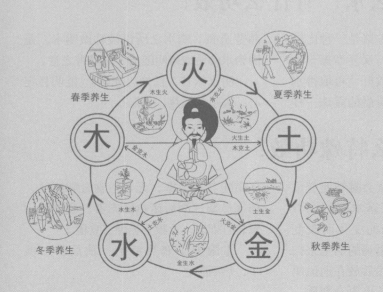

## 1 雨水有什么功效?

地气升为云，天气降为雨，故人之汗，以天地之雨名之。雨水味咸，性平，无毒。立春雨水宜煎发散及补中益气药。

梅雨水洗疮疥，灭瘢痕，入酱易熟。液雨水杀百虫，宜煎杀虫消积之药。

## 2 潦水有什么功效?

潦水，降注雨水称之为潦，又淫雨为潦。味甘，性平，无毒。是煎调脾

胃、去湿热之药。

## 3 露水有什么功效?

露者，阴气之液也，夜气着物而润泽于道旁也。味甘，性平，无毒。秋露繁时，以盘收取，煎如饴，令人延年不饥。禀肃杀之气，宜煎润肺杀祟之药，及调疥癣虫癞诸散。百草头上秋露，未晞时收取，愈百疾，止消渴，令人身轻不饥，

肌肉悦泽。别有化云母作粉服法。八月朔日收取，摩墨点太阳穴，止头痛，点膏肓穴，治劳瘵，谓之天灸。百花上露，令人好颜色。柏叶上露，菖蒲上露，并能明目，旦旦洗之。韭叶上露，去白癜风，旦旦涂之。凌霄花上露，入目损目。

## 4 明水指什么水? 有什么功效?

明水别名方诸水。方诸是一种比较大的蚌。对蚌的介壳进行反复摩擦至发热，再把贝壳对着月亮放好，可取得水二合到三合。这种水像清晨的露珠一样

晶莹透亮。明水之所以被称做明水，是因为水的质地清明纯洁，取赞誉之意。

明水味甘，性寒，无毒。能明目定心，去小儿烦热，止渴。

## 5 冬霜有什么特殊功效?

在阴气偏盛时露水就会凝结而变成霜，霜能损伤万物，而露水能滋润万物，这种特性是随时令的变化而改变的。若是要取霜，应当用鸡的羽毛来扫集，盛放在瓶中密封，然后放在通风阴凉的地方，即使时间很长也不会变质。

冬霜味甘，性寒，无毒。食之解酒热，伤寒鼻塞，酒后诸热面赤者。和蚌粉，敷暑月痱疮，及腋下赤肿，立瘥。

【附方】寒热疟疾：秋后霜一钱半，热酒服之。

典藏精品版

认识中国第一药典

## 6 腊雪有哪些特殊功效？

腊雪味甘，性冷，无毒，能解一切热毒之症。治疗流行性、季节性的传染病和小儿发热惊痫，哭闹不安，也可治成年人因服用丹石出现的异常病症、饮酒后发热、黄疸等病。用腊雪水洗眼睛能消红肿。用腊雪水煎茶煮粥能解热止渴。腊雪水适合煎煮治疗伤寒发热的药物，外敷治疗痱子的效果亦较好。

## 7 雹有什么特殊功效？

雹是阴阳之气相搏结合形成的，属于四时不正之气。又说，雹是"炮"的意思，击中物品就像炮弹一样。

雹味咸，性冷，有毒。人食雹，患疫疾大风颠邪之症。酱味不正者，当时取一二升纳入瓮中，即还本味也。

## 8 夏冰是什么？有什么特殊功效？

夏冰别名凌。冰是阴气凝结的精华，当水凝结至极时就会出现和土一样的性格，由柔转刚。这就是所说的物极必反的道理。所以"冰"字从水，从仌。

夏冰味甘，性冷，无毒。去热烦，熨人乳石发热肿。解烦渴，消暑毒。伤寒阳毒，热盛昏迷者，以冰一块置于膻中良，亦解烧酒毒。

【附方】用夏冰频频在伤口上来回搽抹可消灭瘢痕，效果很好。

## 9 流水有什么功效？

流水，大的有江河，小的有溪涧，都是流动不止的水。虽然流水流动不止，但其性格宁静，质地虽柔和但气质刚强，与湖泽塘堰的静止水不一样。然而江河的水多数是混浊的，溪涧的水多数是清澈的，二者不同。混浊的流水和纯净的水养鱼，其性状颜色也迥然不同；用来淬剑染布，则着色不同；煮粥烹茶，味道亦不一样。当然，用来入药的水，是不能不分辨的。

流水味甘，性平，无毒。病后虚弱，扬之万遍，煮药禁神最验。主五劳七伤，肾虚脾弱，阳盛阴虚，目不能瞑，及霍乱吐利，伤寒后欲作奔豚。

## 10 井泉水有什么特殊功效？

井泉水别名井字象井形，泉字象水流穴中之形。

从井中打上来的水，能治疗疾病，有利健康。早晨第一次打的水叫井华水，其功效广泛，但和其他的水相比又有不同之处。从地脉中渗出来的井水属上等水，从江湖中渗出来的水属下等水，从城镇沟渠污水中渗出的水则成碱性，用时必须煎沸放置一段时间，让碱质沉淀后才能饮用，否则气、味均不佳，不适合入药煮食、烹茶及酿酒。大雨后的井水浑浊，需放入桃仁、杏仁澄清再用。［李时珍曰］凡是用黑铅为底的井水，能清热利水散结，人饮用后不发生病害，若再加入丹砂则能镇惊安神，使人延年益寿。

# 11 井华水有什么功效?

井华水味甘，性平，无毒。井华水可治疗酒后发热、痢疾，洗眼可消除目中翳障。因为惊恐而致的出血证，可用井华水喷洒面部。用井华水和朱砂调服，可美容，镇静安神，除口臭，还可炼各种药石。酒醋中加入井华水不易变质。井华水适宜煎煮滋补阴液的药物。井华水适合煎煮一切痰火内扰、气血不和的药物。

# 12 新汲水有什么特殊功效?

新汲水可以治疗消渴，反胃呕吐，湿热痢疾，湿热淋证，小便赤灼涩痛。能祛邪调和中焦，引热下行。外洗局部能治疗痈肿，漆疮。治跌仆损伤、腹破肠出，可用新汲水喷洒头面及全身，则肠管可回流腹中。新汲水还能解闭口椒毒，治鱼骨哽喉。新汲水能解砒石、乌喙、烧酒、煤炭中毒，治疗郁热烦闷，神志昏瞀、烦渴等病证。

【附方】1.九窍出血：方见主治下。2.出血不止：叶氏用新汲水，随左右洗足即止，累用有效。一方：用冷水口噀面。一方：冷水浸纸贴囟上，以熨斗熨之，立止。一方：用冷水一瓶，淋射顶上及哑门上，或以湿纸贴之。3.金疮血出不止：冷水浸之即止。4.犬咬血出：以水洗，至血止，绵裹之。5.蝎虿螫伤：以水浸故布拓之，暖即易。6.马汗入疮或马毛入疮，肿入腹，杀人：以冷水浸之，频易水，仍饮好酒，立瘥。7.鱼骨哽咽：取水一杯，合口向水，张口取水气，哽当自下。8.中砒石毒：多饮新汲井水，得吐利佳。

# 13 节气水有什么不同的功效?

一年二十四节气，一节主半月，水之气味，随之变迁，此乃天地之气候相感，又非疆域之限也。《月令通纂》云：正月初一至十二日止，一日主一月。每旦以瓦瓶秤水，视其轻重，重则雨多，轻则雨少。观此，虽一日之内，

典藏精品版

认识中国第一药典

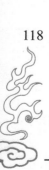

尚且不同，况一月乎。

立春、清明二节贮水，谓之神水，宜浸造诸风脾胃虚损诸丹丸散及药酒，久留不坏。

寒露、冬至、小寒、大寒四节及腊日水，宜浸造滋补五脏及痰火、积聚虫毒诸丹丸，并煮酿药酒，与雪水同功。

立秋日五更井华水，长幼各饮一杯，能却疟痢百病。

重午日午时水，宜造疟痢疮疡金疮百虫蛊毒诸丹丸。

小满、芒种、白露三节内水，并有毒。造药、酿酒、醋一应食物，皆易败坏。人饮之，亦生脾胃疾。

## 14 醴泉指什么？有什么功效？

醴泉别名甘泉。味甘，性平，无毒。主治心腹痛，痓忤鬼气邪秽之属，并就泉空腹饮之。又止热消渴及反胃霍乱为上，亦以新汲者为佳。

## 15 玉井水有什么特别之处？

诸有玉处山谷水泉皆是也。山有玉而草木润，身有玉而毛发黑。玉既重宝，水又灵长，故有延生之望。今人近山多寿者，岂非玉石津液之功乎。太华山有玉水溜下，土人得服之，多长生。

玉井水味甘，性平，无毒。久服神仙，令人体润，毛发不白。

## 16 温汤有什么功效？

温汤别名温泉，又名沸泉。［陈藏器认为］地下含有硫磺，水温就会升高，而且水中还有硫磺的气味。硫磺可以治诸疮，所以温泉水也有同样的作用。温度最高的温泉，可以熏炙猪、羊肉和煮熟鸡蛋。［李时珍曰］有温泉的地方非常多。温泉多有硫磺的气味，用来洗浴则侵袭肌肤。只有新安黄山的温泉是朱砂泉,在春天的时候泉水呈微红色,可用来烹茶。长安骊山的泉水是屿石泉，泉水中的气味不是很浓。朱砂泉水虽是红色但温度并不很高，泉底处可能有雄黄。有砒石的地方亦有温泉，沐浴后可使人中毒。

温汤味辛，性热，微毒。主治诸风筋骨挛缩，及肌皮顽痹，手足不遂，无眉发，疥癣诸疾，在皮肤骨节者，入浴。浴讫，当大虚惫，可随病与药，及饮食补养。非有病患，不宜轻入。

119

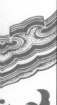

## 17 盐胆水有什么功效？

盐胆水别名卤水。[陈藏器曰]卤水是在盐开始形成时，水槽中沥下的黑色液体。[李时珍曰]盐成时沥下的卤水，味苦不能食用。现在有人用卤水来做豆腐。[独孤滔云]：盐胆水可以煮四黄，焊接物体。

盐胆水味咸，性苦，有大毒。功效主治䘌蚀疥癣，瘘疾虫咬，及马牛为虫蚀，毒虫入肉生子。六畜饮一合，当时死，人亦然。凡疮有血者，不可涂之。痰厥不省，灌之取吐，良。

## 18 山岩泉水有什么功效？

山岩泉水是山岩上土石间流出的，并逐渐汇成溪涧的水。水从正面流出的叫滥泉，从上往下流的叫沃泉，从侧面流出的叫氿泉。泉水的源头越是遥远，则水质越是清冷，有玉石草木的山中泉水质地较好；有黑土毒石恶草的山中泉水则不能使用。凡是流速瀑涌漱湍的水，饮后会引起颈部患病。在浔阳时，有一天忽然城中的马死了很多，问其原因，

是几天前的大雨，把山谷中的蛇虫之毒冲洗下来，马饮用了这种有毒的水后导致死亡。

山岩泉水味甘，性平，无毒。主治霍乱烦闷，呕吐腹空，转筋恐入腹，宜多服之，名曰洗肠，勿令腹空，空则更服。人皆惧此，然尝试有效。但身冷力弱者，防致脏寒，当以意消息之。

## 19 浆水是什么？有什么功效？

浆水别名酸浆。浆，酢也。炊粟米热，投冷水中，浸五六日，味酢，生白花，色类浆，故名。若浸至败者，害人。

浆水味甘、酸，性微温，无毒。调中引气，宣和强力，通关开胃止渴，霍乱泄利，消宿食。宜作粥薄暮啜之，解烦去睡，调理腑脏。煎令酸，止呕哕，白人肤，体如缯帛。利小便。

【附方】1.霍乱吐下：酸浆水，煎干

姜屑，呷之。2.过食脯腊，筋痛闷绝：浆水煮粥，入少鹰屎，和食。3.滑胎易产：酸浆水和水少许，顿服，产宝。4.手指肿痛：浆水入少盐，热渍之，冷即易之。5.面上黑子：每夜以暖浆水洗面，以布揩赤，用白檀香磨汁涂之。6.骨哽在咽：磁石火煅醋淬，陈橘红焙，多年浆水脚炒，等份为末，别以浆水脚和丸芡子大，每含咽一丸。

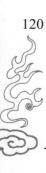

# 第四章

## 火部

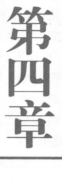

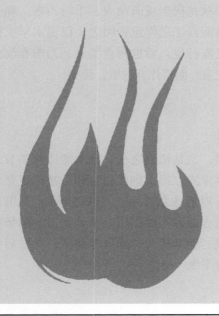

# 1 阳火、阴火分别指什么？

[李时珍曰]火者五行之一，有气而无质，造化两间，生杀万物，显仁藏用，神妙无穷，火之用其至矣哉。愚尝绎而思之，五行皆一，唯火有二。二者，阴火、阳火也。其纲凡三，其目凡十有二。所谓三者，天火也，地火也，人火也。所谓十有二者，天之火四，地之火五，人之火三也。

试申言之，天之阳火二：太阳，真火也；星精，飞火也（赤物暾暾，降则有灾，俗呼火殃）。

天之阴火二：龙火也，雷火也（龙口有火光，霹雳之火，神火也）。

地之阳火三：钻木之火也，击石之火也，戛金之火也。

地之阴火二：石油之火也，水中之火也（江湖河海，夜动有火。或云：水神夜出，则有火光）。人之阳火一，丙丁君火也（心、小肠，离火也）。

人之阴火二：命门相火也（起于北海，坎火也，游行三焦，寄位肝胆），三昧之火也（纯阳，干火也）。

合而言之，阳火六，阴火亦六，共十二焉。

# 2 燧火是什么？有什么功效？

[李时珍曰]周官司爟氏四时变国火以救时疾，季春出火，季秋纳火，民咸从之。盖人之资于火食者，疾病寿夭生焉。四时钻燧，取新火以为饮食之用，依岁气而使无亢不及，所以救民之时疾也。榆柳先百木而青，故春取之，其火色青。杏枣之木心赤，故夏取之，其火色赤。柞楢之木理白，故秋取之，其火色白。槐檀之木心黑，故冬取之，其火色黑。桑柘之木肌黄，故季夏取之，其火色黄。天文大火之次，于星为心。季春龙见于辰而出火，于时为暑。季秋龙伏于戌而纳火，于时为寒。顺天道而百工之作息皆因之，以免水旱灾祥之流行也。后世寒食禁火，乃季春改火遗意，而俗作介推事，谬矣。

# 3 桑柴火主治什么病症？

桑柴火能拔毒止痛，补接阳气，去腐生肌。治痈疽发背不起、淤肉不腐、阴疮、瘰疬流注、臁疮顽疮，可燃火吹灭，日灸二次。凡一切补益药或膏剂，可用此火煎煮。不能点艾条，易伤肌肉。

桑柴火其性畅达，能拔毒引邪外出，这是从治之法。桑木能通利关节，养津液。得火则拔毒引邪，祛风逐寒，所以能去腐生新。一切仙药，不用桑柴火煎煮不能服用。桑是箕星的精华集成，能助药力，除风寒痹痛，久服后终身不患风疾。

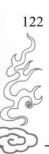

# 4 炭火有什么特殊作用？

烧木为炭，木材搁久腐烂，而炭入土中日久不腐烂，是因为木有生性而炭无生性的缘故。殡葬时用炭，能使虫蚁不入，也可使竹木须根到坟边自回，这也是炭无生性的原因。古代的人在冬至和夏至前两天，把土和炭垂在秤杆两端，使轻重均匀，如果阴气渐盛，则土块渐重，阳气渐盛，则炭块偏重。

栎炭火，用来煅制一切金石药物。烰炭火适宜烹煮焙炙各种丸药。

白炭主治误吞金银铜铁在腹，烧红，急为末，煎汤呷之；甚者，刮末三钱，井水调服，未效再服。又解水银、轻粉毒。带火炭纳水底，能取水银出也。上立炭带之，辟邪恶鬼气。除夜立之户内，亦辟邪恶。

【附方】1.卒然咽噎：炭末蜜丸，含咽。2.白虎风痛，日夜走注，百节如啮：炭灰五升，蚯蚓屎一升，红花七捻，和熬，以醋拌之，用故布包二包，更互熨痛处，取效。3.久近肠风（下血）：用紧炭三钱，枳壳（烧存性）五钱，为末，每服三钱，五更米饮下一服，天明再服，当日见效，忌油腻毒物。

# 5 芦火、竹火的主要作用是什么？

芦火、竹火，宜煎一切滋补药。

凡是治病，虽然汤药的制作要功专质精，炮制正确，如果煎药时鲁莽粗糙，水火选择不好，火候没掌握好，则药也无功效。茶的美恶，饭的好坏，都与水火的烹饪得失有关，由此看来，煎药所用的水火与药效的好坏直接相关。煎药必须小心，药物要用深罐密封，用新水活火，先武火后文火，再按常规方法服用，反之没有效果。用陈久的芦根、枯竹为火，是取其火势不强，不损药力。桑柴火取其能助药力，烰炭火取其火势缓慢，栎炭火取其火力紧凑。煎煮温养作用的药物用糠、马屎、牛屎之火。因其火力缓慢能使药力均匀发挥效果。

# 6 艾火有什么作用？

艾火，灸百病。若灸诸风冷疾，入硫黄末少许，尤良。

凡用艾火灸治疾病，宜用阳燧火珠放在阳光下，取太阳真火。或者可钻槐木取火，这两种火效果较好。若病急难备以上两种火，可用真麻油灯火或蜡烛火，点着艾茎，滋润灸治疮疡，至疼痛消失。金石或钻燧之火均不能用。火无体，因着物而为体，金石之火，烈于草木之火。六种木火中，以松木之火伤肌肉，柘木之火伤气损脉，枣木之火伤内脏吐血，橘木之火伤营卫经络，榆木之火伤骨失志，竹木之火伤筋损目。

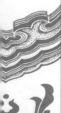

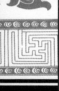

典藏精品版

认识中国第一药典

## 7 神针火是什么？其功效有哪些？

神针火主治心腹冷痛，风寒湿痹，附骨阴疽，凡在筋骨隐痛者，针之，火气直达病所，甚效。神针火者，五月五日取东引桃枝，削为木针，如鸡子大，长五六寸，干之。用时以绵纸三五层衬于患处，将针蘸麻油点着，吹灭，乘热针之。又有雷火神针法，用熟蕲艾末一两，乳香、没药、穿山甲、硫黄、雄黄、草乌头、川乌头、桃树皮末各一钱，麝香五分，为末，拌艾，以厚纸裁成条，铺药艾于内，紧卷如指大，长三四寸，收贮瓶内，埋地中四十九日，取出。用时，于灯上点着，吹灭，隔纸十层，乘热针于患处，热气直入病处，其效更速。并忌冷水。

## 8 火针是什么？主治哪些病症？

火针别名燔针、淬针、烧针、煨针。可治风寒痹痛、筋脉挛急、瘫痪、肢体麻木不仁等病，下针后要快速出针，急按针孔立止疼痛，不按则非常痛。治瘰疬块等寒性病，下针后要慢出针，并转动针柄，以方便发散污邪。痈疽发背有脓而无脓头者，下针后应使脓肿破溃，不要按闭孔穴。用火针刺之太深，容易伤经络，太浅则不能祛病，要根据病情确定针刺深浅。针后如果出现恶寒发热，这是刺中病灶的反应。面部有病及夏季湿热之邪侵袭两脚时，均不能用此法。

## 9 灯火的主要功效有哪些？

灯火治小儿惊风抽搐、昏迷，又可治头风胀痛。对准头额太阳穴处络脉较多的地方，以灯心蘸麻油灼烤效佳。外痔肿痛者，也可用此法。灯火油能祛风解毒，通经络。小儿初生，因受寒而气欲绝者，不要剪断脐带，赶紧用烘热的棉絮包裹，将胎衣烘热，用灯炷在脐下往来燎烤，使其暖气入腹内，则气回而苏醒。用烧热的铜匙柄熨烙眼弦内，能祛风退赤，效甚妙。

【附方】1.搅肠沙痛：阴阳腹痛，手足冷，但身上有红点。以灯草蘸油点火，焠于红点上。2.小儿诸惊：仰向后者灯火焠其囟门、两眉际之上下。眼翻不下者，焠其脐之上下。不省人事者，焠其手足心、心之上下。手拳不开、目往上者，焠其顶心、两手心。撮口出白沫者，焠其口上下、手足心。3.百虫咬伤：以灯火熏之，出水妙。

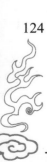

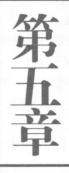

# 第五章

## 土部

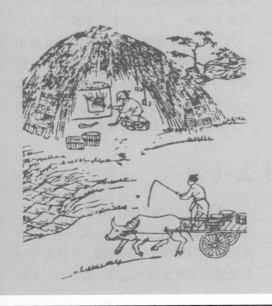

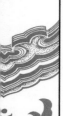

## 1 白垩是什么？有什么功效？

白垩别名白善土、白土粉、画粉。味苦，性温，无毒。主治女子寒热症瘕，月闭积聚。阴肿痛，漏下，无子，泄痢。疗女子血结，涩肠止痢。治鼻洪吐血，痔瘘泄精，男子水脏冷，女子宫冷。合王瓜等份，为末，汤点二钱服，治头痛。

【附方】1.出血不止：白土末五钱，井华水调服，二服除根。2.水泄不化，日夜不止：白垩（煅）、干姜（炮）各一两，楮叶（生研二两），为末，糊丸绿豆大，每米饮下二十丸。3.翻胃吐食，男妇皆治：白善土煅赤，以米醋一升淬之，再煅再淬，醋干为度，取一两（研），干姜二钱半（炮），为末，每服一钱，调下。服至一斤以上为妙。4.卒暴咳嗽：白善土粉、白矾各一两。为末，姜汁糊丸梧子大。临卧姜汤服二十丸。5.风赤烂眼，倒睫拳毛：用白土一两，铜青一钱，为末，每以半钱泡汤洗，乾坤生意，加焰消半两，为末，汤泡杏仁杵，和丸皂子大，每用凉水浸一丸，洗眼。6.小儿热丹：白土一分，寒水石半两，为末，新水调涂。

## 2 黄土有什么药用价值？

黄土，三尺以上的土为污秽之土，三尺以下的土才称为土。用土时当去三尺以上的污秽之物，并且不要让外来的水流入。黄土味甘，性平，无毒。主治泄痢冷热赤白，腹中热毒绞结、疼痛难忍、便血。取干黄土，水煮三至五沸，去渣，温服一二升。黄土还能解各种药毒、肉食中毒、合口椒中毒及野菌中毒。

【附方】1.小儿吃土：用干黄土一块，研末，浓煎黄连汤调下。2.乌纱惊风，小儿惊风，遍身都乌者：急推向下，将黄土一碗，捣末，入久醋一钟，炒热包定熨之，引下至足，刺破为妙。3.卒患心痛：画地作王字，撮取中央土，水和一升服，良。4.目卒无见：黄土搅水中，澄清洗之。5.牛马肉毒及肝毒：取好土三升，水煮，清一升服，即愈。一方：入头发寸截和之，发皆贯肝而出也。6.内痔痛肿：朝阳黄土、黄连末、皮硝各一两，用猪胆汁同研如泥，每日旋丸枣大，纳入肛内，过一夜，随大便去之。内服乌梅、黄连二味丸药。

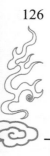

## 3 东壁土是什么？有什么功效？

东壁土味甘，性温，无毒。主治下部疮，脱肛。止泄痢霍乱烦闷。温疟，点目去翳。同蚬壳为末，敷豌豆疮。疗小儿风脐。摩干、湿二癣，极效。

【附方】1.急心痛：五十年陈壁土、枯矾各二钱，为末，蜜丸，艾汤服。2.霍乱烦闷：向阳壁土，煮汁服。3.药毒烦闷欲死者：东壁土调水三升，顿饮之。4.解

典藏精品版

认识中国第一药典

乌头毒：不拘川乌、草乌毒，用多年陈壁土，泡汤服之，冷水亦可。5.六畜肉毒：东壁土末，水服一钱，即安。6.目中翳膜：东壁土细末，日点之，泪出佳。

# 4 土蜂窠有什么功效?

土蜂窠味甘，性平，无毒。主治痈肿风头。小儿霍乱吐泻，炙研，乳汁服一钱。醋调涂肿毒，及蜘蛛咬。醋调涂蜂虿毒。治疗肿乳蛾，妇人难产。

【附方】1.女人难产：土蜂儿窠，水泡汤饮之，取时逢单是男，双是女，最验。2.肿毒焮痛：用醋和泥蜂窠，涂之。另一方：加川乌头等份，云未结则散，已结则破也。3.疗疮肿痛：土蜂窠（煅）、蛇皮（烧）等份，酒服一钱。4.咽喉乳蛾：土蜂窠一个，为末，先用楮叶擦破病人舌，令血出，以醋和末，用翎点之，令痰涎出为效。后用扁竹根擂水服数口，取利。5.手足发指，毒痛不可忍：用壁间泥蜂窠为末，入乳香少许研匀，以醋调涂，干即以醋润之。6.螳螂尿疮：螵蛸窠，水调敷之。

# 5 蚯蚓泥有什么特殊功效?

蚯蚓泥别名蚓蝼、六一泥。味甘、酸，性寒，无毒。主治赤白热痢，取蚯蚓泥一升炒至烟尽，沃汁半升，滤净泥土饮服。治小儿阴囊虚热肿痛，可用生甘草汁、轻粉末加入蚯蚓泥中外敷。用盐和蚯蚓泥同研外敷，可祛热毒，疗蛇、犬咬伤。用此外敷治狂犬咬伤或拔出犬毛，神效。

【附方】1.断截热疟：用五月五日午时取蚯蚓粪，以面和丸梧子大，朱砂为衣，每服三丸，无根水下，忌生冷，即止，皆效。或加菖蒲末、独蒜头同丸。2.伤寒谵语：蚯蚓屎凉水调服。3.小便不通：蚯蚓粪、朴硝等份，水和敷脐下，即通。4.小儿吐乳：取田中地龙粪一两，研末，空心以米汤服半钱，不过二三服效。5.小儿卵肿：地龙粪，以薄荷汁和涂之。6.妇人吹乳：用韭地中蚯蚓屎，研细筛过，米醋调，浓敷，干则换，三次即愈。凉水调亦可。

# 6 井底泥有什么功效?

井底泥，至冷。主治涂汤火疮。疗妊娠热病，取敷心下及丹田，可护胎气。

【附方】1.头风热痛：井底泥和大黄、芒消末，敷之。2.胎衣不下：井底泥，以鸡子大，井华水服，即下。3.卧忽不寤：勿以火照，但痛啮其踵及足拇趾甲际，而多唾其面，以井底泥涂其目，令人垂头入井中，呼其姓名，便苏也。4.小儿热疖：井底泥敷其四围。5.蜈蚣螫人：井底泥频敷之。

《本草纲目》秘方全书

学习中国式养生

## 7 乌爹泥有什么药用价值？

乌爹泥别名乌叠泥，孩儿茶。味苦、涩，性平，无毒。主治清上膈热，化痰生津，涂金疮、一切诸疮，生肌定痛，止血收湿。

【附方】1.鼻渊流水：孩儿茶末吹之，良。2.牙疳口疮：孩儿茶、硼砂等份，为末搽之。治走马牙疳，用孩儿茶、雄黄、贝母等份，为末，米泔漱净搽之。3.下疳阴疮：外科用孩儿茶末，米泔洗净，敷之神效。或加胡黄连等份，孩儿茶一钱，珍珠一分，片脑半分，为末敷之。一方：用孩儿茶一钱，轻粉一分，片脑一字，为末搽之。

## 8 伏龙肝有什么功效？

伏龙肝别名灶心土。味辛，性微温，无毒。

【附方】1.卒中恶气：伏龙肝末，一鸡子大，水服取吐。2.魇寐暴绝：灶心对锅底土，研末，水服二钱，更吹入鼻。3.中风口噤：不语，心烦恍惚，手足不随，或腹中痛满，或时绝而复苏。伏龙肝末五升，水八升搅，澄清濯之。

## 9 烟胶是什么？有什么特殊功效？

烟胶，乃熏消牛皮灶上及烧瓦窑上黑土也。主治头疮白秃，疥疮风癣，痒痛流水，取牛皮灶岸为末，麻油调涂。或和轻粉少许。

【附方】1.牛皮血癣：烟胶三钱，寒水石三钱，白矾二钱，花椒一钱半，为末，腊猪脂调搽。2.消渴引饮：瓦窑突上黑煤，干似铁屎者，半斤，为末，入生姜四两，同捣，绢袋盛，水五升浸汁，每饮五合。3.胞衣不下：灶突后黑土三指撮，五更酒下。

## 10 百草霜是什么？有什么特殊功效？

百草霜别名灶突墨、灶额墨。味辛，性温，无毒。加在消食积的药中用，能消化积滞。能止全身出血，可治妇人崩漏、带下、胎前产后诸病和伤寒阳毒发狂、黄疸、疟疾、痢疾、吞咽困难、咽喉、口舌诸疮。

【附方】1.衄血不止：百草霜末吹之，立止也。2.出血吐血：治吐血，及伤酒食醉饱，低头掬损肺脏，吐血汗血，口鼻妄行，但声未失者。用乡外人家百草霜末，糯米汤服二钱。一方：百草霜五钱，槐花末二两，每服二钱，茅根汤下。3.齿缝出血：百草霜末掺之，立止。

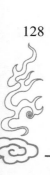

# 第六章

## 金石部

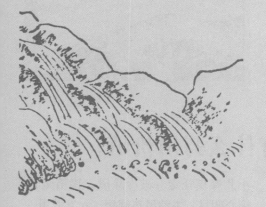

《本草纲目》秘方全书

学习中国式养生

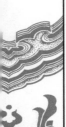

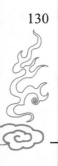

# 1 金是什么？有什么药用价值？

金别名黄牙、太真。

金屑产在益州，随时都可开采。［陶弘景曰］金产地遍布各处，四川和陕西省南部的产量最高。把含有金屑的沙砾在水中淘洗，淘得的金屑称为生金。［李时珍曰］金分有山金、沙金二种。金的颜色根据其金的含量多少而不同，七成金色青，八成金色黄，九成金色紫，十成金色赤，以赤作为足金的颜色。金中含银者质地较软，视其色则青；金中含铜者质地坚硬，击之则有声。《宝货辨疑》说：马蹄金像马蹄，很难采取。橄榄金出荆湖岭南。胯子金像带胯，产于湖南西部地区。瓜子金大如瓜子，麸金如麸片，产于湖南等地。沙金细如沙屑，产于四川。叶子金出产于云南。《地镜图》说：黄金之气赤，夜有火光及白鼠。山上有薤，其下就有金。金凡是在墓穴里埋过，或是制成钗钏饰物及便器的，陶弘景称之为辱金，这些金不可合炼。

金屑味辛，性平，有毒。能让神情镇定、骨髓充盛，通利五脏邪气，久服延年。治小儿受惊伤五脏、风痫突然神志不清，镇心安定神志。癫痫风热、喘气咳嗽、伤寒肺损吐血、骨蒸劳极作渴，都可以金箔入丸散服。能破除冷气，祛除风邪。金浆性味同金。久服，肠中尽为金色。

【附方】1.风眼烂弦：金环烧红，掠上下睑肉，日数次，甚妙。2.牙齿风痛：火烧金钗针之，立止。3.轻粉破口：凡水肿及疮病，服轻粉后口疮龈烂。金器煮汁频频含漱，能杀粉毒，以愈为度。4.水银入耳，能蚀人脑：以金枕耳边，自出也。5.水银入肉，令人筋挛：惟以金物熨之，水银当出蚀金，候金白色是也，频用取效。

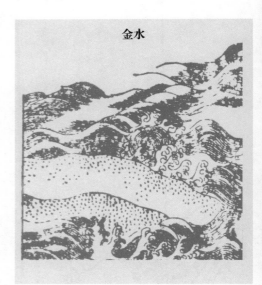

金水

# 2 银分哪几种？分别有什么药用价值？

银别名白金、鋈。

银屑味辛，性平，有毒。能安五脏，定心神，止惊悸，除邪气，久服轻身，延年益寿。安定神志，去惊痫，治小儿癫疾狂走。破冷除风。银箔坚骨，镇心明目，主治风热癫痫，入丸散用。

生银味辛，性寒，无毒。主治热狂惊悸、发痫恍惚、夜卧不安、谵语、邪气鬼祟等证。服之明目镇心，安神定志。小儿诸热丹毒，均可以水磨服之，功效胜过紫雪丹。小儿中恶，热毒烦闷，水磨服之。煮水加入葱白、粳米作粥食，治胎动不安，漏血。

【附方】1.妊娠腰痛：如折者，银一两，水三升，煎二升，服之。2.胎动欲堕，痛不可忍：银五两，苎根二两，清酒一盏，水一大盏，煎一盏，温服。3.胎热横闷：生银五两，葱白三寸，阿胶（炒）半两。水一盏，煎服。亦可入糯米，作粥食。

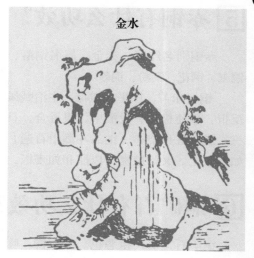
金水

《本草纲目》秘方全书

学习中国式养生

## ③ 朱砂银有什么药用价值？

朱砂银，此乃方士用诸药合朱砂炼制而成者。［《鹤顶新书》云：］丹砂受青阳之气，始生矿石，二百年成丹砂而青女孕，三百年而成铅，又二百年而成银，又二百年复得太和之气，化而为金。［又曰］金公以丹砂为子，是阴中之阳，阳死阴凝，乃成至宝。

朱砂银性冷，无毒。能延年益色，镇心安神，止惊悸，辟邪，治中恶蛊毒，心热煎烦，忧忘虚劣。

## ④ 锡吝脂有什么功效？

锡吝脂主治目生翳膜，用火烧铜针轻点，乃敷之，不痛。又主一切风气，及三焦消渴饮水，并入丸药用。

【附方】小儿天吊多涎，搐搦不定：锡吝脂一两（水淘黑汁令尽），水银一分（以少枣肉研，不见星），牛黄半分，麝香半分，研匀，粳米饭丸黍米大。每服三十二丸，新汲水下，名保命丹。

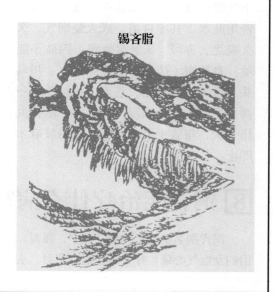
锡吝脂

典藏精品版

认识中国第一药典

# 5 赤铜有什么功效?

赤铜别名红铜、赤金、屑名铜落、铜末、铜花、铜粉、铜砂。

铜屑味苦,性平,微毒。主治贼风反折,熬使极热,投酒中,服五合,日三。或以五斤烧赤,纳二斗酒中百遍,如上服之。又治腋臭,以醋和如麦饭,袋盛,先刺腋下脉去血,封之,神效。明目,治风眼,接骨焊齿,疗女人血气及心痛。同五倍子,能染须发。

【附方】腋下狐臭:用清水洗净,又用清酢浆洗净,微揩破,取铜屑和酢热揩之,甚验。

# 6 铜矿石有什么功效?

铜矿石,矿,粗恶也。亦作铆。味酸,性寒,有小毒。主治疔肿恶疮,为末敷之。驴马脊疮,臭腋,磨汁涂之。

# 7 自然铜有什么药用价值?

自然铜别名石髓铅。味辛,性平,无毒。主治折伤,能散血止痛,破积聚。能消淤血,排脓,续筋骨,治产后血邪,安心,止惊悸,以酒磨服。

【附方】1.心气刺痛:自然铜火煅醋淬九次,研末,醋调一字服,即止。2.项下气瘿:自然铜贮水瓮中,逐日饮食,皆用此水,其瘿自消。或火烧烟气,久久吸之,亦可。3.暑湿瘫痪,四肢不能动:自然铜(烧红,酒浸一夜)、川乌头(炮)、五灵脂、苍术(酒浸)各一两,当归二钱(酒浸),为末,酒糊丸梧子大,每服七丸,酒下,觉四肢麻木即止。

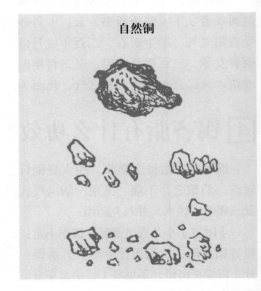

自然铜

# 8 铜青能治疗什么病?

铜青别名铜绿。味酸,性平,微毒。治妇女血气心痛,疗金疮止血,名目,去肤赤瘪肉。治风烂眼流泪。[李时珍曰]治恶疮、疳疮、涌吐风痰,杀虫。

【附方】1.风痰卒中：治痰涎潮盛，卒中不语，及一切风瘫。用生绿二两，乳细，水化去石，慢火熬干，取辰日、辰时、辰位上修合，再研入麝香一分，糯米粉糊和丸弹子大，阴干。卒中者，每丸作二服，薄荷酒研下；余风，朱砂酒化下。吐出青碧涎，泻下恶物，大效。治小儿，用绿云丹：铜绿不计多少，研粉，醋面糊丸芡子大。每薄荷酒化服一丸，须臾吐涎如胶，神效。2.烂弦风眼：铜青、水调涂碗底，以艾熏干，刮下，涂烂处。

# 9 铅有什么药用价值？

铅别名青金、黑锡、金公、水中金。味甘，性寒，无毒。能镇心安神，治伤寒毒气，反胃呕哕，蛇蝎咬伤，用铅炙熨患处。能治疗瘰疬，鬼气疰忤。锉为细末，和青木香敷疮肿恶毒。能消瘰疬痈肿，明目固牙，乌须发。治石女，杀虫坠痰，治疗噎膈消渴风痫，解金石药毒。黑锡灰，积聚，杀虫，同槟榔末等份，五更米饮服。

【附方】1.乌须明目：黑铅半斤，锅内熔汁，旋入桑条灰，柳木搅成沙，筛末。每早揩牙，以水漱口洗目，能固牙明目，黑须发。2.揩牙乌髭：黑铅消化，以不蛀皂荚寸切投入，炒成炭，入盐少许，研匀，日用揩牙。摘去白髭，黑者更不白也。又方：黑锡一斤，炒灰埋地中五日，入升麻、细辛、诃子同炒黑，日用揩牙，百日效。3.牙齿动摇：方同上。4.乌须铅梳：铅十两，锡三两，婆罗得三个、针砂、熟地黄半两，茜根、胡桃皮一两，没石子、诃黎勒皮、硫黄、石榴皮、磁石、皂矾、乌麻油各二钱半，为末，先化铅锡，入末一半，柳木搅匀，倾入梳模子，印成修齿，余末同水煮梳，三日三夜，水耗加之，取出故帛重包五日，每以熟皮衬手梳一百下，须先以皂荚水洗净拭干。5.肾脏气发攻心，面黑欲死，及诸气奔豚喘急：铅二两，石亭脂二两，丁香一两，木香一两，麝香一钱，先化铅炒干，入亭脂急炒，焰起以醋喷之，倾入地坑内覆住，待冷取研，粟饭丸芡子大，每用二丸，热酒化服，取汗或下或通气即愈。如大便不通，再用一丸，入玄明粉五分服。

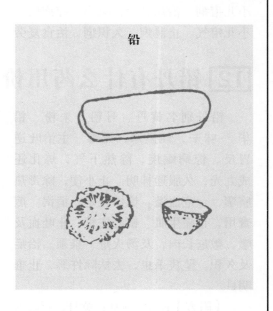

铅

《本草纲目》秘方全书

学习中国式养生

# 10 铅霜有什么药用价值?

铅霜别名铅白霜。味酸,性甘,无毒。主治消痰,止惊悸,解酒毒,去胸膈烦闷,中风痰实,止渴。去膈热涎塞。治吐逆,镇惊去怯,黑须发。

【附方】1.小儿惊热,心肺积热,夜卧多惊:铅霜、牛黄各半份,铁粉一份,研匀。每服一字,竹沥调下。2.惊风痫疾,喉闭牙紧:铅白霜一字,蟾酥少许,为末,乌梅肉蘸药于龈上揩之,仍吹通关药,良久便开。3.消渴烦热:铅白霜、枯白矾等份,为末,蜜丸芡子大,绵裹,含化咽汁。又方:铅白霜一两,根黄、硝石各一两,为末,每冷水服一钱。4.喉痹肿痛:铅白霜、甘草半两,青黛一两,为末,醋糊丸芡子大。每含咽一丸,立效。5.悬痈肿痛:铅白霜一份,甘草(半生半炙)一份,为末,绵裹含咽。

# 11 粉锡有什么功效?

粉锡别名解锡、铅粉、铅华、胡粉、定粉、瓦粉、光粉、白粉、水粉、官粉。粉锡味辛,性寒,无毒。主治伏尸毒螫,杀三虫。去鳖瘕,疗恶疮,止小便利,堕胎。治积聚不消,炒焦,止小儿疳痢。治痈肿烂,呕逆,疗症瘕,小儿疳气。止泄痢、久积痢。治食复劳复,坠痰消胀,治疥癣狐臭,黑须发。

【附方】1.劳复食复欲死者:水服胡粉少许。2.小儿脾泄不止:红枣二十个去核,将官粉入内,以阴阳瓦焙干,去枣研粉。每服三分,米汤下。3.赤白痢下频数,肠痛:定粉一两,鸡子清和,炙焦为末,冷水服一钱。

# 12 铅丹有什么药用价值?

铅丹别名黄丹、丹粉、朱粉、铅华。味辛,性微寒,无毒。主治吐逆胃反,惊痫癫疾,除热下气,炼化还成九光,久服通神明。止小便,除毒热脐挛,金疮血溢。惊悸狂走,消渴。煎膏用,止痛生肌。镇心安神,止吐血及嗽,敷疮长肉,及汤火疮,染须。治疟及久积。坠痰杀虫,去怯除忤恶,止痢明目。

【附方】1.消渴烦乱:黄丹,新汲水服一钱,以荞麦粥压之。2.吐逆不止:用北黄丹四两,米醋半升,煎干,炭火三秤,就铫内煅红,冷定为末,粟米饭丸梧子大,每服七丸,醋汤下。3.伏暑霍乱:水浸丹,见木部巴豆下。4.反胃气逆胃虚:铅丹二两,白矾二两,生石亭脂半两,以丹、矾研匀,入坩埚内,以炭半秤煅赤,更养一夜,出毒两日,入亭脂同研,粟米饭和丸绿豆大,每日米饮下十五丸。

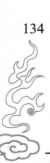

# 13 密陀僧有什么功效？

密陀僧别名没多僧、炉底。味咸、辛，性平，有小毒。主治久痢，五痔（五痔，谓牡、酒、肠、血、气也。）金疮，面上瘢黯，面膏药用之。镇心，补五脏，治惊痫咳嗽，呕逆吐痰。疗反胃消渴，疟疾下痢。止血，杀虫，消积。治诸疮，消肿毒，除狐臭，染髭发。

【附方】1.痰结胸中不散：密陀僧一两，醋、水各一盏，煎干为末，每服二钱，以酒、水各一小盏，煎一盏，温服，少顷当吐出痰涎为妙。2.赤白下痢：密陀僧三两，烧黄色研粉，每服一钱，醋、茶下，日三服。3.肠风痔瘘：铜青、密陀僧各一钱，麝香少许，为末，津和涂之。4.小儿初生，遍身如鱼胗，又如水晶，破则成水，流渗又生者：密陀僧生研掞之，仍服苏合香丸。5.腋下狐臭：

浆水洗净，油调密陀僧涂之，以一钱，用热蒸饼一个，切开掺末夹之。6.香口去臭：密陀僧一钱，醋调漱口。7.大人口疮：密陀僧锻研，掺之。

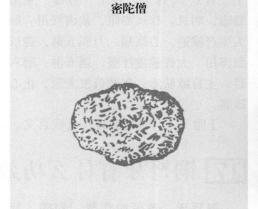

密陀僧

# 14 锡有什么功效？

锡别名白镴、钖、贺。味甘，性寒，微毒。主治恶毒风疮。

【附方】1.解砒霜毒：锡器于粗石上磨水服之。2.杨梅毒疮：黑铅、广锡各二钱半（结砂），蜈蚣二条，为末，纸卷作小捻，油浸一夜，点灯日照疮二次，七日见效。

# 15 古镜分哪几种？有什么药用价值？

古镜别名鉴、照子。味辛，无毒。主治惊痫邪气，小儿诸恶，煮汁和诸药煮服，文字弥古者佳。辟一切邪魅，女人鬼交，飞尸蛊毒，催生，及治暴心痛，并火烧淬酒服。百虫入耳鼻中，将镜就敲之，即出。小儿疝气肿硬，煮汁服。

【附方1】小儿夜啼：明鉴挂床脚上。锡铜镜鼻。古镜味酸，性平，无毒。主治女子血闭症瘕，伏肠绝孕，伏尸邪气。产后余疹刺痛，三十六候，取七枚投醋中熬，呷之，亦可入当归、芍药煎服。

135

【附方2】小儿客忤，面青惊痛：铜照子鼻烧赤，少酒淬过，与儿饮。镜锈（即镜上绿也，俗名杨妃垢）主治腋臭，又疗下疳疮，同五倍子末等份，米泔洗后敷之。

## 16 古文钱有什么药用价值？

古文钱别名泉、孔方兄、上清童子、青蚨。味辛，性平，有毒。主治翳障，明目，疗风赤眼，盐卤浸用。妇人生产横逆，心腹痛，月膈五淋，烧以醋淬用。大青钱煮汁服，通五淋；磨入目，主盲障肤赤；和薏苡根煮服，止心腹痛。

【附方】1.时气欲死：大钱百文，水一斗煮八升，入麝香末三分，稍饮至尽，或吐或下愈。2.时气温病：头痛壮热脉大，始得一日者。比轮钱一百五十七文，水一斗，煮取七升，服汁，须臾复以水五升，更煮一升，以水二升投中，合得三升，出钱饮汁，当吐毒出也。3.心腹烦满：及胸胁痛欲死者，比轮钱二十枚，水五升，煮三升，分三服。

## 17 铜弩牙有什么功效？

铜弩牙，黄帝始作弩。刘熙《释名》云：弩，怒也，有怒势也，其柄曰臂，似人臂也，钩弦者曰牙，似人牙也，牙外曰郭；下曰悬刀，合名之曰机。[颂曰]药用铜弩牙，以其有锡也。铜弩牙性平，微毒。主治妇人难产，血闭，月水不通，阴阳隔塞。

【附方】误吞珠钱，哽在咽者：铜弩牙烧赤，纳水中，冷饮汁，立愈。

## 18 铜器、铜匙柄分哪几种？

铜器有毒。主治霍乱转筋，肾堂及脐下痃痛，并炙器隔衣熨其脐腹肾堂。古铜器畜之，辟邪祟。

铜匙柄主治风眼赤烂，及风热赤眼翳膜，烧热烙之，频用妙。

## 19 铁有什么药用价值？

铁别名黑金、乌金。味辛，性平，有毒。主治坚肌耐痛，劳铁疗贼风，烧赤投酒中饮。

生铁味辛，性微寒，微毒。主治下部及脱肛。镇心安五脏，治痫疾，黑鬓发，治癣及恶疮疥、蜘蛛咬，蒜磨，生油调敷、散淤血，消丹毒。

【附方】1.脱肛历年不入者：生铁二

斤，水一斗，煮汁五升，洗之，日再。2.热甚耳聋：烧铁投酒中饮之，仍以磁石塞耳，日易，夜去之。3.小儿丹毒：烧铁淬水，饮一合。4.小儿燂洗疮（一名烂疮）：烧铁淬水中十四遍，浴之二三遍，起作浆。5.打扑淤血，在骨节及胁外不去。以生铁一斤、酒三升，煮一升服。

铁

# 20 钢铁有什么功效？

钢铁别名跳铁。味甘，性平，无毒。主治金疮，烦满热中，胸膈气塞，食不化。

铁粉味咸，性平，无毒。能安心神，坚骨髓，除百病，变黑，润肌肤，令人不老，体健能食，久服令人身重肥黑。合和诸药，各有所主。化痰镇心，抑肝邪，特异。

【附方】1.惊痫发热：铁粉，水调少许服之。2.急惊涎潮，壮热闷乱：铁粉二钱，朱砂一钱，为末，每服一字，薄荷汤调下。3.伤寒阳毒：狂言妄语乱走，毒气在脏也。铁粉二两，龙胆草一两，为末，磨刀水调服一钱，小儿五分。

钢铁主治功同铁粉。和没食子染须，至黑。消积聚肿满黄疸，平肝气，散瘿。

【附方】1.风湿脚痛：针砂、川乌头为末，和匀炒热，绵包熨之。2.风痹暖手：针砂四两，硇砂三钱，黑脚白矾六钱，研末，以热醋或水拌湿，油纸裹置袋内，任意执之，冷再拌。

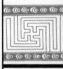

钢铁

# 21 铁落有什么药用价值？

铁落别名铁液、铁屑、铁蛾。主治风热恶疮、疡疽疮痂、皮肤疥癣。除胸膈中热气、饮食不下，止烦，去黑子，可作为黑色染料。治惊邪癫痫，小儿客忤，消食及冷气，都可煎汁服用。主治鬼打鬼疰邪气，以

水渍沫出，澄清，暖饮一二杯。炒热投杯中饮服，疗贼风痉。又裹以熨腋下，能治疗狐臭，有效。平肝去怯，治易怒发狂。

【附方】小儿丹毒：煅铁屎研末，猪脂和敷之。

《本草纲目》秘方全书

学习中国式养生

## 22 铁精有什么功效?

铁精别名铁花。性平,微温。主治明目,化铜,疗惊悸,定心气,小儿风痫,阴溃脱肛。

【附方】1.下痢脱肛:铁精粉敷之。2.女人阴脱:铁精、羊脂,布裹炙热,熨推之。3.男子阴肿:铁精粉敷之。4.疗肿拔根:铁渣一两,轻粉一钱,麝香少许,为末,针画十字口,点药入内,醋调面糊敷之,神效。5.食中有蛊,腹内坚痛,面目青黄,淋露骨立,病变无常:用炉中铁精研末,鸡肝和丸梧子大,食前酒下五丸,不过十日愈。

## 23 铁华粉有什么功效?

铁华粉别名铁胤粉、铁艳粉、铁霜。味咸,性平,无毒。能安心神,坚骨髓,强志力,除风邪,养血气,延年变白,去百病,随所冷热,和诸药用,枣膏为丸。止惊悸虚痫,镇五脏,去邪气,治健忘,冷气心痛,痃癖症结,脱肛痔瘘,宿食等,及敷竹木刺入肉。

【附方】妇人阴挺:铁胤粉一钱,龙脑半钱,研末,水调刷产门。

## 24 铁锈有什么药用价值?

铁锈别名铁衣。主治恶疮疥癣,和油涂之。蜘蛛虫咬,蒜磨涂之。平肝坠热,消疮肿、口舌疮。醋磨,涂蜈蚣咬。

【附方】1.风瘙瘾疹:锈铁磨水涂之。2.汤火伤疮:青竹烧油,同铁锈搽之。3.疗肿初起:多年土内锈钉,火煅醋淬,刮下锈末,不论遍次,煅取收之,每用少许,人乳和,挑破敷之,仍炒研二钱,以畜水煎滚,待冷调服。

## 25 铁浆有什么药用价值?

铁浆味咸,性寒,无毒。能镇心明目,主癫痫发热,急黄狂走,六畜癫狂,人为蛇、犬、虎、野狼、毒恶虫等啮,服之毒不入内也,兼解诸毒入腹。

【附方】1.时气生疮胸中热:铁浆饮之。2.一切疗疮:铁浆日饮一升。3.发背初起:铁浆饮二升,取利。4.蛇皮恶疮:铁浆频涂之。5.漆疮作痒:铁浆频洗,愈。

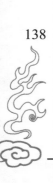

# 26 铁器有哪些？各有什么功效？

铁杵主治：妇人横产，胞衣不下，烧赤淬酒饮，自顺。铁秤锤味辛，性温，无毒。主治贼风，止产后血瘕腹痛及喉痹热塞，烧赤淬酒，热饮。治男子疝痛，女子心腹妊娠胀满，漏胎，卒下血。

【附方】1.喉痹肿痛：菖蒲根嚼汁，烧秤锤淬一杯，饮之。2.误吞竹木：秤锤烧红，淬酒饮之。3.便毒初起，极力提起，令有声：以铁秤锤摩压一夜，即散。

铁铳主治：催生，烧赤，淋酒入内，孔中流出，乘热饮之，即产。旧铳尤良。

铁斧主治：妇人产难横逆，胞衣不出，烧赤淬酒服。亦治产后血瘕，腰腹痛。

铁刀主治：蛇咬毒入腹，取两刀于水中相磨，饮其汁。百虫入耳，以两刀于耳门上摩敲作声，自出。磨刀水服，利小便。涂脱肛痔核，产肠不上，耳中卒痛。

大刀环主治：产难数日不出，烧赤淬酒一杯，顿服。

剪刀股主治：小儿惊风。钱氏有剪刀股丸，用剪刀环头研破，煎汤服药。

故锯主治：误吞竹木入咽，烧故锯令赤，溃酒热饮。

布针主治：妇人横产，取十四枚烧赤淬酒七遍，服。

【附方】眼生偷针：布针一个，对井睨视，已而折为两段，投井中，勿令人见。

铁镞主治：胃热呃逆，用七十二个铁镞，煎汤呷之。铁甲主治忧郁结滞，善怒狂易，入药煎服。

铁锁主治：鼻不闻香臭，磨石上取

末，和猪脂绵裹塞之，经日肉出，瘥。钥匙主治妇人血噤，失音冲恶，以生姜、醋、小便同煎服。弱房人亦可煎服。

铁钉主治：酒醉齿漏出血不止，烧赤注孔中即止。[陈藏器曰]有犯罪者，遇恩赦免，取枷上铁及钉等收之后入官带之，得除免。

铁铧主治：心虚风邪，精神恍惚健忘，以久使者四斤，烧赤投醋中七次，打成块，水二斗，浸十四日，每食后服一小盏。

【附方】1.小儿伤寒，百日内患壮热：用铁铧一斤，烧赤，水二斗，淬三七次，煎一半，入柳叶七片，浴之。2.灌顶油法：治脑中热毒风，除目中翳障，镇心明目。生油二斤，故铁铧五两（打碎），消石半两，寒水石一两，马牙消半两，曾青一两，绵裹入油中浸七日，每以一钱顶上摩之，及滴少许入鼻内，甚妙。

铁犁镵尖主治：得水，制朱砂、水银、石亭脂毒。车辖（即车轴铁辖头，一名车釭）无毒。主治喉痹及喉中热塞，烧赤，投酒中热饮。主小儿大便下血，烧赤，淬水服。

【附方】1.小儿下血：方见上。2.妊娠咳嗽：车釭一枚，烧赤投酒中，冷饮。3.走注气痛：车釭烧赤，湿布裹熨病上。

马衔主治：小儿痫，妇人难产，临时持之，并煮汁服一盏。治马喉痹，肿连颊，壮热，吐气数，煎水服之。

马镫主治：田野磷火，人血所化，或出或没，来逼夺人精气，但以马镫相戛作声即灭。故张华云：金叶一振，游光敛色。

## 27 玉有什么药用价值？

玉别名玄真。

玉泉、玉屑生产于蓝田山谷，随时都可以开采。［时珍曰］按《太平御览》记载，交州产白玉，夫余产赤玉，挹娄出产青玉，大秦产菜玉，西蜀产黑玉，蓝田产美玉，色如蓝所以称蓝田玉。《淮南子》中说：钟山的玉，炊以炉炭烧三日三夜，而色泽不发生变化，是得到了天地之精。根据这些说法，则产玉的地方就多了。而现在之所以不出产，可能是因为纳为贡品后为害地方，所以就独以于阗玉为珍贵了。古代礼品中的玄硅苍璧、黄琮赤璋、白琥玄璜，是用天地四时来命名的宝玉。《礼记》中说：石中蕴藏有玉则气如白虹，其神态可见于山川之间。《博物志》中说：山中有构树的地方生产玉石。《尸子》说：水圆折的地方有珠，方折的地方有玉。

《玉书》说：玉有山玄文和水苍文，生于山而其木润泽，产于水中能使水流芳，藏于璞则文采外露。根据以上这些说法，则可知玉有山产、水产二种。各地的玉以产于山上的为多，于阗的玉则产在河中。其中有的石很像玉，如、琨、珉、、璎等等。北方有一种罐子玉，雪白有气眼，是用药烧制而成

的，不可不辨，这种玉毫无柔润之性。《稗官》记载：火玉颜色红赤，可烹鼎，暖玉可辟寒，寒玉可辟暑，香玉有香气，软玉质地柔软，还有观日玉，能够清楚地看见日中的宫阙，这都是难得的稀世珍宝。［宗奭曰］燕玉主要出产于燕北地区，体柔脆如油，色白，不可入药用。

玉屑味甘，性平，无毒。除胃中热，治喘息烦满，止渴，作屑如麻豆服食，久服能延年益寿，轻身健体。润心肺，助声喉，滋毛发，滋养五脏，止烦躁，宜与金、银、麦门冬等同煎服，有益。

【附方】1.小儿惊啼：白玉二钱半，寒水石半两，为末，水调涂心下。2.癖鬼气，往来疼痛，及心下不可忍者，不拘大人小儿：白玉、赤玉等份，为末，糊丸梧子大，每服三十丸，姜汤下。3.面身瘢痕：真玉日日磨之，久则自灭。

玉泉别名玉札、玉浆、琼浆。味甘，性平，无毒。主治五脏百病，柔筋强骨，安魂魄，长肌肉，益气，利血脉，久服耐寒暑，不饥渴，不老神仙。人临死服五斤，三年色不变。疗妇人带下十二病，除气癃，明耳目，久服轻身长年，治血块。

## 28 青琅玕有什么药用价值？

青琅玕别名石阑干、石珠、青珠。味辛，性平，无毒。主治身痒、火疮痈疡、疥瘙死肌。治白秃和长在皮肤中的漫淫疮，煮炼后服食，起阴气，可化成

丹。治手足逆胪。石阑干主治石淋，破血，治产后恶血，磨服或煮服，也可以火烧投酒中服。

# 29 马脑有什么药用价值？

马脑别名玛瑙、文石、摩罗迦隶。[藏器曰]马脑产在西方外国玉石间，属于美石之类，是宝物。能出口到中国的都是制成器物的马脑。还有出产于日本的。用马脑碾压木头不发热的为上品，发热的不是真马脑。[时珍曰]马脑出产于西南边的几个国家，传说用自然灰可使马脑变软，可刻制。曹昭《格古论》说：多出自北部地区、西南地区，非石非玉，坚而且脆，刀刮不动，其中有人物鸟兽形的是最珍贵的。顾荐《负暄录》说：马脑的品种很多，南北各地都有出产，大的如斗，其质坚硬，碾造加工很费力气。南马脑出产于大食国等地，颜色正红无瑕，可作酒具。西北产的马脑色青黑，宁夏、瓜、沙、羌等地沙碛中得到的尤为珍奇。花纹像柏枝的有柏枝马脑。有夹胎马脑，正面视色莹白，侧视如凝血，一物视二色。截子马脑，黑白颜色各半。合子马脑，漆黑中有一白线分开。锦江马脑，其色如锦。缠丝马脑，红白如丝。这些都是珍贵的佳品。浆水马脑，上面有浅水花。酱斑马脑，有紫红花。曲蟮马脑，有粉红花。这些价值稍低。另外，还有出产于和州的紫云马脑，出产于山东沂州的土马脑，也有红色云头、缠丝、胡桃花的，还有竹叶马脑，出于淮右，花如竹叶，可以用作桌面、屏风。

马脑味辛，性寒，无毒。主治辟恶，熨目赤烂。主目生障翳，为末日点。

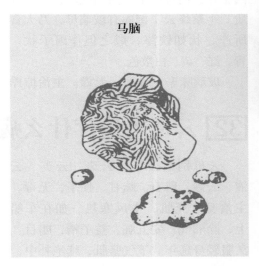

马脑

# 30 宝石可治疗什么病？

宝石出自西域各地，回鹘地方的坑井内，云南、辽东也有。有红、绿、碧、紫等几种颜色。红色的名刺子，碧色的名靛子，翠色的名马价珠，黄色的名木难珠，紫色的名蜡子。又有鸦鹘石、猫精石、石榴子等名称，都是宝石一类。《山海经》中言：骐山多产玉，自凄水出，向西注于海，其中多采石采石，即宝石。碧绿色的，唐代人称为瑟瑟。红色的，宋代人称为靺鞨，现统称为宝石。用于镶首饰器物，大的如手指肚，小的如豆粒，都碾制成珠的形状。张勃《吴录》说：越巂、云南河中出碧珠，须祭礼后才可取，有缥碧、绿碧色，此即碧色的宝石。

宝石主治去翳明目，入点眼药中应用，灰尘入目，以珠拂拭即去。

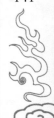

# 31 玻璃有什么药用价值？

玻璃别名颇黎、水玉。［藏器曰］玻璃，西国之宝也。玉石之类，生土中。或云千岁冰所化，亦未必然。［时珍曰］出南番，有酒色、紫色、白色，莹澈与水精相似，碾开有雨点花者为真。外丹家亦用之。药烧者有气眼而轻。《玄中记》云：大秦国有五色颇黎，以红色为贵，《梁四公子记》云：扶南人来卖碧颇黎镜，广一尺半，重四十斤，内外皎洁，向明视之，不见其质。［蔡绦云］御库有玻璃母，乃大食所产，状如铁滓，煅之但作珂子状，青、红、黄、白数色。

玻璃味辛，性寒，无毒。主治惊悸心热，能安心明目，去赤眼，熨热肿，摩臀障。

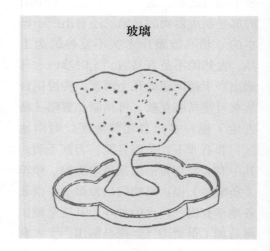

玻璃

# 32 云母可治疗什么病？

云母别名云华、云珠、云英、云液、云砂、磷石。味甘，性平，无毒。主治身皮死肌，中风寒热，如在车船上，除邪气，安五脏，益子精，明目，久服轻身延年。下气坚肌，续绝补中，疗五劳七伤，虚损少气，止痢，久服悦泽不老，耐寒暑，志高神仙。治下痢肠，补肾冷。

【附方】1.服食云母：上白云母二十斤薄擘，以露水八斗作汤，分半淘洗二次，又取二斗作汤，纳芒硝十斤，木器中渍二十日，取出绢袋盛，悬屋上，勿见风日，令燥。以鹿皮为囊揉之，从旦至午，筛滓复揉，得好粉五斗，余者弃之。以粉一斗纳崖蜜二斤，搅糊，入竹筒中，薄削封口漆固，埋北垣南崖下，入地六尺，覆土。春夏四十日、秋冬三十日出之，当成水。若洞洞不消，更埋三十日。此水能治万病，及劳气风疹。每以温水一合和服之，日三服。十日，小便当变黄；二十日，腹中寒三十日，龋齿更生；四十日，不畏风寒；五十日，诸病皆愈，颜色日少，长生神仙。2.痰饮头痛，往来寒热：云母粉（炼过）二两，恒山一两，为末，每服方寸匕，汤服取吐。忌生葱、生菜。3.牝疟多寒：云母（烧二日夜）、龙骨、蜀漆（烧去腥）等份，为散，未发前，浆水服钱。

# 33 水晶、琉璃分别有什么药用价值？

水晶别名水精、水玉、石英。味辛，性寒，无毒。主治熨目，除热泪，亦入点目药。穿串吞咽中，推引诸哽物。

琉璃别名火齐。琉璃，火齐珠也。《南州异物志》云：琉璃，本质是石，以自然灰治之可为器，石不得此则不可释。佛经所谓七宝者，琉璃、车渠、马脑、玻璃、真珠是也。[时珍曰]《魏略》云：大秦国出金银琉璃，有赤、白、黄、黑、青、绿、缥、绀、红、紫十种。此乃自然之物，泽润光采，逾于

众玉。今俗所用，皆销治石汁，以众药灌而为之，虚脆不贞。《格古论》云：石琉璃出高丽，刀刮不动，色白，浓半寸许，可点灯，明于牛角者。《异物志》云：南天竺诸国出火齐，状如云母，色如紫金，重沓可开，析之则薄如蝉翼，积之乃如纱縠，亦琉璃、云母之类也。（按：此石今人以作灯球，明莹而坚耐久。苏颂言亦可入药，未见用者。）

琉璃主治身热目赤，以水浸冷熨之。

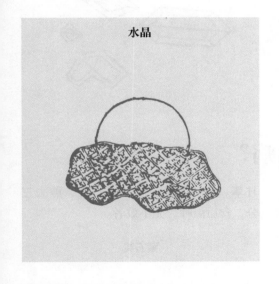

水晶

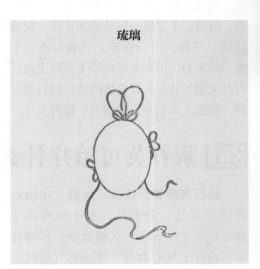

琉璃

# 34 白石英分哪几种？有什么药用价值？

白石英别名英，亦作瑛，玉光也。今五种石英，皆石之似玉而有光莹者。味甘，性微温，无毒。主治消渴，阴痿不足，咳逆，胸膈间久寒，益气，除风湿痹，久服轻身长年，疗肺痿，下气，利小便，补五脏，通日月光，耐寒热，

治肺痈吐脓，咳逆上气，黄疸。

五色石英主治心腹邪气，女人心腹痛，镇心，胃中冷气，益毛发，悦颜色，治惊悸，安魂定魄，壮阳道，下乳，青治肝，赤治心，黄治脾，白治肺，黑治肾。

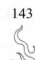
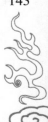

**【附方】**1.服石英法：白石英一斤，打成豆大，于砂盆中和粗砂，着水挼二三千下，洗净又挼，仍安柳箕中，入蒿叶少许，同水熟挼至光净，即以绵袋盛，悬门上。每日未梳前，以水或酒吞七粒，用饭二匙压下小腹。一切秽恶、白酒、牛肉，石家所忌者，皆不忌。久则新石推出陈石，石常在小腹内温暖，则气息调和，经脉通达，腰肾坚强，百病自除。石若得力，一斤即止；若不得力，十斤亦须服。此物光滑，既无浮碎着人肠胃作疮，又无石气发作诸病也。又法：泽州白石英，光净无点翳者，打小豆大，去细者，水淘净，袋盛，悬铛内，清水五大升，煮汁一升，澄清，平早服。以汁煮粥更佳。服后饮酒二三杯，可行百步。一袋可煮二十度。如无力，以布裹埋南墙下三尺土内，百日又堪用也。2.石煮猪肉法：白石英一两，袋盛，水三斗，煮四升；猪肉一斤，同葱、椒、盐、豉煮，以汁作羹食。3.石蒸羊肉法：白石英三两，打作小块，精羊肉一斤包之，荷叶裹之，于一石米饭中蒸熟，取出去石，切肉，和葱、椒作小馄饨，煮熟。每旦空腹冷浆水吞一百个，后以冷饭压之。百无所忌，永不发动。

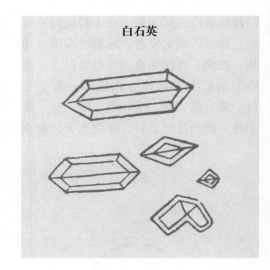

白石英

# 35 紫石英可治疗什么病？

紫石英味甘，性温，无毒。主治心腹咳逆邪气，补不足，女子风寒在子宫，绝孕十年无子。久服温中，轻身延年。治疗上气心腹痛，寒热邪气结气，补心气不足，定惊悸，安魂魄，填下焦，止消渴，除胃中久寒，散痈肿，令人悦泽，养肺气，治惊痫，消蚀脓。

**【附方】**1.虚劳惊悸，补虚止惊，令人能食：紫石英五两，打如豆大，水淘一遍，以水一斗，煮取二升，细细服，或煮粥食，水尽可再煎之。2.风热瘾疹：紫石英、赤石脂、白石脂、寒水石、石膏、干姜、大黄、龙齿、桂枝、牡蛎、甘草、滑石等份，咀，水一升，煎去三分，食后温呷，无不效者。

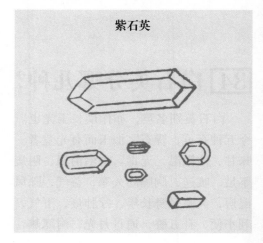

紫石英

# 36 丹砂可治疗什么病?

丹砂别名朱砂。味甘，性微寒，无毒。主治身体五脏百病，保养精神，安定魂魄，补益正气，明目，祛除毒邪。长期服用可以通调精神，使人体健不老。能升华成汞。能通血脉，止烦满消渴，增益精神，和悦润泽颜面，除中恶、腹痛、毒气及疔瘘诸疮，使人身体轻健如同神仙一般。镇心，治结核、抽风。可以润心肺，治痂疮、痂肉，可做成外敷药。能治惊痫，解胎毒、痘毒，驱祛疟邪，发汗。

【附方】1.服食丹砂：丹砂一斤，研末重筛，以醇酒沃之如泥状，盛以铜盘，置高阁上，勿令妇人见。燥则复以酒沃，令如泥，阴雨疾风则藏之。尽酒三斗，乃曝之，三百日当紫色。斋戒沐浴七日，静室饭丸麻子大，常以平旦，向日吞三丸，一月三虫出，半年诸病瘥，一年须发黑，三年神人至。2.小神丹方：真丹末三斤，白蜜六斤，搅合日曝，至可丸，丸麻子大。每旦服十丸。一年，白发返黑，齿落更生，身体润泽，老翁成少。

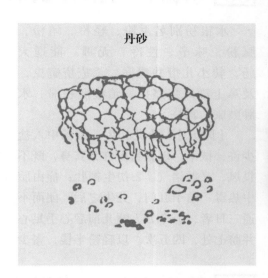

丹砂

# 37 水银有什么药用价值?

水银别名汞、灵液、姹女。味辛，性寒，有毒。主治疥瘘痂白秃，杀皮肤中虱，堕胎除热，解金银铜锡毒。熔化后制成丹，久服延年益寿。敷男子阴部，治疗各种阴部疾病。利小便，去热毒。治许多发热性流行病，除风，安神镇心，治恶疮疯疥，杀虫，催生，下死胎。治小儿惊热涎潮。能镇坠痰逆，呕吐反胃。

【附方】1.初生不乳：咽中有噤物如麻豆许。用水银米粒大与之，下咽即愈。2.小儿癖疾：水银小豆许，安盏中，

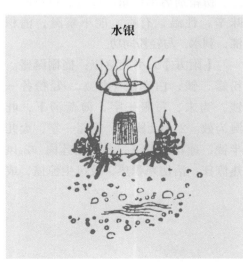

水银

《本草纲目》秘方全书

学习中国式养生

沉汤内煮一食顷，与服。勿仰儿头，恐入脑也。3.急惊坠涎：水银半两，生南星一两，麝香半分，为末，入石脑油同捣，和丸绿豆大，每服一丸，薄荷汤下。4.失心风疾：水银一两，藕节八个，研成砂子，丸如芡子大，每服二丸，磨刀水下，一二服。5.精魅鬼病：水银一两，浆水一升，炭火煎减三分，取水银一豆许，神符裹吞之，晚又服，一二日止。

## 38 水银粉可治什么病？

水银粉别名汞粉、轻粉、峭粉、腻粉。味辛，性冷，无毒。能通大肠，转小儿疳并瘰疬，杀疮疥癣虫，及鼻上酒风疮瘙痒。治痰涎积滞，水肿鼓胀，毒疮。

【附方】1.小儿初生：浴汤中入盐少许，拭干，以腻粉少许摩其身，既不畏风，又散诸气。2.初生锁肚：症由胎中热毒，结于肛门，儿生之后，闭而不通三日者，急令妇人咂儿前后心手足心并脐七处，四五次。以轻粉半钱，蜜少许，温水化开，时时与少许，以通为度。3.小儿涎喘，服药不退者：用无雄鸡子一个取清，入轻粉（炒）十钱拌和，银器盛，置汤瓶上蒸熟。三岁儿尽食，当吐痰或泄而愈，气实者乃可用。4.幼儿乳不止：服此立效。腻粉一钱，盐豉（去皮）七粒，研匀，丸麻子大，每服三丸，藿香汤下。5.小儿吃泥及臕肚：用腻粉一分，沙糖和丸麻子大，空心米饮下一丸，良久泄出泥土，瘥。

## 39 粉霜有什么药用价值？

粉霜别名水银霜、白雪、白灵砂。味辛，性温，有毒。能下痰涎，消积滞，利水，与轻粉同功。

【附方】1.小儿急惊：搐搦涎盛。粉霜二钱，白牵牛（炒）、轻粉各一钱，为末，每服一字，薄荷汤下，吐涎为效。2.小儿躁渴：粉霜一字，大儿半钱，莲花汤调下，冬月用莲肉。3.风热惊狂：治伤寒积热，及风生惊搐，或如狂病，诸药不效。粉霜一两（以白面六钱，和作饼子，炙熟同研），轻粉半两，铅白霜二钱半，为末，滴水丸梧子大，每服十至十五丸，米饮下。4.癞疹生翳：粉霜八分，朱砂一钱，为末，水调少许，倾入耳内。5.腋下狐臭：粉霜、水银等份，以面脂和涂之。6.杨梅恶疮：粉霜一味搽之。

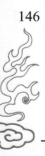

# 40 银朱有什么药用价值?

银朱别名猩红、紫粉霜。味辛,性温,有毒。能破积滞,劫痰涎,散结胸,疗疥癣恶疮,杀虫及虱,功同粉霜。

【附方】1.小儿内钓:多啼。银朱半钱,乳香、煨蒜各一钱,为末,研丸黍米大,半岁五丸,薄荷汤下。2.男女阴毒:银朱、轻粉各一钱,用五日独蒜一枚,捣和作饼,贴手心,男左女右,两手合定,放阴下,顷间气回、汗出即愈,但口中微有气,即活。3.痰气结胸:用银朱半两,明矾一两,同碾,以熨斗盛火,瓦盏盛药,熔化,急刮搓丸,每服一钱,真茶入姜汁少许服之。心上隐隐有声,结胸自散。不动脏腑,不伤真气,明矾化痰,银朱破积,故也。

# 41 灵砂有什么功效?

灵砂别名二气砂。味甘,性温,无毒。主治五脏百病,养神安魂魄,益气明目,通血脉,止烦满,益精神,杀精魅恶鬼气。久服通神明不老,轻身神仙,令人心灵。主上盛下虚,痰涎壅盛,头旋吐逆,霍乱反胃,心腹冷痛,升降阴阳,既济水火,调和五脏,辅助元气。研末,糯糊为丸,枣汤服,最能镇坠,神丹也。

【附方】1.伏热吐泻:用硫黄半两,水银一钱,研黑,姜汁糊丸小豆大。三岁三丸,冷水下;大人三四十丸。2.诸般吐逆:方同上。3.霍乱吐逆:不问虚实冷热。二气散,一名青金丹:用水银、硫黄等份,研不见星,每服一字至半钱,生姜汤调下。4.脾疼反胃:灵砂一两,蚌粉一两(同炒赤),丁香、胡椒各四十九粒,为末,自然姜汁煮,半夏粉糊丸梧子大,每姜汤下二十丸。

# 42 雄黄有什么药用价值?

雄黄别名黄金石、石黄、熏黄。味苦,性平、寒,有毒。能疗恶寒发热、鼠瘘恶疮、疽及痔腐肉不去,除各种邪气、虫毒,胜五兵。炼制后服食,可使身体轻健敏捷,益寿。治疗疥虫瘑疮、目痛、鼻瘜肉,续筋骨,疗全身关节疼痛,消积聚癖气,治疗中恶、腹痛、鬼疰,解诸蛇、虺毒及藜芦毒,使人颜面润泽。服食之后,延年益寿,健运脾胃,不使饥饿,与铜一起可炼作金。治疗疥癣,祛除风邪,驱山岚瘴气,治疗癫痫及一切虫兽伤。能搜肝气,泻肝风,消涎积,治疗寒热疟疾、伏暑泄痢、饮酒成癖、惊癫痫、头风眩晕,化腹中淤血,驱杀痨虫、疳虫等寄生虫。

【附方】1.卒中邪魔:雄黄末吹鼻中。2.鬼击成病:血漏腹中,烦满欲魇。雄黄粉酒服一刀圭,日三服,化血为水也。3.辟禳魇魔：以雄黄带头上，或以枣许系左腋下，终身不魇。4.家有邪气：用真雄黄三钱，水一碗，以东南桃枝咒洒满屋，则绝迹。勿令妇女见知。5.女人病邪：女人与邪物交通，独言独笑，悲思恍惚者。雄黄一两，松脂二两，溶化，以虎爪搅之，丸如弹子，夜烧于笼中，令女坐其上，以被蒙之，露头在外，不过三剂自断。仍以雄黄、人参、防风、五味子等份为末，每旦井水服方寸匕，即愈。

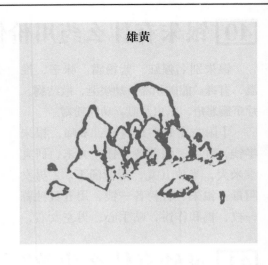

雄黄

# 43 雌黄有什么功效？

雌黄味辛，性平，有毒。主治恶疮秃头痂疥，解各种邪毒，治虫虱身痒。治炼后长久服用可以延年益寿。可腐蚀鼻息肉，治阴部蜃疮、身面白驳，以及神志恍惚，消散皮肤死肌，解蜂蛇毒。长久服用使人脑胀满。治疗冷痰劳嗽、血气虫积、心腹疼痛、癫痫，解毒。

【附方】1.反胃吐食：雌黄一分，甘草（生）半分，为末，饭丸梧子大，以五叶草、糯米煎汤，每服四丸。2.停痰在胃：喘息不通，呼吸欲绝。雌黄一两，雄黄一钱，为末，化蜡丸弹子大，每服一丸，半夜时投热糯米粥中食之。3.心痛吐水：不下饮食，发止不定。雌黄二两，醋二斤，慢火煎成膏，用干蒸饼和丸梧子大，每服七丸，姜汤下。4.妇人

久冷：血气攻心，痛不止。以叶子雌黄二两，细研，醋一升，煎浓，和丸小豆大，每服十五丸，醋汤下。

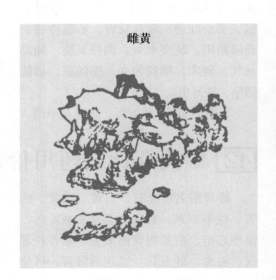

雌黄

# 44 石膏有什么药用价值？

石膏别名细理石、寒水石。味辛，性微寒，无毒。主治中风恶寒发热、心下逆气、惊悸、气喘、口干舌焦不能休息、腹中坚硬疼痛、产乳金疮。除时行邪气、

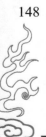

头痛身热、三焦大热、皮肤热，散肠胃结气，解肌发汗。止消渴、呕吐、烦躁、腹胀、喘息、咽喉热，也可煎汤外洗。可以治伤寒头痛如裂，高热不退，皮肤如火烤。与葱同煎代茶饮，去头痛。治疗流行性热狂、头风眩晕，下乳汁，补健牙齿。可除胃热、肺热。消散阴邪，运脾益气。治阳明经头痛、头热恶寒、午后潮热、大渴引饮、中暑潮热、牙痛。

【附方】1.伤寒发狂：逾垣上屋。寒水石二钱，黄连一钱，为末，煎甘草冷服，名鹊石散。2.风热心躁：口干狂言，浑身壮热。寒水石半斤，烧半日，净地坑内盆合，四面湿土拥起，经宿取出。入甘草末、天竺黄各二两，龙脑二分，

糯米糕丸弹子大，蜜水磨下。3.解中诸毒：方同上。

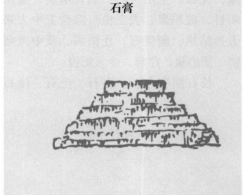

石膏

# 45 滑石有什么药用价值？

　　滑石别名画石、液石、脱石、冷石、番石、共石。味甘，性寒，无毒。主治疗身热、泄泻、妇女乳汁分泌困难、癃闭，利小便，荡涤胃中寒热积聚，补益精气。长期服可以使人身体轻健，延年益寿，并且耐饥。能通利九窍六腑津液，去滞留、郁结病邪，止渴。滑石能燥湿，分利水道而坚实大肠粪便，解饮食毒，祛积滞，逐凝血，解燥渴，补益脾胃，降心火，为治疗石淋的要药。治疗黄疸水肿脚气、吐血出血、金疮出血及各种疮痈肿毒。

【附方】1.膈上烦热：多渴，利九窍。滑石二两（捣），水三大盏，煎二盏，去滓，入粳米煮粥食。2.女劳黄疸：日晡发热恶寒，小腹急，大便溏黑，额

黑。滑石、石膏等份，研末，大麦汁服方寸匕，日三，小便大利愈。腹满者难治。3.伤寒衄血：滑石末，饭丸梧子大，每服十丸，微嚼破，新水咽下，立止。

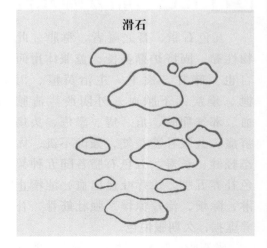

滑石

## 46 理石、长石分别有什么药用价值?

理石别名肌石、立制石。味辛，性寒，无毒。主治身热，利胃解烦，益精明目，破积聚，去三虫。除营卫中去来大热结热，解烦毒，止消渴，及中风痿痹。渍酒服，疗癣，令人肥悦。

长石别名方石、直石、土石、硬石膏。味辛、苦，性寒，无毒。主治身热，胃中结气，四肢寒厥，利小便，通血脉，明目去翳眇，下三虫，杀蛊毒，久服不饥。止消渴，下气，除胁肋肺间邪气。

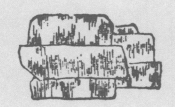

理石

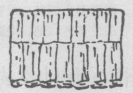

长石

## 47 五色石脂分哪几种? 分别有什么药用价值?

五色石脂，膏之凝者，称脂，此物性黏，固济炉鼎甚良，盖兼体用而言也。味甘，性平。主治黄疸、泻泄、痢疾泻下脓血、外阴溃烂流脓血、邪气痈肿、疽、痔、恶疮、头疡疥瘙。久服补髓益气，强健不饥，体态轻健，长寿。五色石脂各随五种颜色补养五脏。治疗吐血出血，涩精止淋，除烦，治疗惊悸，强壮筋骨，补养虚损，久期服悦色。

青石脂，味酸，性平，无毒。能补养肝胆气，明目，治疗黄疸、泄痢、肠澼、妇女带下等多种疾病，以及疽、痔、恶疮。久服可补脑髓益气，不感饥饿，延年益寿。

黄石脂，味苦，性平，无毒。能补养脾气，安定五脏，调和中焦脾胃，治疗大人小儿泻痢、肠下脓血，祛绦虫、疗黄疸、痈疽等，长期服可以健身延年。

黑石脂，是石脂中黑色的石脂，也可作墨，它的性质粘舌，与石炭不同，南方人称为画眉石。许慎著《说文解字》说：黛即画眉石。能补益肾气，强阴器，治疗阴部蚀疮，止肠澼泻痢，治疗口疮咽痛，长期服用能益气，不感饥饿，且延年益寿。

白石脂，味甘、酸，性平，无毒。能补养肺气，健肠胃，补骨髓，治疗五脏不足、惊悸、心烦，止腹痛泻痢、痢下脓血、妇女崩漏、赤白带下、痈疽疮痔，长期服可安心，不感饥饿，健身延年，收敛大肠，止泻。

【附方】1.小儿水痢：形羸，不胜汤药。白石脂半两研粉，和白粥空肚食之。2.小儿滑泄：白石脂、白龙骨等份，为末，水丸黍米大，每量大小，木瓜、紫苏汤下。3.久泄久痢：白石脂、干姜等份，研，百沸汤和面为稀糊搜之，并手丸梧子大，每米饮下三十丸。

赤石脂，味甘、酸、辛，性大温，无毒。能补养心气，明目益精，利小便，治疗腹痛肠澼，下痢赤白，及痈疽漏、难产、胎盘滞留，长期服食能补脑，养颜美容，增强智慧，耐饥，强健身体，延年益寿，能补心血，生肌肉，增强脾胃的运化机能，除去水湿，收涩肛门，治脱肛，补益五脏虚乏。

【附方】1.小儿疳泻：赤石脂末，米饮调服半钱，立瘥，加京芎等份，更妙。2.大肠寒滑，小便精出：赤石脂、干姜各一两，胡椒半两。为末，醋糊丸梧子大，每空心米饮下五七十丸。有人病此，热药服至一斗二升，不效，或教服此，终四剂而愈。3.赤白下痢：赤石脂末，饮服一钱。

# 48 不灰木有什么药用价值？

不灰木别名无灰木。味甘，性大寒，无毒。主治热痱疮，和枣叶、锻石为粉，敷之。除烦热阳厥。

【附方】1.肺热咳嗽：卧时盛者。不灰木一两半，太阴玄精石二两，甘草（炙）半两，贝母一两半，天南星（白矾水煮过）半两，为末，每服半钱，姜汤下。2.咽喉肿痛：五心烦热。不灰木（以牛粪烧赤）四两，太阴玄精石（煅赤）四两，真珠一钱，为末，糯米粥丸茨子大，每服一丸，以生地黄汁、粟米泔研化服，日二次。3.霍乱烦满：气逆腹胀，手足厥冷。不灰木、阳起石（煅）、阿魏各半两，巴豆（去心）、杏仁（去皮）各二十五个，为末，粟饭丸樱桃大，穿一孔。每服一丸，灯上烧烟尽，研末，米姜汤下，以利为度。

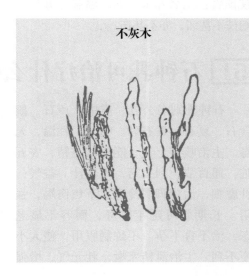

不灰木

《本草纲目》秘方全书

学习中国式养生

# 49 炉甘石有什么药用价值?

炉甘石别名炉先生。味甘，性温，无毒。能止血，消肿毒，生肌，明目退翳退赤，收湿除烂，配伍龙脑点眼，治眼中一切疾病。

【附方】1.目暴赤肿：炉甘石（火煅尿淬）、风化消等份，为末，新水化一粟点之。2.诸般翳膜：炉甘石、青矾、朴硝等份，为末，每用一字，沸汤化开，温洗，日三次。3.一切目疾：真炉甘石半斤，用黄连四两，锉豆大，银石器内，水二碗，煮二伏时，去黄连为末，入片脑二钱半，研匀罐收，每点少许，频用取效。又方：炉甘石一钱，盆消一钱，为末，热汤泡洗。

# 50 无名异有什么功效?

[时珍曰] 无名异，瘦词也。味甘，性平，无毒。主治金疮折伤内损，止痛，生肌肉，消肿毒痛疽，醋磨敷之。收湿气。

【附方】1.打伤肿痛：无名异为末，酒服，赶下四肢之末，血皆散矣。2.损伤接骨：无名异、甜瓜子各一两，乳香、没药各一钱，为末，每服五钱，热酒调服，小儿三钱，服毕，以黄米粥涂纸上，掺左顾牡蛎末裹之，竹篦夹住。3.临杖预服：无名异末，临时温服三五钱，则杖不甚痛，亦不甚伤。

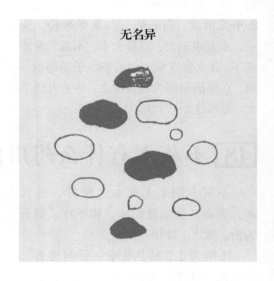

无名异

# 51 石钟乳可治疗什么病?

石钟乳别名公乳、虚中、芦石、鹅管石、夏石、黄石砂。味甘，性温，无毒。主治咳逆上气，能明目益精，安五脏，通百节，利九窍，下乳汁。益气，补虚损，治疗脚弱冷痛、下焦伤竭，强阴。长期服可延年益寿，面容不显老态，治不育不孕。不炼制服用，使人小便不利。主治泄精寒嗽，壮元气，增强性欲，通声音，能治五劳七伤，能补脑髓，治消渴引饮。

【附方】1.李补阙服乳法：主五劳七伤，咳逆上气，治寒嗽，通音声，明目益精，安五脏，通百节，利九窍，下乳汁，益气补虚损，疗脚弱疼冷，下焦伤竭，强阴，久服延年益寿不老，令人有子。取韶州钟乳，无问厚薄，但颜色明净光泽者，即堪入炼，惟黄、赤二色不任用。置于金、银器中，大铛着水，沉器煮之，令如鱼眼沸，水减即添。乳少三日三夜，乳多七日七夜，候干，色变黄白即熟。如疑生，更煮满十日最佳。取出去水，更以清水煮半日，其水色清不变即止，乳无毒矣。入瓷钵中，玉槌着水研之。觉干涩，即添水，常令如稀米泔状。研至四五日，揩之光腻，如书中白鱼，便以水洗之，不随水落者即熟，落者更研，乃澄取曝干。每用一钱半，温酒空腹调下，兼和丸散用。其煮乳黄浊水，切勿服，服之损人咽喉，伤肺，令人头痛，或下利不止。其有犯者，但食猪肉解之。

2.钟乳煎：治风虚劳损，腰脚无力，补益强壮。用钟乳粉炼成者三两，以夹练袋盛之，牛乳一大升，煎减三之一，去袋饮乳，分二服，日一作。不吐不利，虚冷人微溏无苦。一袋可煮三十度，即力尽，别作袋，每煎讫，须濯净，令通气，其滓和面喂鸡，生子食之。

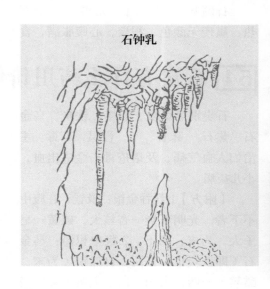

石钟乳

## 52 石脑、石脑油分别有什么功效？

石脑别名石饴饼、石芝、化公石。味甘，性温，无毒。主治风寒虚损，腰脚疼痹，安五脏，益气。

石脑油别名石油、石漆、猛火油、雄黄油、硫黄油。味辛、苦，有毒。主治小儿惊风，化涎，可和诸药作丸散。

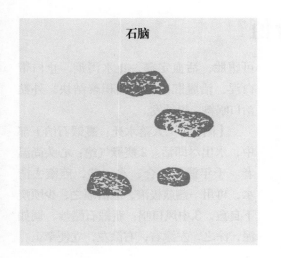

石脑

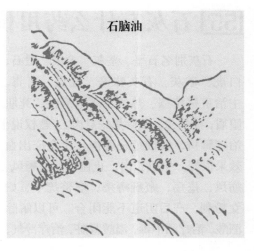

石脑油

《本草纲目》秘方全书

学习中国式养生

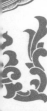

## 53 土殷蘖、石髓有什么功效？

土殷蘖别名土乳。味咸，性平，无毒。主治妇人阴蚀，大热，干痂。

石髓味甘，性温，无毒。主治寒热，羸瘦无颜色，积聚，心腹胀满，食饮不消，皮肤枯槁，小便数疾，癖块，腹内肠鸣，下痢，腰脚疼冷性壅，宜寒瘦人。

## 54 石炭有什么药用价值？

石炭别名煤炭、石墨、铁炭、乌金石、焦石。味甘、辛，性温，有毒。主治妇人血气痛，及诸疮毒，金疮出血，小儿痰痫。

【附方】1.误吞金银：及钱，在腹中不下者。光明石炭一杏核大，硫黄一皂子大，为末，酒下。2.腹中积滞：乌金石（即铁炭也）三两，自然铜（为末，醋熬）一两，当归一两，大黄（童尿浸晒）一两，为末，每服二钱，红花酒一盏，童尿半盏，同调，食前服，日二服。3.月经不通：巴豆去油，如绿豆大三丸，以乌金石末一钱，调汤送下，即通。4.产后儿枕刺痛：用乌金石（烧酒淬七次）、寒水石（煅为末）等份，每用粥饮服一钱半，即止，未止再服。

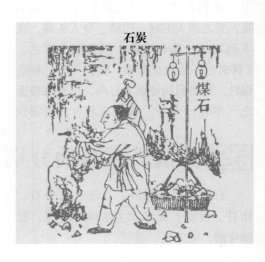

石炭

## 55 石灰有什么药用价值？

石灰别名石垩、垩灰、希灰、锻石、白虎、矿灰。石灰味辛，性温，有毒。主治疽疡疥瘙、热气、恶疮癞疾、死肌堕眉，杀痔虫，祛除黑痣息肉。［甄权说］治疗臂疥，腐蚀疮疡腐肉，止金疮出血效果很好。生肌长肉，止血，治白癜风、疬风、疮疡、瘢疵痔瘘、瘿赘疣子、妇女粉刺、产后阴道不能闭合。可以解除酒酸，治疗酒中毒，温暖肾脏，治疗冷气，可堕胎，活血定痛，止水泻痢，止白带白淫，治脱肛阴挺，消积聚结块，外贴治口㖞斜，黑须发。

【附方】1.人落水死：裹锻石纳下部中，水出尽即活。2.痰厥气绝：心头尚温者。千年锻石一合，水一盏，煎滚去清水，再用一盏煎极滚，澄清灌之，少顷痰下自愈。3.中风口㖞：新锻石醋炒，调如泥，涂之，左涂右，右涂左，立便牵正。

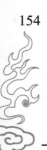

典藏精品版

认识中国第一药典

古墓中锻石（名地龙骨）主治顽疮瘘疮，脓水淋漓，敛诸疮口，棺下者尤佳。

船油锻石（名水龙骨）主治金疮跌扑伤损，破皮出血，及诸疮瘘，止血杀虫。

# 56 浮石有什么药用价值?

浮石别名海石、水花。味咸，性平，无毒。主治煮汁饮，止渴，治淋，杀野兽毒，止咳，去目翳，清金降火，消积块，化老痰，消瘤瘿结核疝气，下气，消疮肿。

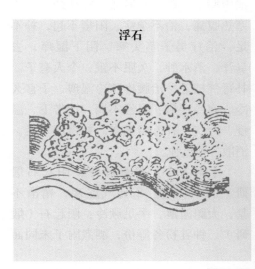

浮石

【附方】1.咳嗽不止：浮石末汤服，或蜜丸服。2.消渴引饮：浮石、舶上青黛等份，麝香少许，为末，温汤服一钱。又方：白浮石、蛤粉、蝉壳等份，为末，鲫鱼胆汁七个，调服三钱，神效。3.血淋砂淋：小便涩痛。用黄烂浮石为末，每服二钱，生甘草煎汤调服。

# 57 慈石有什么药用价值?

慈石别名玄石、处石、熁铁石、吸针石。味辛，性寒，无毒。主治周痹风湿，肢节中痛，不能持物，手足酸软，除大热烦满及耳聋。养肾脏，强骨气，益精除烦，通关节，消痛肿瘰疬，颈核喉痛，小儿惊痫，煎水饮之，也可治疗不孕症。能补男子肾虚风虚、身体强直，腰中不利。治筋骨羸弱，补五劳七伤，治眼昏花，除烦躁。小儿误吞针铁等，立刻研细末，将筋肉不切断，与末同吞服，即可出。［李时珍认为］能明目聪耳，止金疮血。

【附方】1.耳卒聋闭：熁铁石半钱，入病耳内，铁砂末入不病耳内，自然通透。2.肾虚耳聋：真慈石一豆大，穿山甲（烧存性，研）一字，新绵裹塞耳内，口含生铁一块，觉耳中如风雨声即通。3.老人耳聋：慈石一斤捣末，水淘去赤汁，绵裹之，猪肾一具，细切。以水五斤煮石，取二斤，入肾，下盐豉作羹食之，米煮粥食亦可。

磁石毛味咸，性温，无毒。能补绝伤，益阳道，止小便白数，治腰脚，去疮瘘，长肌肤，令人有子，宜入酒。

## 58 阳起石有什么药用价值?

阳起石别名羊起石、白石、石生。阳起石味咸，性微温，无毒。可治疗崩中漏下，破子宫淤血、症瘕结气，止寒热腹痛，治不孕症、阳痿不起，补不足。治疗男子茎头寒、阴下湿痒，去臭汁，消水肿，久服不饿，令人有子。补肾气精乏，治腰疼膝冷湿痹、子宫久冷、寒冷症瘕、月经不调。治带下、温疫、冷气，补五劳七伤。补命门不足。消散各种热肿。

【附方】1.丹毒肿痒：阳起石煅研，新水调涂。2.元气虚寒，精滑不禁，大腑溏泄，手足厥冷：阳起石（煅研）、钟乳粉各等份，酒煮附子末同面糊丸梧子大，每空心米饮服五十丸，以愈为度。

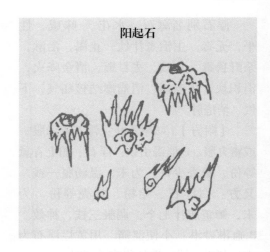
阳起石

## 59 玄石有什么药用价值?

玄石别名玄水石、处石。

《名医别录》记载：玄石生泰山向阳的一面，铜生向阴的一面。铜属雌性，铁属雄性。［陶弘景曰］《申农本草经》记载慈石就是玄石，而《名医别录》又有一味药名玄石，也有处石之谓。名称相同，治疗疾病又相似，但寒、温之性不同，畏恶也有差异，一般药方不用，也很少有人知道，是否与慈石相类呢？［苏敬曰］玄石属铁液之类，慈石中有细孔，孔中黄红色，开始打破时能吸针、铁。如果无孔而光泽纯黑者，即玄石，玄石既不能吸铁，疗效也次于慈石。［苏颂曰］北方的少数民族，用慈石作礼物，其块多光泽，吸针无力，怀疑就是玄石，医方很少用。［李时珍认为］慈石生于山中朝阴有铁的地方，玄石生于山中朝阳有铜的地方，虽然形状相似，但是性味不同，所以玄石不能吸铁。

玄石味咸，性温，无毒。主治大人小儿惊痫、女子不孕、小腹冷痛、少精身重，服之令人有子。

# 60 代赭石有什么功效?

代赭石别名须丸、血师、土朱、铁朱。味苦,性寒,无毒。可主治鬼疰贼风蛊毒、腹中毒邪气、女子赤沃漏下。治疗各种带下病、难产、胞衣不出、堕胎、养血气,除五脏血脉之热、血痹血淤、急慢惊风及阳痿不起。能安胎健脾,治反胃吐血、鼻出血、月经不止、肠风痔瘘、泻痢脱精、尿血遗尿、夜多小便、小儿惊痫疳疾,能使金疮长肉。可辟邪气。

【附方】1.哮呷有声:卧睡不得。土朱末,米醋调,时时进一二服。2.伤寒无汗:代赭石、干姜等份为末,热醋调涂两手心,合掌握定,夹于大腿内侧,温覆汗出,乃愈。3.婴儿疟疾:无计可施。代赭石五枚(煅红,醋淬),朱砂五

分,砒霜一豆大,同以纸包七重,打湿煨干,入麝香少许为末,香油调一字,涂鼻尖上及眉心、四肢,神应。

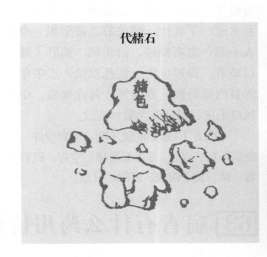

代赭石

# 61 禹余粮有什么药用价值?

禹余粮别名白余粮。味甘,性寒,无毒。主治咳逆寒热烦满,下赤白,血闭症瘕,大热。炼饵服之,不饥轻身延年,疗小腹痛结烦疼,主崩中,治邪气及骨节疼,四肢不仁,痔瘘等疾,久服耐寒暑,催生,固大肠。

【附方】1.大肠咳嗽:咳则遗矢者。赤石脂禹余粮汤主之。2.冷劳肠泄不止:禹余粮(火煅醋淬)四两,乌头(冷水浸一夜,去皮、脐,焙)一两,为末,醋糊丸梧子大,每食前温水下五丸。3.伤寒下痢不止,心下痞硬,利在下焦者:赤石脂禹余粮汤主之。赤石脂、禹余粮

各一斤,并碎之,水六升,煮取二升,去滓,分再服。

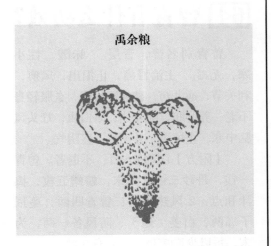

禹余粮

《本草纲目》秘方全书

学习中国式养生

# [62] 空青有什么功效？

空青别名杨梅青。味甘、酸，性寒，无毒。主治青盲耳聋，明目，利九窍，通血脉，养精神，益肝气，久服轻身延年。疗目赤痛，去肤翳，止泪出，利水道，下乳汁，通关节，破坚积。令人不忘，志高神仙。治头风，镇肝。瞳仁破者，得再见物。钻孔取浆，点多年青盲内障翳膜，养精气，其壳摩翳，中风口不正，以豆许含咽，甚效。

【附方】1.眼目睌睌不明：空青少许，渍露一宿，点之。2.黑翳覆瞳：空青、矾石各一两，贝子四枚，研细，日点。

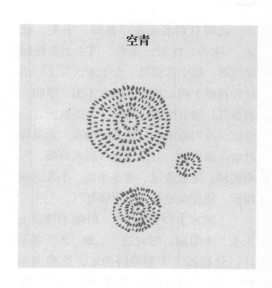
空青

# [63] 扁青有什么药用价值？

扁青别名石青、大青。味甘，性平，无毒。主治目痛明目，折跌痈肿，破积聚，解毒气，利精神。久服轻身不老。去寒热风痹，及丈夫茎中百病，益精。治丈夫内绝，令人有子。吐风痰癫痫，平肝。

【附方】顽痰不化：石青一两，石绿半两，并水飞为末，面糊丸绿豆大，每服十丸，温水下，吐去痰一二碗，不损人。

# [64] 曾青有什么功效？

曾青别名曾，音层。味酸，性小寒，无毒。主治目痛，止泪出，风痹，利关节，通九窍，破症坚积聚，久服轻身不老，养肝胆，除寒热，杀白虫，疗头风脑中寒，止烦渴，补不足，盛阴气。

【附方】1.斑疮入目：不退者。曾青一钱，丹砂二钱，为末，蛴螬五枚，捣汁和点。2.风热目病：曾青四两，蔓荆子二两，白姜（炮）、防风各一两，为末，每以少许㗜鼻中，立有功效。

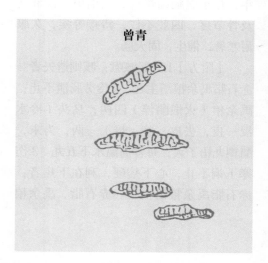
曾青

# 65 绿青有什么药用价值？

绿青别名石绿、大绿。味酸，性寒，无毒。主治益气，止泄痢，疗鼽鼻，吐风痰甚效。

【附方】1.急惊昏迷：不省人事。石绿四两，轻粉一钱，为末，薄荷汁入酒调一字服，取吐。2.风痰迷闷：用石绿十两，乌头尖、附子尖、蝎梢各七十个，为末，糊丸芡子大，每服一丸，薄荷汁入酒半合化下，须臾吐出痰涎。3.小儿疳疮：肾疳鼻疳、头疮耳疮、久不瘥者。石绿、白芷等份，为末，先以甘草水洗疮，拭净敷之，一日愈。

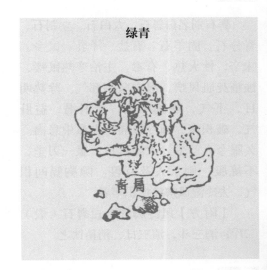
绿青

# 66 石胆主治什么病？

石胆别名胆矾、黑石、毕石、君石、铜勒、立制石。味酸、辛，性寒，有毒。石胆有明目之功，可治疗目痛，也可治刀伤和各种症证，治疗女子阴蚀痛、寒热石淋、崩漏下血，解各种邪气，治疗不孕症，炼成药丸服，久服能抗衰老，延年益寿，能散证积，疗咳逆上气，以及瘰疬恶疮，可治虫牙、鼻内息肉。治疗赤白带下、面黄、女子脏急，是吐风疾痰药中效果最快的一种药。

【附方】1.老小风痰：胆矾末一钱，小儿一字，温醋汤调下，立吐出涎，便醒。2.女人头晕：天地转动，名说心眩，非血风也。胆子矾一两，细研，用胡饼剂子一个，按平一指浓，以箆子勒成骰子，大块勿界断，于瓦上焙干，每服一骰子，为末，灯心竹茹汤调下。3.齿痛及落：研细石胆，以人乳和膏擦之，日三四次止痛，复生齿，百日后复故乃止，每日以新汲水漱净。4.口舌生疮：众疗不瘥。胆矾半两，入银锅内火煅赤，出毒一夜，细研。每以少许敷之，吐出酸涎水，二三次瘥。

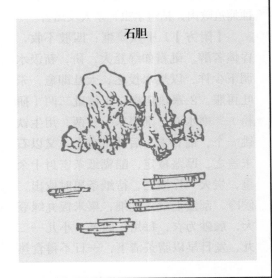
石胆

# 67 礜石有什么药用价值?

礜石别名白礜石、太白石、立制石、青分石、固羊石、石盐、泽乳、鼠乡。味辛，性大热，有毒。主治寒热鼠瘘，蚀疮死肌风痹，腹中坚癖邪气。除热明目，下气，除膈中热，止消渴，益肝气，破积聚，痼冷腹痛，去鼻中息肉。久服令人筋挛。火炼百日，服一刀圭，不炼服，则杀人及百兽。除胸膈间积气，去冷湿风痹瘙痒积年者。

【附方】风冷脚气：白礜石（煅）二斤，酒三斗，渍三日，稍稍饮之。

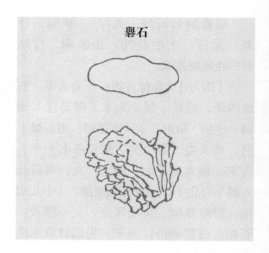

礜石

# 68 砒石有什么功效?

砒石别名信石，人言。生者名砒黄，炼者名砒霜。味苦、酸，性暖，有毒。治疟疾肾气，带之辟蚤虱。冷水磨服，解热毒，治痰壅，治癖积气，除齁喘积痢，烂肉，蚀瘀腐瘰疬。砒霜：疗诸疟，风痰在胸膈，可作吐药，不可久服，伤人，治妇人血气冲心痛，落胎。蚀痈疽败肉，枯痔杀虫，杀人及禽兽。

【附方】1.中风痰壅：四肢不收，昏愦若醉。砒霜如绿豆大，研，新汲水调下少许，以热水投之，大吐即愈，未吐再服。2.寒热疟疾：用信砒二两（研粉），寒水石（别捣末）三两，用生铁铫一个，铺石末，后铺砒在上，又以石末盖之，厚盏覆定，醋糊纸条密封十余重，炭火一斤煅之，待纸条黑时取出，候冷，刮盏上砒末乳细，粟米饭丸绿豆大，辰砂为衣，每用三四丸，小儿一二丸，发日早以腊茶清下，一日不得食热

物。男人患，女人着药入口中；女人患，男人着药入口中。又方：用人言一钱，绿豆末一两，为末，无根井水丸绿豆大，黄丹为衣，阴干，发日五更冷水下五七丸。又方：用人言（醋煮）、硫黄、绿豆等份，为末，每一豆许，用红

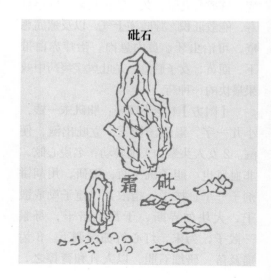

砒石

霜砒

绢包之，采丝扎定，每剪下一粒，新汲水空心吞下，治疟圣药也。又方：用砒霜、黄丹、紫河车各一钱，为末，雄黑豆一百粒，水浸一夜，研泥，和丸梧子、绿豆、黍米三样大，量虚实老幼大小服之，每服一二丸或三丸，不发日五更向东无根水下。紫河车、绿豆、黑豆皆解砒毒也。又方：用砒一钱，面二两，和匀，香油一斤煎黄色，以草纸压去油，入茶三两，为末，每服一钱，发日早冷茶下。3.一切积痢：砒霜、黄丹等份，蜡和收，旋丸绿豆大，每米饮下三丸。

# 69 礞石有什么药用价值？

礞石别名青礞石。味甘、咸，性平，无毒。主治食积不消，留滞脏腑，宿食症块久不瘥，小儿食积羸瘦，妇人积年食症，攻刺心腹，得巴豆、硇砂、大黄、荆三棱作丸服，良。治积痰惊痫，咳嗽喘急。

【附方】1.滚痰丸：礞石、焰硝各二两，大黄（酒蒸）八两，黄芩（酒洗）八两，沉香五钱，为末，水丸梧子大，常服一二十丸，欲利大便则服一二百丸，温水下。2.一切积病：（治一切虚冷久积，滑泄久痢，癖块，血刺心腹，下痢，及妇人崩中漏下。）青礞石半斤（为末），硝石（末）二两，坩锅内铺头盖底，按实，炭火二十斤，煅过取出，入赤石脂末二两，滴水丸芡子大，候干，入坩埚内，小火煅红，收之，每服一丸至二三丸，空心温水下，以少食压之。久病泻痢，加至五七丸。3.急慢惊风：治急慢惊风，痰涎壅塞咽喉，命在须臾，服此坠下风痰，乃治惊利痰之圣药也，真礞石一两，焰硝一两，同煅过为末，每服半钱或一钱，急惊痰热者，薄荷自然汁入生蜜调下，慢惊脾虚者，木香汤入熟蜜调下，亦或雪糕丸绿豆大，每服二三丸。

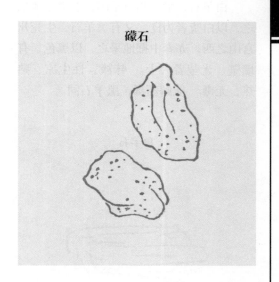

礞石

# 70 金星石有什么功效？

金星石味甘，性寒，无毒。主治脾肺壅毒，及肺损吐血嗽血，下热涎，解众毒，水磨少许服，镇心神不宁，亦治骨哽。

【附方】1.吐血嗽血：肺损者。金星石、银星石、玄精石、不灰木、阳起石、云母石等份，用坩埚一个，铺冬月水牛粪一二寸，铺药一层，铺灰二

《本草纲目》秘方全书

学习中国式养生

寸，又药一层，重重如此，以灰盖之，盐泥固济，用炭一秤，火煅一日夜，埋土中一夜，取出药块，去灰为末，每一两，入龙脑、麝香各半钱，阿胶二钱半（炒），每服一钱，糯米汤下，日三服。2.大风虫疮：有五色虫取下。用金星礜石、银星礜石、云母石、禹余粮石、滑石、阳起石、磁石、凝水石、蜜陀僧、自然铜、龙涎石等份，捣碎瓶盛，盐泥固济之，炭火十斤，煅过为末，醋糊丸小豆大，每服十五丸，白花蛇酒下，一日三服，以愈为度。

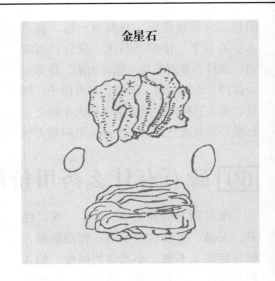

金星石

# 71 白羊石、金牙石分别有什么功效？

白羊石，生兖州白羊山，春中掘地采之，以白莹者为良。又有黑羊石，生兖州宫山之西，亦春中掘地采之，以黑色、有墙壁、光莹者为上。味淡，性生凉、熟热，无毒。能解药毒，黑羊石同。

金牙石别名黄牙石。味咸，性平，无毒。主治鬼疰毒蛊诸疰，治一切冷风气，筋骨挛急，腰脚不遂，烧浸酒服。暖腰膝，补水脏，惊悸，小儿惊痫。

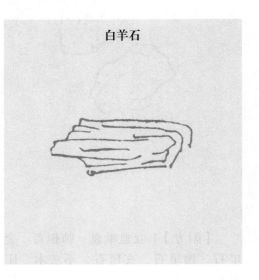

白羊石

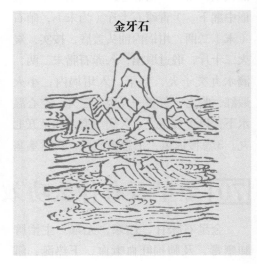

金牙石

# 72 花乳石有什么功效?

花乳石别名花蕊石。味酸、涩，性平，无毒。主治金疮出血，刮末敷之即合，仍不作脓。又疗妇人血晕恶血。治一切失血伤损，内漏目翳。

【附方】1.花蕊石散：（治五内崩损，喷血出斗升，用此治之。）花蕊石煅存性，研如粉，以童子小便一钟，男入酒一半，女入醋一半，煎温，食后调服二钱，甚者五钱，能使淤血化为黄水，后以独参汤补之。治一切金刀箭镞伤，及打扑伤损，狗咬至死者，急以药掺伤处，其血化为黄水，再掺便活，更不疼痛。如内损血入脏腑，煎童子小便，入酒少许，热调一钱服，立效，畜生抵伤，肠出不损者，急纳入，桑白皮线缝之，掺药，血止立活。妇人产后败血不尽，血晕，恶血奔心，胎死腹中，胎衣不下，至死，但心头温暖者，急以童子小便调服一钱，取下恶物如猪肝，终身不患血风血气。若膈上有血，化为

黄水，即时吐出，或随小便出，甚效。硫黄四两，花蕊石一两，并为粗末拌匀，以胶泥固济，日干，瓦罐一个盛之，泥封口，焙干，安在四方砖上，砖上书八卦五行字，用炭一秤簇匝，从巳午时自下生火，煅至炭消冷定，取出为细末，瓶收用。2.金疮出血：方见主治。

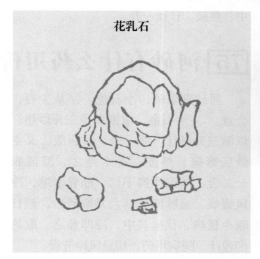

花乳石

# 73 金刚石、砭石、越砥分别有什么药用价值?

金刚石别名金刚钻。能磨水涂汤火伤。作钗镮服佩，辟邪恶毒气。

砭石别名针石。能刺百病痈肿。

越砥别名磨刀石、羊肝石、砺石。味甘，无毒。主治目盲，止痛，除热瘴。磨汁点目，除障翳。烧赤投酒饮，

破血瘕痛切。砺石主治破宿血，下石淋，除结瘕，伏鬼物恶气，烧赤投酒中饮之。人言，踏之患带下，未知所由。磨刀（龙白泉粉）敷蠼螋尿疮，有效。涂瘰疬结核。

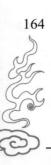

## 74 姜石有什么药用价值?

姜石别名礓砺石。味咸，性寒，无毒。主治热豌豆疮，疔毒等肿。

【附方】1.疔疮肿痛：白姜石末，和鸡子清敷之，干即易，疔自出，神效。2.乳痈肿大：如碗肿痛。方同上。3.产后胀冲：气噎。礓砺石、代赭石等份，为末，醋糊丸梧子大，每服三五十丸，醋汤下。4.通身水肿：姜石烧赤，纳黑牛尿中，热服，日饮一升。

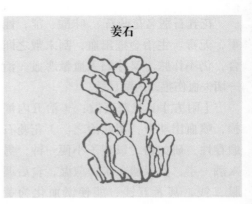
姜石

## 75 河砂有什么药用价值?

河砂别名砂，小石也。字从少石，会意。主治石淋，取细白沙三升炒热，以酒三升淋汁，服一合，日再服。又主绞肠痧痛，炒赤，冷水淬之，澄清服一二合。风湿顽痹不仁，筋骨挛缩，冷风瘫痪，血脉断绝。六月取河砂，烈日曝令极热，伏坐其中，冷即易之。取热彻通汗，随病用药。切忌风冷劳役。

【附方】人溺水死：白沙（炒）覆死人面上下，惟露七孔，冷湿即易。

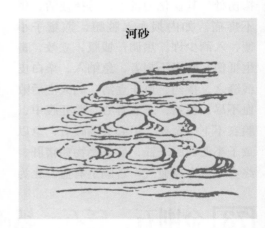
河砂

## 76 麦饭石、杓上砂分别有什么功效?

麦饭石味甘，性温，无毒。主治一切痈疽发背。

杓上砂，此淘米杓也，有木杓、瓢杓，皆可用。主治面上风粟，或青或黄赤，隐暗涩痛，及人唇上生疮者，本家杓上刮去唇砂一二粒，即安。又妇人吹乳，取砂七枚，温酒送下，更以炊帚枝通乳孔，此皆莫解其理。

# 77 石燕有什么药用价值?

石燕味甘，性凉，无毒。主治淋疾，煮汁饮之。妇人难产，两手各把一枚，立验。疗眼目障翳，诸般淋沥，久患消渴，脏腑频泻，肠风痔瘘，年久不瘥，面色虚黄，饮食无味，妇人月水湛浊，赤白带下多年者，每日磨汁饮之，一枚用三日，以此为准。亦可为末，水飞过，每日服半钱至一钱，米饮服，至一月，诸疾悉平。

【附方】1.伤寒尿涩：小腹胀满。石燕为末，葱白汤调下半钱，频服，胀通为度。2.小便淋痛：石燕子七枚（捣黍米大），新桑根白皮（锉）三两，拌匀，分作七贴，每贴用水一盏，煎七分，空心、午前各一服。3.血淋心烦：石燕子、商陆、赤小豆、红花等份，为末。每服一钱，葱白汤调下。4.久年肠风：石燕磨水，常服勿歇。5.赤白带下：多年不止。石燕一枚，磨水服，立效。

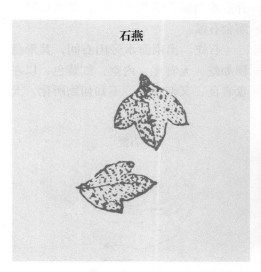

石燕

# 78 蛇黄有什么药用价值?

蛇黄性冷，无毒。主治心痛疰忤，石淋，小儿惊痫，妇人产难，以水煮研服汁。镇心。磨汁，涂肿毒。

【附方】1.暗风痫疾：忽然仆地，不知人事，良久方醒。蛇黄，火煅醋淬七次，为末，每调酒服二钱，数服愈，年深者亦效。2.惊风痫痔：治急惊风、痫疾、天吊、疳热等症，用紫色蛇黄四两（煅过），猪屎二两（小者泥固煅过），铁粉一两，朱砂半两，麝香一钱，为末，糯粉糊丸芡子大，漆盘晒干，看之每丸有一小穴，故名神穴丹，每服一丸，薄荷酒化下，立苏，疳热，冷水化下。3.小儿项软：因风虚者。蛇含石一块，郁金等份，为末，入麝香少许，白米饭丸龙眼大。每服一丸，薄荷汤化服，一日一服。

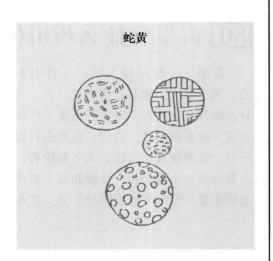

蛇黄

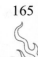

# 79 石蟹、石蛇分别有什么药用价值？

石蟹味咸，性寒，无毒。主治青盲目淫，肤翳疔翳，漆疮。解一切药毒并蛊毒，天行热疾，催生落胎，疗血晕，并熟水磨服。醋摩敷痈肿。热水磨服，解金石毒。

石蛇，出南海水旁山石间，其形盘屈如蛇，无首尾，内空，红紫色，以左盘者良，又似车螺，不知何物所化，大抵与石蟹同类，功用亦相近。石蛇，色如古墙上土，盘结如查梨大，空中，两头巨细一等，不与石蟹同类，蟹则真蟹所化，蛇非真蛇。今人用之绝少。南恩州海边有石山嘴，每蟹过之则化为石，蛇过亦然。此说不知果否，若然，则石蛇亦真蛇所化。味咸，性平，无毒。能解金石毒。

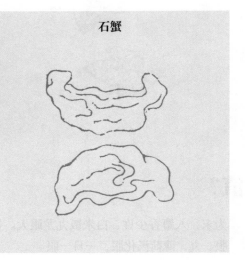

石蟹

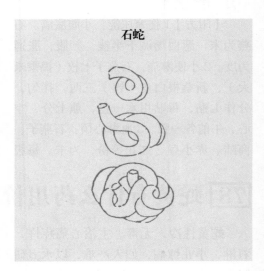

石蛇

# 80 雷墨有什么药用价值？

雷墨，[时珍曰]按：《雷书》云：凡《雷书》木石，谓木札，入二三分，青黄色。或云：雄黄、青黛、丹砂合成，以雷楔书之。或云：蓬莱山石脂所书。雷州每雷雨大作，飞下如沙石，大者如块，小者如指，坚硬如石，黑色光艳至重。刘恂《岭表录异》云：雷州骤雨后，人于野中得石，谓之雷公墨，扣之铮然，光莹可爱。又李肇《国史补》云：雷州多雷，秋则伏蛰，状如人，掘取食之。观此，则雷果有物矣。主治小儿惊痫邪魅诸病，以桃符汤磨服即安。

# 81 石蚕、石鳖分别有什么药用价值?

石蚕别名石僵蚕。石蚕生海岸石旁，状如蚕，其实石也。味苦，性热，无毒。主治金疮止血生肌，破石淋血结，磨服，当下碎石。

石鳖生海边，形状大小俨如瘟虫，盖亦化成者。瘟虫俗名土鳖。味甘，性凉，无毒。主治淋疾血病，磨水服。

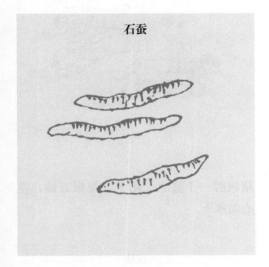

石蚕

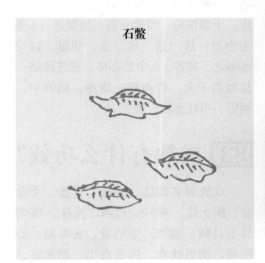

石鳖

# 82 食盐有什么功效?

食盐别名醝。大盐味甘、咸，性寒，无毒。主治肠胃热结，喘逆，胸中有病，让人呕吐。伤寒寒热，吐肠中痰癖，止心腹卒痛，杀鬼蛊邪疰毒气，令人强健。祛除风邪，吐下恶物，杀虫，去皮肤风毒，调和脏腑，消胃内滞物，令人壮健。暖助肾脏，治霍乱心病，治金疮，明目。止风泪邪气，治一切虫伤、疮肿、火灼疮，去腐，生肌，通利大小便，疗疝气，消补五味。解毒，凉血润燥，定痛止痒，治一切时气风热、痰饮关格诸病。

【附方】1.炼盐黑丸：盐末一升（纳粗瓷瓶中，实筑泥头，初以糖火烧，渐渐加炭火，勿令瓶破，候赤彻，盐如水汁，即去火，待凝，破瓶取出），豉一升（熬煎），桃仁一两（和麸炒熟），巴豆二两（去心膜，纸中炒令油出，须生熟得所，熟即少力，生又损人），四物捣匀，入蜜和丸梧子大，每服三丸，平旦时服，天行时气，豉汁及茶下。心痛，酒下，入口便止。血痢，饮下，初变水痢，后便止。鬼疟，茶饮下。骨蒸，蜜汤下。忌久冷浆水，合药久则稍加之。凡服药后吐利，勿怪。吐利若多，服黄连汁止之。或遇杀药人药久不动者，更服一二丸，药后忌口二三日。其药腊月合之，瓷瓶密封，勿令泄气，一剂可救百人。或在道途，或在村落，无药可求，但用此药，即敌大黄、朴硝数两。小儿、女子不可服，被搅作也。2.卒中尸遁：其状腹胀，气急冲心，或块起，或牵腰脊者。服盐汤取吐。3.尸疰鬼疰：下部蚀疮。炒盐布裹，坐熨之。4.鬼击中恶：盐一盏，水二盏，和服，以冷水噀之，即苏。5.中恶心痛，或连腰脐：盐如鸡子大，青布裹，烧赤，纳酒中，顿服，当吐恶物，愈。

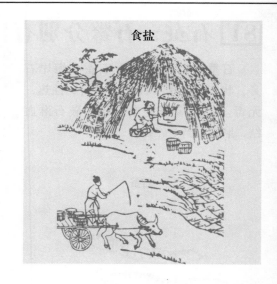

食盐

# 83 戎盐有什么功效？

戎盐别名胡盐、羌盐、青盐、秃登盐、阴土盐。味咸，性寒，无毒。能明目去目痛，益气，坚肌骨，去毒蛊。心腹痛，溺血吐血，齿舌血出。助水脏，益精气，除五脏症结，心腹积聚，痛疮疥癣。解芜青、斑蝥毒。

【附方】1.小便不通：用戎盐（弹丸大）一枚，茯苓半斤，白术二两，水煎，服之。2.风热牙痛：青盐一斤，槐枝半斤，水四碗，煎汁二碗，煮盐至干，炒研，日用揩牙、洗目。3.牢牙明目：青盐二两，白盐四两，川椒四两，煎汁拌盐炒干，日用揩牙洗目，永无齿疾、目疾。4.风眼烂弦：戎盐化水，点之。5.痔疮漏疮：白矾四两，青盐四两，为末，

猪尿脬一个盛之，阴干，每服五钱，空心温水下。

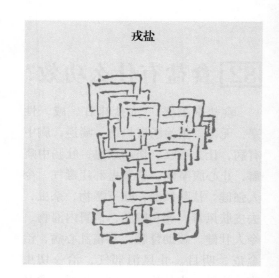

戎盐

# 84 绿盐有什么药用价值？

绿盐别名盐绿、石绿。味咸、苦、辛，性平，无毒。主治目赤泪出，肤

翳睃暗。点目，明目消翳。疗小儿无辜疳气。

【附方】1.胎赤眼痛：盐绿一分，蜜半两，于蚌蛤壳内相和，每夜卧时浆水洗目，炙热点之，能断根。2.目暗赤涩：多泪。盐绿一钱，蕤仁（去皮）一钱，研热，入好酥一钱，研匀。每夜点一麻子。

# 85 盐药有什么药用价值？

盐药味咸，性冷，无毒。主治眼赤眦烂风赤，细研水和点之。又水研服，去热烦痰满头痛，明目镇心。又主蛇虺恶虫毒，药箭镞毒，疗癣痈肿瘰疬，并摩敷之，甚者水化服之。又解独自草箭毒。

# 86 卤鹹有什么药用价值？

卤鹹别名卤盐、寒石、石碱。味苦，性寒，无毒。主治大热消渴狂烦，除邪，及下蛊毒，柔肌肤。去五脏肠胃留热结气，心下坚，食已呕逆喘满，明目去目痛。

【附方】1.风热赤眼：虚肿涩痛。卤一升，青梅二十七个，古钱二十一文，新瓶盛，密封，汤中煮一炊时，三日后取点，日三五度。2.齿腐龈烂：不拘大人小儿。用上好碱土，热汤淋取汁，石器熬干刮下，入麝香少许研，掺之。

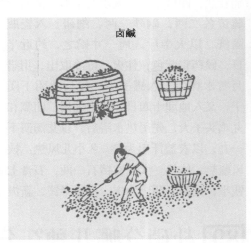

卤鹹

# 87 凝水石有什么药用价值？

凝水石别名白水石、寒水石、凌水石、盐精石、泥精、盐枕、盐根。味辛，性寒，无毒。主治身热，腹中积聚邪气，皮中如火烧，烦满、水饮、久服不饥。能除时气热盛，五脏伏热，胃中热，止渴，消水肿，疗小腹。能压丹石毒风，解伤寒劳复。治小便白、内痹，有凉血降火、止牙疼、坚牙明目之功。

【附方】1.男女转脬：不得小便。寒水石二两，滑石一两，葵子一合，为末，水一斗，煮五升，时服一升，即利。2.牙龈出血：有窍。寒水石粉三两，朱砂二钱，甘草脑子一字，为末，干掺。3.汤火伤灼：寒水石，烧研敷之。4.小儿丹毒：皮肤热赤。寒水石半两，白土一分，为末，米醋调涂之。

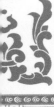

# 88 玄精石有什么功效？

玄精石别名太乙玄精石、阴精石、玄英石。味咸，性温，无毒。能除风冷邪气湿痹，益精气，妇人痼冷漏下，心腹积聚冷气，止头痛，解肌。主阴症伤寒，指甲面色青黑，心下胀满结硬，烦渴，虚汗不止，或时狂言，四肢逆冷，咽喉不利肿痛，脉沉细而疾，宜佐他药服之。又合他药，涂大风疮。

【附方】1.正阳丹治：伤寒三日，头痛壮热，四肢不利。太阴玄精石、消石、硫黄各二两，硇砂一两，细研，入瓷瓶固济，以火半斤，周一寸爆之，约近半日，候药青紫色，住火，待冷取出，用腊月雪水拌匀，入罐子中，屋后北阴下阴干，又入地埋十四日，取出细研，面糊和丸鸡头子大，先用热水浴后，以艾汤研下一丸，以衣盖汗出为瘥。2.小儿风热：挟风蕴热，体热。太乙玄精石一两，石膏七钱半，龙脑半两，为末，每服半钱，新汲水下。3.冷热霍乱：分利阴阳。玄精石、半夏各一两，硫黄三钱，为末，面糊丸梧子大，每米饮服三十丸。4.头风脑痛：玄精石末，入羊胆中阴干，水调一字，吹鼻中，立止。5.目赤涩痛：玄精石半两，黄柏（炙）一两，为末，点之，良。

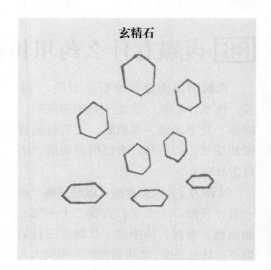

玄精石

# 89 朴硝分哪几种？分别有什么功效？

朴硝别名硝石朴、盐硝、皮硝。味苦，性寒，无毒。主治百病，除寒热邪气，逐六腑积聚，结固留癖，能化七十二种石。炼饵服之，轻身神仙。消胃中食饮热结，破留血闭绝，停痰痞满，推陈致新。疗热胀，养胃，治腹胀、大小便不通、女子月候不通。通泄五脏百病及症结，治天行热疾、头痛，消肿毒，排脓，润毛发。

芒硝味辛、苦，性大寒，无毒。能除五脏积聚，治久热胃闭，除邪气，破留血，消腹中痰实结搏，通经脉，利大小便及月水，破五淋，推陈致新。下瘰疬黄疸病，退时疾壅热，能散恶血、堕胎，敷漆疮。

马牙硝味甘，性大寒，无毒。能除五脏积热伏气。末筛点眼赤，去赤肿障翳涩泪痛，亦入点眼药中用，功同芒硝。

【附方】1.凉膈驱积：王昊山人甘露饮：治热壅，凉胸膈，驱积滞。蜀芒硝末一大斤，用蜜十二两，冬加一两，和匀，入新竹筒内，半筒以上即止，不得

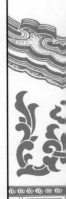

令满，却入炊甑中，令有药处在饭内，其虚处出其上，蒸之，候饭熟取出，绵滤入瓷钵中，竹篦搅勿停手，待凝，收入瓷盒，每卧时含半匙，渐渐咽之，如要通转，即多服之。2.乳石发动：烦闷。芒硝，蜜水调服一钱，日三服。

风化硝，以芒硝于风日中消尽水气，自成轻飘白粉也。或以瓷瓶盛，挂檐下，待硝渗出瓶外，刮下收之。别有甜瓜盛硝渗出刮收者，或黄牯牛胆收硝刮取，皆非甜硝也。主治上焦风热，小儿惊热膈痰，清肺解暑。以人乳和涂，去眼睑赤肿，及头面暴热肿痛。煎黄连，点赤目。

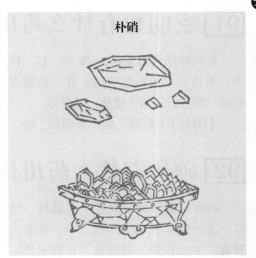

朴硝

## 90 硝石有什么药用价值？

硝石别名芒硝、苦硝、焰硝、火硝、地霜、生硝、北帝玄珠。味苦，性寒，无毒。主治五脏积热、胃胀闭，荡涤蓄积饮食，推陈致新，祛除邪气。炼制成膏剂，长期服用能使身体轻盈。能疗五脏十二经脉中一百二十多种疾病，暴伤寒，腹中大热，止烦满消渴，利小便，及瘘蚀疮，是自然界最神奇的物质，能溶化七十二种石头，能破积散坚，治腹胀，破血，下瘰疬，可泻得根出。放在嘴里含服，能治喉闭。治疗伏暑伤冷、霍乱吐利、五种淋疾、女劳黑疸、心肠疠痛、赤眼、头痛、牙痛。

生硝味苦，性大寒，无毒。主治风热癫痫、小儿惊邪瘈疭、风眩头痛、肺壅耳聋、口疮喉痹咽塞、牙颔肿痛以及目赤热痛等病症，治多眼屎、眼泪等症。

【附方】1.头痛欲死：硝石末吹鼻内，即愈。2.诸心腹痛：焰硝、雄黄各一钱，研细末，每点少许入眦内。名火龙丹。3.腰腹诸痛：方同上。

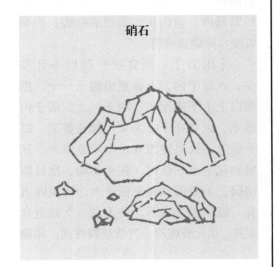

硝石

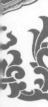

# 91 玄明粉有什么药用价值?

玄明粉别名白龙粉。味辛、甘,性冷,无毒。主治心热烦躁,并五脏宿滞症结,明目,退膈上虚热,消肿毒。

【附方】1.热厥气痛:玄明粉三钱,热童尿调下。2.伤寒发狂:玄明粉二钱,朱砂一钱,末之,冷水服。3.鼻血不止:玄明粉二钱,水服。

# 92 硇砂有什么药用价值?

硇砂别名碙砂、狄盐、北庭砂、气砂、透骨将军。味咸、苦、辛,性温,有毒。主治积聚,破结血,止痛下气,疗咳嗽宿冷,去恶肉,生好肌,烂胎。亦入驴马药用。主妇人丈夫羸瘦积病,血气不调,肠鸣,食饮不消,腰脚痛冷,痃癖痰饮,喉中结气,反胃吐水。令人能食肥健。除冷病,大益阳事。补水脏,暖子宫,消淤血,宿食不消,食肉饱胀,夜多小便,丈夫腰胯酸重,四肢不任,妇人血气心疼,气块痃癖,及血崩带下,恶疮息肉,敷金疮生肉,去目翳弩肉,消内积,治噎膈症瘕,积痢骨哽,除痣黶疣赘。

【附方】1.服食法:硇砂不计多少,入罐子内,上面更坐罐子一个,纸筋白土上下通泥了,晒干,上面罐子内盛水,以苍耳干叶为末,铺头盖底,以火烧之,火尽旋添火,水尽旋添水,从辰初起至戌一伏时,住火勿动,次日取出研,米醋面糊和丸梧子大,每服四五丸,温酒或米饮下,并无忌,久服进食无痰。2.元脏虚冷:气攻脐腹疼痛。用硇砂一两,以纤霞草末二两和匀,用小砂罐不固济,慢火烧赤,乃入硇在罐内,不盖口,加顶火一秤,待火尽炉寒取出,用川乌头(去皮脐,生研末)二两,和匀,汤浸蒸饼丸梧子大,每服三丸,木香汤、醋汤任下,日一服。3.肾脏积冷:气攻心腹疼痛,面青足冷。硇砂二两,桃仁一两(去皮),酒一小盏,煎十余沸,去砂石,入桃仁泥,旋旋煎成膏,蒸饼和丸梧子大,每热酒下二十丸。

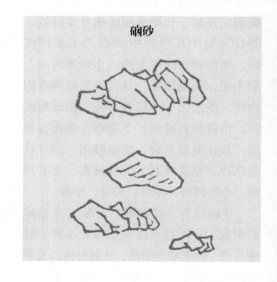

硇砂

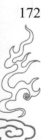

认识中国第一药典

典藏精品版

# 93 蓬砂有什么药用价值？

蓬砂别名鹏砂、盆砂。味苦、辛，性暖，无毒。能消痰止嗽，破症结喉痹。上焦痰热，生津液，去口气，消障翳，除噎膈反胃，积块结瘀肉，阴溃骨哽，恶疮及口齿诸病。

【附方】1.鼻血不止：硼砂一钱，水服立止。2.劳瘵有虫：硼砂、硇砂、兔屎等份为末，蜜丸梧子大，每服七丸，生甘草一分，新水一钟，揉汁送下。自朔至望，五更时，令病患勿言，服之。3.木舌肿强：硼砂末，生姜片蘸揩，少时即消。

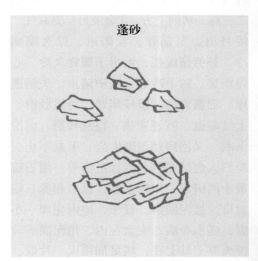

蓬砂

# 94 石硫黄有什么功效？

石硫黄别名黄硇砂、黄牙、阳侯、将军。味酸，性温，有毒。主治妇人阴蚀疽痔恶血，坚筋骨，除头秃，能化金银铜铁奇物，疗心腹积聚，邪气冷癖在胁，咳逆上气，脚冷疼弱无力，及鼻出血恶疮，下部蟨疮，止血，杀疥虫，治妇人血结，下气，治腰肾久冷，除冷风顽痹，寒热。生用治疥癣，炼服主虚损泄精。壮阳道，补筋骨劳损，风劳气，止嗽，杀脏虫邪魅。长肌肤，益气力，老人风秘，并宜炼服。主虚寒久痢，滑泄霍乱，补命门不足，阳气暴绝，阴毒伤寒，小儿慢惊。

【附方】1.硫黄杯：此杯配合造化，调理阴阳，夺天地冲和之气，乃水火既济之方，不冷不热，不缓不急，有延年却老之功，脱胎换骨之妙，大能清上实下，升降阴阳，通九窍，杀九虫，除梦泄，悦容颜，解头风，开胸膈，化痰涎，明耳目，润肌肤，添精髓，蠲疝坠，又治妇人血海枯寒，赤白带下。其法用瓷碗以胡桃擦过，用无砂石硫黄生熔成汁，入明矾少许，则尘垢悉浮，以杖掠去，绵滤过，再入碗熔化，倾入杯内，荡成杯，取出，埋土中一夜，木贼打光用之。欲红入朱砂，欲青则入葡萄，研匀同煮成，每用热酒二杯，清早空心温服，则百病皆除，无出此方也。2.紫霞杯：一方：用硫黄袋盛，悬罐内，以紫背浮萍同水煮之，数十沸取出，候干研末十两，用珍珠、琥珀、乳香、雄黄、朱砂、羊起石、赤石脂、片脑、紫粉、白芷、甘松、三奈、木香、血竭、没药、韶脑、安息香各一钱，麝香七分，金箔二十片，为末，入铜杓中，慢火熔化，以好样酒杯一个，周遭以粉纸包裹，中开一孔，倾硫入内，旋转令匀，投冷水中取出，每旦盛酒饮二三杯，功同上方。3.金液丹：固真气，暖丹田，坚筋骨，壮阳道，除久寒痼冷，补劳伤虚损，治男子腰肾久冷、心腹积聚、胁下冷痛、腹中诸虫、失精遗尿、形羸力劣、腰膝痛弱、冷风顽痹、上气咽血、咳逆寒热、霍乱转筋、虚滑下利。又治痔瘘湿䘌生疮、下血不止、及妇人血结寒热、阴蚀疽痔等。用石硫黄十两研末，用瓷盒盛，以水和赤石脂封口，盐泥固济，日干，地内先埋一小罐，盛水令满，安盒在内，用泥固济，慢火养七日七夜，候足加顶火一片煅，候冷取出研末，每一两，用蒸饼一两，水浸为丸，如梧子大，每服三十至百

丸，空心米饮服，又治伤寒身冷脉微，或吐或利，或自汗不止，或小便不禁，并宜服之，得身热脉出为度。

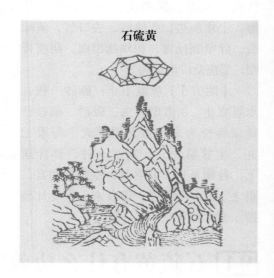

石硫黄

# 95 矾石有什么药用价值？

矾石别名涅石、羽涅、羽泽。煅枯者名巴石，轻白者名柳絮矾。味酸，性寒，无毒。主治寒热、泄痢白沃、阴蚀恶疮、目痛、坚骨齿、炼饵服之，轻身不老增年。除固热在骨髓，去鼻中息肉，除风去热，消痰止渴，暖水脏，治中风失音。和桃仁、葱汤浴，可出汗，生含咽津，治急喉痹。疗鼻衄鼻，鼠漏瘰疬疥癣。枯矾贴嵌甲，牙缝中血出如衄。吐下痰涎饮，燥湿解毒追涎，止血定痛，食恶肉，生好肉，治肿恶疮、癫病疳疾，通大小便，口齿眼目诸病，虎犬蛇蝎百虫伤。

波斯白矾味酸、涩，性温，无毒。主

治赤白漏下阴蚀，泄痢疮疥，解一切虫蛇等毒，去目赤暴肿齿痛，火炼之良。柳絮矾性味同矾石。能消痰止渴，润心肝。

【附方】1.中风痰厥：四肢不收，气闭膈塞者。白矾一两，牙皂角五钱，为末，每服一钱，温水调下，吐痰为度。2.胸中痰澼：头痛不欲食。白矾一两，水二升，煮一升，纳蜜半合，顿服，须臾大吐，未吐，饮少热汤引之。3.风痰痫病：生白矾一两，细茶五钱，为末，炼蜜丸如梧子大，一岁十丸，茶汤下，大人五十丸久服，痰自大便中出，断病根。4.小儿胎寒：躯啼发痫。白矾煅半日，枣肉丸黍米大，每乳下一丸，愈乃止，去痰良。

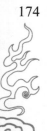

典藏精品版

认识中国第一药典

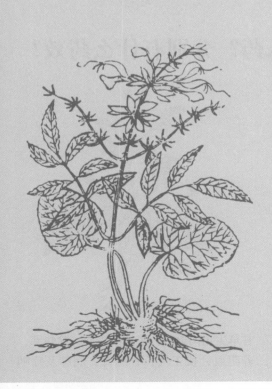

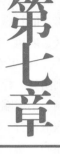

# 第七章

## 草部

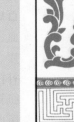

# 1 黄芪的别名有哪些？黄芪根主治什么病症？

黄芪别名黄耆、戴糁、戴椹、独椹、芰草、蜀脂、百本、王孙。黄芪根味甘，性微温，无毒。能补虚，排脓止痛，治疗痈疽败疮日久、麻风、痔疮、瘰疬和小儿百病。可益气，补男女虚损，祛五脏淤血，止渴，利阴气，疗妇人宫冷、五劳消瘦、腹痛泻痢。治虚喘、肾虚耳聋，并内补托毒，疗痈疽发背。有益气壮筋骨、生肌补血、破症瘕之功，用于瘰疬瘿瘤、肠风血崩、赤白下痢、月经不调、带下等一切胎前产生疾病。补肺气，固卫表，养胃气，泻心、肺之火，治虚劳自汗，并祛肌肤发热及诸经疼痛。主治太阴病及治疗阳维脉的寒热病、督脉的气逆里急病。

【附方】1.小便不通：绵黄芪二钱，水二盏，煎至一盏，温服，小儿减半。

2.酒疸黄疾：心下懊痛、足胫肿胀。黄芪二两，木兰一两，研末，温酒送服方寸匕，每日三次。

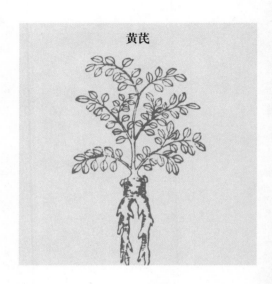

黄芪

# 2 甘草哪些部位可以入药？分别有什么药效？

甘草别名蜜甘、蜜草、美草、国老、灵通。国老即帝师之称，虽非君而为君所宗，是以能安和草石而解诸毒也。

甘草根味甘，性平，无毒。主治五脏六腑寒热邪气，强筋骨，补气，生肌，解毒，疗痈肿。久服可轻身延年益寿。有温中下气作用，用于烦满短气、咳嗽，并能止渴，调气血，通经脉，解百药毒，可调和七十二种矿石药及一千二百种草药。有补五脏之功，可治疗肾气不足的阳痿，及脘腹胀满、冷痛、惊痫、妇人血淋腰痛。体虚有热者均宜加用本品。能补各种劳伤、虚损，可强筋健骨，安神定志，通九窍，利血脉，治疗惊悸烦闷及健忘等证。

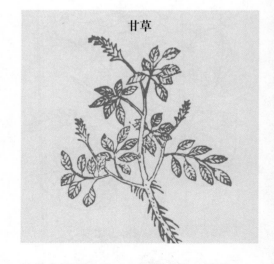

甘草

甘草生用泻火热，炙用散表寒，除热邪，养阴血，扶正气，补脾胃，润肺及疗咽痛。用于肺痿咳吐脓血及各种疮肿痈疽。能解小儿胎毒，降火止痛，并治惊痫。

【附方】1.伤寒心悸：脉结代者。用甘草二两，水二升，煮至一升，服七合，每日一次。2.肺热咽痛：用炒甘草二两，桔梗一两（水浸一夜），每次五钱，水一盅半，加阿胶半斤，煎服。3.肺痿多涎：肺痿吐涎沫、头眩。用炙甘草四两，炮姜二两，水三升，煮取一升五合，分次服用。

# ③ 沙参主治什么病？

沙参别名白参、知母、羊乳、铃儿草、虎须、苦心、文希、识美、志取。

沙参根味苦，性微寒，无毒。主治惊风及血淤证，并能补中益肺，除寒热。疗胸痹腹痛、热邪头痛、肌肤发热，又安五脏，久服对人体有利。主治头痛眩晕，兼能益气、生肌。用于疝气、嗜睡，又可祛风邪，补肝气。有补虚、除惊烦、益心肺、排脓、消肿毒之功，能治一切恶疮疥癣、皮肤瘙痒。清肺火，善治久咳肺痿。

【附方】1.肺热咳嗽：取沙参半两，水煎温服。2.突然患疝气：沙参捣筛研末，酒送服方寸匕，立即痊愈。

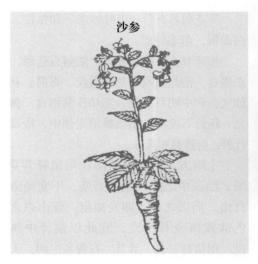

沙参

# ④ 人参有什么功效？

人参别名人衔、鬼盖、黄参、血参、神草、土精、地精、海腴、皱面还丹。

人参根味甘，性微寒，无毒。能补五脏，安神定惊，除邪气，明目益智，久服可轻身长寿。可调中焦，止消渴，通血脉，破症积，治胃肠虚冷、心腹胀痛、胸胁逆满、霍乱呕吐，并能增强记忆力。有补益脏腑、调中止呕、安神及消痰作用。治疗劳伤虚损、肺痿、癫痫、呕逆、纳差等病，凡体虚多梦均宜加用人参。有除烦之功。消食调中开胃，并杀金石药毒。补中缓急，泻心、肺、脾、胃之火，又生津止渴。治疗肺气虚的短气喘促和肺、胃阳气不足之证。治一切虚证，发热自汗、头痛眩晕、反胃吐食、疟疾泻痢、尿频淋漓、劳倦内伤、中风中暑、吐血咳血、便血血淋、痿痹、崩漏及胎前产后诸病。

【附方】1.治疗胸痹：结胸等证，用理中汤。取人参、白术、干姜、甘草各三两，水八升，煮取三升，每次服一升，每日三次；可随证加减。此方从晋宋以后到唐代的名医，治疗心腹疾病，没有不用的，或做汤剂，或做蜜丸，有的做散剂，都有奇效。2.脾胃气虚证：用四君子汤。人参、茯苓各一钱，白术二钱，炙甘草五分，生姜三片，大枣一

枚，水二盅，煎取一盅，饭前温服。凡诸病气虚的患者，均可以此为主方，随证加减。3.妊娠呕吐：人参、炮姜等份研末，生地黄汁调和做丸如梧子大，每次米汤送服五十丸。

# ⑤ 荠苨有什么药用价值？

荠苨别名杏参、杏叶沙参、甜桔梗、白面根，苗名隐忍。

根味甘，性寒，无毒。能解百药毒，杀蛊毒，治蛇虫咬、热狂温疾、毒箭。利肺气，和中明目止痛，蒸切作羹粥食。食之，压丹石发动。治咳嗽消渴强中，疮毒疔肿，辟沙虱短狐毒。

【附方】1.强中消渴：用猪肾荠苨汤。治强中之病，茎长兴盛，不交精液自出，消渴之后，即发痈疽。皆由恣意色欲或饵金石所致，宜此以制肾中热也。用猪肾一具，荠苨、石膏各三两，人参、茯苓、磁石、知母、葛根、黄芩、栝楼根、甘草各二两，黑大豆一升，水一斗半，先煮猪肾、大豆，取汁一斗，去滓下药，再煮三升，分三服。后人名为石子荠苨汤。又荠苨丸：用荠苨、大豆、茯神、磁石、栝楼根、熟地黄、地

骨皮、玄参、石斛、鹿茸各一两，人参、沉香各半两，为末，以猪肚治净煮烂，杵和丸梧子大。每服七十丸，空腹盐汤下。2.疗疮肿毒：生荠苨根捣汁，服一合，以滓敷之，不过三度。

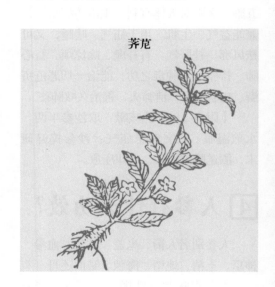

荠苨

# ⑥ 黄精有什么药用价值？

黄精别名黄芝、戊己芝、菟竹、鹿竹、救穷草、重楼、鸡格、米铺、野生姜。

黄精根味甘，性平，无毒。能补中气，除风湿，安五脏，久服可轻身长寿。补五劳七伤，强筋骨，耐寒暑，益脾胃，润心肺。单品蒸后晒干服食能润

肌肤，耐饥饿。补各种虚损，填精髓，除寒热，杀虫。

【附方】1.补肝明目：益寿延年。用黄精二斤，蔓菁子一斤，淘洗后一同反复蒸晒，研末，每次空腹米汤送下二钱，每天二次。2.治麻风病：用黄精

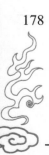

根二斤去皮洗净，晒干后放在粟米饭甑内，蒸至二斗米熟时服食。3.补益精气：用黄精、枸杞子等份，捣成饼状晒干研末，炼蜜做丸如梧子大，每次米汤送服五十丸。

# ⑦ 桔梗有什么功效？

桔梗别名白药、梗草。

桔梗根味辛，性微温，有小毒。主治胸胁刺痛、腹满肠鸣及惊悸。有补血气、利五脏肠胃、除寒热风痹、温中消食及除蛊毒作用，并治咽喉疼痛。有破血行气、消积、除痰涎、去肺热、除腹痛之功，治疗下痢、咳嗽、小儿惊痫等。下一切气，止霍乱转筋、心腹胀痛，并能益气，补五劳，破症瘕，除秽邪，养血排脓，治疗肺痈、喉痹。利窍，除肺热，清利头目，利咽喉，治疗胸腹滞痛及鼻塞。治寒呕。主治口舌生疮、目赤肿痛。

【附方】1.胸满不痛：桔梗、枳壳等份，水二盅，煎取一盅，温服。2.喉痹：桔梗二两，水三升，煎取一升，顿服。

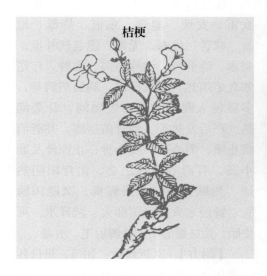

桔梗

# ⑧ 葳蕤主治哪些病症？

葳蕤别名女萎、玉竹、地节、葳蕤。

葳蕤根味甘，性平，无毒。主治中风发热、半身瘫痪，并疗各种虚损，久服去面部黑斑，美容润肤，轻身防老。葳蕤主治胸腹淤滞、虚热、湿毒腰痛、茎中寒痛及目赤肿痛溃烂流泪。用于流行疾病的恶寒发热，并补虚，去虚劳发热，头痛失眠宜加本品为好。能补中益气。有除烦闷、止消渴、润心肺、补虚损作用，又治腰脚疼痛、流行热病，服食无禁忌证。服矿石药不适者，本品可

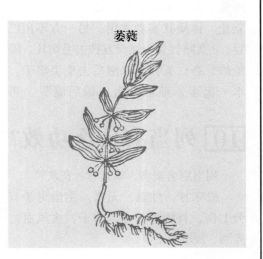

葳蕤

煮汁饮服。治风热自汗、发热、劳疟寒热、脾胃虚弱证、男子尿频遗精和一切虚损。

【附方】1.目赤涩痛：姜蕤、赤芍、当归、黄连等份，煎汤熏洗。2.视物昏花：炒姜蕤四两，每次二钱，水一盏，加薄荷二叶，生姜一片，蜜少量同煎至七分，睡前温服，每日一剂。3.痫后虚肿：姜蕤、葵子、龙胆、茯苓、前胡等份研末，每次一钱，水煎服。

# 9 知母有哪些功效？

知母别名又称水参、苦心、儿草、女雷、女理、韭逢、东根、货母、地参。味苦，性寒，无毒。能益气补虚，利水，除邪气，治疗消渴、水肿。疗伤寒久疟烦热、恶风汗出、胸胁痞满等，多服使人腹泻。治心烦燥闷、骨蒸潮热、产后发热等。治骨蒸痨瘵，并能消痰止咳，润心肺，安心神，止惊悸及通小肠。有清心除热之功，治疗阳明热证、热厥头痛、咳痰腥臭，又能泻膀胱、肾经之火。能泻肺火、滋肾水。可安胎，治妊娠心烦，并解射工、水毒。

【附方】1.久近痰嗽：知母、贝母各一两研末，巴豆三十枚去油研匀，每服一次，生姜三片蘸药末，细嚼咽下后就睡觉，第二天早晨必大便一次，则咳嗽立止。体质壮实者才用。另一方不用巴豆。2.久咳气急：知母五钱去毛切片，隔纸炒，杏仁五钱姜水泡后去皮尖焙干，水一盏半，煎取一盏，饭后温服。再用萝卜子、杏仁等份研末，米饭调糊做丸，每次姜汤送服五十丸以绝病根。3.妊娠子烦：知母一两洗后焙干后研末，枣肉调和做丸如弹子大，每次人参汤送服一丸。4.紫癜风疾：醋泡知母外擦局部，每日三次。5.甲嵌肿痛：知母烧炭存性研末外擦患处。

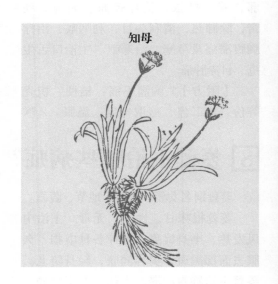

知母

# 10 列当有什么功效？

列当别名栗当、草苁蓉、花苁蓉。
根味甘，性温，无毒。主治男子五劳七伤，补腰肾，令人有子，去风血，煮酒、浸酒服之。

【附方】阳事不兴：栗当（好者）二斤，捣筛毕，以好酒一斗浸之经宿，随性日饮之。

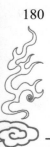

# 11 肉苁蓉有什么特殊功效?

肉苁蓉别名肉松容、黑司令。味甘，性微温，无毒。有补中、助阳、养五脏、益精气作用，用于五劳七伤。并除茎中寒热疼痛，久服轻身。能止痢，除膀胱邪气及腰痛。有壮阳、益髓、延年益寿及使面色红润之功，并疗崩漏。有滋五脏、生肌肉、暖腰膝之效，用于男子阳衰不育、遗精遗尿和女子阴衰不孕、带下阴痛。

【附方】1.汗多便秘：肉苁蓉二两酒浸焙干，沉香一两研末，麻仁汁打糊做丸如梧子大，每次白开水送服七十丸。年老体虚者皆宜。2.消渴善饥：肉苁蓉、山茱萸、五味子研末，蜜调做丸如梧子大，每次盐酒汤送服二十丸。3.破伤风

病：口噤身强：肉苁蓉切片晒干，用一小盏，烧烟在疮面上熏，屡用有效。

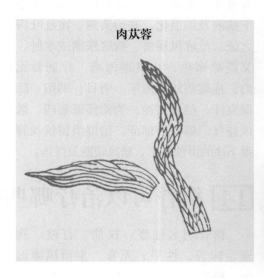

肉苁蓉

# 12 天麻有什么特殊功效?

天麻别名赤箭、赤箭芝、定风草、离母、鬼督邮、独摇芝、合离草、神草。味辛，性温，无毒。能祛邪气，杀蛊毒，久服能益气健体，滋阴，轻身延年。能理气，消痈肿，治疗胸胁胀满、寒疝便血。主治风湿痹痛、四肢拘挛、小儿惊痫，并能强筋骨，利腰膝。治寒湿痛痹、半身不遂、神志恍惚、多语易惊等。有通血脉、扶正助阳及开窍作用。疗眩晕头痛。

【附方】腰腿疼痛：天麻、半夏、细辛各二两，绢袋二个，均匀地分装上药，蒸热后交替地熨痛处，汗出则愈，隔数天后可再熨。

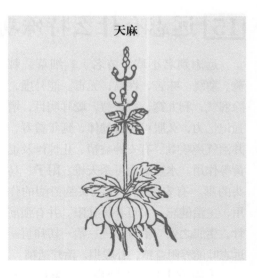

天麻

## 13 苍术有什么功效？

苍术别名赤术、山精、仙术、山蓟。主治风寒湿痹及死肌等，久服可轻身延年。能消痰涎，除肌肤水湿，消心下痞满及助消化，并治头痛、霍乱吐泻之证。治麻风顽痹、胸腹胀满或水肿，又能除寒热，止呕逆泻痢。疗筋骨无力，症瘕痃块、瘅疟。明目，助阳。除湿发汗，健胃安神，为治痿证要药。散风益气，解各种郁证。治湿痰留饮及脾湿下注的淋浊带下、肠风便溏及泄泻。

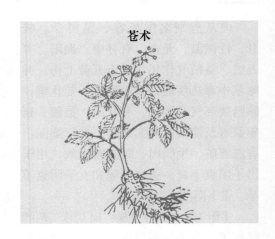

苍术

## 14 狗脊可以治疗哪些病症？

狗脊别名强膂、扶筋、百枝、狗青。味苦，性平；无毒。主治风寒湿痹、腰背强直、关节屈伸不利，以老年人尤宜。治小便失禁、男子腰痛、女子伤中、关节重，并能强筋骨。能续筋骨，补益男子，可疗肾气亏虚之证。有补肝肾、强筋骨作用。

## 15 远志有什么特殊功效？

远志别名小草（苗名）、细草、棘菀、葽绕。味苦，性温；无毒。能补虚，除邪气，利九窍，益智慧，聪耳明目，增强记忆力，久服可轻身健体，延年益寿，并治气逆咳嗽。有安神益精、止惊悸及退黄等作用。水煎服用可杀天雄、附子、乌头的毒。有安魂魄、使人头脑清醒的作用，主治健忘，又可补肾壮阳。并有强筋骨、生肌之效。治奔豚气。治一切痈疽。远志叶能养阴益精，补虚损，治疗遗精。

【附方】1.吹乳肿痛：远志焙后研末，用酒服二钱，药渣可外敷。2.小便赤浊：远志半斤用甘草水煮，茯神、益智仁各二两，研末，酒调糊做丸如梧子大，每次空腹枣汤送下五十丸。

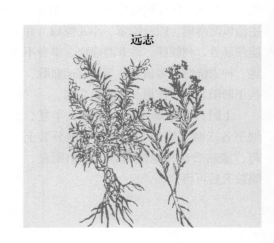

远志

## 16 淫羊藿有什么功效？

淫羊藿别名刚草、仙灵脾、放杖草、弃杖草、千两金、干鸡筋、黄连祖、三枝九叶草。味辛，性寒；无毒。能补气力，利小便，主治阳痿、阴茎疼痛。可强筋骨，消瘰疬、痛肿，外洗杀虫疗阴部溃烂，久服会让男人有子。治男子亡阳不育，女子亡阴不孕，老人昏乱，中年健忘及一切风寒湿气的筋骨挛急、四肢麻木，并能补心，强腰膝。

【附方】1.治疗阳痿膝冷痛：仙灵脾酒有壮阳作用，用淫羊藿一斤，酒一斤浸药三天，每天饮用。2.治半身不遂：用仙灵脾酒。仙灵脾一斤，锉细装绢袋中，放在容器里，用无灰酒二斗浸泡，封口，春夏季泡三天，秋冬季则泡五天，每日温饮使人有醉意，但不能大醉，没有不效验的。3.治三焦咳嗽：腹满不能饮食。用仙灵脾、覆盆子、五味子各一两炒，研末，炼蜜调和做丸如梧子大，每次姜茶送下二十丸。

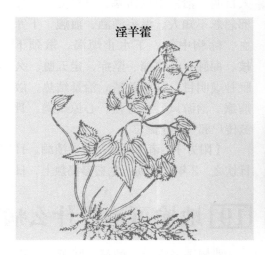

淫羊藿

## 17 仙茅主治哪些病症？ 久服有什么特殊功效？

仙茅别名独茅、茅爪子、婆罗门参。

根味辛，性温，有毒。主治心腹冷气不能食、腰脚风冷挛痹不能行、丈夫虚劳、老人失溺无子，益阳道。久服通神强记，助筋骨，益肌肤，长精神。治一切风气，补暖腰脚，清安五脏。久服轻身，益颜色。明耳目，填骨髓，开胃消食下气，益房事。

【附方】用仙茅丸，壮筋骨，益精神，明目，黑髭须。仙茅二斤，糯米泔浸五日，去赤水，夏月浸三日，铜刀刮锉阴干，取一斤；苍术二斤，米泔浸五日，刮皮焙干，取一斤；枸杞子一斤，车前子十二两，白茯苓、茴香（炒）、柏子仁各

八两，生地黄（焙）、熟地黄（焙）各四两，为末，酒煮糊丸如梧子大。每服五十丸，食前温酒下，日二服。

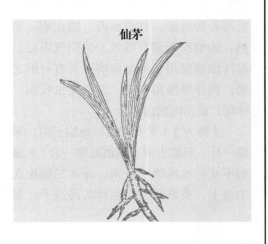

仙茅

《本草纲目》秘方全书　学习中国式养生

183

第七章

典藏精品版

认识中国第一药典

## 18 玄参有什么药用价值？

玄参别名黑参、玄台、重台、鹿肠、正马、逐马、馥草、野脂麻、鬼藏。

根味苦，性微寒，无毒。主治腹中寒热积聚、女子产乳余疾，补肾气，令人目明。治暴中风伤寒、身热支满、狂邪忽忽不知人、温疟洒洒、血瘕，下寒血，除胸中气，下水止烦渴，散颈下核、痈肿、心腹痛、坚症，定五脏。久服补虚明目，强阴益精。治暴结热，散瘤瘰。治游风，补劳损、心惊烦躁、骨蒸传尸邪气，止健忘。

【附方】1.诸毒鼠瘘：玄参渍酒，日日饮之。2.年久瘰疬：生玄参捣敷上，日二易之。3.赤脉贯瞳：玄参为末，以米泔煮猪肝，日日蘸食之。

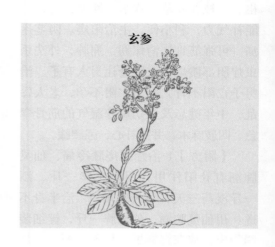

玄参

## 19 地榆可治疗什么病？

地榆别名玉豉、酸赭。味苦，性微寒，无毒。有止痛止汗之功，治疗产后腹部隐痛、带下崩漏，并能除腐，疗刀箭伤。能解毒，止脓血，用于各种热毒疮痈，又有解酒、除烦渴、明目作用，并可制成膏药用疗刀箭创伤。止吐血、衄血、便血、月经不止、崩漏及胎前产后等各种血证，并治水泻。能止痢除寒热，治疳积泻痢有特效。治胆气虚证。根汁酿酒服用后可治风痹，并有补脑之功。捣汁外涂用于虎、犬及蛇虫咬伤。味酸，能治内伤出血。

【附方】1.男女吐血：地榆三两，米醋一斤，煎沸去渣，饭前温服一合。2.血痢不止：地榆晒干研末，每次二钱掺在羊血上，炙熟服食，用捻头汤送下。另一方：地榆煮汁饮服，每次服三合。3.赤白下痢：地榆一斤，水三升，煮取一升半，去渣后再浓煎过滤，空腹服三合，每日二次。

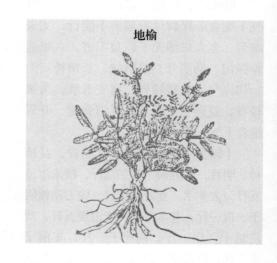

地榆

# 20 丹参有什么功效？

丹参别名郤蝉草、赤参、山参、木羊乳。

丹参根味苦，微寒，无毒。能破症除瘕，止烦渴。益气，用于心腹疼痛及寒热积聚等。除心腹痼疾、风邪、热邪，又能补血、强腰膝，久服对人体有益。泡酒喝，可疗风湿脚软。主治各种邪气所致的脘腹胀痛、腹中雷鸣。能安神定志，通利关节血脉，破血祛淤，养血安胎，治热病神昏、骨节疼痛、四肢不遂、崩漏带下、月经不调、头痛目赤、血淤心烦等，并能堕死胎，排脓止痛，生肌长肉，疗恶疮疥癣、痈肿丹毒及瘿瘤。还可活血，通心包络，并治疝气疼痛。

【附方】1.妇女月经不调、胎动不安、产后恶露不净等，用丹参散：丹参洗净切片，晒干研末，每次温酒送服二钱。2.胎漏下血：用丹参十二两与酒煎服。3.寒疝腹痛：丹参一两研末，每次热酒送下二钱。

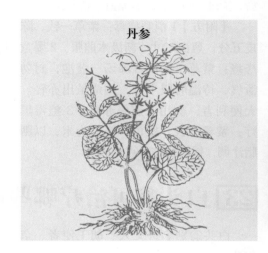

丹参

# 21 紫参可治疗哪些病症？

紫参别名牡蒙、童肠、马行、众戎。根味苦、辛，性寒，无毒。主治心腹积聚、寒热邪气，通九窍，利大小便。疗肠胃大热、唾血出血、肠中聚血、痈肿诸疮，止渴益精。治心腹坚胀，散淤血，治妇人血闭不通。止狂疟瘟疟、衄血汗出。治血痢，治金疮，破血，生肌肉，止痛，赤白痢，补虚益气，除脚肿，发阴疡。

【附方】1.紫参汤治痢下：紫参半斤，水五升，煎二升，入二两甘草，煎取半升，分三服。2.吐血不止：紫参、人参、阿胶（炒）等份，为末，乌梅汤服一钱。3.面上酒刺，用五参丸：用紫参、丹参、人参、苦参、沙参各一两，为末，胡桃仁杵和丸。

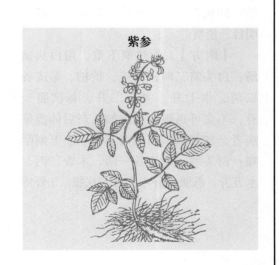

紫参

## 22 紫草有什么特殊功效?

紫草别名紫丹、藐、地血、鸦衔草。

根味苦,性寒,无毒。主治心腹邪气、五疸,补中益气,利九窍,通水道。疗腹肿胀满痛。以合膏,疗小儿疮。治恶疮瘑癣,治斑疹痘毒,活血凉血,利大肠。

【附方】1.消解痘毒:紫草一钱,陈皮五分,葱白三寸,新汲水煎服。2.婴童疹痘:紫草二两以百沸汤一盏泡,封勿泄气,待温时服半合,则疮虽出亦轻。大便利者,勿用。煎服亦可。3.痘毒黑疗:紫草三钱,雄黄一钱,为末,以胭脂汁调,银簪挑破,点之极妙。

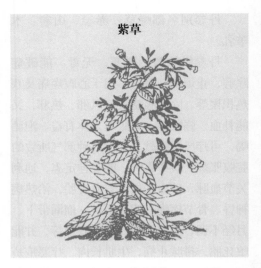

紫草

## 23 白头翁可治疗哪些疾病?

白头翁别名野丈人、胡王使者、奈何草。

味苦,性温,无毒。主治疟疾瘰瘤、癫狂寒热、症瘕积聚,并能活血止痛,治疗外伤。疗鼻衄,治痢疾,治赤痢腹痛、齿痛、骨节疼痛、瘰疬瘰瘤。治一切风邪所致的疾病,并可暖腰膝、明目、消赘。

【附方】1.治热痢下重,用白头翁汤:白头翁二两,黄连、黄柏、秦皮各二两,水七升,煮至二升,每次服一升,不愈可再服。若治妇人产后体虚痢疾者,加甘草、阿胶各二两。2.下痢咽痛:白头翁、黄连各一两,木香二两,水五升,煎服一升半,分三次服。3.外痔

肿痛:白头翁捣碎外涂,有活血止痛之功。

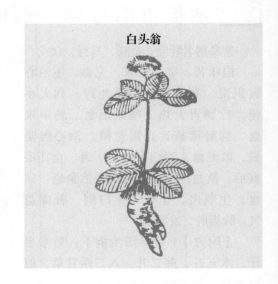

白头翁

# 24 巴戟天有什么功效?

巴戟天别名不凋草、三蔓草。味辛、性甘、微温，无毒。主治麻风病、阳痿，并能补中益气，强筋骨，安五脏及增志。治头面游风、少腹、阴部疼痛，且有补五劳、益精、助阳作用。有壮阳之功，用于梦遗滑精，并疗麻风。治一切风证及水肿。用本品疗脚气，又祛风邪，补肝。

# 25 白及有什么特殊功效?

白及别名连及草、甘根、白给。

白及根味苦，性平，无毒。主治痈疽疮肿等证，能除疥癣，疗淤热不退、阴唇萎缩，并有美容作用，可治面部痤疮。治血热出血、血痢痔疮、痫证风痹、疟疾瘰疬等，又止惊悸。还能生肌止痛，用于跌打损伤、刀箭创伤及烫火伤，止肺部出血。白及主伏虫证及白癣肿痛。

【附方】1.治鼻衄不止：口水调白及末外涂创伤部位，再用水送服白及末一钱，效果好。2.治胸痛：白及、石榴皮各二钱研末，炼蜜为丸如黄豆大，每次艾醋汤送三丸。

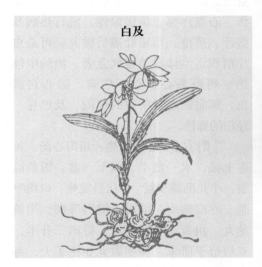

白及

# 26 三七治疗哪些病症?

三七别名山漆、金不换。

三七根味甘、微苦，性温，无毒。能止血活血定痛，治疗刀刃箭伤、跌打损伤血流不止，取三七嚼烂外涂或研末外擦，出血即止。也治吐血、便血、血痢、崩漏、产后恶露不净、目赤肿痛、虎蛇咬伤等出血证。

【附方】1.吐血出血：三七一钱，自嚼米汤送服。或用本品五分，加入八核汤中。2.赤痢血痢：三七研末，米泔水调服。3.大肠下血：三七研末，同低度白酒调一二钱服，服三次可愈，或加本品五分人四物汤中。

三七叶外敷治疗跌打损伤出血及淤血肿痛之证，其他功用与三七根相同。

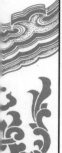

典藏精品版

认识中国第一药典

## 27 黄连有哪些药用价值？

黄连别名王连、支连。

黄连根味苦，性寒，无毒。能明目，用于目疾流泪，并治腹痛、妇人阴肿，久服增强记忆力。有止渴、定惊、除水湿、利关节、调肠胃等作用，治五脏寒热、下痢脓血、久泻及口疮。能益气，润心肺，止血生肌，治疗五劳七伤、心腹疼痛、烦躁惊悸、流行热病及盗汗、疥疮。用猪肚蒸后做丸，可杀虫疗疳积。治体虚消瘦气急者。治胸中郁热、烦躁恶心、心下痞满。除心窍淤血，解服药过量所致的烦闷，及巴豆、轻粉的毒性。

【附方】1.心经实热：用泻心汤。黄连七钱，水一盏半，煎至一盏，饭前温服，小儿酌减少量。2.伏暑发热：口渴呕恶、赤白痢疾、消渴、泄泻等病，用黄龙丸。川黄连一斤切片，好酒二升半，煮后焙干研末，调糊做丸如梧子大，每次温开水送服五十丸，每日三次。3.突然心痛：黄连八钱，捣碎，水煎热服。4.眼睛痒痛：乳汁浸黄连，频繁点眼。5.肝火痛证：黄连、姜汁炒后研末，粥调糊丸如梧子大，每次开水送服三十丸。或用左金丸：黄连六两，吴茱萸一两，同炒研末，神曲打糊为丸，每次开水送服三四十丸。

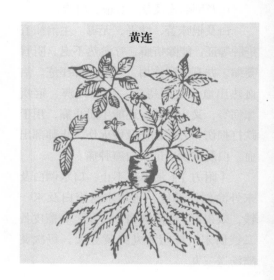

黄连

## 28 胡黄连有什么功效？

胡黄连别名割孤露泽。

根味苦，性平，无毒。能补肝胆，明目，治骨蒸劳热、三消、五心烦热、妇人胎蒸虚惊、冷热泄痢、五痔，浓肠胃，益颜色。浸人乳汁，点目甚良。治久痢成疳，小儿惊痫、寒热、不下食，霍乱下痢，伤寒咳嗽温疟。理腰肾，去阴汗。

【附方】1.五心烦热：胡黄连末，米饮服一钱。2.小儿疳泻：冷热不调。胡黄连半两，绵姜一两（炮），研为末，每服半钱，甘草节汤下。3.小儿黄疸：胡黄连、川黄连各一两，为末，用黄瓜一个，去瓤留盖，入药在内合定，面裹煨熟，去面，捣丸绿豆大。每量大小温水下。

# 29 黄芩有什么特殊的功效？

黄芩别名腐肠、空肠、内虚、经芩、黄文、妒妇、印头、苦督邮。

黄芩根味苦，性平，无毒。主治各种发热、黄疸、泻痢及疮痛，并且能逐水、化淤。治痰热证或胃热所致的消谷善饥、经闭崩漏及腹痛等，还可利小肠。治热毒骨蒸、寒热往来、肠胃不利或五淋，并可破气，解热渴，去关节烦疼。有降气、排脓作用，治疗疔疮乳痈及流行热病。清心热，泻肺火，善治肺热咳嗽、吐血衄血、目赤肿痛等上部实热证及淤血证，并能补肾阳，安胎，养阴退热。治风热、湿热头痛及肺热咳嗽、痰黄腥臭、肺痿或各种失血证。

【附方】1.治上焦有积热，用三补丸：黄芩、黄檗等份研末，蒸饼做丸如梧子大，每次白开水送服二十丸，以泻五脏之火。2.治肺热，用清金丸：将黄芩炒后研末，水调做丸如梧子大，每次白开水送服二三十丸。3.治小儿惊啼：黄芩、人参等份研末，每次温水送服一分。

# 30 秦艽可以治疗哪些病症？

秦艽别名秦爪。味苦，性平，无毒。主治风寒湿痹、关节疼痛，并能利水消肿。疗新久痹痛、筋脉拘挛，治肺痨骨蒸、疳证及流行疾病。加牛奶冲服能通利二便，又可治黄疸，解酒毒，祛头风。有除阳明风湿、养血舒筋骨之功，用于治疗手足不遂、口噤牙痛、牙关紧闭、便血。能泄热益胆气，主治胃热证及虚劳发热。

【附方】1.暴泻引饮：秦艽二两，炙甘草半两，每次三钱，水煎服。2.治小便困难或难产、腹满疼痛急证：秦艽一两，水一盏，煎取七分，分二次服用。3.胎动不安：秦艽、炙甘草、炒鹿角胶各半两，研末，每次服三钱，水一大盏，糯米五十粒，煎服。

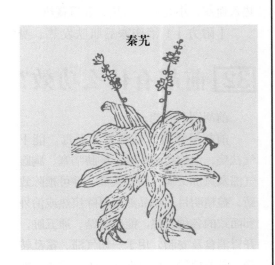

秦艽

# 31 柴胡治什么病？

柴胡别名茈胡、地熏、芸蒿、山菜、茹草。

柴胡根味苦，性平，无毒。主治寒热往来，胸满胁痛，口苦耳聋，头痛目

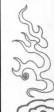

《本草纲目》秘方全书

学习中国式养生

眩，疟疾，下利脱肛，月经不调，子宫下垂。治心腹肠胃中结气，饮食积聚，寒热邪气，推陈致新。除伤寒心下烦热，诸痰热结实，胸中邪逆，五脏间游气，大肠停积，水胀，及湿痹拘挛。治热劳骨节烦疼，热气，肩背疼痛，宣畅血气，劳乏羸瘦，下气消食，治时疾内外热不解，单煮服。苗汁治耳聋，灌耳中。补五劳七伤，除烦止惊，益气力，消痰止嗽，润心肺，添精补髓，治天行温疾热狂乏绝、胸胁气满、健忘。除虚劳烦热，解散肌热，去早晨潮热。伤寒发汗解表要药，退六经邪热往来、痹痿，除肝家邪热、痨热，行肝经逆结之气，止左胁肝气疼痛，治妇人血热烧经。治阳气下陷，平肝、胆、三焦、包络相火，及头痛、眩晕、目昏、赤痛障翳、耳聋鸣、诸疟，及肥气寒热，妇人热入血室，小儿痘疹余热，五疳羸热。

【附方】1.治伤寒后肌肤发热、身体消瘦等：用柴胡四两，甘草一两，每取三钱，水一盏，煎服。2.治小儿骨蒸潮热、盗汗咳嗽：柴胡四两，朱砂三两，研末，猪胆汁拌匀，饭上蒸熟后做丸如绿豆大，每次用桃仁、乌梅汤送服一丸，每日三次。3.治虚劳发热：柴胡、人参等份，每次三钱，与姜、枣一同水煎服。

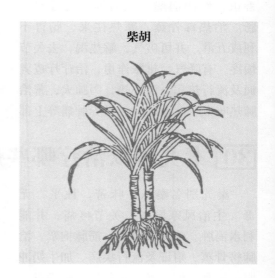

柴胡

# [32] 前胡有什么功效？

前胡别名湔胡。

前胡根味苦，性微寒，无毒。能下气祛痰，治疗痰湿中满、胸胁痞塞、胸腹气滞及风邪头痛、伤寒头痛，并可推陈致新，益精明目。单品煎服可除痰热或治外邪而致的各种发热。能破症结，通五脏，开胃消食及安胎，用于一切气滞、霍乱转筋、骨节烦闷、反胃呕逆、咳喘或小儿疳积。有清肺化痰、发散风邪之功。

【附方】治小儿夜啼：取前胡捣碎过筛，用蜜调做丸如小豆大，每天温水送服一丸，服至五六丸，以病愈为止。

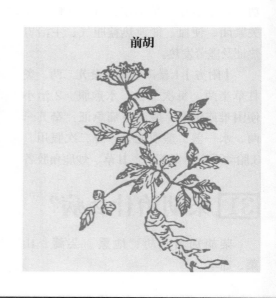

前胡

# 33 防风主治哪些病症?

　　防风别名铜芸、茴芸、百蜚、茴草、屏风、百枝。味甘，性温，无毒。主治麻风、恶风头痛眩晕及风邪所致的视物不清、行痹、骨节疼痛等，久服可轻身。疗胁痛、肝风、头风、四肢挛急或破伤风。能补中，安神，通利五脏，调理血脉，治疗三十六种风病、男子一切虚劳、目赤肿痛、遇风流泪、瘫痪，并治劳伤、盗汗、心烦身重等。有泻肺实、清头目、行气、祛湿作用，用于上焦风邪和上部出血证。有疏肝理气作用。

　　防风子主治风证力强，可调配食用。

　　【附方】1.自汗不止：防风去芦头研末，每次用浮小麦煎汤送服二钱。或用麸炒防风，猪皮煎汤送服。2.睡中盗汗：防风二两，川芎一两，人参半两，研末，每次睡前饮用三钱。3.老年人便秘：防风、麸炒枳壳各一两，甘草半两，研末，每次饭前白开水送服二钱，以消风顺气。4.治破伤风牙关紧闭：天南星、防风等份研末，每次取二三汤匙，童便五升，煎至四升，分二次服用，即止。

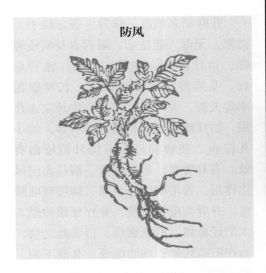

防风

# 34 独活可治什么病?

　　独活别名羌活、羌青、护羌使者、独摇草、胡王使者、长生草。

　　独活根味苦、甘，性平，无毒。主治外感表证、跌打损伤、奔豚气、惊痫及女子疝气，久服可轻身防老。疗风邪所致的关节疼痛，新久者均宜。善治中风湿冷、奔豚咳喘、皮肤瘙痒、手足拘挛疼痛、劳损及风毒牙痛；善治风邪所致的咽痒失音、口眼斜、半身不遂、全身皮肤瘙痒等。可治一切风证、筋脉拘挛、骨节酸痛、目赤眩晕头痛、五劳七伤，并利五脏。治风寒湿痹、关节酸痛

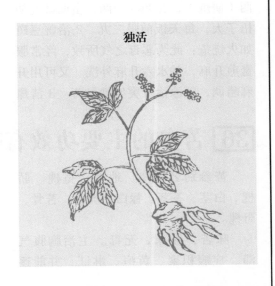

独活

《本草纲目》秘方全书　学习中国式养生

麻木等。去肾中风邪，搜肝风，泻肝气，治疗项强及腰脊疼痛。散痈疽败血。

【附方】1.中风口噤：独活四两，好酒一升，煎至半升饮服。2.中风失语：独活一两，酒二升，煎至一升，加大豆五合，炒有声时以药酒热投，温盖一段时间后温服三合，不愈可再服。3.治产后中风语涩、四肢拘急：羌活三两研末，每取五钱，酒、水各一盏，煎至半盏服用。

# 35 升麻能治疗哪些病症？

升麻别名周麻。味甘、苦，性平、微寒，无毒。能祛邪，解百毒及瘟疫瘴毒，治疗蛊毒、痈毒、腹痛、流行疾病、头痛发热及咽痛口疮，长期服用不致夭折，并轻身延年。有安神定志作用，治疗癎病、疳积及风邪肿毒。治小儿惊痫、热壅痈疮，煎汤外擦疮面有效。有补脾胃、祛风发汗、解肌肉间风热作用，善治阳明经头痛、肺痿咳吐脓血。升麻为疮家圣药，并疗牙龈肿烂、太阳经鼻衄。有消瘿疹、行淤血之功，治疗阳陷眩晕、胸胁虚痛、久泄下痢、带下遗精、血淋崩漏及便血阳痿。

【附方】1.能养生治病：用升麻末三两（研炼），光明砂一两，蜜调做丸如梧子大，每天饭前服三丸。2.治豌豆斑如火烧疮：此为恶毒之气所致，经常服蜜煎升麻，并水煮升麻外洗。又可用升麻醋调，频涂治疗突发性肿毒。3.清瘴明目：用升麻、犀角、黄芩、朴消、栀子、大黄各二两，豆豉二升，微熬后捣末，蜜调做丸如梧子大服用。若四肢发热，大便困难时即服三十丸，取微利为度；若四肢小热，宜饭后服二十丸。4.治喉痹：升麻片含咽，或用半两煎服取吐。

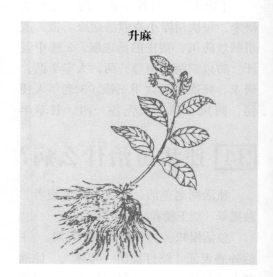

升麻

# 36 苦参的主要功效有哪些？

苦参别名水槐、地槐、菀槐、骄槐、白茎、芩茎、禄白、虎麻、苦骨、野槐。

味苦，性寒，无毒。主治胸腹气滞、症瘕积聚、黄疸、淋证，并能逐水，补中，消痈及明目止泪。有补肝胆、调五脏、降胃气、利九窍、开胃轻身、清利湿热及醒酒止渴、安神之功。疗恶疮、阴部瘙痒。本品放酒中泡饮，可杀虫治疗疮。治热毒痈肿或麻风病

典藏精品版

认识中国第一药典

等。能杀疳虫，炒灰存性用米汤送服治疗便血及热痢。

【附方】1.热病发狂：苦参末炼蜜调丸如梧子大，每次薄荷汤送服十丸，也可取末二钱，水煎服。2.伤寒结胸：满痛高热。苦参一两，醋三升，煮至一升二合，饮服取吐即愈。治流行感冒，不用苦参、醋药不能除。并服药后盖厚衣被发汗为好。3.小儿身热：苦参煎汤洗浴有效。

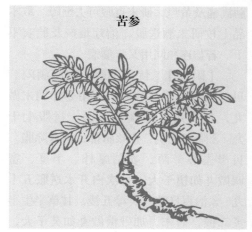

苦参

# 37 白鲜有什么功效？

白鲜别名白膻、白羊鲜、地羊鲜。

根皮味苦，性寒，无毒。主治头风黄疸、咳逆淋沥、女子阴中肿痛、湿痹死肌、不可屈伸起止行步。疗四肢不安，时行腹中大热饮水，欲走大呼，小儿惊痫，妇人产后余痛。治一切热毒风、恶风，风疮疥癣赤烂，眉发脱脆，皮肌急，壮热恶寒，解热黄、酒黄、急黄、谷黄、劳黄。通关节，利九窍及血脉，通小肠水气，治天行时疾及头痛、眼疼。其花同功，治肺嗽。

【附方】1.鼠瘘已破：出脓血者。白鲜皮煮汁，服一升，当吐若鼠子也。2.产后中风：人虚不可服他药者。一物

白鲜皮汤，用新汲水三升，煮取一升，温服。

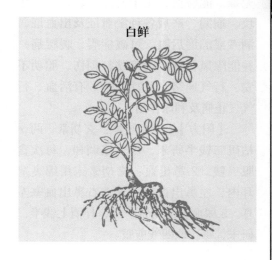

白鲜

# 38 贝母主治哪些病症？

贝母别名勤母、苦菜、苦花、空草。

贝母根味辛，性平，无毒。主治伤寒烦热、小便淋沥、疝气、喉痹、乳汁减少及破伤风。疗腹中痞块、心下满痛、恶

寒、目眩项强、咳喘，并止烦渴，发汗，安五脏，利骨髓，可充饥。有消痰润肺作用，研末与砂糖做丸，合服能止咳。烧灰调敷人、畜疮疡上有收敛疮口之功。治胸

《本草纲目》秘方全书

学习中国式养生

胁满痛及黄疸，研末点眼可去翳障。取本品七枚研末酒送服，治疗难产及胎衣不下。若与连翘同用又疗瘰瘤。

【附方】1.忧郁不解：胸膈满闷。贝母去心，姜汁炒研，再用姜汁调末做丸，每次用征士锁甲煎汤，送服七十丸。2.降气化痰：止咳解郁，消食除胀。贝母去心一两，姜制厚朴、半夏，蜜调做丸如梧子大，每次白开水送服五十丸。3.治百日咳：贝母五钱，甘草半生半炙二钱，研末，加砂糖做丸如芡子大，每次米汤送服一丸。

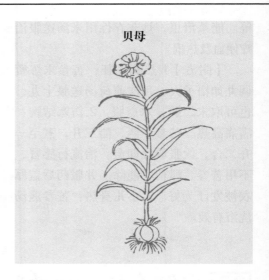

贝母

# 39 延胡索主要用于哪些病症？

延胡索别名玄胡索。味辛，性温，无毒。能破血，用于月经不调、腹中包块、崩漏、产后各种淤血证及出血证，酒煮或酒磨后服。可破症瘕，暖腰痛，并能除风行气，治疗跌打损伤、胎动不安。行气通络，并疗肾病。有活血、行气、止痛及利尿作用。

【附方】1.老少咳嗽：玄胡索一两，枯矾二钱半研末，用软馅调和，每次含服二钱。2.鼻出血：玄胡索末用绵裹塞耳内，左鼻出血塞右耳，右鼻出血塞左耳。3.尿血：玄胡索一两，朴消七钱半，研末，每次取四钱煎服。

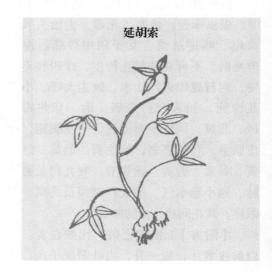

延胡索

# 40 山慈菇有什么功效？

山慈姑别名金灯、鬼灯檠、朱姑、鹿蹄草、无义草。

根味甘，性微辛，有小毒。主治痈肿疮瘘、瘰疬结核等，醋磨敷之。治疗肿，

攻毒破皮，解诸毒蛊毒、蛇虫狂犬伤。

【附方】1.面疱斑痣：山慈姑根，夜涂旦洗。2.牙龈肿痛：山慈姑枝根，煎汤漱吐。3.痈疽疔肿：恶疮及黄疸。慈姑连

根同苍耳草等份，捣烂，以好酒一钟，滤汁温服。或干之为末，每酒服三钱。

叶主治疮肿，入蜜捣涂疮口，候清

血出。涂乳痈、便毒，尤妙。

花主治小便血淋涩痛，同地檗花阴干，每用三钱，水煎服。

# 41 石蒜有什么药用价值？

石蒜别名乌蒜、老鸦蒜、蒜头草、婆婆酸。蒜以根状名，箭以茎状名。石蒜处处以下湿地有之，春初生叶，背有剑脊，四散布地。七月苗枯，乃于平地抽出一茎如箭杆。茎端开花四五朵，六出红色，黄蕊长须。其根状如蒜。

根味辛、甘，性温，有小毒。敷贴治肿毒。疗疮恶核，可水煎服取汗，及捣敷之。又中溪毒者，酒煎半升服，取吐良。

【附方】1.便毒诸疮：石蒜捣烂涂之即消。若毒太甚者，洗净，以生白酒煎服，得微汗即愈。2.产肠脱下：石蒜一把，以水三碗，煎一碗半，去滓熏洗，神效。3.小儿惊风：大叫一声就死者，名老鸦惊。以散麻缠住胁下及手心足心，以

灯火爆之，用石蒜（晒干）、车前子等份，为末，水调贴手足心。仍以灯心淬手足心，及肩膊、眉心、鼻心，即醒也。

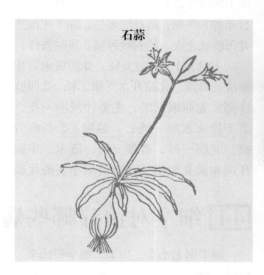

石蒜

# 42 白茅有什么功效？

白茅别名根名茹根、兰根、地筋。

白茅根味苦、涩，性大寒，无毒。有补中益气、活血、利尿作用，用于治劳伤虚羸、淤血经闭。治各种淋证、崩漏，并能止渴、除肠胃邪热，久服可补益。有通利血脉之功，用于月经不调。能止吐血，治各种出血，又疗伤寒哕逆、肺热咳喘、水肿黄疸，并解酒毒。

【附方】1.山中辟谷：取白茅根洗净，嚼服或在石头上晒焦捣末，水送服方寸匕以充饥。2.虚后水肿、小便不利。白茅根一把，小豆三升，水三升，煮干后去茅根食豆，水随小便而下。3.五种黄病：生茅根一把，切细，猪肉一斤，配成饭吃。

## 43 龙胆有什么特殊功效？

龙胆别名陵游。

龙胆根味苦、涩，性大寒，无毒。能续筋骨，安五脏，杀蛊毒，并治骨间寒热及惊痫。除胃中伏热，又去肠虫，益肝胆，止惊惕，久服可增智、轻身防痫，又疗流行热病、热泄下痢。治小儿高热骨蒸、黄疸、痈肿。能明目除烦，用于热病狂语及疳积、疥疮。去目黄及治目赤肿胀疼痛。清肝经邪热，除下焦湿热并泻膀胱之火。治咽喉肿痛、风热盗汗。

【附方】1.伤寒发狂：龙胆研末，加蛋清、蜂蜜，化凉开水送服二钱。2.四肢疼痛：龙胆根切细，生姜汁浸泡一夜，焙干捣末水煎一钱匕，温服。3.谷疸劳疸：龙胆一两，苦参三两，研末，牛胆汁调和做丸如梧子，饭前用小麦汤饮服五丸，每日三次，无感觉可逐渐加量。劳疸加龙胆一两，栀子仁三至七枚，猪胆汁调和做丸。

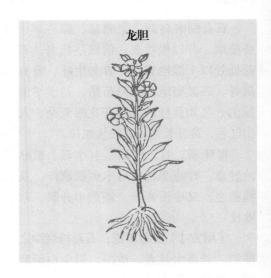

龙胆

## 44 细辛对治疗哪些病症有益处？

细辛别名小辛、少辛。细辛根味辛，性温；无毒。主治头痛咳嗽、关节拘挛、风湿痹痛。久服明目，利九窍，轻身延年。能温中下气，破痰利水，行气宽中，下乳汁，安五脏，益肝胆，通精气等，并除喉痹、鼻息肉，治鼻塞、癫痫、无汗及血淤证。疗咳嗽、风疹、见风流泪、妇人经闭、血淋腰痛。并有除齿痛、补胆气作用。能除口臭，润肝燥，治督脉病的脊强厥冷。疗口舌生疮及便秘。

【附方】1.突然昏倒：不省人事。用细辛末吹鼻。2.虚寒呕哕，饮食不下：细辛去叶半两，丁香二钱半，研末，每次柿蒂汤送服一钱。

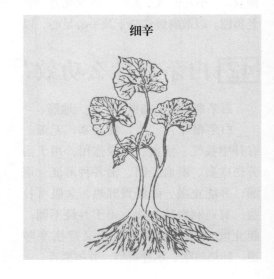

细辛

# 45 杜衡主治什么病症？

杜衡别名杜葵、马蹄香、土卤、土细辛。

根味辛，性温，无毒。主治风寒咳逆。作浴汤，香人衣体。止气奔喘促，消痰饮，破留血、项间瘿瘤之疾。下气杀虫。

【附方】1.风寒头痛、伤风伤寒、头痛发热，初觉者：杜衡为末，每服一钱，热酒调下，少顷饮热茶一碗，催之出汗即愈，名香汗散。2.饮水停滞，大热行极，及食热饼后，饮冷水过多不消，停滞在胸不利，呼吸喘息者：杜衡三分，瓜蒂二分，人参一分，为末，汤服一钱，日二服，取吐为度。3.痰气哮喘：杜衡焙研，每服二三钱正发时淡醋调下，少顷吐出痰涎为验。

# 46 徐长卿有什么特殊功效？

徐长卿别名鬼督邮、别仙踪。

徐长卿根味辛，性温，无毒。主治鬼物百精蛊毒、疠疫邪气温疟，久服能健体轻身。能益气延年，杀百精蛊毒，治鬼疰精物邪恶气、亡走啼哭、悲伤恍惚。

【附方】1.治气壅关格不通、小便淋漓，用徐长卿汤：用徐长卿、瞿麦各半两，茅根三分，木通、冬葵子各一两，滑石二两，槟榔一分，每次五钱，水煎服，或加朴消一钱，温服。每日二次。2.治晕车晕船：徐长卿、石长生、车前子、车下李根皮各等份，捣碎，用方囊装半合系在衣带及头上，可除此患。

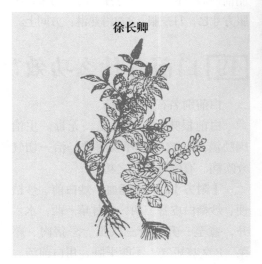

徐长卿

# 47 金丝草可治疗什么病？

金丝草味苦，性寒，无毒。主治吐血咳血、衄血下血、血崩瘴气，解诸药毒，疗痈疽疔肿恶疮，凉血散热。

【附方】1.妇人血崩：金丝草、海柏枝、砂仁、花椒、蚕退纸、旧锦灰，等份，为末，煮酒空心服。2.天蛇头毒：落苏（即金丝草）、金银花藤、五叶紫葛、天荞麦，等份，切碎，用绝好醋浓煎，先熏后洗。

《本草纲目》秘方全书

学习中国式养生

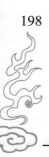

# 48 白薇有什么功效？

白薇别名薇草、白幕、春草、骨美。根味苦、咸，性平，无毒。主治暴中风身热肢满，忽忽不知人，狂惑邪气，寒热酸疼，温疟洗洗，发作有时。疗伤中淋露，下水气，利阴气，益精，久服利人。治惊邪风狂病、百邪鬼魅、风温灼热多眠，及热淋遗尿、金疮出血。

【附方】1.肺实鼻塞：不知香臭。白薇、贝母、款冬花各一两，百部二两，为末，每服一钱，米饮下。2.妇人遗尿：不拘胎前产后。白薇、芍药各一两，为末，酒服方寸匕，日三服。3.血淋热淋：方同上。

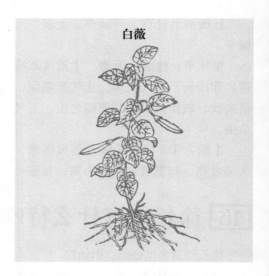

白薇

# 49 白前有什么功效？

白前别名石蓝、嗽药。

白前根味甘，性微温，无毒。主治胸胁满闷、咳喘或呼吸困难。治一切气分疾病。有降气祛痰之功。

【附方】1.久嗽唾血：炒白前、炒桔梗、炒桑白皮各三两，炙甘草一两，水六升，煮至一升，分三次服。忌猪肉、菘菜。2.久咳短气：不能平卧，用白前汤。白前二两，紫菀、半夏各三两，大戟七合，水一斗，浸渍一夜，煮取三升，分三次服。忌羊肉、饴糖。3.久咳喉中有声：白前焙干捣末，每次温酒送服二钱。

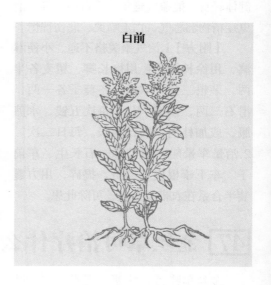

白前

# 50 当归有什么功效？

当归别名乾归、山蕲、白蕲、文无。味甘，性温；无毒。能治咳嗽、疟疾寒热、流产不孕及各种痈肿创伤，宜煮汁饮服。能温中止痛，补五脏，生肌肉，疗中风汗出、风湿痹痛。能补虚损，止呕逆，治虚劳寒热、腹痛下痢、齿痛、腰痛及崩漏。能补一切虚损，破瘀血，生新血，用治一切风证、血证和症瘕痞块、胃肠虚冷。可补血活血，排脓止痛，滋润肌肤。能治腰部冷痛、痿弱无力、足热疼痛。

【附方】1.出血不止：用当归焙干研末，每次服一钱，米汤送下。2.视物昏花：用六一丸。取生晒当归六两，炮附子一两，共研末炼蜜丸如梧桐子大，每次服三十丸，温酒送下。3.疟疾：用当归一两，水煎服，每日一剂。

# 51 铁线草有什么功效？

铁线草味微苦，性平，无毒。能疗风消肿毒，有效。

【附方】男女诸风：产后风尤妙。铁线草根五钱，五加皮一两，防风二钱，为末，以乌骨鸡一斤重者，水内淹死，去毛肠，砍作肉松，入药剁匀，下麻油些少，炒黄色，随人量入酒煮熟。先以排风藤煎浓汤，沐浴头身，乃饮酒食鸡，发出粘汗即愈。如不沐浴，必发出风丹，乃愈。

# 52 川芎能治疗哪些病症？

川芎别名胡䓖、香果、芎䓖、山鞠䓖。味辛，性温，无毒。能治中风头痛、寒湿痹痛、关节拘挛、跌打损伤、经闭无子。可除脑中冷痛，泪出多涕，又温中散寒，疗诸寒冷气、半身不遂、胸腹胁肋满痛等。治腰酸腿软、中风瘫痪、胞衣不下。能补五劳虚损，强筋健骨，调和血脉，破瘀生新，排脓生肌。主治一切劳损、风证、气分病、血分病，又可疗脑痈发背、瘰疬瘿瘤、痔瘘疮痈疥癣等。能补虚损，益肝血，疏肝气，润肝燥。能行气燥湿，止泻痢。与蜂蜜拌和做丸，晚上服，疗风痰有殊功。

【附方】1.气虚头痛：取川芎研末，蜡茶调服二钱，效果明显。2.风热头痛：取川芎一钱，茶叶二钱，水一盏，煎至五分，饮前热服。3.偏头痛：将川芎研碎，酒浸泡后每日饮用。

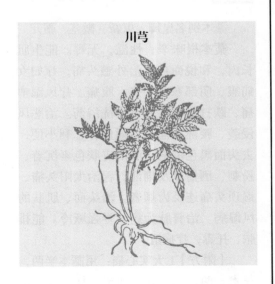
川芎

《本草纲目》秘方全书

学习中国式养生

第七章

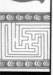

典藏精品版

认识中国第一药典

# 53 蛇床主治哪些病症？

蛇床别名蛇粟、蛇米、虺床、马床、墙蘼、思益、绳毒、枣棘。

蛇床子味苦，性辛，无毒。主治妇人阴肿，男子湿痒、恶疮癫痫，又利关节除痹痛，久服轻身。能温中下气，疗胞宫有寒、男子阳痿及男女不育，久服润肤。治湿痹、男子腰痛，外洗男子阴器能祛风冷，助阳事。助男子阳气，补女子阴气，治疗腰髋酸痛、顽固痹痛，又缩尿，并疗阴部湿疹、带下、牙痛、惊痫及跌打损伤等，煎汤外洗用于皮肤瘙痒。

【附方】1.妇人阴痒：用蛇床子一两，明矾二钱，煎汤频洗外阴。2.风虫牙痛：可单用本品煎汤含漱。3.男子阴

肿胀痛：用本品研末，蛋黄调敷患处。

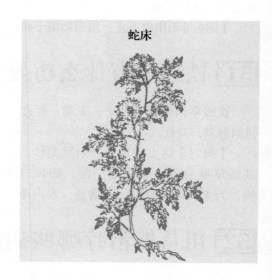

蛇床

# 54 藁本有什么功效？

藁本别名鬼卿、鬼新、微茎、藁茇。

藁本根味辛，性温，无毒。能生肌长肉，和悦面色，治外感头痛，疗妇女疝瘕、阴部寒冷肿痛、腹痛。疗风湿痹痛、跌打损伤，并可作洗浴药。治恶风侵袭、腰部冷痛，又通血脉，利小便，去头面黑色疮疱。能治皮肤色素沉着、粉刺、酒槽鼻及痢证。善治太阳头痛、巅顶头痛连及齿颊者。治头面、肌肤的风湿病。治督脉为病，脊强厥冷。能排脓、托毒，疗痈疽。

【附方】1.大实心痛：用藁本半两，苍术一两，水二杯，煎至一杯，分二次温服以祛毒邪。2.头皮屑：用藁本、白芷

等份研末，晚上涂擦，白天梳理，头皮屑可自行脱落。

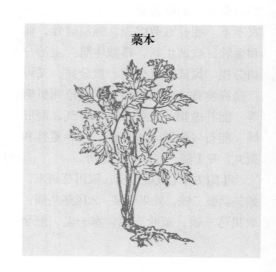

藁本

# 55 牡丹有什么特殊功效?

牡丹别名鼠姑、鹿韭、百两金、木芍药、花王。

牡丹根、皮味辛，性寒，无毒。能除症瘕，祛淤血，安五脏，疗恶寒发热、中风抽搐、惊痫及痈疮，治头痛腰痛、邪热五劳、风邪癫疮。久服可轻身长寿。治各种痛证、经闭腰痛、月经淋漓等。能利关节，通血脉，散淤排脓，强筋骨，除风痹，治产后一切寒、热血疾。可治神昏、无汗骨蒸及吐衄。有活血、生血、凉血、除烦热作用，善治血热证。

【附方】1.疝气偏坠胀痛：牡丹皮、防风等份研末，酒送服二钱，疗效好。2.外伤淤血：牡丹皮二两，虻虫二十一枚，熬后共捣末，每日温酒送服方寸匕。

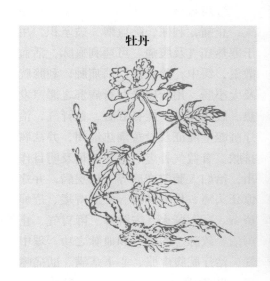
牡丹

# 56 蘼芜有什么功效?

蘼芜别名薇芜、蕲茝。味辛，性温，无毒。能止咳逆，定惊气，辟邪恶，除蛊毒鬼疰，去三虫。久服通神。治身中老风，头中久风、风眩。作饮，止泄泻。

# 57 白芷有什么功效?

白芷别名白茝、芳香、泽芬、苻蓠。

白芷根味辛，性温，无毒。能生肌、润肤，可作面油使用，并治带下、经闭阴肿、恶寒发热及流泪。治风证口渴呕吐、眩晕胁胀及目痒。治目赤胬肉，并有安胎、破血、生新血及去面部色素之功，又可排脓止痛，疗乳痈瘰疬、痔疮肛瘘、痈疡疥癣。治腰痛崩漏、心腹刺痛。能除阳明经头痛，治疗恶寒发热、风痹瘙痒。善治鼻渊鼻衄、眉棱骨痛、齿痛或便秘尿血、妇女血虚眩晕、蛇虫咬伤、跌打损伤等，并解砒石毒。

【附方】1.风寒流涕：用香白芷一两，荆芥穗一钱，研末，蜡茶送服二钱。2.口臭：用白芷七钱研末，饭后开水送服一钱。3.小儿身热：用白芷煎汤洗浴以发汗，服药时需避风。

白芷叶煎汤洗浴可除细菌、病毒。洗浴可治丹毒、荨麻疹及风疹瘙痒。

《本草纲目》秘方全书

学习中国式养生

# 58 芍药有什么药用价值?

芍药别名将离、犁食、白术、余容、铤、金芍药、木芍药。

芍药根味苦,性平,无毒。能益气,止痛,利尿,除血痹,破坚积,用于寒热疝气及腹痛。可通利血脉,活血散淤,缓中,除水湿,消痈肿,利膀胱及大小肠,用于感受时行病邪之恶寒发热、腹痛腰痛。能补五脏,益肾气,治疗脏腑壅滞证及骨蒸潮热经闭,并祛腐排脓。有益气补虚、退热除烦及明目作用,治妇人胎前产后等一切疾病,并疗惊狂头痛、目赤肿痛、便血痔瘘、疮痈疥癣。有泻肝火、安脾肺、降胃气、止泻痢、敛肺、固表、和血脉之功。理中气,治疗脘腹虚胀、心下痞满、肋痛噫气、咳嗽喘气、鼻衄目涩、腹满腰冷等。疗下痢腹痛、里急后重之证。

【附方】1.脚气肿痛:取白芍六两,甘草一两,研末,加白开水送服。2.出血不止:用赤芍研末,水煎服二钱。3.鱼骨鲠咽:用白芍嚼细汁咽下。

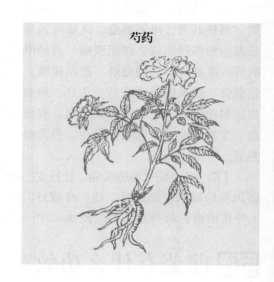

芍药

# 59 甘松香能主治哪些病症?

甘松香别名苦弥哆。

根味辛,性温,无毒。能除恶气,猝心腹痛满,下气。治黑皮,风疳齿䘌,野鸡痔。得白芷、附子良。理元气,去气郁。香港脚膝浮,煎汤淋洗。

【附方】1.劳瘵熏法:甘松六两,玄参一斤,为末,每日焚之。2.风疳虫牙,蚀肉至尽:甘松、腻粉各二钱半,芦荟半两,猪肾一对(切,炙),为末,夜漱口后贴之,有涎吐出。3.肾虚齿痛:甘松、硫黄等份,为末,泡汤漱之。神效。4.面风疮疱:香附子、甘松各四两,黑牵牛半斤,为末,日用洗面。

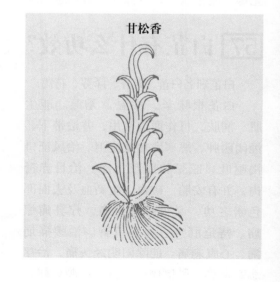

甘松香

# 60 木香有什么功效？

木香别名蜜香、青木香、五木香、南木香。

木香根味甘，性温，无毒。能辟邪毒及疫疠邪气，可治恶露淋漓，久服能安神。能消除疫疠、温疟、虫毒，治疗气虚及肌肤寒冷等证。治心腹气滞、膀胱冷痛、呕逆反胃、霍乱泻痢，并可健脾消食，安胎。治多种心痛、症瘕痃块胀痛，烦闷消瘦、妇女淤血痛证，本品研末酒送服。有行气、调气、和胃气、泄肺气作用。行肝气，煨用可实大肠。治冲脉为病、泻痢后重及小便不利等。

【附方】1.内钓腹痛：用木香、乳香、没药各五分，水煎服。2.小肠疝气：

用青木香四两，酒三斤，煎煮，每日服三次。

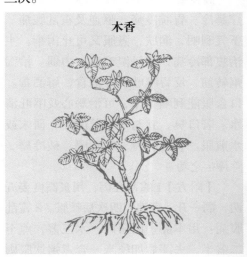

木香

# 61 山姜哪些部位可以入药？分别有什么功效？

山姜别名美草。

根味辛，性热，无毒。主治腹中冷痛，煮服甚效。作丸散服，辟谷止饥。去恶气，温中，止中恶霍乱、心腹冷痛，功用如姜。

花及子，味辛，性温，无毒。能调中下气，破冷气作痛，止霍乱，消食，杀酒毒。

# 62 山柰有什么功效？

山柰别名山辣、三柰。

根味辛，性温，无毒。能暖中，辟瘴疠恶气，治心腹冷气痛、寒湿霍乱、风虫牙痛。入合诸香用。

【附方】1.一切牙痛：山柰子一钱（面包煨熟），入麝香二字，为末，随左右一字入鼻内，口含温水漱去，神效。名海上一字散。2.风虫牙痛：用

山柰为末，铺纸上卷作筒，烧灯吹灭，乘热和药吹入鼻内，痛即止。又一方：用肥皂一个，入山柰、甘松各三分，花椒、食盐不拘多少，填满，面包煨红，取研，日用擦牙漱去。3.面上雀斑：山柰子、鹰粪、密陀僧、蓖麻子等份，研匀，以乳汁调之，夜涂旦洗去。

《本草纲目》秘方全书

学习中国式养生

# 63 高良姜有什么功效?

高良姜别名蛮姜、红豆蔻。

高良姜根味辛，性大温，无毒。能疗暴冷、胃脘冷痛、呕逆及霍乱腹痛。下气利咽，润肤，煮服又可止泻痢。主治腹部冷痛，除风湿痹痛、力弱。治泻痢转筋、反胃呕吐，并消食，解酒毒。口含服能利咽生津，可治恶心及呕吐清水。若口臭，宜与草豆蔻配用，研末或水煎服。有健脾胃、宽噎膈、破冷癖、除瘴疟之功。

【附方】1.霍乱吐泻：用炙高良姜五两，酒一升，煮沸三四次后顿服。2.霍乱腹痛：用本品一两研碎，水三盏，煎至二盏半，去渣后加粳米一合煮粥饮服则痛止。3.霍乱呕吐不止，用冰壶汤：高良姜二钱研细末，加大枣一枚，水煎冷服可马上止呕。

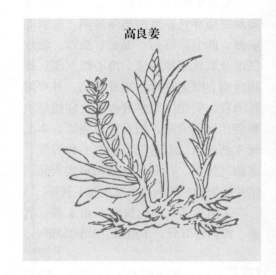

高良姜

# 64 豆蔻哪些部位可以入药? 分别有什么不同的功效?

豆蔻别名草豆蔻、漏蔻、草果。

豆蔻仁味辛、涩，性温，无毒。能温中，治疗心腹痛及呕吐，兼除口臭。下气，止霍乱，解酒毒及除一切寒气。有健脾益胃、调中消食之功，能治心胃疼痛。可除寒燥湿，破气开郁，杀鱼肉毒。治疗瘴疠寒疟、伤暑吐泻、痰饮积聚、恶阻带下等证。

【附方】1.治心腹胀满短气：用草豆蔻一两，去皮研末，木瓜生姜汤送服半钱。2.治疟疾：用草果仁、熟附子等份，加生姜七片，大枣二枚，水二盏，煎至一盏，温服。3.治口臭：用豆蔻、细辛研末含漱。

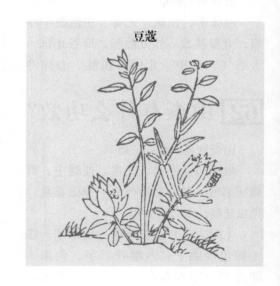

豆蔻

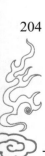

# 65 白豆蔻有什么功效?

白豆蔻别名多骨。

白豆蔻仁味辛，性大温，无毒。能止吐逆反胃，降气消谷，并疗寒证。可散肺中滞气，宽胸消食，并治白内障。有补益脾肺、行气、收敛作用。解酒毒，除疟疾寒热。

【附方】1.治胃寒恶心欲吐：用白豆蔻子三枚，捣细末，好酒一盏，温服，以多饮几盏为好。2.治小儿胃寒吐乳：用白豆蔻仁、砂仁各十四个，生甘草、炙甘草各二钱，研末，经常掺入小儿口中。

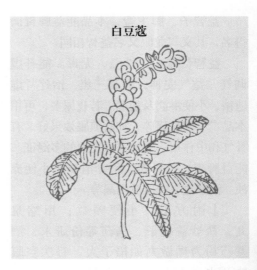

白豆蔻

# 66 缩砂密有什么功效?

缩砂密名义未详。藕下白多密，取其密藏之意。此物实在根下，仁藏壳内，亦或此意欤。

缩砂密味辛、涩，性温，无毒。主治虚劳冷泻、宿食不消、赤白泄痢、腹中虚痛下气。治冷气腹痛，止休息气痢劳损，消化水谷，温暖脾胃。止上气咳嗽，奔豚鬼疰，惊痫邪气，霍乱转筋。能起酒香味。补肺醒脾，养胃益肾，理元气，通滞气，散寒饮胀痞、噎膈呕吐，止女子崩中，除咽喉口齿。

【附方】1.大便泻血，三代相传者：缩砂仁为末，米饮热服二钱，以愈为度。2.小儿脱肛：缩砂（去皮）为末，以猪腰子一片，批开擦末在内，缚定，

煮熟与儿食，次服白矾丸。如气逆肿喘者，不治。

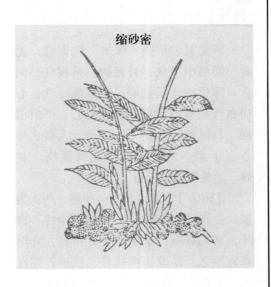

缩砂密

## 67 益智子有什么特殊功效?

益智子,脾主智,本品能益脾胃而得名,其义与龙眼又名益智相同。

益智仁味辛,性温,无毒。能补虚调气,益气安神,通利三焦,治疗肾虚遗精、小便淋漓及崩漏。若夜尿多,可用本品二十四枚研碎,加盐煎服效果好。有补气和中作用,并治寒邪犯胃的多涎证。能益脾胃,补肾虚,治疗滑精、小便赤浊。治梦遗、吐血及崩漏等。

【附方】1.小便频数:用缩泉丸。盐炒益智子、乌药等份研末,酒煮药粉为糊做丸如梧子大,每次空腹盐开水送下七十丸。2.男女白浊:用盐水炒益智仁、姜汁炒厚朴等份,生姜三片,大枣一枚,煎服。3.崩漏:益智子炒后研末,米汤中加盐送服一钱。4.胎漏下血:用益智仁半两,砂仁一两,研末,每次三钱以空腹白开水送下,每天二次。

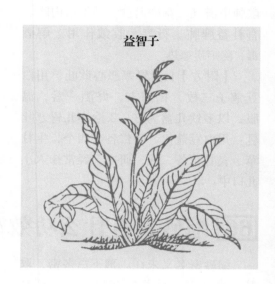

益智子

## 68 荜茇有什么功效?

荜茇别名荜拨。味辛,性大温,无毒。能温中下气,补腰脚,杀腥气,消食,除胃冷,阴疝癖。止霍乱冷气,心痛血气。水泻虚痢、呕逆醋心、产后泄痢,与阿魏和合良。得诃子、人参、桂心、干姜,治脏腑虚冷肠鸣泄痢,神效。治头痛鼻渊牙痛。

【附方】1.冷痰恶心:荜茇一两,为末,食前用米汤服半钱。2.暴泄身冷:自汗,甚则欲呕,小便清,脉微弱,宜以寒丸治之。荜茇、肉桂各二钱半,高良姜、干姜各三钱半,为末,糊丸梧子大。每服三十丸,姜汤下。3.胃冷口酸:流清水,心下连脐痛。用荜茇半两,浓朴(姜汁浸炙)一两,为末,入热鲫鱼肉,和丸绿豆大。每米饮下二十丸,立效。

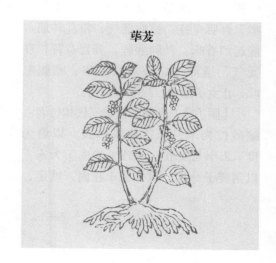

荜茇

# 69 肉豆蔻有什么功效？

肉豆蔻别名迦拘勒、肉果。

肉豆蔻实味辛，性温，无毒。能温中消食，止泻，治疗寒凝所致心腹胀痛、霍乱吐逆及小儿食乳吐泻。可调中开胃，降气，解酒毒。治宿食痰饮、腹痛及乳汁不通等。治心腹虫痛、赤白泻痢，宜研末后用粥送服。能暖脾胃，固大肠。

【附方】1.暖胃除痰：促进食欲。用肉豆蔻二个，生姜炒半夏五钱，木香二钱半，研末，蒸饼做丸如白芥子大，每次饭后用津液下咽五至十丸。2.霍乱吐痢：本品研末，姜汤送服一钱。3.久泻不止：用煨肉豆蔻一两，木香三钱研末，与大枣肉调和做丸，每次米汤送服五十丸。

# 70 补骨脂可以治疗哪些病症？

补骨脂别名破故纸、婆固脂、胡韭子。

补骨脂子味辛，大温，无毒。主治五劳七伤、肾虚滑精等。能逐寒湿，治疗腰膝冷痛、风湿顽痹，并缩尿，祛腹中寒气。助阳，明目，有通命门、暖丹田、敛精神作用，并治泄泻。

【附方】1.肾虚腰痛：用补骨脂一两，炒后研末，每次温酒送服三钱，效果神妙，或加木香一钱。2.妊娠腰痛，用通气散：补骨脂二两，炒香研末，先嚼食胡桃肉半个，后空心温酒送服药末二钱，药效明显。3.精气不固之证：用补骨脂、青盐等份，同炒研末，每次米汤送服二钱。

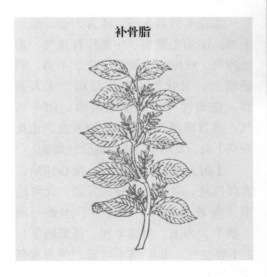

补骨脂

# 71 姜黄有什么特殊功效？

姜黄根味辛、苦，大寒，无毒。主治心腹结积疰忤，下气破血，除风热，消痈肿，功力烈于郁金。治症瘕血块，通月经，治扑损淤血，止暴风痛冷气，下食。祛邪辟恶，治气胀、产后败血攻心。治风痹臂痛。

【附方】1.心痛难忍：姜黄一两，桂三两，为末，醋汤服一钱。2.胎寒腹痛：啼哭吐乳，大便泻青，状若惊搐，出冷汗。姜黄一钱，没药、木香、乳香各二钱，为末，蜜丸芡子大。每服一丸，钩藤煎汤化下。

《本草纲目》秘方全书

学习中国式养生

207

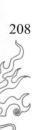

## 72 郁金有什么药用价值?

郁金别名马䓹。

郁金根味辛、苦,寒,无毒。有破血、止血及生肌作用。治疗血淤、血淋、尿血、跌打损伤。单品治疗妇女淤血心痛、冷气积聚,用温醋调后涂抹患处,也治马病腹胀。有清心之功。治气血淤滞的胸腹疼痛、产后恶血冲心、神昏癫狂及虫毒。

【附方】1.厥心气痛:难忍。用郁金、附子、干姜等份研末,醋调糊丸如梧子大,朱砂为外衣,每次男子用酒,女子用醋送服三十丸。2.产后心痛:血气上冲欲死。用郁金子烧灰存性,研末,取二钱,米醋一呷,调灌送服,即可苏醒。3.自汗不止:用郁金末,睡眠时调敷在乳房上。

## 73 蓬莪术有什么功效?

蓬莪术别名䓹药。味苦、辛,温,无毒。主治心腹痛、中恶疰忤鬼气、霍乱冷气、吐酸水,解毒,食饮不消,酒研服之。又疗妇人血气结积、丈夫奔豚。破癖冷气,以酒醋磨服。治一切气,开胃消食,通月经,消淤血,止扑损痛下血,及内损恶血。通肝经聚血。

【附方】1.一切冷气:抢心切痛,发即欲死。久患心腹痛时发者,此可绝根。蓬莪术二两(醋煮),木香一两(煨),为末,每服半钱,淡醋汤下。2.小肠脏气:非时痛不可忍。蓬莪术研末,空心葱酒服一钱。3.妇人血气:游走作痛,及腰痛。蓬莪术、干漆二两,为末,酒服二钱。腰痛,核桃酒下。

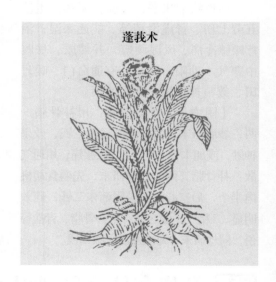

蓬莪术

## 74 香附子、莎草哪些部位有药用价值?

莎草、香附子别名雀头香、草附子、水香陵、水巴戟、水莎、莎结、续根草、地藏根、侯莎、夫须、地毛。莎草、香附子根味甘,性微寒,无毒。能除胸中积热,濡润肌肤,久服可补气、长须眉。治忧郁易怒、心悸怔忡等证。治一切气分病和霍乱吐泻腹痛、肾及膀胱虚冷之证。能散疫毒,解六郁,利三焦，消饮食积聚，治疗痰饮痞满、水肿腹胀、脚气、胸腹和肢体及头面五官各种痛证、痈疽疮疡、吐血尿血、崩漏带下、月经不调等胎前产后诸疾。

莎草、香附子苗及花主治男子心肺两虚，感受风热，膀胱、胁下气机不畅及皮肤瘙痒、风疹、纳差消瘦、忧郁、心悸等证。用苗、花二十斤打碎研细末，水二石五升，煎至一石五升熏洗浸浴，以全身汗出为宜，瘙痒即止。四季经常使用，可根治风疹。煎服可散气郁，利胸膈，除痰热。

【附方】治男子心烦闷，膀胱、胁下气机不畅，忧郁不乐兼心悸：用香附子根二大升，捣烂焙焦，以生绢丝袋

装，贮藏在三大斗无灰清酒中浸泡，春三月后浸泡一天可服用。

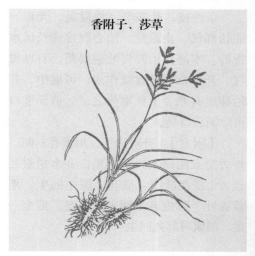

香附子、莎草

# 75 薰草有什么功效？

薰草又名零陵香，味甘，性平，无毒。能明目止泪，疗泄精，去臭恶气、伤寒头痛、上气腰痛。单用，治鼻中息肉、嗜鼻。治恶气疰心腹痛满，下气，令体香，和诸香作汤丸用，得酒良。治风邪冲心，虚劳疳。得升麻、细辛煎饮，治牙齿肿痛善。治血气腹胀，茎叶煎酒服。妇人浸油饰发，香无以加。

【附方】1.伤寒下痢：用薰草汤。用薰草、当归各二两，黄连四两，水六升，煮二升服，日三服。2.伤寒狐惑：食肛者。薰草、黄连各四两，咀，以白酸浆一斗，渍一宿，煮取二升，分三服。3.头风白屑：零陵香、白芷等份，水煎汁，入鸡子白搅匀，敷数十次，终身不生。

# 76 茅香有什么功效？

茅香别名喌尸罗、香麻。味苦，性温，无毒。主治中恶，温胃止呕吐，疗心腹冷痛。

【附方】冷劳久病：茅香花、艾叶

四两，烧存性，研末，加粟米饭做丸梧子大。初以蛇床子汤下二十至三十丸，微吐不妨，后用枣汤下，立效。

苗、叶作浴汤，辟邪气，令人身香。

209

学习中国式养生

《本草纲目》秘方全书

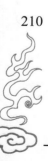

## 77 藿香主治哪些病症？

藿香别名兜娄婆香。

藿香枝、叶味辛，性微温，无毒。能祛邪气、止霍乱、治心腹疼痛及风水毒肿。本品为治脾胃吐逆要药，有助胃气、开胃及增进食欲作用。可温中，并治肺虚有寒、上焦壅热之证，煎汤漱口可除酒后口臭。

【附方】1.升降诸气：用藿香一两，炒香附五两研末，每次用白开水送服二钱。2.霍乱吐泻：欲死，服之回生。用藿香叶、陈皮各半两，水二盏，煎至一盏，温服可起死回生。

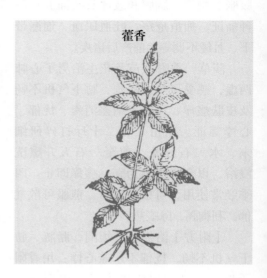

藿香

## 78 兰草有什么特殊功用？

兰草别名香水兰、燕尾香、女兰、香草、省头草、孩儿菊、大泽兰。味辛，性平，无毒。能利水杀虫，辟秽邪，久服可益气，轻身防老，通神明。可除胸中痰饮，有调气生血、荣养营卫之功。兰草气味清香，能生津止渴，滋润肌肤，治疗消渴与黄疸。煎水外洗可疗风病。有消痈肿、调月经之效，水煎服可解食牛、马肉中毒。芳香润泽，可作膏剂涂抹头发。

【附方】解食牛、马肉中毒：用兰草根、叶一起煎服，可解毒。

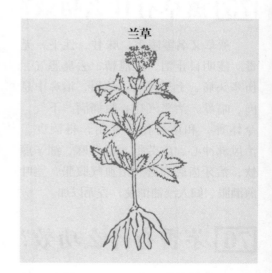

兰草

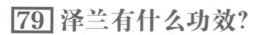

## 79 泽兰有什么功效？

泽兰别名水香虎兰、龙枣、水香、虎蒲、都梁香、孩儿菊、风药。根名地笋。

泽兰叶味苦，性微温，无毒。主治哺乳妇女体内出血、中风后遗证、身面四肢浮肿、大腹水肿、骨节积水、跌打损伤及疮痈脓肿。治产后外伤淤血证，及产后腹痛、生育过多所致气血不足之虚劳消瘦、血淋腰痛。有补气血、破淤血、消症瘕、通九窍、利关节、长肌肉等作用，可治胎前产后诸病、妇人劳瘦、男子面黄及鼻出血吐血、头风目痛。

【附方】1.产后水肿：用泽兰、防己等份研末，每次用醋汤送服二钱。2.小儿褥疮：泽兰嚼烂贴敷破溃处，效果较好。3.痈肿初起：及跌打损伤、血淤肿痛。用泽兰捣烂外敷患处。

# 80 马兰对哪些病症有疗效？

马兰别名紫菊。

马兰根、叶味辛，性平，无毒。有破淤血、养新血、止吐衄、愈金疮、止血痢、解酒疸及治各种菌毒、虫毒作用，生品捣烂外敷可疗毒蛇咬伤。能治各种疟疾及腹痛、痔疮。

【附方】1.诸疟寒热：用赤脚马兰捣烂成汁加水少许，在发作之日的早晨服用，或加少许糖也可。2.肠扭转疼痛：用马兰根、叶细嚼咽汁可立即止痛。3.外伤出血：用马兰与旱莲草、松香、栀子叶擦伤口。

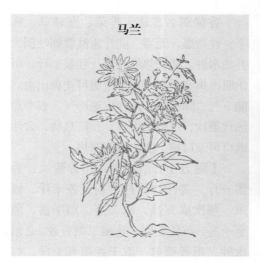

马兰

# 81 荆芥主治哪些病症？

荆芥别名姜芥、假苏。味辛，性温，无毒。主治恶寒发热、瘰病，并能破气，下淤血，除湿痹。祛邪气，除劳渴，煮汁内服治汗出，捣烂醋调外敷疗疮肿疔毒。有益力添精、辟邪毒气、通利血脉、补五脏不足及助脾胃之功。治血劳虚汗、脊背疼痛、阴阳毒之伤寒头痛及眩晕等。能利五脏，消食下气，醒酒。作蔬菜生、熟食用均可。也能煎汤代茶饮。同豆豉汁煎服可发汗，治突然患伤寒。是治妇女血虚生风及疥疮要药。研末酒调服治产后中风、身体强

直。有散风热、清头目、利咽喉、消痈肿作用，善治项强、眼花、痈肿、疝气、吐衄及血痢崩漏。

【附方】1.头项强痛：在八月份后取荆芥穗做枕头铺在床头下，立春之日取出。2.风热头痛：用荆芥穗、石膏等份研末，每次以茶水调服二钱。3.小儿惊痫：用荆芥穗二两，明矾（半生半枯）一两，研末，调糊丸，每日二次。4.一切中风：口眼㖞斜。用青荆芥、青薄荷各一斤，放于砂盆内捣烂，用生丝绢绞汁，在器皿中熬膏，滤去药渣三分之一，将

《本草纲目》秘方全书

学习中国式养生

余下的二分晒干研末，用膏和丸如梧子大，每次用白开水送服三十丸，早晚各一次，服药期间忌食动风的食物。5.产后中风：口噤，手足、角弓反张，或产后血虚眩晕、四肢强直、吐泻欲死，用华佗愈风散。荆芥穗微焙干研末，每次用豆淋酒调服三钱，或用童便调服。若口噤，就撬开牙齿灌服；若龈噤，就从鼻孔灌药，效果神妙。李时珍评论说：此方各种书中均称赞它有奇效。

## 82 香薷有什么功效？

香薷别名香茸、香菜、蜜蜂草。味辛，性微温，无毒。能疗霍乱腹痛吐泻，并消水肿。能祛热风，煮汁顿服半斤，可治肌肉拘挛，研末用水送服可止鼻出血。能下气，除烦热，治疗呕逆冷气。春季煎汤代茶饮，可调中温胃，预防热病，含汁漱口可除口臭。能治脚气寒热。

【附方】1.治伤暑，用香薷饮：香薷一斤，姜汁炒厚朴、扁豆各半斤，锉末，每次取五钱，水二盏，酒半盏，煎至一盏，沉淀后服，连服二剂有效。2.治水肿，用香薷煎：取干香薷五十斤，打碎后放入釜中，以水浸泡药物约高出三寸，煎煮使药力尽出，去滓澄清，微火煎至可做丸状，和丸如梧子大，每次服五丸，每日三次，逐渐增大剂量，以小便利为痊愈。3.治一切水肿，用深师薷术丸：取香薷叶一斤，水一斗熬煮极烂，去滓，再熬成膏状，加白术末七两，和丸如梧子大，每次用米汤送服十丸，每天日服五次，夜服一次。

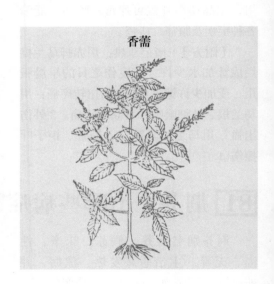

香薷

## 83 薄荷有哪些功效？

薄荷别名蕃荷菜、南薄荷、金钱薄荷。

薄荷茎叶味辛，性温，无毒。主治贼风伤寒、心腹胀满、食积不化及霍乱，并能下气，煮汁内服可发汗、解疲乏，也可生吃。作菜长期食用可补肾气、辟邪毒、除疲劳及使口腔清洁，煎汤熏洗疗漆疮。有利关节、发汗、驱邪和破血止痢作用。治阳毒、伤寒头痛，四季均宜食用。治伤风头风，为疗小儿风涎要药。砸烂取汁内服可祛心脏风热。有清头目、除风热之功。利咽喉，治口齿诸病、瘰疬疥疮、风疹瘙痒。捣

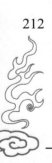

汁含漱可去舌苔，摘叶塞鼻以止衄血，外用涂敷而治蜂螫蛇伤。

【附方】1.清上化痰利咽喉，治疗风热证：用薄荷末，炼蜜丸如芡子大，每次含服一丸，用白砂糖和丸也可。2.治风邪所致的皮肤瘙痒证：用大薄荷、蝉蜕等份研末，每次用温酒调服一钱。3.治舌謇语涩，吐词不清：用天然薄荷汁，与蜂蜜、姜汁调匀涂搽。4.治目赤肿痛及糜烂：取薄荷，用生姜汁浸泡一夜，晒干研末，每次用二钱，以开水泡洗眼睛。

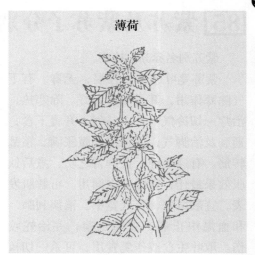

薄荷

# 84 积雪草的茎叶有哪些功效？

积雪草别名胡薄荷、地钱草、连钱草。茎叶味苦，性寒，无毒。主治大热，恶疮痛疽，浸淫赤，皮肤赤，身热。捣敷热肿丹毒。治暴热、小儿寒热、腹内热结，捣汁服之。单用治瘰鼠漏，寒热时节来往。以盐贴肿毒，并风疹疥癣。治风气壅并攻胸膈，作汤饮之立效。研汁，点暴赤眼，良。

【附方】1.热毒痈肿：秋后收积雪草，阴干为末，水调敷之。生捣亦可。2.女子小腹痛：女子忽得小腹中痛，月经初来，便觉腰中切痛连脊间，如刀锥所刺，不可忍者。众医不别，谓是鬼疰，妄服诸药，终无所益，其疾转增。审察前状相当，即用此药。其药夏五月正放花时，即采曝干，捣筛为散。每服二方寸匕，和好醋二小合，搅匀，平旦空腹顿服之。每旦一服，以知为度。如女子阴冷者，即取前药五两，加桃仁二百枚，熬捣为散，以蜜为丸如梧子大，每旦空腹米饮及酒下三十丸，日再服，以愈为度。忌麻子、荞麦。

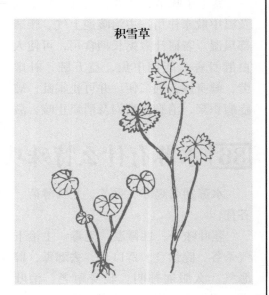

积雪草

《本草纲目》秘方全书

学习中国式养生

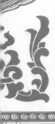

## 85 紫苏及紫苏子分别有什么特殊功效？

紫苏别名赤苏、桂荏。

紫苏茎叶味辛，性温，无毒。有下气除寒作用，其子效果最好。除寒热，治疗一切冷气。补中益气，开胃下食，通肠及治脚气，又可治心腹胀满、霍乱转筋。有通心经、益脾胃之功，煮后饮服效果最佳，宜配橘皮同用。可解肌发表，宣散风寒，行气宽中，消痰利肺，和血温中止痛，安胎定喘，并治蛇咬伤。取叶生食或作羹食用，可杀一切鱼肉毒。

【附方】1.治外感寒邪咳喘：用苏叶三两，陈皮四两，酒四升，煮至一升半，分二次服。2.治伤寒喘气：用赤苏一把，水三升，煮至一升，缓慢饮服。3.疗劳复食复欲死：用苏叶煮汁三升饮服，也可加生姜、豆豉一同煎服。

紫苏子味辛，性温，无毒。有下气及温中散寒作用。主治咳逆上气、腰腿部风湿。若研汁煮粥长期食用，可使人白胖身香。能调中焦，益五脏，补虚劳，健身体，利二便。并可止霍乱，破症瘕积聚，消胸膈满闷及消痰止咳，滋润心肺。有治风顺气、利膈宽肠、解鱼蟹毒之功。

【附方】1.顺气利肠：用苏子、火麻仁等份研烂，水滤后取汁，与米粥吃。2.治风顺气，利肠宽中：取苏子一升（微炒），用生绢袋盛后放在三升清酒中浸泡三天，少量饮服。3.治风寒湿痹，四肢拘急：用苏子二两，砸碎，以水三升研末取汁，煮粳米二合成粥，与葱、椒、姜、豉调和食用。

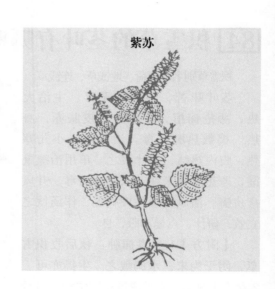

紫苏

## 86 水苏有什么特殊功效？

水苏别名鸡苏、香苏、龙脑薄荷、芥苴。

茎叶味辛，性微温，无毒。主治下气杀谷，除饮食。辟口臭，去邪毒，辟恶气。久服通神明，轻身耐老。治吐血、衄血、血崩。治肺痿血痢，崩中带下。治诸气疾及脚肿。酿酒渍酒及酒煮汁常服，治头昏目眩及产后中风。恶血不止，服之弥妙。作生菜食，除胃间酸水。

【附方】1.漏血欲死：鸡苏煮汁一升，服之。2.吐血下血：鸡苏茎叶，煎汁饮之。3.吐血咳嗽：龙脑薄荷焙研末，米饮服一钱，取效。

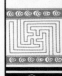

《本草纲目》秘方全书

学习中国式养生

# 87 菊有什么功效？白菊又有什么特殊功效？

菊别名节华、女节、女华、女茎、日精、更生、傅延年、阴成、周盈。

菊根、叶、茎、花、实味苦，性平，无毒。能治诸风眩肿痛、目欲脱、泪出、皮肤死肌、恶风湿痹。久服能使身体轻健、抗衰老。能疗腰痛，除胸中烦热，安肠胃，利五脉，调四肢。能治头目风热、眩晕、脑骨疼痛、祛一切风邪，能通利血脉。菊作枕可以明目，菊叶也能明目，生、熟都可食用。其养肝血，去翳膜。

白菊味苦、辛，性平，无毒。善治风眩，能染发，令头发变黑。

【附方】1.膝风疼痛：用菊花、陈艾叶作护膝。2.风热头痛：取菊花、石膏、川芎各三钱，研成细末。每次服一钱半，用茶水调和服下。3.病后目生翳膜：取白菊花、蝉蜕各等份，研细粉，每次用二三钱，加入少许蜜，水煎服。大人、小儿都适宜，屡有效验。

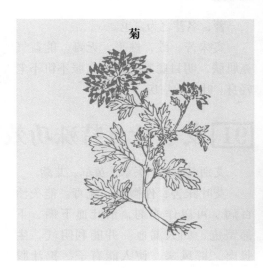

菊

# 88 野菊有什么特殊功效？

野菊别名苦薏。

野菊根、叶、茎、花味苦、辛，性温，有小毒。能调中止泄、破血。适用于妇人腹内有宿血者。能治痈肿疔毒、瘰疬及眼中息肉。

【附方】1.痈疽疔肿：一切无名肿毒。用野菊花连茎捣烂，酒煎热服，取汗，用药渣外敷就可治愈。2.天泡湿疹：用野菊花根、枣木，煎汤外洗。3.瘰疬未破：取野菊花根捣烂，煎酒服，用药渣外敷，可使瘰疬自消，不消也会自破。

# 89 庵闾对哪些病症有功效？

庵闾别名覆闾。庵，草屋也。闾，里门也。

子味苦，性微寒，无毒。主治五脏淤血，腹中水气，胪胀留热，风寒湿痹，身体诸痛。久服轻身延年不老。疗心下坚、隔中寒热、周痹、妇人月水不通，消食明目。益气，治男子阳痿不起，治心腹胀满、腰脚重痛、膀胱痛，及骨节烦痛，不下食。擂酒饮，治闪挫腰痛，及妇人产后血气痛。

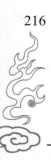

【附方】1.月水不通：妇人宿有风冷，留血积聚。庵子一升，桃仁二升（酒浸去皮尖），研匀入瓶内，以酒二斗浸，封五日后，每饮三合，日三服。2.产后血痛：庵子一两，水一升，童子小便二杯，煎饮。

# 90 蓍有什么功效？

蓍，名蓍之为言也。

实味苦、酸，性平，无毒。能益气充肌肤，明目聪慧先知。久服不饥不老轻身。叶主治痞疾。

【附方】腹中痞块：蓍叶、独蒜、穿山甲（末）、食盐，同以好醋捣成饼，量痞大小贴之，两炷香为度。其痞化为脓血，从大便出。

# 91 艾有什么特殊功效？

艾别名冰台、医草、黄草、艾蒿。

艾叶味苦，性微温，无毒。能灸治百病。可以作煎剂，治吐血下痢、下部蛋疮，妇人漏血。并能利阴气，生肌肉，辟风寒，使人能有子。捣汁服用，能止损伤出血，驱杀蛔虫。本品治衄血、下血、脓血痢，水煮或入丸散均可。能止崩漏下血、肠痔出血，止腹痛，安胎。用苦酒作煎剂，治癣非常好。若捣汁饮服，治心腹一切冷气。艾叶善治带脉病，腹胀满，腰部溶溶如坐水中。能温中散寒除湿。

【附方】1.伤寒时气：温病头痛，壮热脉盛。用于艾叶三升，水一斗，煮一升，顿服取汗。2.妊娠伤寒：尿血，壮热，赤斑变为黑斑。用艾叶如鸡子大，酒三升，煮二升半，分二次服。

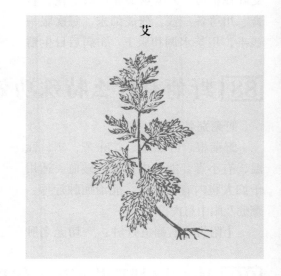

艾

# 92 青蒿有什么功效？

青蒿别名草蒿、方溃、香蒿。

叶、茎、根、子味苦，性寒，无毒。主治疥瘙痂痒恶疮，杀虱，治留热在骨节间，明目。治鬼气尸疰伏连，妇人血气，腹内满，及冷热久痢。秋冬用子，春夏用苗，并捣汁服。亦曝干为末，小便入酒和服。补中益气，轻身补劳，驻颜色，长毛发，令黑不老，兼去蒜发，杀风毒。心痛热黄，生捣汁服，并贴之。治疟疾寒热。生捣敷金疮，止血止痛。烧灰隔纸淋汁，和锻石煎，治恶疮息肉靥瘢。

【附方】1.男妇劳瘦：青蒿细锉，水三升，童子小便五升，同煎取二升半，去滓入器中煎成膏，丸如梧子大。每空心及卧时，温酒吞下二十丸。2.虚劳寒热：肢体倦疼，不拘男妇。八九月青蒿成实时采之，去枝梗，以童子小便浸三日，晒干为末，每服二钱，乌梅一个，

煎汤服。3.骨蒸烦热：青蒿一握，猪胆汁一枚，杏仁四十个，以童子小便一大盏，煎五分，空心温服。

子，味甘，性冷，无毒。能明目开胃，炒用。治劳瘦，壮健人小便浸用之。治恶疮疥癣风疹，煎水洗之。治鬼气，为末酒服方寸匕。功同叶。

【附方】积热眼涩：三月三日或五月五日，采青蒿花或子，阴干为末，每井华水空心服二钱。久服明目，可夜看书，名青蒿散。

## 93 茵陈蒿主治哪些病症？

茵陈蒿属于蒿类，但经过冬天不会死去。又因其顺着旧苗而生长，所以叫茵陈，后面加个蒿字而已。

茵陈蒿茎、叶味苦、平，性微寒，无毒。能祛风湿、寒热邪气，主治热结黄疸。能治遍身发黄、小便不利，除头热，去伏瘕。通关节，去滞热、伤寒证。

【附方】1.除大热黄疸，治伤寒头痛、风热瘴疟，利小便：用茵陈切细，煮羹食用。生食也可以。2.治遍身风痒，生疮疥：用茵陈浓煎，外洗，很快就好。

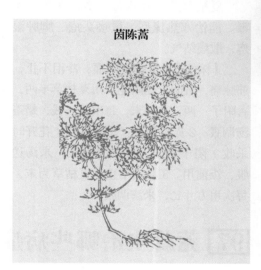

茵陈蒿

## 94 白蒿有什么特殊功效？

白蒿别名蘩、由胡、蒌蒿。

苗根味甘，性平，无毒。能除五脏邪气、风寒湿痹，补中益气，长毛发令黑，疗心悬，少食常饥。久服轻身，耳目聪明不老。生醋淹为菹食，甚益人；捣汁服，去热黄及心痛；曝为末，米饮空心服一匙，治夏

月暴水痢；烧灰淋汁煎，治淋漓疾。

【附方】恶疮癞疾，但是恶疾遍体，面目有疮者，皆可服之：用白艾蒿十束如升大，煮取汁，以曲及米一如酿酒法，候熟稍服之。

子能除鬼气。为末，酒服之，良。

## 95 薇衔有什么功效?

薇衔别名糜衔、鹿衔、吴风草、无心。

茎叶味苦,性平,无毒。主治风湿痹,历节痛,惊痫吐舌,悸气贼风,鼠瘘痈肿。治暴症、逐水,疗痿蹶。久服轻身明目。妇人服之,绝产无子。煎水,洗瘭疽、甲疽、恶疮。

【附方】1.年深恶疮:薇衔根、钓苓根、野狼毒、白丁香各五钱,麝香一字,为末掺之。2.小儿破伤:风病,拘急口噤。薇衔草半两,白附子(炮)二钱半,为末,每服一字,薄荷酒灌下。

## 96 夏枯草有什么特殊功效?

夏枯草别名夕句、乃东、燕面。又名:铁色草。

夏枯草茎、叶味苦、辛,性寒,无毒。能治寒热瘰疬、鼠瘘头疮、脚肿湿痹,散瘿结气。

【附方】1.肝虚目睛痛:冷泪不止,筋脉痛,羞明怕见阳光。用夏枯草半两,香附子一两,共研末,每次服一钱,蜡茶汤调服。2.赤白带下:用夏枯草(花开时采收)阴干为末,每次服二钱,米汤送服,饭前用。3.血崩不止:夏枯草为末,每次用方寸匕,米汤调服。

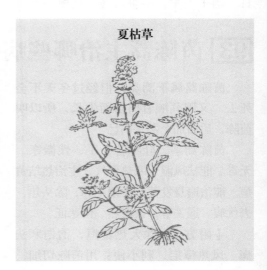

夏枯草

## 97 茺蔚主治哪些病症?

茺蔚别名益母、益明、贞蔚、野天麻、猪麻、郁臭草、苦低草、夏枯草、土质汗。

茺蔚子味辛、甘,性微温,无毒。能明目益精,除水气,久服轻身。疗血逆大热、头痛心烦。能治产后血胀。本品治风解热,顺气活血,养肝益心,安定神志,调女人经脉,治崩中带下、产后胎前各种病,久服令有子。

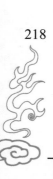

## 98 刘寄奴草主治哪些病症?

刘寄奴草别名金寄奴、乌藤菜。

刘寄奴子、苗能破血除胀，多服会使人下痢。本品能行血止痛，治产后病，止金疮出血，极效。能治心腹痛，通妇人经脉症结，止霍乱水泻。治小儿尿血，用新鲜的研汁服。

【附方】1.大小便出血：用刘寄奴研末，茶调，每次空腹服二钱。2.折伤淤血在腹内：刘寄奴、骨碎补、延胡索各一两，水二升，煎取七合，顿服。3.血气胀满：用刘寄奴穗、实为末，每次服用三钱，酒煎服。不可过量，以免引起吐泻，本品属破血之品。

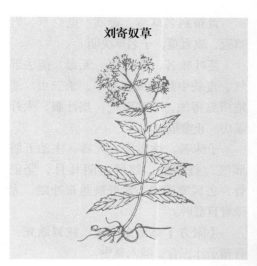
刘寄奴草

## 99 旋覆花有哪些功效?

旋覆花别名金沸草、金钱花、滴滴金、夏菊、盗庚、戴椹。味咸，性温，有小毒。能治结气胁下满胀、惊悸，除水湿，去五脏间寒热，补中下气。本品能消除胸上顽痰、心胁痰水、膀胱留饮、风湿痹痛、皮间死肉、目中分泌物，利大肠，通血脉，益色泽。治水肿，逐大腹，开胃，止呕逆。能行痰水，去头目风。消坚软痞，治噫气。

【附方】1.中风壅滞：旋覆花洗净焙干，研末，炼蜜丸如梧子大小，睡前用茶汤吞下七丸或十丸。2.半产漏下：虚寒相搏，脉弦芤，用旋覆花汤。旋覆花三两，葱十四茎，新绛少许，水三升，煮取一升，顿服。3.小儿眉癣：小儿眉毛眼睫，

因癣退不生。用旋覆花、天麻苗、防风各等份，研末，用油调涂患处。

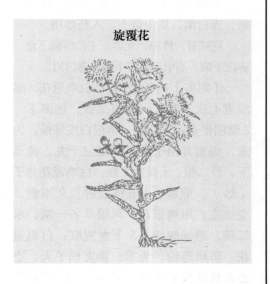
旋覆花

《本草纲目》秘方全书　学习中国式养生

# 100 青葙主治哪些病症？

青葙别名草蒿、萋蒿、昆仑草、野鸡冠、鸡冠苋，子名草决明。

茎叶味苦，性微寒，无毒。能去邪气、皮肤中热、风瘙身痒，杀三虫。恶疮疥虱痔蚀，下部䘌疮。捣汁服，大疗温疠。止金疮血。

子味苦，性微寒，无毒。主治五脏邪气，益脑髓，镇肝，明耳目，坚筋骨，去风寒湿痹。治肝脏热毒冲眼，赤障青盲翳肿。

【附方】鼻出血不止，眩冒欲死：青葙子汁三合，灌入鼻中。

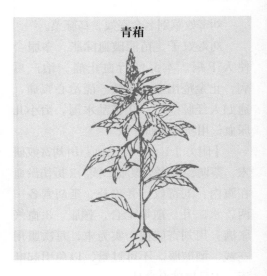

青葙

# 101 鸡冠有什么特殊功效？

鸡冠，以花状命名。

苗味甘，性凉，无毒。主治疮痔及血病。

子味甘，性凉，无毒。能止肠风泻血，赤白痢。崩中带下，入药炒用。

花味甘，性凉，无毒。主治痔漏下血、赤白下痢、崩中赤白带下，分赤白用。

【附方】1.吐血不止：白鸡冠花，醋浸煮七次，为末，每服二钱，热酒下。2.结阴便血：鸡冠花、椿根白皮等份，为末，炼蜜丸梧子大。每服三十丸，黄汤下，日二服。3.粪后下血：白鸡冠花并子（炒），煎服。4.五痔肛肿：久不愈，变成疮。用鸡冠花、凤眼草各一两，水二碗，煎汤频洗。5.下血脱肛：白鸡冠花、防风等份，为末，糊丸梧子大，空心米饮每服七十丸。又一方：白鸡冠花（炒）、棕榈灰、羌活一两，为末，每服二钱，米饮下。6.经水不止：红鸡冠花一味，晒干为末，每服二钱，空心酒调下。忌鱼腥、猪肉。

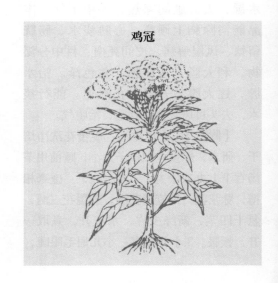

鸡冠

# 102 红蓝花有哪些功效?

红蓝花别名红花、黄蓝。

花味辛,性温,无毒。主治产后血晕口噤、腹内恶血不尽绞痛、胎死腹中,并酒煮服。亦治蛊毒。多用破留血,少用养血。活血润燥,止痛散肿,通经。

【附方】1.六十二种风,兼腹内血气刺痛:用红花一大两,分为四分,以一大升酒,煎钟半,顿服之。不止再服。2.一切肿疾:红花,熟捣,取汁服。不过三服,便瘥。3.喉痹壅塞:不通者。红蓝花捣,绞取一小升汁服之,以瘥为度。如冬月无生花,以干者浸湿绞汁,煎服,极验。

子,主治天行疮痘,水吞数颗。功与花同。

【附方】1.血气刺痛:红蓝子一升,捣碎,以无灰酒一大升拌子,曝干,重捣筛,蜜丸梧子大,空心酒下四十丸。

2.疮疽不出:红花子、紫草茸各半两,蝉蜕二钱半,水酒钟半,煎减半,量大小加减服。3.女子中风,血热烦渴:以红蓝子五合,熬捣,旦日取半大匙,以水一升渣,细细咽之。苗生捣,涂游肿。

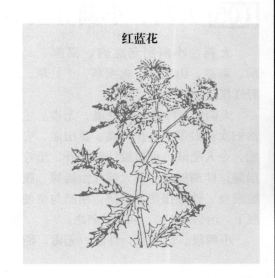

红蓝花

# 103 续断有什么特殊功效?

续断别名属折、龙豆、接骨、南草。

续断根味苦,性微温,无毒。能补不足,续筋骨,久服益气力。疗伤寒、金疮痈疡、折跌、妇人难产。止痛生肌肉,治妇人崩漏下血、金疮出血,及跳伤恶血腰痛、关节缓急。能祛各种温毒,通血脉。能益气,补五劳七伤,破症结淤血,消肿毒,治肠风痔瘘、乳痈瘰疬,妇人产前产后一切病,胎漏,缩小便,止遗精尿血。

【附方】1.小便淋沥:用生续断捣,绞汁服用。2.跌打损伤:用续断草叶捣烂敷之,立效。

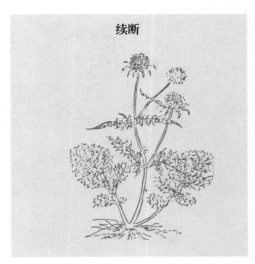

续断

《本草纲目》秘方全书

学习中国式养生

## 104 燕脂有什么特殊功效？

燕脂味甘，性平，无毒。主治小儿聘耳，浸汁滴之。活血，解痘毒。

【附方】1.乳头破裂：燕脂、蛤粉为末，敷之。2.婴孩鹅口：白浓如纸。用坯子燕脂，以乳汁调涂之，一宿效。男用女乳，女用男乳。3.漏疮肿痛：猪胆七个，绵燕脂十个洗水，和匀，搽七次即可。

## 105 大蓟、小蓟分别有什么功效？

大蓟、小蓟别名虎蓟、猫蓟、马蓟、刺蓟、山牛蒡、鸡项草、千针草、野红花。

大蓟根、叶味甘，性温，无毒。主治妇女赤白带下，止吐血、鼻出血，安胎，令人肥健。捣根绞汁服半升，治疗崩漏，即刻见效。用大蓟叶治肠痈、腹脏淤血、跌仆损伤，生研，用酒与童便服下。治恶疮疥癣，同盐共研之。

小蓟根、苗味甘，性温，无毒。能养精保血，破宿血，生新血。治暴下血、血崩、金疮出血、呕血等，绞取汁温服。作煎剂和糖，愈合金疮。解蜘蛛蛇蝎毒，服用也好。能治热毒风及胸膈烦闷，开胃下食，退热，补虚损。苗去烦热，生研汁服用。作菜食用，能除风热。夏季烦热不止，捣汁服用，立瘥。

【附方】治心热吐血口干：用蓟叶及根，捣绞取汁，每次服二小盏。

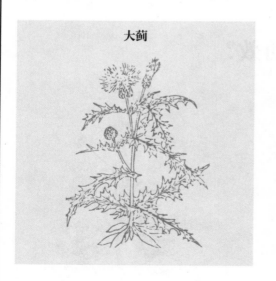

大蓟

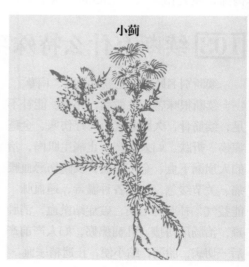

小蓟

典藏精品版

认识中国第一药典

# 106 漏卢有哪些功效？

漏卢别名野兰、荚蒿。

根苗味苦、咸，性寒，无毒。主治皮肤热毒、恶疮疽痔、湿痹，下乳汁。久服轻身益气，耳目聪明，不老延年。止遗溺，热气疮痒如麻豆，可作浴汤。疗小儿壮热、扑损，续筋骨，治乳痈、瘰疬、金疮，止血排脓，补血长肉，通经脉。

【附方】1.腹中蛔虫：漏卢为末，以饼和方寸匕，服之。2.小儿无辜，疳病肚胀，或时泄痢，冷热不调：以漏卢一两，杵为散，每服一钱，以猪肝一两，入盐少许，以水同煮熟，空心顿食之。3.冷劳泻痢：漏卢一两，艾叶（炒）四两，为末，米醋三升，入药末一半，同熬成膏，入后末和丸梧子大，每温水下三十丸。

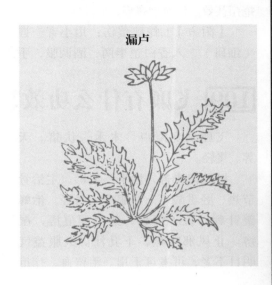

漏卢

# 107 大青主要治哪些病症？

大青，茎叶都是深青色，因此得名。

大青茎、叶味苦，性大寒，无毒。主治时气头痛、大热口疮。本品除时行热毒，特别好。能治温疫寒热、热毒风、心中烦闷、口干口渴、小儿身热风疹，并解金石药毒。外敷肿毒。能治热毒痢、黄疸、喉痹及丹毒。

【附方】1.喉风喉痹：用大青叶捣汁灌服，取效即止。2.小儿口疮：用大青十八铢，黄连十二铢，水三升，煮取一升，一日分二次服，以病好为度。3.热病下痢：严重者，用大青叶汤。大青四两，甘草、赤石脂各三两，阿胶二两，豆豉八合，用水二斗，煮取三升，分三次服，不超过二剂，病就痊愈。

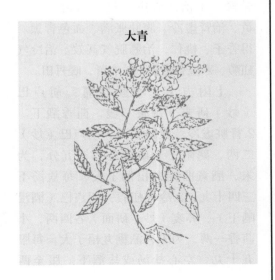

大青

## 108 小青有什么特殊功效?

小青叶性温,无毒。生捣,敷痈肿疮疖甚效。治血痢腹痛,研汁服。

【附方】1.蛇虺螫伤:用小青一握(细研),入香白芷半两,酒调服,手搓患处,候黄水出为效。又一方:用小青、大青、牛膝叶同捣汁,和酒服,以渣敷之。2.中暑发昏:小青叶(井水浸去泥),控干,入砂糖擂汁,急灌之。

## 109 飞廉有什么功效?

飞廉别名漏卢、木禾、伏猪、天荠、飞轻。

根及花味苦,性平,无毒。主治骨节热、胫重酸疼。久服令人身轻。治蜂螫针刺,鱼子细起,热疮痈疽痔,湿痹。止风邪咳嗽,下乳汁。久服益气明目不老,可煮可干用。治留血,疗疳蚀,杀虫。小儿疳痢,为散,浆水服,大效。治头风眩晕。

【附方】疳䘌蚀口:用飞廉烧灰捣筛,以两钱匕敷痛处。甚痛,则忍之;若不痛,非疳也。下部虫如马尾大,相缠出无数。十日瘥,二十日平复。

## 110 胡卢巴主治哪些病症?

胡卢巴别名苦豆。味苦,性大温,无毒。主治元脏虚冷气。得附子、硫黄、治肾虚冷、腹胁胀满、面色青黑。得香子、桃仁,治膀胱气甚效。治冷气疝瘕、寒湿香港脚,益右肾,暖丹田。

【附方】1.小肠气痛:胡卢巴(炒)研末,每服二钱,茴香酒下。2.肾脏虚冷:腹胁胀满。胡卢巴(炒)二两,熟附子、硫黄各七钱五分,为末,酒煮曲糊丸梧桐子大,每盐汤下三四十丸。3.冷气疝瘕:胡卢巴(酒浸晒干)、荞麦(炒,研面)各四两,小茴香一两,为末,酒糊丸梧子大,每服五十丸,空心盐汤或盐酒下。服至两月,大便出白脓,则除根。

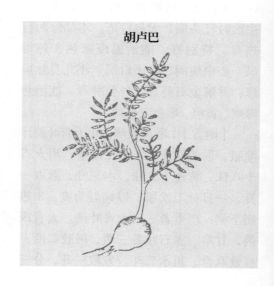

胡卢巴

# 111 恶实哪些部位可以入药？分别有什么功效？

恶实别名鼠粘、牛蒡、大力子、蒡翁菜、便牵牛、蝙蝠刺。

子味辛，性平，无毒。能明目补中，除风伤、风毒肿。研末浸酒，每日服二三盏，除诸风，去丹石毒。吞一枚，出痈疽头。炒研煎饮，通利小便。润肺散气，利咽膈，去皮肤风，通十二经。消斑疹毒。

【附方】1.风水身肿：欲裂。鼠粘子二两，炒研为末，每温水服二钱，日三服。2.风热浮肿：咽喉闭塞。牛蒡子一合（半生半熟），为末，热酒服一寸匕。3.头痛连睛：鼠粘子、石膏等份，为末，茶清调服。

根、茎根、茎味苦，性寒，无毒。

主治伤寒寒热汗出，中风面肿，消渴热中，逐水。久服轻身耐老。根治牙齿痛，劳疟诸风，脚缓弱风毒，痈疽，咳嗽伤肺，肺壅疝瘕，冷气积血。根浸酒服，去风及恶疮；和叶捣碎，敷杖疮金疮，永不畏风。治面目烦闷、四肢不健，通十二经脉，洗五脏恶气。可常作菜食，令人身轻。切根如豆，拌面作饭食，消胀壅。茎叶煮汁作浴汤，去皮间习习如虫行。又入盐花生捣，去一切肿毒。

【附方】1.时气余热不退，烦躁发渴，四肢无力，不能饮食：用牛蒡根捣汁，服一小盏，效。2.热攻心烦恍惚：以牛蒡根（捣汁）一升，食后分为二服。

# 112 苎麻有哪些功效？

苎麻，也写作纻，可以织粗布，所以叫纻，苎即是现在可用来织布的麻。麻字从广，从林，像屋下有林麻之形。

苎麻根味甘，性寒，无毒。可安胎，外敷治热丹毒。沤麻汁，止消渴。

治心膈热、漏胎下血、产前后心烦、流行热疾、大渴大狂，服金石药人心热，治毒箭蛇虫咬。

# 113 蠡实哪些部位可以入药？分别有什么功效？

蠡实别名荔实、马蔺子、马帚、铁扫帚、剧草、三坚。

实味甘，性平，无毒。主治皮肤寒热、胃中热气、风寒湿痹，坚筋骨，令人嗜食。久服轻身。止心烦满，利大小便，长肌肤肥大。疗金疮血内流、痈

肿，有效。治妇人血气烦闷、产后血晕，并经脉不止、崩中带下，消一切疮疖，止鼻衄吐血，通小肠，消酒毒，治黄病，杀蕈毒，敷蛇虫咬。治小腹疝痛，腹内冷积，水痢诸病。

【附方】1.诸冷极病：医所不治者。

蠡实九升洗净，空腹服一合，酒下，日三服。2.喉痹肿痛：蠡实八钱，牛蒡子六钱，为末，空心温水服方寸匕。

花、茎及根、叶能去白虫。疗喉痹，多服令人溏泄。治痛疽恶疮。

【附方】1.睡死不寤：蠡实根一握，杵烂，以水绞汁，稍稍灌之。2.喉痹口噤：蠡实花二两，蔓荆子一两，为末，温水服一钱。3.喉痹肿痛：喘息欲死者。用蠡实根、叶二两，水一升半，煮一盏，细饮之，立瘥。

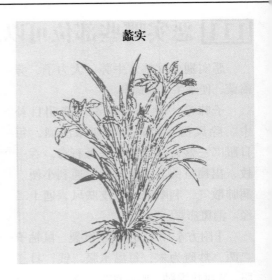
蠡实

# 114 苍耳哪些部位可以入药？分别有什么功效？

苍耳别名枲耳、常思、卷耳、爵耳、猪耳、地葵、羊负来、道人头、进贤菜、喝起草、野茄、缣丝草。

实味甘，性温，有小毒。主治风头寒痛，风湿周痹，四肢拘挛痛，恶肉死肌，膝痛。久服益气，耳目聪明，强志轻身。治肝热，明目。治一切风气。炒香浸酒服，去风补益。

【附方】1.久疟不瘥：苍耳子，或根茎亦可，焙研末，酒糊丸梧子大，每酒服三十丸，日二服。生者捣汁服亦可。2.大腹水肿：小便不利。苍耳子灰、葶苈（末）等份，每服二钱，水下，日二服。

茎叶味苦、辛，性微寒，有小毒。主治中风伤寒头痛。夏月采晒为末，水服一二匕，冬月酒服。或为丸，每服二三十丸，日三服。满百日，病出如病疥，或痒，汁出，或斑驳甲错皮起，皮落则肌如凝脂。令人省睡，除诸毒螫，去目黄好睡。烧灰和腊猪脂，封疔肿出

根。煮酒服，治狂犬咬毒。

【附方】1.诸风头运：苍耳叶晒干为末，每服一钱，酒调下，日三服。若吐，则以蜜丸梧子大，每服二十丸，十日全好矣。2.毒攻手足：肿痛欲断。苍耳捣汁渍之，并以滓敷之，立效。春，用心；冬，用子。

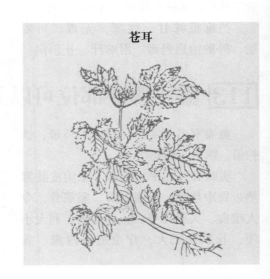
苍耳

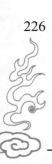

# [115] 天名精有什么功效?

天名精别名天蔓荆、天门精、地菘、玉门精、麦句姜、蟾蜍兰、蛤蟆蓝、豕首、彘颅、活鹿草、皱面草、母猪芥。实名鹤虱,根名杜牛膝。

叶(根同)味甘,性寒,无毒。主治淤血血瘕欲死,下血,利小便,久服轻身耐老、去痹,除胸中结热,止烦渴,逐水,大吐下。破血生肌,除诸毒肿,疗疮瘘痔,金疮内射,身痒瘾疹不止者,揩之立已。止血,解恶虫蛇螫毒,治眩痹。

【附方】1.发背初起:地菘杵汁一升,日再服,瘥乃止。2.恶疮肿毒:地菘捣汁,日服三四次。3.恶蛇咬伤:地菘捣敷之。

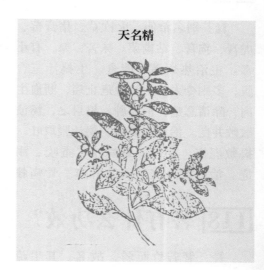

天名精

# [116] 芦哪些部位可以入药? 分别有什么功效?

芦别名苇、葭。味甘,性寒,无毒。主治消渴客热,止小便利。疗反胃呕逆不下食,胃中热。解大热,开胃,治噎哕不止。

笋味小苦,性冷,无毒。主治膈间客热,止渴,利小便。解河豚及诸鱼蟹毒。解诸肉毒。

【附方】1.心膈气滞,烦闷不下食:芦根五两(锉),以水三大盏,煮取二盏,去滓温服。2.霍乱烦闷:芦根三钱,麦门冬一钱,水煎服。

茎、叶味甘,性寒,无毒。主治霍乱呕逆,肺痈烦热,痈疽。烧灰淋汁,煎膏,蚀恶肉,去黑子。治金疮,生肉灭瘢。

【附方】1.吐血不止:芦荻外皮烧灰,勿令白,为末,入蚌粉少许,研匀,麦门冬汤服一二钱。三服可救一人。2.痈疽恶肉:白炭灰、荻灰等份,煎膏涂之,蚀尽恶肉,以生肉膏贴之。亦去黑子。此药只可留十日,久则不效。

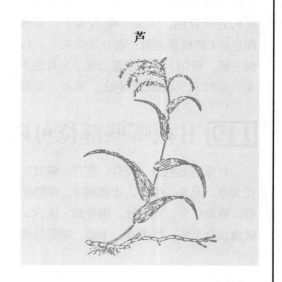

芦

《本草纲目》秘方全书

学习中国式养生

## 117 豨莶主治哪些病症？

豨莶别名希仙、火杴草、猪膏莓、虎膏、狗膏、粘糊菜。味苦，寒，有小毒。主治热烦满不能食。生捣汁三合服，多则令人吐。治金疮止痛，断血生肉，除诸恶疮，消浮肿。捣封之，汤渍散敷并良。治久疟痰阴，捣汁服取吐。捣敷虎伤、狗咬、蜘蛛咬、蚕咬、溺疮。治肝肾风气、四肢麻痹、骨痛膝弱、风湿诸疮。

【附方】1.痈疽肿毒：一切恶疮。本品（端午采者）一两，乳香一两，白矾（烧）半两，为末，每服二钱，热酒调下。毒重者连进三服，得汗妙。2.发背疔疮：本品、五叶草（即五爪龙）、野红花（即小蓟）、大蒜等份，擂烂，入热酒一碗，绞汁服，得汗立效。

## 118 箬有什么功效？

箬，箬若竹而弱，故名。其生疏辽，故又谓之辽叶。

叶味甘，性寒，无毒。主治男女吐血、出血、呕血、咯血、下血。并烧存性，温汤服一钱匕。又通小便，利肺气喉痹，消痈肿。

【附方】1.一切眼疾：箬烧灰，淋汁洗之，久之自效。2.咽喉闭痛：辽叶、灯心草（烧灰）等份，吹之，甚妙。3.耳忽作痛或红肿内胀：将经霜青箬露在外，将朽者烧存性，为末，敷入耳中，其疼即止。4.肺壅鼻出血：箬叶（烧灰）、白面三钱，研匀，井华水服二钱。5.月经不止：箬叶灰，蚕纸灰等份，为末。每服二钱，米饮下。

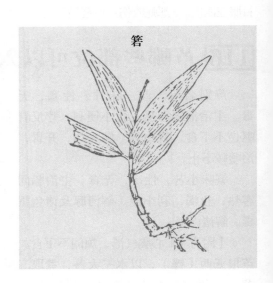

箬

## 119 甘蕉哪些部位可以入药？分别有什么功效？

甘蕉别名芭蕉、天苴、芭苴。味甘，性大寒，无毒。生食，止渴润肺。蒸熟晒裂，春取仁食，通血脉，填骨髓。生食，破血，合金疮，解酒毒。干者，解肌热烦渴。除小儿客热，压丹石毒。

根味甘，性大寒，无毒。主治痈肿结热。捣烂敷肿，去热毒。捣汁服，治产后血胀闷。治黄疸头风游风。

蕉油味甘，性冷，无毒。主治头风热，止烦渴，及汤火伤。梳头，止女人发落，令长而黑。涎作晕闷欲倒者，饮之取吐，极有奇效。

【附方】小儿截惊：以芭蕉汁、薄荷汁煎匀，涂头顶，留囟门，涂四肢，留手足心勿涂，甚效。

叶主治肿毒初发，研末，和生姜汁涂之。

花主治心痹痛。烧存性研，盐汤点服二钱。

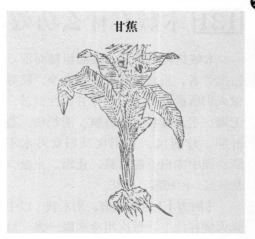

甘蕉

《本草纲目》秘方全书

学习中国式养生

# 120 麻黄哪些部位可以入药？分别有什么功效？

麻黄别名龙沙、卑相、卑盐。

麻黄茎味苦，性温，无毒。能治中风伤寒头痛、温疟，发汗解表，去邪热气，止咳逆上气，除寒热，破症坚积聚。能治五脏邪气缓急、风胁痛，止好唾，通腠理，解肌，泄邪恶气，消赤黑斑毒。本品不可多服，令人虚弱。治皮肉不仁、壮热温疫、山岚瘴气。通九窍，调血脉，开毛孔皮肤。能去营中寒邪，泄卫中风热。能散目赤肿痛、水肿风肿、产后血滞。

【附方】1.伤寒黄疸：用麻黄醇酒汤。麻黄一把（去节绵裹），酒五升，煮取半升，顿服取微汗出，若春季用水煮。2.产后腹痛：及血下不尽。用麻黄（去节）为末，每次用酒冲服一钱，每日二三次，血下尽就停服。3.心下悸：用半夏麻黄丸。半夏、麻黄各等份，研末，炼蜜丸如小豆大。每次服三丸，一日服三次。

麻黄根、节味甘，性平，无毒。能止汗，夏季用杂粉扑上。

【附方】1.盗汗不止：用麻黄根、椒目各等份，共研末，每次服用一钱，用酒调下。外用麻黄根、旧蒲扇为末，扑上。2.小儿盗汗：用麻黄根三分，旧蒲扇灰一分，共为末，用乳服三分，每日服三次。再用干姜三分同为末，用三分扑上。3.产后虚汗：用黄芪、当归各一两，麻黄根二两，煎汤服。

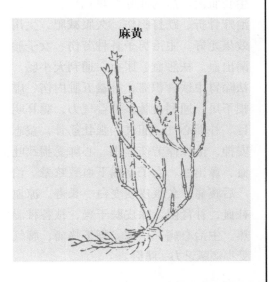

麻黄

第七章

## 121 木贼有什么功效?

木贼这种草有节，表面粗糙而涩。治木骨者，用它搓揉就变得光净，就好像人们所说的木之贼。味甘，性微苦，无毒。主治目疾，退翳膜，消积块，益肝胆，疗肠风，止痢疾及妇女月水不断、崩中赤白。能解肌，止泪，止血，祛风湿，治疝痛、脱肛。

【附方】1.急性喉痹：用木贼（以牛粪火烧存性），每次用冷水服一钱，血出就好了。2.肠痔下血：多年不止。用木贼、枳壳各二两，干姜一两，大黄二钱半，都放入铫内炒黑存性，共研末，每次服二钱，用粟米饮调下，效果特别好。

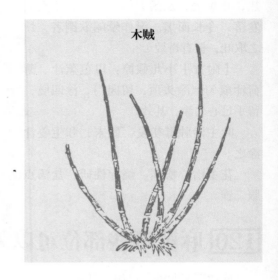

木贼

## 122 干地黄、生地黄、熟地黄分别有什么功效?

地黄别名地髓。又名：芐（音户）、芑（音起）。

干地黄味甘，性寒，无毒。主治脾胃受伤的病证，驱逐血痹。填充骨髓，生长肌肉。煎汤能除寒热积聚，除痹，治疗骨折、跌打损伤，久服减肥，生用效果尤好。主治男子各种劳伤、女子胎漏出血。祛恶血、尿血，通利大小肠，祛除胃中饮食积滞，补益五脏内伤、虚损不足，通利血脉，补益气力，聪耳明目。补助心气、胆气，强壮筋骨，益志安神，治惊悸劳伤虚损、心肺受损致吐血、鼻出血、女子崩漏下血致眩晕。治产后腹痛，久服皮肤变白、长寿。凉血补血，补肾阴，除皮肤干燥，祛各种湿热。主治心病，手掌、脚下热痛，脾气受损痿蹶乏力、嗜卧。

生地黄性大寒。主治女子崩漏下血不止、产后血气上迫心中导致闷绝、胎漏下血、踠部骨折、淤血出血、鼻出血、吐血，都宜捣汁饮用。祛各种热，通经水，利小便。捣烂贴心腹部，能清除淤血。

熟地黄味甘、微苦，性微温，无毒。主治填充骨髓，生长肌肉，滋长精血，补益五脏内伤虚损不足，通利血脉，聪耳明目，黑须发。治男子各种虚损、女子胎漏下血、月经不调及妊娠、产后各种病变。补上益气血，滋养肾水，养益真阴，祛脐腹急性疼痛及病后臀部、下肢酸痛。治坐卧不安，眼睛视物昏花。

【附方】1.面如桃花，轻身不老：地黄根洗净，捣绞汁，煎稠，加白蜜再煎，稠至可做丸的程度，做丸如梧桐子大，每天早晨温酒送下三十丸，每日三次。也可用青州枣和丸，或另用干地黄末入膏，丸服亦可。连服百日后面如桃花，三年身体轻松不老。2.开心益智：琼玉膏。常服，头发白转黑，牙齿脱落再长，延年益寿，治痈疽劳瘵、咳嗽唾血等病。生地黄十六斤取汁，人参末一斤半，白茯苓末三斤，白沙蜜十斤，滤净拌匀，入瓶内封固，放砂锅中用桑柴火煮三昼夜，再换蜡纸重封，浸井底一夜，取出再煮十二小时。每次用白开水或酒点服一匙。太医院御膳服食加天门冬、麦门冬、枸杞子末各一斤，名称叫益寿永真。

地黄

## 123 女菀有什么功效?

女菀别名白菀、织女菀。

根味辛，性温，无毒。主治霍乱泄痢、肠鸣上下无常处、惊痫寒热百疾。疗肺伤咳逆出汗、久寒在膀胱支满、饮酒夜食发病。

【附方】治人面黑令白方：用真女菀为末，醋浆服一刀圭，日三服。十日大便黑，十八日如漆，二十一日全白便止，过此太白矣。年三十后不可服。忌五辛。

## 124 牛膝根、茎、叶分别有什么功效?

牛膝别名牛茎、百倍、山苋菜、对节菜。

牛膝根味苦、酸，性平，无毒。主治寒湿痿痹、四肢拘挛、膝部疼痛不能弯曲伸展，驱逐气滞血淤，治火热溃烂，堕胎，久服减肥抗衰老。治疗脾胃受损气短、男子阴消、老年人尿失禁，补中，续气绝，益精气，利阴气，填充骨髓，治头发白、头脑痛及腰脊骨痛、女子月经不通、淤血证。治疗阳痿，补肾，助运十二经脉，驱逐恶血。治疗腰膝软弱无力有冷感，产后心腹痛以及血晕，破症瘕结块，排脓止痛，下死胎。强壮筋骨，补益肝脏虚风证。同苁蓉浸酒服，补益肾虚。如果竹木刺入肉中，嚼烂敷，刺即出。治疗久疟怕寒发热、淋证尿血、小便痛、痢疾、喉中闭塞、口疮牙齿痛、痈肿恶疮、跌打损伤。

【附方】1.疟疾久不愈：用好牛膝一把，切断，加六升水，煮取二升，分三次服，即清早、未发病时、临发病前各服一次。2.突患腹症：坚硬如石，疼

231

痛难忍，昼夜啼叫。牛膝二斤，酒一斗浸泡，密闭，置于灰火中温烘，使味析出，每次服五合至一升，随个人的酒量饮用。

牛膝茎、叶，主治寒湿痿痹、久疟、小便淋涩、各种疮肿，作用与根相同，春夏季可用。

【附方】1.气湿痹痛致腰膝痛：用一斤牛膝叶，切细，三合米，加豆豉汁煮粥，放盐、酱，空腹吃。2.久疟不愈：一把牛膝茎叶，切细，用三升酒浸泡后服，不愈，再服，不超过三剂就病愈。

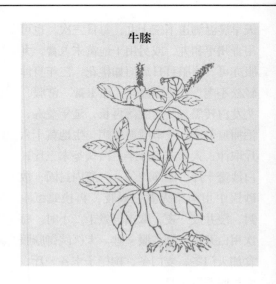

牛膝

# 125 麦门冬有什么特殊功效？

麦门冬别名禹韭、忍冬、忍凌、不死草、阶前草、禹余粮。陕西一带称：羊韭。山东一带称：爱韭。湖北、湖南称：马韭。江浙一带叫：羊耆。

麦门冬根味甘，性平，无毒。主治胸腹气结、脾胃受损饱胀、胃气受损、消瘦短气。久服减肥明目，抗衰老，不饥饿。治疗身体重、眼睛发黄、胃脘部胀满、虚劳发热、口干烦渴，止呕吐。愈痿蹶，补阴，益精气，帮助消化，调养脾胃，平定肺气，安和五脏，使人肥健，美容，助生育。祛除心热，止烦热，消寒热，补体虚，除痰饮。治各种劳伤，安定神志，止咳嗽。治肺痿吐脓、时行病发热、狂躁、头痛。除热毒，利水，治面部、眼睛、四肢浮肿，遗精滑精。治肺中郁火、血热妄行，以及经闭、乳汁不下，补心气虚损。和车前、地黄为丸服，去流行疟疾，使面部白润，夜间看东西清晰。为治疗食欲亢盛要药。

【附方】1.补中益心：美肌肤，安神补气，使人肥壮，用麦门冬煎。取新鲜麦门冬根去心，捣烂绞汁与白蜜和匀，如饴糖即成，用温酒每日送服。2.服用金石药过多发病：麦冬六两，人参四两，炙甘草二两，研末，蜜丸如梧子大，每次服五十丸，一日二次。

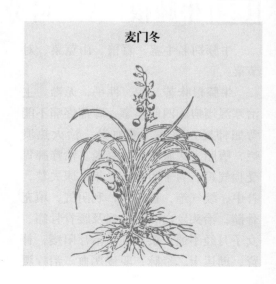

麦门冬

典藏精品版

认识中国第一药典

# 126 紫菀有什么功效?

紫菀别名称青菀、返魂草、夜牵牛。

紫菀根味苦，性温，无毒。主治咳嗽气上逆、胸中寒热结气，祛除蛊毒、痿蹶，安定五脏。治疗咳唾吐脓血、喘气、悸动、各种虚损、小儿惊风癫痫，补益不足。治尸疰，劳作气虚发热，补虚降气。调和脾胃，祛痰止渴，润泽肌肤，补益骨髓，补益肺气。

【附方】1.肺伤咳嗽：紫菀五钱，水一盏，煎剩七成，趁热服，每日三次。2.吐血咳嗽：紫菀、五味子炒，研末，用蜂蜜做丸如芡实大小，每次含化一丸。3.产后下血：紫菀研末，温热水送服五撮。

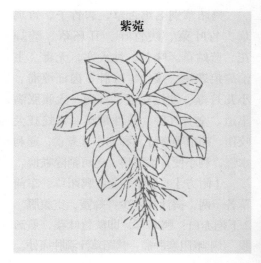

紫菀

# 127 萱草哪些部位可以入药? 分别有什么功效?

萱草别名忘忧、疗愁剑、妓女、宜男。

苗、花味甘，性凉，无毒。煮食，治小便赤涩、身体烦热，除酒疸。消食，利湿热。作菹，利胸膈，安五脏，令人好欢乐，无忧，轻身明目。

根主治沙淋，下水气。酒疸黄色遍身者，捣汁服。大热出血，研汁一大盏，和生姜汁半盏，细呷之。吹乳、乳痛肿痛，擂酒服，以滓封之。

【附方】1.通身水肿：萱草根叶，晒干为末，每服二钱，入席下尘半钱，食前米饮。2.小便不通：萱草根煎水频饮。3.大便后血：萱草根和生姜，油炒，酒冲服。

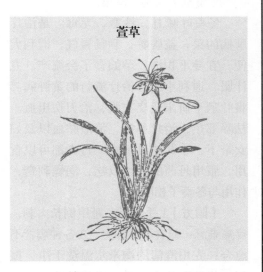

萱草

《本草纲目》秘方全书

学习中国式养生

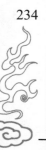

# 128 鸭跖草有哪些功效？

鸭跖草别名鸡舌草、碧竹子、竹鸡草、竹叶菜、淡竹叶、耳环草、碧蝉花、蓝姑草。味苦，性大寒，无毒。主治瘴疟寒热、痰饮、疔肿、肉证涩滞、小儿丹毒、发热狂乱、癫痫、大腹胀满不适、全身气肿、热性痢疾、毒蛇狂犬咬伤、痈疽等毒证。和赤小豆煮食，通利水气，利小便，治湿痹。还可消除喉痹。

【附方】1.小便不通：鸭跖草、车前草各一两，捣汁加入少许蜂蜜，空腹服。2.下痢赤白：鸭跖草，即淡竹叶菜，煎汤服。3.咽喉阻塞肿痛：鸭跖草汁滴肿痛处。

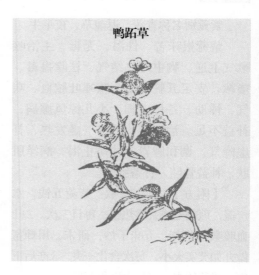

鸭跖草

# 129 冬葵有什么特殊功效？

冬葵别名露葵、滑菜。

冬葵叶味甘，性寒，无毒。是治疗脾病的菜，益脾脏，利畅胃气，滑利大便。宜导下积滞，孕妇食了会流产。煮汁服，通利小肠，治疗流行的黄肿病。将叶晒干研末及烧灰服，治刀伤出血。祛除邪热，治疗恶疮，消散脓血以及妇女带下，小儿热毒下痢、丹毒都可以食用。服用丹药的人可以吃，润燥利窍，作用与冬葵子相同。

【附方】1.手足指、趾甲倒长肉刺，疼痛难忍：只食葵菜即愈。2.各种瘘管不愈合：先用澄清的淘米水温洗干净，擦干，将葵菜叶小火烘，微热外贴，只不过二三百片叶，排完脓，即长肉。其间

忌食鱼、蒜，不能房事。

冬葵子味甘，性寒，无毒。主治五脏六腑寒热、身体瘦弱、癃闭，能通利小便。久服使骨质坚硬、肌肉丰满、身轻体健、延年益寿。治疗妇女乳汁不通、乳房肿痛。促使痈疽溃破，解丹石的毒。通导大便，消除水肿，堕胎，治痢疾。

【附方】1.大便不通：冬葵三升，水四升，煮取一升服，不愈再服。2.妊娠小便淋漓不尽、下血：冬葵子一升，水三升，煮取二升，分次服。3.胎死腹中：冬葵子研末，用酒吞服方寸匕，如果产妇牙关紧闭不开，灌冬葵子后可以马上苏醒。

认识中国第一药典

典藏精品版

第七章

# 130 蜀葵有什么功效？

蜀葵别名戎葵、吴葵。

苗味甘，微寒，滑，无毒。除客热，利肠胃。煮食，治丹石发、热结。作蔬菜食，滑窍治淋，润燥易产。捣烂涂火疮，烧研敷金疮。

根茎主治客热，利小便，散脓血恶汁。

【附方】1.小便淋痛：葵花根洗锉，水煎五七沸，服之如神。2.小便血淋：葵花根二钱，车前子一钱，水煮，日服之。3.小便尿血：葵茎，无灰酒服方寸匕，日三。

蜀葵花味咸，性寒，无毒。主治理心气不足。治小儿风疹疟。治带下、目中溜火，和血润燥，通窍，利大小肠。

【附方】1.二便关格：胀闷欲死，二三日则杀人。蜀葵花一两（捣烂），麝香半钱，水一大盏，煎服。根亦可用。2.横生倒产：葵花为末，酒服方寸匕。3.酒渣赤鼻：蜀葵花研末，腊猪脂和匀，夜敷旦洗。

子味甘，性冷，无毒。主治淋涩，通小肠，催生落胎，疗水肿，治一切疮疥并瘢疵赤靥。

【附方】1.大小便闭：不通者。用白花胡葵子为末，煮浓汁服之。2.石淋破血：五月五日，收葵子炒研，食前温酒下一钱，当下石出。

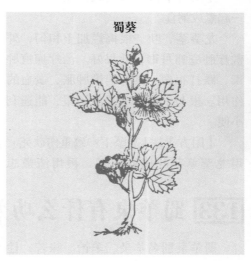

蜀葵

# 131 黄蜀葵主治什么病症？

黄蜀葵花味甘，性寒，滑，无毒。主治小便淋及催生。治诸恶疮脓水久不瘥者，作末敷之即愈，为疮家要药。消痈肿，浸油涂汤火伤。

【附方】1.沙石淋痛：黄蜀葵花一两，炒为末，每米饮服一钱，名独圣散。2.胎死不下：同上方，用红花酒下。3.小儿口疮：黄葵花烧末敷之。

子及根味甘，性寒，滑，无毒。主治痈肿，利小便，治五淋水肿、产难，通乳汁。

【附方】1.便痈初起：淮人用黄蜀葵子十七粒，皂角半挺，为末，以锻石同醋调涂之。2.痈肿不破：黄葵子研，酒服，一粒则一头，神效。3.打扑伤损：黄葵子研，酒服二钱。

《本草纲目》秘方全书 学习中国式养生

## 132 龙葵有什么特殊功效?

龙葵别名苦葵、天茄子、老鸦眼睛草、苦菜、水茄、天泡草、老鸦酸浆草。

龙葵苗味苦、微甘,性滑、寒,无毒。食龙葵能解除疲劳,少瞌睡,祛虚热,消肿。治风证,补益男子元气,去妇女恶血。清热散血,除丹石的毒时可以吃。

【附方】清热治失眠:龙葵苗与米一起煮成粥食。

龙葵茎、叶、根捣烂加土和匀,外敷疗肿疮痈丹毒,效果好。治疗痈疽肿毒、跌打损伤,具有消散肿胀、淤血的作用。根与木通、胡荽煎汤服,能通利小便。

【附方】1.从高坠下:致重伤欲死。用龙葵草茎叶捣取汁服,再用渣敷患处。2.火热丹毒肿痛:龙葵叶研细加醋外敷,此法能消红肿。3.痈肿,漫肿无头:龙葵茎叶捣敷。

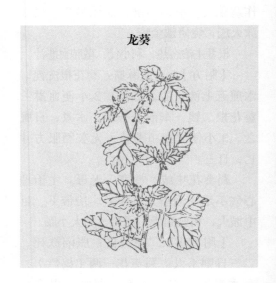

龙葵

## 133 蜀羊泉有什么功效?

蜀羊泉别名羊泉、羊饴。味苦,性微寒,无毒。主治头秃恶疮热气、疥瘙痂癣虫。疗龋齿、女子阴中内伤、皮间实积。治小儿惊,生毛发,捣涂漆疮。

蚯蚓气呵者,捣烂入黄丹。

【附方】黄疸疾:蜀羊泉一把,捣汁和酒服。不过三五次,即愈。

## 134 败酱有什么特殊功效?

败酱别名苦菜、泽败、鹿首、马草、鹿肠。

败酱根、苗味苦,性平,无毒。主治大热、火疮、热毒、疥癣、瘙痒、痈疽、痔疮、瘰疬。祛除痈肿、浮肿、热邪壅盛、风痹不能行走、产后腹痛。治毒风侵害身体、麻木沉重,破陈年淤血。治产后痛,止腹痛、烦渴。治气滞血淤心腹痛,破血、催生堕胎。治眩晕、鼻出血、吐血、赤白带下、红眼、翳膜、胬肉、聤耳、疮疔疥癣、丹毒,排脓止瘘。

【附方】1.肠痈有脓,用薏苡仁附子败酱散:薏苡仁十分,附子二分,败

认识中国第一药典

典藏精品版

酱五分，捣成末，每次用方寸匕，水二升，煎取一升，一次服下，小便通畅即愈。2.产后恶露，七八日不止：败酱、当归各六分，续断、芍药各八分，川芎、竹茹各四分，炒生地黄十二分，水二升，煮取八合，空腹服。

## 135 酸浆哪些部位可以入药？分别有什么功效？

酸浆别名醋浆、苦耽、灯笼草、天泡草、王母珠。

苗、叶、茎、根味苦，性寒，无毒。主治热烦满，定志益气，利水道。捣汁服，治黄病，多效。治上气咳嗽风热，明目，根茎花、实并宜。治传尸伏连、鬼气疰忤邪气、腹内热结癥瘕满、小儿无辜子、寒热大腹，杀虫落胎，去蛊毒，并煮汁饮，亦生捣汁服。研膏，敷小儿闪癖。

【附方】1.热咳咽痛：灯笼草为末，白汤服，名清心丸。仍以醋调敷喉外。2.喉疮作痛：灯笼草炒焦研末，酒调呷之。3.灸疮不发：酸浆叶贴之。

子味酸，性平，无毒。主治热烦满，定志益气，利水道。食之，除热，治黄病，尤益小儿。治骨蒸劳热、尸疰疳瘦、痰癖热结，与苗、茎同功。

【附方】1.酸浆实丸：治三焦肠胃

伏热、妇人胎热难产。用酸浆实五两，苋实三两，马蔺子（炒）、大盐榆白皮（炒）各二两，柴胡、黄芩、栝楼根各一两，为末，炼蜜丸如梧子大。每服三十丸，木香汤下。2.天泡湿疮：天泡酸浆子生捣敷之。亦可为末，油调敷。

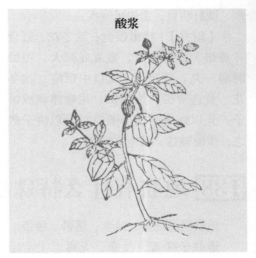

酸浆

## 136 决明有什么功效？

决明，这是马蹄决明，根据明目的作用命名。又有草决明、石决明，都具有同样功效，草决明即青葙子，就是萋蒿。

决明子味咸，性平，无毒。主治视物不清、眼睛发红、疼痛、流眼泪，久服使眼睛明亮，光润有神，减肥。治疗

唇口青，扶助肝气，益精气。研末用水调涂，消除肿毒，敷太阳穴治疗头痛，贴印堂治鼻子流血，作枕头治疗头风，使眼睛明亮比黑豆作用好。治肝热迎风流泪，每早取一匙搓净，空腹吞。叶作菜吃，利五脏，明目，百日后夜间能看见东西。益智，解蛇毒。

【附方】1.多年失明：决明子二升研末，每次食后用粥送下方寸匕。2.补肝明目：决明子一升，蔓菁子（蔓荆子）二升，用酒五升煮，晒干研末，每次服二钱，温开水送下，每日二次。3.目赤肿痛：决明子炒研，用茶调敷太阳穴，干了就重贴，一夜即愈。

# 137 款冬花主治什么病症？

款冬花别名款冻、颗冻、氐冬、钻冻、菟奚、橐吾、虎须。味辛，性温，无毒。主治咳逆上气善喘、喉痹、诸惊痫寒热邪气。消渴，喘息呼吸。疗肺气心促急、热乏劳咳连连不绝、涕唾稠粘、肺痿肺痈、吐脓血。润心肺，益五脏，除烦消痰，洗肝明目，治中风等疾。

【附方】1.痰嗽带血：款冬花、百合（蒸焙）等份为末，蜜丸龙眼大，每卧时嚼一丸，姜汤下。2.口中疳疮：款冬花、黄连等份，为细末，用唾津调成饼子，先以蛇床子煎汤漱口，乃以饼子敷之，少顷确住，其疮立消也。

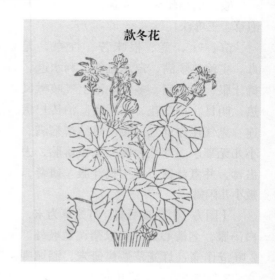

款冬花

# 138 地肤有什么特殊功效？

地肤别名地葵、地麦、落帚、独帚。

地肤子味苦，性寒，无毒。主治膀胱热，利小便，补中益脾胃，益精气，久服使听力增加，眼睛明亮，减肥，抗衰老。祛除皮肤中热气，使人皮肤润泽，散恶疮、肿物，强壮阴精。治疗阴部子宫脱垂，祛除热邪，可煎汤沐浴，与阳起石同服，治疗男子阳痿不能勃起，补气增加力量。治疗邪热丹毒肿胀。

【附方】1.风热眼睛发红：地肤子（焙）一升，研末，生地黄半斤，取汁将二味做饼，每次三钱，空腹服下。2.血痢不止：地肤子五两，地榆、黄芩各一两，研末，每服方寸匕，温水调下。

238

# 139 瞿麦有什么功效？

瞿麦别名蘧麦、巨句麦、石竹。

穗味苦，性寒，无毒。主治关格诸癃结、小便不通、出刺，决痈肿，明目去翳，破胎堕子，下闭血。养肾气，逐膀胱邪逆，止霍乱，长毛发，排脓。

叶主治痔瘘并泻血，作汤粥食。又治小儿蛔虫及丹石药发。眼目肿痛及肿毒，捣敷。治浸淫疮并妇人阴疮。

【附方】1.小便石淋：宜破血。瞿麦子捣为末，酒服方寸匕，日三服，三日当下石。2.子死腹中：或产经数日不下。以瞿麦煮浓汁服之。3.目赤肿痛：浸淫等疮。瞿麦炒黄为末，以鹅涎调涂眦即开，或捣汁涂之。

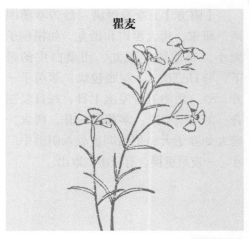

瞿麦

# 140 王不留行有什么功效?

王不留行别名禁宫花、剪金花、金盏银台。

王不留行苗、子味苦，性平，无毒。能疗刀枪伤疮，止血，止痛，除风痹风寒。久服减肥，抗衰，延寿。止心烦、鼻出血、痈疽恶疮、瘘孔、妇女难产。治风毒，通利血脉。治游风风疹、妇人月经先后不定期、颈背发际处长疮。通乳汁，利小便，排出竹木刺。

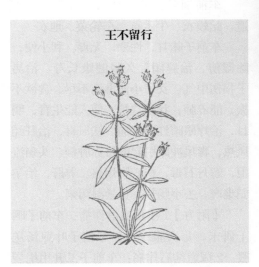

王不留行

【附方】1.鼻出血不止：剪金花连茎叶阴干，浓煎汁温服，很快见效。2.大便后出血：王不留行末，每次水送服一钱。3.头风头皮屑：王不留行、香白芷等份，研末干撒头皮上，一夜后梳去。

# 141 葶苈有哪些特殊功效?

葶苈别名丁历、大室、大适。

葶苈子味辛，性寒，无毒。主治腹部肿块、气结、饮食寒热，具有破坚、驱逐邪气、通利水道作用。利膀胱水湿、热气停留、皮肤水肿、面目浮肿、身突然中风、热痱瘙痒，通利小腹水肿。久服使人虚弱。治疗肺气壅塞咳嗽，止喘促，祛除胸中痰饮。通月经。

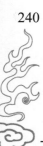

典藏精品版

认识中国第一药典

【附方】1.全身肿满：炒苦葶苈四两，研末，用大枣肉和做丸，如梧桐子大小，每次服十五丸，用桑白皮汤送下，每日三次。2.腹胀包块：葶苈子一升，炒，用酒五升浸泡七日，每日服三合。3.月经不通：葶苈子一升，研末，蜜丸如弹子大，用绵绸裹放入阴道中二寸，一夜后更换，有汗出，取出。

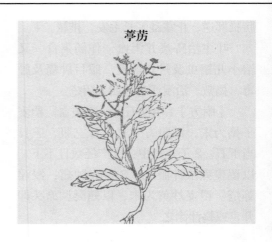

葶苈

## 142 车前哪些部位可以入药？分别有什么功效？

车前别名当道、马舄（音昔）、牛遗、蛤蟆衣、牛舌草、车轮菜、地衣。

车前子味甘，性寒，无毒。利小便，除湿痹，治癃闭，久服健康长寿。治男子损伤中气、女子小便淋漓不尽、食欲不振，能养肺，壮阳益精，使人能生育，明目，治疗眼睛红肿疼痛。祛风毒，治肝经风热，毒风冲眼引起的目赤肿痛、头痛流泪，解丹石毒，祛心胸烦热。养肝，治孕妇难产。去小肠热，止暑湿泻痢。

【附方】1.小便血淋作痛：车前子晒干研末，每次服二钱，车前子叶煎汤送服。2.尿道结石作痛：车前子二升用绢袋包，水八升煮取三升，内服，一会儿结石排下。3.老人小便淋漓不尽，身体发热：车前子五合，绸包裹煮汁，加入青粱米四合，煮粥食，常服明目。

车前草及根味甘，性寒，无毒。主治金属创伤，止鼻衄血，治淤血血块、便血、小便红赤，除烦降气，除小虫。车前草主治泄精，治尿血，能补五脏，明目，利小便，治各种淋证。

【附方】1.初生儿小便不通：车前草捣汁五合，空腹服。2.鼻出血不止：生车前叶，捣汁饮服很好。3.金属器皿损伤出血：车前叶捣烂外敷。

## 143 马鞭草有什么特殊功效？

马鞭草别名龙牙草、凤颈草。

马鞭草苗、叶味苦，性微寒，无毒。主治阴部生疮，腹部肿块、血块、久疟，破血杀虫。捣烂煎汁，熬成后像饴糖，每次空腹用酒送服一匕。治妇女气血不调、肚胀、月经不对月，能通月经。治疗金属创伤，活血化淤。捣烂涂痛肿及蠼螋尿疮、男子阴部肿胀。

【附方】1.疟疾有痰：发热恶寒。马鞭草捣汁五合，酒二合，分二次服。2.乳痈肿痛：马鞭草二把，酒一碗，生姜一块，捣汁服，渣外敷。

# 144 蛇含有什么功效？

蛇含别名蛇衔、威蛇、小龙牙。陶氏本草作蛇合，合乃含字之误也。含、衔义同，见古本草。味苦，性微寒，无毒。主治惊痫、寒热邪气，除热、金疮疽痔、鼠瘘恶疮头疡。疗心腹邪气、腹痛湿痹，养胎，利小儿。敷蛇虺蜂毒。解一切蛇毒。治咽喉中痛，含咽之便效。

【附方】1.产后泻痢：小龙牙根一握，浓煎服之甚效。2.金疮出血：蛇含草捣敷之。3.身面恶癣：蛇含入生矾研，敷二三次断根。4.蜈蚣蝎伤：蛇含，敷之。

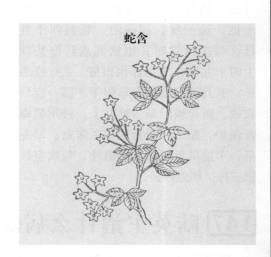

蛇含

# 145 鼠尾草有什么功效？

鼠尾草，鼠尾以穗形命名。可以染皂，故名乌草，又曰水青。苏颂谓鼠尾一名陵时者，乃陵翘之误也。

花、叶味苦，微寒，无毒。主治鼠瘘寒热，下痢脓血不止。白花者治白下，赤花者治赤下。

【附方】1.大腹水肿：方见马鞭草。2.久痢休息，时止时作：鼠尾草花捣末，饮服一钱。3.下血连年：鼠尾草、地榆各二两，水二升，煮一升，顿服。二十年者，不过再服。亦可为末，饮服之。

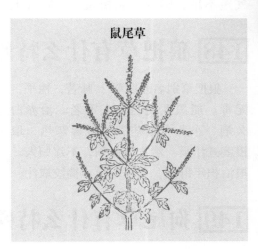

鼠尾草

# 146 鳢肠主治哪些病症？

鳢肠别名莲子草、旱莲草、金陵草、墨烟草、墨头草、墨菜、猢孙头、猪牙草。

鳢肠草味甘、酸，性平，无毒。主治血痢、针灸疮发致出血不止，敷后马上止血。用汁涂眉毛、头发间，使之生长快而多。乌须黑发，补益肾阴。止血排脓，通导小肠，敷一切疮肿。用膏点鼻中，益脑。

【附方】1.治一切眼病：翳膜遮

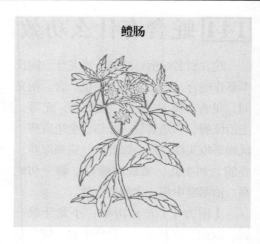
鳢肠

睛，清凉大脑，治头痛，能生发。五月五日清晨制作，旱莲草一把，蓝叶一把，油一斤，同浸泡，密封四十九日，每次睡觉时，用铁匙点药摩头顶上四十九遍，久用作用很好。2.疗疮恶肿：五月五日收旱莲草阴干，露一夜后收放，遇患病时嚼一叶贴上，外用消毒膏保护，贴二三日疗消。3.尿血：旱莲草、车前草各等份，捣取汁，每次空腹服三杯，病愈停服。

## 147 陆英主治什么病症？

陆英味苦，性寒，无毒。主治骨间诸痹、四肢拘挛酸疼、膝寒痛、阴痿、气短不足、脚肿。能祛风毒、脚气上冲、心烦闷绝、水气虚肿、风瘙皮肌恶痒。煎汤加入少量酒洗浴效果十分好。

## 148 狼把草有什么特殊功效？

狼把草别名郎耶草。味苦，性平，无毒。能黑人发，令人不老。治赤白久痢、小儿大腹痞满、丹毒寒热，取根茎煮汁服。治丈夫血痢，不疗妇人。根治积年疳痢，取草二斤，捣绞取汁一小升，纳白面半鸡子许，和匀，空腹顿服，极重者，不过三服；或收苗阴干，捣末，蜜水半盏，服一方寸匕。可染须发，治积年癣。天阴即痒，搔出黄水者，捣末掺之。

## 149 狗尾草有什么特殊功效？

狗尾草别名莠、光明草。茎主治疣目，贯发穿之，即干灭也。凡赤眼拳毛倒睫者，翻转目睑，以一二茎蘸水戛去恶血，甚良。

## 150 连翘哪些部位可以入药？分别有什么功效？

连翘别名连、异翘、旱莲子、兰华、三廉、竹根。根叫连轺。味苦，性平，无毒。主治寒热鼠瘘瘰疬、痈肿、恶疮、瘿瘤、热结蛊毒。驱白虫，治

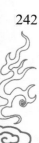

典藏精品版

认识中国第一药典

疗各种淋证、小便不通，除心经邪热。通利小肠，排脓，治疮疖，止痛，通月经。散各经气血停聚，消肿。泻心火，除脾胃湿热，治中焦血证为使药。治耳聋、听音混浊不清。

【附方】1.瘰疬结核：连翘、芝麻各等份，研末，经常食。2.颈部瘰疬：似马刀。用连翘二斤，瞿麦一斤，大黄三两，甘草半两，每次用一两，以水一碗半，煎剩七成，饭后热服，十多天后，灸临泣穴二至七壮，六十日肯定有效。3.痔疮肿痛：连翘煎汤熏洗，再用刀上飞过的绿矾加麝香贴。

连翘茎、叶治心肺积热。

连翘根味甘，性寒、平，有小毒，

能下热气、益阴精，使人面色好，明目，久服减肥、抗衰老。治疗伤寒郁热欲发黄疸。

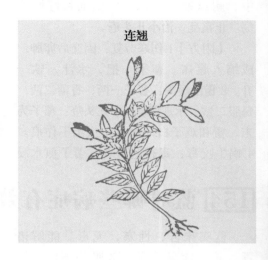

连翘

# 151 蓝淀有什么功效？

蓝淀别名淀，俗作靛。味辛、苦，性寒，无毒。能解诸毒，敷热疮、小儿秃疮热肿。止血杀虫，治噎膈。

【附方】1.时行热毒：心神烦躁。用蓝淀一匙，新汲水一盏服。2.小儿热丹：蓝淀，敷之。3.口鼻急疳：数日欲死。以蓝淀敷之，令遍，日十度，夜四度。4.误吞水蛭：蓝淀调水饮，即泻出。

# 152 青黛有什么特殊功效？

青黛别名靛花、青蛤粉。味咸，性寒，无毒。解诸药毒，治小儿诸热、惊痫发热、天行头痛寒热，并水研服之。亦磨敷热疮恶肿、金疮下血、蛇犬等毒。解小儿疳热，杀虫。小儿丹热，和水服之。同鸡子白、大黄末，敷疮痈、蛇虺螫毒。泻肝，散五脏郁火。

【附方】1.心口热痛：姜汁调青黛一钱服之。2.内热吐血：青黛二钱，新汲水下。3.肺热咯血：用青饼子。用青黛一两，杏仁（以牡蛎粉炒过）一两，研匀，黄蜡化和，作三十饼子。每服一饼，以干柿半个夹定，湿纸裹，煨香嚼食，粥饮送下，日三服。

# 153 蓼有什么功效?

蓼实味辛，性温，无毒。能明目温中，耐风寒，下水气，治面目浮肿痈疡。止霍乱，治小儿头疮。

【附方】1.伤寒劳复：因交后卵肿，或缩入腹痛。蓼子一把，水汁，饮一升。2.霍乱烦渴：蓼子一两，香薷二两，每服二钱，水煎服。3.小儿头疮：蓼子为末，蜜和鸡子白同涂之，虫出不作痕。4.蜗牛咬毒：毒行遍身者。蓼子煎水浸之，立愈。不可近阴，令弱也。

苗、叶味辛，性温，无毒。主治归舌，除大小肠邪气，利中益志。干之酿酒，治风冷，大良。作生菜食，能入腰脚。煮汤捋脚，治霍乱转筋。脚暴软，赤蓼烧灰淋汁浸之，以桑叶蒸，立愈。

【附方】1.小儿冷痢：蓼叶捣汁服。2.血气攻心：痛不可忍。蓼根洗锉，浸酒饮。3.恶犬咬伤：蓼叶捣泥敷。

# 154 蓝对哪些病症有效?

蓝实味苦，性寒，无毒。能解诸毒，杀蛊疰鬼螫毒。久服头不白，轻身。填骨髓，明耳目，利五脏，调六腑，通关节，治经络中结气，使人健少睡，益心力，疗毒肿。

蓝叶汁味苦、甘，性寒，无毒。能杀百药毒，解野狼毒、射罔毒。汁涂五心，止烦闷。疗蜂螫毒、斑蝥、芫青、樗鸡毒及朱砂、砒石毒。

# 155 水荭有什么特殊功效?

水荭别名茏古、大蓼、荭草。实味咸，性微寒，无毒。主治消渴，去热明目益气。

【附方】1.瘰疬：水荭子不以多少，一半微炒，一半生用，同研末。食后好酒调服二钱，日三服。已破者亦治，久则效，效则止。2.癖痞腹胀：及坚硬如杯碗者。用水荭花子一升，另研独颗蒜三十个（去皮），新狗脑一个，皮硝四两，石臼捣烂，摊在患处，用油纸以长帛束之。酉时贴之，次日辰时取之，未效再贴二三次。倘有脓溃，勿怪。仍看虚实，日逐间服钱氏白饼子、紫霜丸、塌气丸、消积丸，利之磨之，服至半月，甚者一月，无不瘥矣。以喘满者，为实；不喘者，为虚。

花能散血，消积，止痛。

【附方】1.胃脘血气作痛：水荭花一大撮，水二钟，煎一钟服。2.心气痛：水荭花为末，热酒服二钱。又法：男，用酒水各半煎服；女，用醋水各半煎服。3.腹中痞积：水荭花或子一碗，以水三碗，用桑柴文武火煎成膏，量痞大小摊贴，仍以酒调膏服。忌腥荤油腻之物。

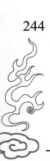

## 156 虎杖有什么功效？

虎杖别名苦杖、大虫杖、斑杖、酸杖。

虎杖根味甘，性平，无毒。能通利月经，破淤血肿块。渍酒服，治突发腹部肿块。煮汁作酒服，能活血祛淤，治疗风在骨节的病证。治大热烦躁，止渴，利小便，祛一切热毒。治产后血晕，恶血不下，心腹胀满。排脓，主治疮疖痈毒、跌打损伤淤血，祛风毒结气。烧灰，贴各种恶疮。焙研末，炼蜜做丸，陈米饮服，治疗肠痔下血。研末酒送服，治产后淤血血痛，以及跌打扑伤昏闷有效。

【附方】1.小便五淋：虎杖研末，每次服二钱，用米汤送服。2.月经不通：虎杖三两，凌霄花、没药各一两，研末，热酒送服，每次一钱。

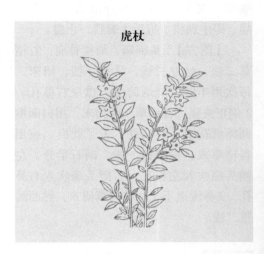

虎杖

## 157 蒺藜主治哪些病症？

蒺藜别名茨、旁通、屈人、止行、休羽、升推。

蒺藜子味苦，性温，无毒。能除恶血，破腹部肿块，消喉痹，治难产。久服长肌肉，明目，身体轻健。治身体风痒、头痛、咳逆伤肺、肺痿，止烦，降气。治小儿头疮、痈肿、阴溃，可以作摩粉用。治各种风病、疬疡，疗吐脓，祛燥热。治奔豚肾气、肺气胸膈满闷，催产，堕胎，益精，疗肾虚怕冷、小便多、遗精、尿血肿痛。治痔瘘、阴部潮湿、妇人乳房疮痈、带下。治风邪致大便秘结，以及蛔虫心腹痛。

【附方】1.腰脊引痛：蒺藜子捣末，蜜调和成丸如胡豆大，酒送服二丸，每日三次。2.三十年失明，用补肝散：蒺藜子于七月七日收，阴干捣散，饭后水服方寸匕，每日两次。

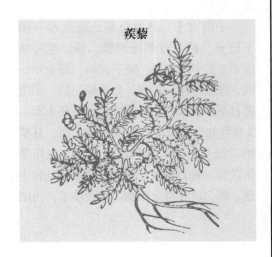

蒺藜

《本草纲目》秘方全书

学习中国式养生

## 158 谷精草有什么功效?

谷精草别名戴星草、文星草、流星草。

谷精草花味辛，性温，无毒。主治喉痹、牙齿风痛及各种疮疥。治头风痛、眼生翳膜、痘后生翳膜，止血。

【附方】1.头脑痛、眉棱骨痛：谷精草二钱，地龙三钱，乳香一钱，研末，每次用半钱，烧烟筒中，熏左右鼻孔。2.偏正头痛：谷精草一两为末，用白面糊调摊纸花上，贴痛处，干了就换。或用谷精草末、铜绿各一钱，硝石半分，左侧头痛吹入左鼻孔，右侧头痛吹入右鼻孔。3.鼻流血不止：谷精草研末，熟面汤服二钱。

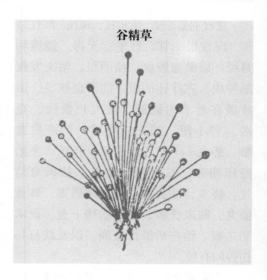

谷精草

## 159 海金沙有什么特殊功效?

海金沙别名竹园荽。味甘，性寒，无毒。能通利小便。配栀子、马牙消、硼砂，做丸或散剂，治疗寒热发狂。治湿热肿满、小便热淋、膏淋、血淋、石淋、小便痛，解热毒气。

【附方】1.热淋急痛：海金沙草阴干研末，煎生甘草汤调服二钱，也可加滑石。2.小便不通：脐下满闷。海金沙一两，建茶半两，捣碎，每次服三钱，用生姜甘草汤送服，每日两次，也可研末服。3.膏淋如油：海金沙、滑石各一两，甘草梢二钱半，研末，每次服二钱，麦门冬汤送服，每日两次。4.血淋痛涩：只利小便，那么清浊自会分别。海金沙末，用刚汲上来的井水或砂糖水服一钱。

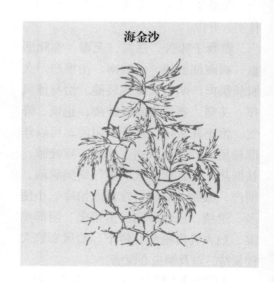

海金沙

## 160 甘蓝主治什么病症？

甘蓝别名蓝菜。味甘，性平，无毒。久食，大益肾，填髓脑，利五脏六腑，利关节，通经络中结气，去心下结伏气，明耳目，健人，少睡，益心力，壮筋骨。作菹经宿色黄，和盐食，治黄毒。

子主治人多睡。

## 161 地蜈蚣草有什么功效？

地蜈蚣草 味苦，寒，无毒。能解诸毒及大便不通，捣汁。疗痈肿，捣涂，并末服，能消毒排脓。蜈蚣伤者，入盐少许捣涂，或末敷之。

【附方】一切痈疽：及肠痈奶痈、赤肿未破，或已破而脓血不散，发热疼痛能食者，宜用排脓托里散。用地蜈蚣、赤芍药、当归、甘草等份，为末，每服二钱，温酒下。

## 162 紫花地丁有什么功效？

紫花地丁别名箭头草、独行虎。味苦、辛，性寒，无毒。主治一切痈疽发背、疔肿瘰疬、无名肿毒恶疮。

【附方】1.黄疸内热：地丁末，酒服三钱。2.稻芒粘咽：不得出者。箭头草嚼咽下。3.痈疽恶疮：紫花地丁（连根）、苍耳叶等份，捣烂，酒一钟，搅汁服。4.痈疽发背：无名诸肿，贴之如神。紫花地丁草，三伏时收，以白面和成，盐醋浸一夜贴之。5.一切恶疮：紫花地丁根，晒干，以罐盛，烧烟对疮熏之，出黄水，取尽愈。

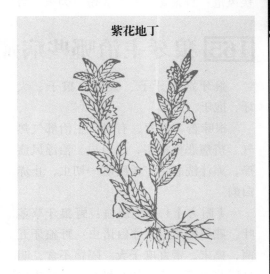

紫花地丁

## 163 见肿消有什么功效？

见肿消味酸、涩，有微毒。能消痈肿及狗咬，捣叶贴之。

【附方】一切肿毒及伤寒遗毒，发于耳之前后，及项下肿硬：用见肿消草、生白及、生白敛、土大黄、生大蓟根、野苎麻根捣成饼，入芒硝一钱，和贴留头，干即易之。若加金线重楼及山慈姑尤妙。

## 164 狼毒可以主治哪些病症？

狼毒，观其名，知其毒矣。

根味辛，性平，有大毒。主治咳逆上气，破积聚饮食、寒热水气，恶疮鼠瘘疽蚀、鬼精蛊毒，杀飞鸟走兽。除胁下积癖，治痰饮症瘕，亦杀鼠。合野葛纳耳中，治聋。

【附方】1.心腹连痛作胀：用野狼毒二两，附子半两，捣筛，蜜丸梧子大。一日服一丸，二日二丸，三日三丸，止；又从一丸起，至三丸止，以瘥为度。2.一切虫病：用野狼毒杵末，每服一钱，用饧一皂子大，砂糖少许，以水化开，卧时空腹服之，次早即下虫也。3.恶疾风疮：野狼毒、秦艽等份，为末，每

服方寸匕，温酒下，日一二服。

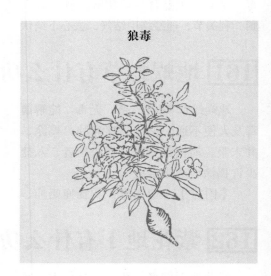

狼毒

## 165 狼牙主治哪些病症？

狼牙别名牙子、狼齿、狼子、犬牙、抱牙、支兰。

根味苦，性寒，有毒。主治邪气热气、疥瘙恶疡疮痔，去白虫。治浮风瘙痒，煎汁洗恶疮。杀腹脏一切虫，止赤白痢。

【附方】1.金疮出血：野狼牙草茎叶，熟捣贴之。2.寸白诸虫：野狼牙五两，捣末，蜜丸麻子大。隔宿不食，明旦以浆水下一合，服尽即瘥。3.虫疮瘙痒：六月以前采野狼牙叶，以后用根，生咀，以木叶裹之，火炮热，于疮上熨之，冷即止。

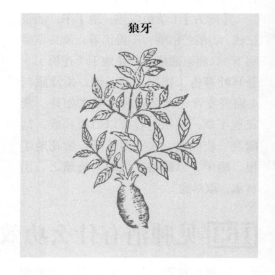

狼牙

认识中国第一药典

典藏精品版

# 166 商陆有什么特殊功效？

商陆别名当陆、白昌、章柳、马尾。

商陆根味辛，性平，有毒。主治水肿、疝气、肿块痹证，外贴消痈肿。治胸中邪气、瘘证、痹证、腹部胀满肿大鼓出，疏通五脏，消散水气。泻多种水病。喉部阻塞不通，切薄用醋炒，涂喉部外面，效果好。通利大小便，泻出蛊毒，堕胎，消肿毒，敷恶疮。

【附方】1.瘰疬喉痹疼痛：生商陆根捣作饼，放置瘰疬上，用艾炷灸三四壮，效果好。2.治一切肿毒：商陆根和盐少许，捣敷，一日两次。

# 167 大黄有哪些功效？

大黄别名黄良、将军、火参、肤如。

大黄根味苦，性寒，无毒。能下淤血，除寒热，破肿块，祛留饮宿食，荡涤肠胃，排出肠道积滞，通利大便，调中消食，安和五脏。平胃下气，除痰，消肠间结热、心腹胀满、女子血寒经闭、小腹胀痛、各种陈久性淤血留结。通女子月经，利水肿，通导大小肠，外贴热肿毒、小儿寒热时疾、烦热蚀脓。宣通一切气，调血脉，通利关节，通泄壅滞水气、疟疾发热。泻各种实热不通，除下焦实热，消宿食，除上脘痞满。治下痢赤白、里急腹痛、小便淋漓不尽、实热燥结、潮热谵语、黄疸、各种火疮。

【附方】1.心气不足：吐血出血，用泻心汤：大黄二两，黄连、黄芩各一两，水三升，趁热服效更佳。2.吐血刺痛：大黄一两，研末，每次一钱，用生地黄汁一合，水半盏，煎三至五沸，不定时服。3.热病谵狂：川大黄五两，锉细，微炒赤，研末，用腊雪水五升，煎如膏状，每次服半匙，冷水送下。

# 168 防葵有什么功效？

防葵别名房苑、梨盖。

根味辛，性寒，无毒。主治疝瘕肠泄、膀胱热结、溺不下、咳逆温疟、癫痫惊邪狂走。久服坚骨髓，益气轻身。疗五脏虚气、小腹支满胪胀、口干、除肾邪，强志。中火者不可服，令人恍惚见鬼。久服主邪气惊狂。治疝癖气块、膀胱宿水、血气瘤大如碗者，悉能消散。治鬼疟、百邪鬼魅精怪，通气。

【附方】1.肿满洪大：防葵研末，温酒服一刀圭，至二三服，身润及小不仁为效。2.癫狂邪疾：方同上。3.伤寒动气：伤寒汗下后，脐左有动气，用防葵散：用防葵一两，木香、黄芩、柴胡各半两，每服半两，水一盏半，煎八分，温服。

典藏精品版

认识中国第一药典

250

## 169 大戟有什么特殊功效？

大戟别名下马仙。

大戟根味苦，性寒，有小毒。主治蛊毒、多种水肿、腹部胀满急痛积聚、中风、皮肤疼痛、呕吐、气上逆。治疗颈腋痛肿、头痛，发汗，利大小便。泻毒药，除时疫黄病、温疟，破肿块。下恶血癖块，通月经，堕胎。治疗隐疹风病、风毒脚肿，煮水每天热洗，达到病愈。

【附方】1.痰涎留在胸膈上下：致生各种病证。如颈项、胸背、腰胁、手足腭髀隐痛不可忍，筋骨牵掣，皮肤麻痹好像瘫痪，不可误作风气风毒及疮疽治疗。头痛不能举，或睡中流涎，或咳唾喘息，或痰迷心窍，都宜用此药，服用几次痰涎自然消除，各种疮病不久痊愈。紫大戟、白甘遂、白芥子微炒，各一两，研末，生姜汁糊丸如梧桐子大，每次服七丸，用口中津液咽下，如果要利下，就服五六十丸。2.水肿喘息：小便涩、水蛊。炒大戟二两，炮姜半两，研末，每次服三钱，姜汤送下，大小便通利为度。3.水病致肿满：大戟、当归、橘皮各一两，切，用水二升，煮取七合，一次服，利下水二三斗，不要紧张。很重的病情，只不过再服，病就好，禁毒食一年，再不复发。

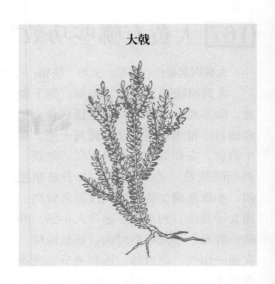

大戟

## 170 莨菪有什么功效？用于治疗时有什么禁忌？

莨菪别名天仙子、横唐。

子味苦，性寒，有毒。主治齿痛出虫、肉痹拘急。久服轻身，使人健行，走及奔马，强志益力。多食令人狂走。疗癫狂风痫、颠倒拘挛。安心定志，聪明耳目，除邪逐风，变白，取子洗晒，隔日空腹，水下一指捻。亦可小便浸令泣尽，晒干，如上服。勿令子破，破则令人发狂。炒焦研末，治下部脱肛，止冷痢。治蛀牙痛，咬之虫出。烧熏虫牙，洗阴汗。

【附方】1.风痹厥痛：莨菪三钱（炒），大草乌头、甘草半两，五灵脂一两，为末，糊丸梧子大，以螺青为衣。每服十丸，男子菖蒲酒下，女子芫花汤下。2.久嗽不止有脓血：莨菪子五钱（淘去浮者，煮令芽出，炒研），真酥一鸡子大，大枣七枚，同煎令酥尽，取枣日食三枚。3.年久呷嗽，至三十年者：莨菪子、木香、熏黄等份，为末，以羊脂涂青纸上，撒末于上，卷作筒，烧烟熏吸之。

根味苦，辛，有毒。主治邪疟、疥癣，杀虫。

【附方】1.疟疾不止：莨菪根烧炭，水服一合。量人强弱用。2.恶癣有虫：莨菪根捣烂，蜜和敷之。3.趾间肉刺：莨菪根捣汁涂之。

# 171 甘遂有什么功效？

甘遂别名甘藁、陵泽、重泽、陵藁、甘泽、苦泽、白泽、鬼丑、主田。味苦，性寒，有毒。主治大腹疝瘕、腹胀满、面目浮肿、饮邪停留、宿食、破肿块，通利大便。消多种水，散膀胱积热，皮中痞满、热气肿满。能泻多种水病，去痰水。泻肾经及经隧中水湿、脚气、阴囊肿坠、痰迷癫痫、噎膈痞塞。

【附方】1.水肿腹满：甘遂（炒）二钱二分，黑牵牛子一两半，研末，水煎，时时含呷。2.皮下膜外水气：甘遂末、大麦面各半两，水调和作饼，烧熟吃，取通利。3.水蛊喘胀：甘遂、大戟各一两，小火炙研，每次服二分半，水半盏，煎开三五次后服，不过十服即愈。

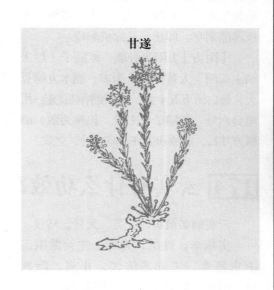

甘遂

# 172 泽漆能治愈哪些病症？

泽漆别名漆茎、猫儿眼睛草、绿叶绿花草、五凤草。泽漆茎、叶味苦，性微寒，无毒。主治皮肤热、四肢及面目浮肿、阴气不足。利大小肠，明目减肥。

【附方】1.肺气上逆咳嗽：脉沉，用泽漆汤。泽漆三斤，用东流水五斗，煮取一斗五升，去渣，加入半夏半升，紫参、白前、生姜各五两，甘草、黄芩、人参、桂心各三两，煎取五升，每次服五合，每日三次。2.胃脘肿块：大如杯，不能吃饭。泽漆四两，大黄、葶苈各三两熬，捣烂，筛，以蜜为丸，每次服两丸，每日三次。

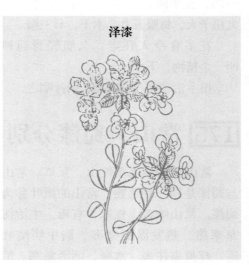

泽漆

251

## 173 续随子有什么特殊功效?

续随子别名千金子。味辛,性温,有毒。主治妇人血结月闭、淤血症瘕疣癖,除蛊毒鬼疰、心腹肠,下恶滞物。积聚痰饮,不下食,呕逆,治腹内诸疾。研碎酒服,不过三颗,当下恶物。宣一切宿滞,治肺气水气,日服十粒。泻多,以酸浆水或薄醋粥吃,即止。又涂疥癣疮。

【附方】1.阳水肿胀:续随子(炒去油)二两,大黄一两,为末,酒水丸绿豆大,每白汤下五十丸。2.蛇咬肿闷欲死:用重台六分,续随子仁七粒,捣筛为散,酒服方寸匕,兼唾和少许,涂咬处,立效。

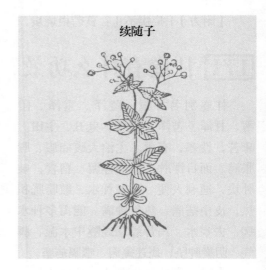

续随子

## 174 云实有什么功效?

云实别名员实、云英、天豆、马豆。

实味辛,性温,无毒。主治泄痢,杀虫蛊毒,去邪恶结气,止痛,除寒热,消渴。治疟多用。治下脓蛊血。

【附方】蛊下不止:云实、女菱各一两,桂半两,川乌头二两,为末,蜜丸梧子大。每服五丸,水下,日三服。

花多食令人狂走。久服轻身通神明。杀精物,下水。

根主治骨哽及咽喉痛,研汁咽之。

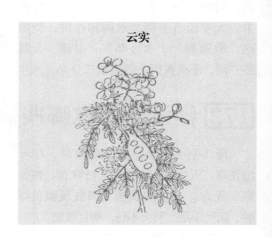

云实

## 175 常山、蜀漆分别有什么功效?

常山、蜀漆别名恒山、互草。常山与蜀漆是同一种植物,常山的嫩叶称为蜀漆。常山味苦,性寒,有毒。主治伤寒寒热、热发温疟鬼毒、胸中痰结吐逆。疗鬼蛊往来、水胀、洒洒恶寒。治诸疟,吐痰涎,治项下瘤瘿。

蜀漆味辛,性平,有毒。主治疟及咳逆寒热,腹中症坚痞结,积聚邪气,蛊毒鬼疰。疗胸中邪结气,吐去之。治瘴、疟多时不瘥,温疟寒热,下肥气。破血,洗去腥，与苦酸同用，导胆邪。

【附方】1.厥阴肝疟：寒多热少，喘息如死状，或少腹满，小便如脓，不问久近，不吐不泄，如神。恒山一两，醋浸一夜，瓦器煮干，每用二钱，水一盏，煎半盏，五更冷服。2.太阴肺疟：痰聚胸中，病至令人心寒，寒甚乃热，热间善惊，如有所见。恒山三钱，甘草半钱，秫米三十五粒，水二钟，煎一钟，发日早分三次服。

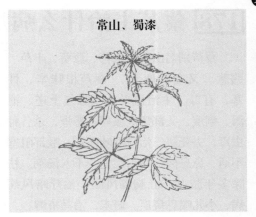

常山、蜀漆

# 176 蓖麻有哪些功效？

蓖麻，叶像大麻，子形尤像牛蜱。

蓖麻子味甘、辛，性平,有小毒。主治水积，用水研二十枚服，可呕吐恶沫，加到三十枚，三日服一次，病愈则停用。虚风寒热、身体疮痒浮肿、毒邪恶气，榨取油涂擦。研敷疮、疥、癞，涂手足心，催产。治疗瘰疬，取子炒热去皮，每次睡时嚼服二三枚，逐渐加到十多枚，有效。主治偏瘫半身不遂、口眼喎斜、失音口噤、头风、耳聋、舌体胀大、咽喉闭塞、痰喘、脚气、肿毒、丹瘤、水火烫伤、针刺入肉、女子胎衣不下、子宫脱出，开通关窍经络，能止各种疼痛，消肿排脓拔毒。

【附方】1.脚气作痛：蓖麻子七粒，去壳研烂，同苏合香丸贴足心，痛即止。2.面上雀斑：蓖麻子仁、密陀僧、硫磺各一钱，研末，用羊髓和匀，夜夜外敷。3.头发黄、不黑：蓖麻子仁，用香油煎焦，去渣，三日后频刷头发。

# 177 白附子有什么功效？

白附子味辛、甘，性大温，有小毒。主治心痛、血痹、面部多种病，行药势。治中风失音、一切寒风冷气、面鼾黑瘢疵。治足弱无力、疥癣风疮、阴部湿痒，作面脂用。补肝风虚证，治风痰。

【附方】偏正头痛：白附子、白芷、猪牙皂角去皮，等份研末，每次服二钱，食后茶清调下。右痛右侧卧，左痛左侧卧，两边皆痛仰卧片刻。

# 178 藜芦主治什么病症?

藜芦别名山葱、葱苒、葱葵、丰芦、憨葱。又名:鹿葱。藜芦根味辛,性寒,有毒。主治蛊毒、咳嗽气上逆、泄泻、痢疾、头部疥疮瘙痒、恶疮,杀各种虫毒,去死肌。治疗呕吐哕逆、喉部阻塞不通、鼻息肉、马刀烂疮,不入汤剂。祛除多年脓血。吐胸膈风涎,治疗暗风痫病、小儿喘息痰疾。研末,治马疥癣。

【附方】1.诸风痰饮:藜芦十分,郁金一分,研末,每次用如钱币上的字大小的量,温浆水一盏调服,取吐。2.中风不省人事:牙关紧急。去芦头藜芦一两,浓煎防风汤洗后,焙干切碎,炒微褐色,研末,每次服半钱,小儿减半,温水调服,以吐风涎为效,未吐再服。

3.黄疸肿病:藜芦灰中炮,研末,水服半钱匕,稍吐,只服几剂有效。

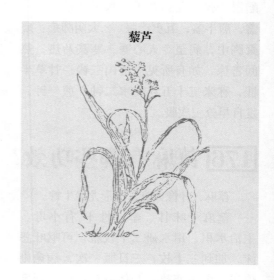

藜芦

# 179 附子有什么功效?

附子其母名乌头。味辛,性温,有大毒。主治风寒咳逆邪气、温中、寒湿、拘挛膝痛、不能行步,破症坚积聚血瘕、金疮。治腰脊风寒、脚疼冷弱、心腹冷痛、霍乱转筋、下痢赤白、强阴,坚肌骨,又堕胎,为百药长。温暖脾胃,除脾湿肾寒,补下焦之阳虚。除脏腑沉寒、三阳厥逆、湿淫腹痛、胃寒蛔动,治经闭,补虚散壅。督脉为病,脊强而厥。治三阴伤寒、阴毒寒疝、中寒中风、痰厥气厥、柔癫痫、小儿慢惊、风湿麻痹、肿满香港脚、头风、肾厥头痛、暴泻脱阳、久痢脾泄、寒疟瘴气、久病呕哕、反胃噎膈、痈疽不敛、

久漏冷疮。合葱涕,塞耳治聋。

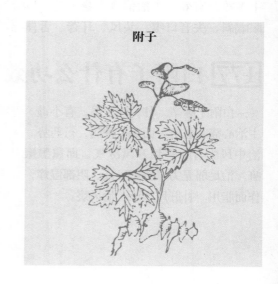

附子

## 180 天雄有哪些功效?

天雄别名白幕。味辛，性温，有大毒。主治大风、寒湿痹、历节痛、拘挛缓急、破积聚邪气、金疮，强筋骨，轻身健行。疗头面风去来疼痛、心腹结积、关节重、不能行步，除骨间痛，长阴气，强志，令人武勇力作不倦。又堕胎。治风痰冷痹、软脚毒风，能止气喘促急，杀禽虫毒。治一切风、一切气，助阳道，暖水脏，补腰膝，益精明目，通九窍，利皮肤，调血脉、四肢不遂，下胸膈水，排脓止痛，续骨消淤血、背脊伛偻、霍乱转筋，发汗，止阴汗。炮含，治喉痹。

【附方】1.三建汤：治元阳素虚，寒邪外攻，手足厥冷，大小便滑数，小便白浑，六脉沉微，及伤寒阴毒。用乌头、附子，天雄并炮裂去皮脐，等份，咀，每服四钱，水二盏，姜十五片，煎八分，温服。2.男子失精：天雄三两（炮），白术八两，桂枝六两，龙骨三两，为散，每酒服半钱。

## 181 乌头主治哪些病症?

乌头别名乌喙（即两头尖）、草乌头、土附子、奚毒、耿子、毒公、茛、堇、独白草。

乌头味辛，性温，有大毒。主治中风恶风、洗洗出汗，除寒湿痹、咳逆上气，破积聚寒热，其汁煎之名射罔，杀禽兽。消胸上痰冷，食不下，心腹冷疾，脐间痛、肩胛痛不可俯仰，目中痛不可久视。又堕胎。治恶风憎寒、冷痰包心、肠腹痛、癖气块、齿痛，益阳事，强志。治头风喉痹，痈肿疔毒。

乌喙味辛，性微温，有大毒。主治风湿，丈夫肾湿阴囊痒，寒热历节，掣引腰痛，不能行步，痈肿脓结。又堕胎。治男子肾气衰弱，阴汗，瘰疬岁月不消。

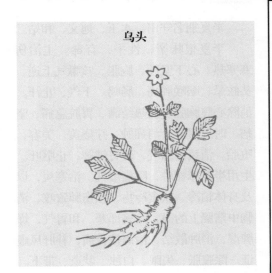

乌头

## 182 蚤休有什么功效?

蚤休别名蚩休、螫休、紫河车、重台、重楼金线、三层草、七叶一枝花、草甘遂、百甘遂。

根味苦，性微寒，有毒。主治惊痫、

《本草纲目》秘方全书　学习中国式养生

摇头弄舌、热气在腹中、癫疾、痈疮阴蚀、下三虫，去蛇毒。生食一升，利水。

【附方】1.服食法：紫河车根以竹刀刮去皮，切作骰子大块，面裹入瓷瓶中，水煮候浮漉出，凝冷入新布袋中，悬风处待干。每服三丸，井水下，连进三服，即能休粮。若要饮食，先以黑豆煎汤饮之，次以药丸煮稀粥，渐渐食之。2.小儿胎风：手足搐搦。用蚤休为末，每服半钱，冷水下。3.慢惊发搐：带有阳证者。白甘遂末（即蚤休）一钱，栝楼根末二钱，同于慢火上炒焦黄，研匀，每服一字，煎麝香薄荷汤调下。4.中鼠莽毒：重楼金线根磨水服，即愈。5.咽喉谷贼肿痛：用重台（赤色者）、川大黄（炒）、木鳖子仁、

马牙硝各半两，半夏（泡）一分，为末，蜜丸芡子大，绵裹含之。

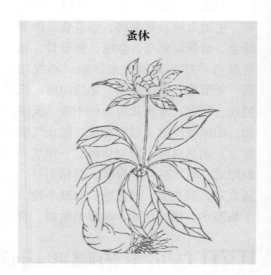

蚤休

## 183 半夏有什么功效？

半夏别名守田、水玉、地文、和姑。

半夏根味辛，性平，有毒。主治伤寒寒热、心下坚硬、胸胀、咳嗽气上逆、头眩晕、咽喉肿痛、肠鸣。下气，止汗。消除心腹胸膈、痰热结满、胃脘急痛、坚痞、时气呕逆，消痈肿，疗痿黄，美容，堕胎。消痰下肺气，开胃健脾，止呕吐。生用半夏摩痈肿，除瘤瘿气。治寒痰，以及身体怕冷、饮食冷物、损伤肺致咳，消胸中痞膈上的痰，除胸部寒。和胃气，燥脾湿，消肿散结，治眉棱骨痛，补肝风虚证。除腹胀、失眠、白浊、梦遗、带下。

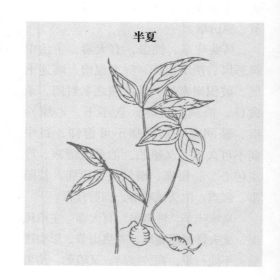

半夏

## 184 鬼臼有什么特殊功效？

鬼臼别名九臼、天臼、鬼药、解毒、爵犀、马目毒公、害母草、羞天

花、术律草、琼田草、独脚莲、独荷草、山荷叶、旱荷。

典藏精品版

认识中国第一药典

根味辛，性温，有毒。能杀蛊毒鬼疰精物，辟恶气不祥，逐邪，解百毒。杀大毒，疗咳嗽喉结、风邪烦惑、失魄妄见，去目中肤翳，不入汤。治尸疰、劳疾传尸瘦疾。下死胎，治邪疟痈疽、蛇毒射工毒。

【附方】1.子死腹中：胞破不生，此方累效。鬼臼不拘多少，黄色者，去毛为细末，不用筛，只捻之如粉，每服一钱，无灰酒一盏，同煎几分，通口服。名一字神散。2.射工中人：寒热发疮。鬼臼叶一把，苦酒渍，捣取汁。服一升，日二次。3.黑黄急病：面黑黄，身如土色，不妨食，脉沉，若青脉入口者死。宜烙口中黑脉、百会、玉泉、绝骨、章

门、心俞，用生鬼臼捣汁一小盏服。干者为末，水服。

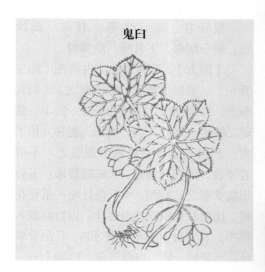

鬼臼

# 185 射干有什么功效？

射干别名乌扇、乌蒲、乌吹、草姜、鬼扇、仙人掌、紫金牛、凤翼、扁竹、野萱花、黄远。

射干根味苦，性平，有毒。主治咳嗽气上逆、喉中闭塞、咽痛、呼吸困难、散结气、腹中邪逆，食饮后大热。治疗心脾间积血、唾液多、气臭，散胸中热气。醋摩涂消毒肿。治夏季长期发热，消淤血，通利女子经闭。消痰，破肿块，除胸膈腹胀、气喘、下腹部肿胀，开胃下食，镇肝明目。治肺气喉痹为好，去胃中痈疮。祛积痰、疝毒，消结块。降实火，利大肠，治肝脾肿大。

【附方】1.咽喉肿痛：射干、山豆根，阴干，研末，吹喉效果好。2.伤寒，咽喉有堵塞感、肿痛：用生射干、猪脂各四两，合煎使微焦，去渣，每次含红枣大

小取效。3.二便不通：诸药不效。紫花射干根长水边的作用好，研末一盏服，二便即通。4.乳痈初肿：射干根如僵蚕大小，同萱草根捣末，蜜调敷，作用非常好。

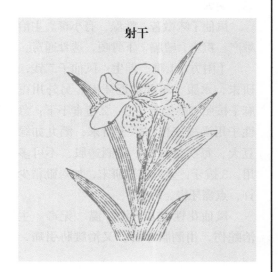

射干

第七章

## 186 玉簪的根、叶分别有什么功效？

玉簪别名白鹤仙。

根味甘、辛，性寒，有毒。捣汁服，解一切毒，下骨哽，涂痈肿。

【附方】1.乳痈初起：内消花（即玉簪花），取根擂酒服，以渣敷之。2.妇人断产：白鹤仙根、白凤仙子各一钱半，紫葳二钱半，辰砂二钱，捣末，蜜和丸梧子大，产内三十日，以酒半盏服之。不可着牙齿，能损牙齿也。3.解斑蝥毒：玉簪根擂水服之，即解。4.下鱼骨哽：玉簪花根、山里红果根同捣自然汁，以竹筒灌入咽中，其骨自下。不可着牙齿。5.刮骨取牙：玉簪根一钱，白砒三分，白硇七分，蓬砂二分，威灵仙三分，草乌头一分半，为末，以少许点疼处，即自落也。

叶【性味】同根。主治蛇虺螫伤，捣汁和酒服，以渣敷之，中心留孔泄气。

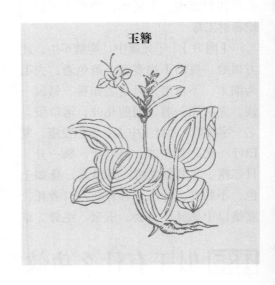

玉簪

## 187 凤仙的子和花能主治哪些病症？

凤仙别名急性子、小桃红、夹竹桃、染指甲草、旱珍珠、金凤花。又名：菊婢。

凤仙子味微苦，性温，有小毒。主治难产、积块、噎膈，下骨哽，透骨通窍。

【附方】1.难产催生：凤仙子二钱，研末，水服，不要靠近牙齿。另外用蓖麻子按照年龄捣敷足心。2.噎食不下：急性子用酒浸三夜，晒干研末，酒丸如绿豆大，每次服八粒，温酒送服，不可多用。3.拔牙：金凤花子研末，加入砒霜少许，点痛牙根，取牙。

凤仙花性味甘、滑、温、无毒。主治蛇伤，用酒服即解。又治腰胁引痛，

不能忍耐，研饼晒干，为末，空腹每次用酒服三钱，活血消积。

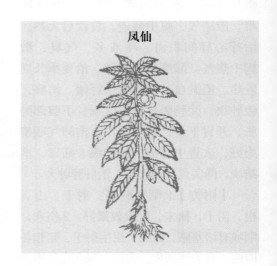

凤仙

典藏精品版

认识中国第一药典

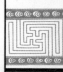

## 188 曼陀罗花有什么特殊功效？

曼陀罗花别名风茄儿。又名：山茄子。

曼陀罗花、子味辛，性温，有毒。主治各种风及寒湿脚气，煎汤洗。又治惊痫及脱肛，还可做麻药。

【附方】1.面上生疮：曼陀罗花晒干，研末，贴少许。2.大肠脱肛：曼陀罗子连壳一对，橡斗十六个，同锉，水煎沸三五次，加入少许朴硝，外洗。

## 189 莽草能治疗哪些病症？

莽草别名茵草、芒草、鼠莽。

叶味辛，性温，有毒。主治风头痛肿、乳痛疝瘕，除结气疥瘙。杀虫鱼。疗喉痹不通、乳难。头风痒，可用沐，勿令入眼。治风疽，疝气肿坠凝血，治瘰疬，除湿风，不入汤服。治头疮白秃，与白敛、赤小豆为末，鸡子白调如糊，干更易上。治皮肤麻痹，煎浓汤淋。治风虫牙痛。

【附方】1.头风久痛：莽草煎汤沐之，勿令入目。2.风虫牙痛：用莽草煎汤，热漱冷吐。一加芫花；一加川椒、细辛各等份，煎汤热漱冷吐。3.瘰疬结核：莽草一两为末，鸡子白调涂帛上，贴之，日二易，取效止。

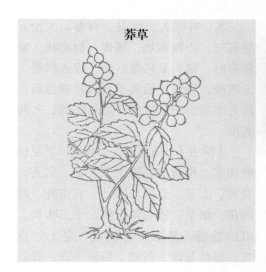

莽草

## 190 芫花有什么功效？

芫花别名杜芫、赤芫、去水、毒鱼、头痛花。味辛，性温，有小毒。主治咳逆上气、喉鸣喘、咽肿短气、蛊毒鬼疟、疝瘕痈肿，杀虫鱼。消胸中痰水、喜唾、水肿、五水在五脏皮肤及腰痛，下寒毒肉毒。根疗疥疮。治心腹胀满，去水气寒痰、涕唾如胶，通利血脉、治恶疮风痹湿，一切毒风，四肢挛急，不能行步。疗咳嗽瘴疟，治水饮痰。

【附方】1.卒得咳嗽：芫花一升，水三升，煮汁一升，以枣十四枚，煮汁干。日食五枚，必愈。2.卒嗽有痰：芫花一两（炒），水一升，煮四沸，去滓，白糖入半斤，每服枣许。勿食酸咸物。3.水肿支饮：用十枣汤加大黄、甘草，五物各一两，大枣十枚同煮，如法服。一方：加芒硝一两。

《本草纲目》秘方全书

学习中国式养生

## 191 醉鱼草有什么特殊功用?

醉鱼草别名闹鱼花、鱼尾草。

醉鱼草花、叶味辛、苦，性温，有小毒。主治痰饮成窍，遇寒便发作，取花研成末，和米粉做果子，炙熟而食，即刻有效。又治误食石斑鱼子中毒呕吐不止，及各种鱼骨哽咽，捣汁和冷水少许咽下，吐即止，骨即化。治久疟成癖者，用醉鱼草花填鲫鱼腹中，湿纸裹住煨熟，空腹吃下，仍用花和海粉捣碎外贴，可消。

## 192 茵芋有什么特殊功效?

茵芋别名莞草、卑共。

茎、叶味苦，性温，有毒。主治五脏邪气，心腹寒热，羸瘦，如疟状，发作有时，诸关节风湿痹痛。疗久风湿，走四肢，脚弱。治男子女人软脚毒风，拘急挛痛，一切冷风，筋骨怯弱。入药炙用。

【附方】1.茵芋酒：治贼风、手足枯痹拘挛。用茵芋、附子、天雄、乌头、秦艽、女萎、防风、防己、石南叶、踯躅花、细辛、桂心各一两，十二味切，以绢袋盛，清酒一斗渍之，冬七、夏三、春秋五日，药成。每服一合，日二服，以微痹为度。2.茵芋丸：治风气积滞成香港脚，发则痛者：茵芋叶、炒薏苡仁各半两，郁李仁一两，牵牛子三两，朱砂半两，研为末，炼蜜丸如梧子大。每服二十丸，五更姜枣汤下，取利。未利再服，取快。3.产后中风：茵芋五两，木防己半斤，苦酒九升，渍一宿；猪脂四斤，煎三上三下，膏成。炙手热摩千遍。

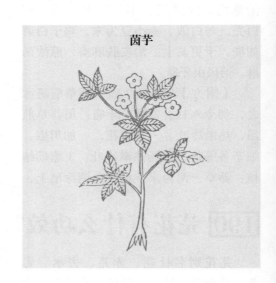

茵芋

## 193 蓬藥有什么特殊功效?

蓬藥别名覆盆、寒莓。味酸，性平，无毒。能安五脏，益精气，长阴令坚，强志倍力，有子。久服轻身不老。疗暴中风，身热大惊。益颜色，长发，耐寒湿。

【附方】长发不落：蓬藥子榨油，日涂之。

# 194 悬钩子有什么特殊功用？

悬钩子别名沿钩子、山莓。茎上有刺如悬钩，故名。味酸，性平，无毒。能醒酒止渴，除痰，去酒毒。捣汁服，解射工、沙虱毒。

悬钩子茎烧研水服，治喉中塞。

悬钩子根、皮味苦，性平，无毒。主治子死腹中不下、破血、妇人赤带下、久患赤白痢脓血、腹痛，杀虫毒，卒下血。

【附方】1.血崩不止：悬钩根四两，酒一碗，煎七分，空心温服。2.治妇人崩中及下痢：日夜数十起欲死者，以此入腹即活。悬钩根、蔷薇根、柿根、菝葜各一斛，锉入釜中，水淹上四五寸，煮减三之一，去滓取汁，煎至可做丸，丸梧子大。每温酒服十丸，日三服。

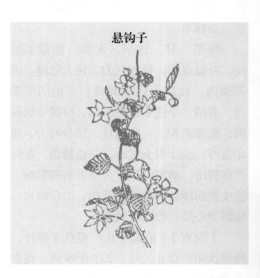

悬钩子

# 195 五味子有什么功效？

五味子别名玄及。又名：会及。味酸，性温，无毒。能益气，治咳嗽气上逆、劳伤虚羸消瘦，补不足，壮阳，补益男精。补养五脏，除邪热，益阴生肌。治中焦、下焦气病，止呕吐，补益虚劳，使人身体肤色润泽。明目，温肾，强壮筋骨，治风，消食，治反胃、霍乱转筋、痃癖、奔豚、冷气，消水肿及心腹气胀，除烦热，解酒毒。生津止渴，治疗泻痢，补元气不足，收敛耗散之气及瞳孔散大。治肺燥气喘咳嗽，纳气。

【附方】1.久咳肺胀：五味子二两，罂粟壳白糖炒过半两，研末，用白糖做成药丸如弹子大小，每次服一丸，水煎后服用。2.痰多咳嗽：并有喘息。五味子、白矾等份，研末，每次服三钱，用生猪肺炙熟，蘸上末，慢慢嚼，白开水送服。

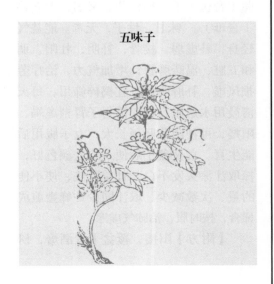

五味子

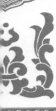

典藏精品版

认识中国第一药典

## 196 菟丝子有什么特殊功效？

菟丝子别名菟缕、菟累、赤网、菟芦、菟丘、玉女、唐蒙、火焰草、野狐丝、金钱草。

味辛、甘，性平，无毒。能接筋续伤，补益虚损，增加气力，使人肥健。滋养肌肉，壮阳，强筋健骨，主治阴茎寒冷、滑精、小便后余沥不尽、口苦干燥而渴、血寒淤积，久服明目，轻身有力，延年益寿。治疗男女虚冷，补益精髓，祛除腰痛膝冷，消渴内热，久服去面部黑黚，使皮肤润泽。补益各种劳伤，治疗尿血，能润养心肺。补肝脏风虚。

【附方】1.消渴不止：菟丝子煎汁，随意饮用，以止为度。2.小便淋漓：菟丝子煮汁饮。3.心肾不足、精少血燥，小便红而混浊，口干烦热、头晕怔忡：菟丝子、麦门冬等份，研末，蜜丸和梧桐子大，盐汤送服，每次下七十丸。

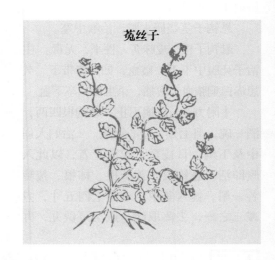

菟丝子

## 197 覆盆子主治哪些病症？

覆盆子别名西国草、毕楞伽、乌藨（音苞）子、插田藨。又名：大麦莓（音母）。味甘，性平，无毒。能益气轻身，补虚弱，接骨，补阴，壮阳，调和五脏，温暖脾胃，增加气力，治疗劳损风虚，补肝明目，宜捣碎筛用，每天清晨用水送服二钱。治男子肾精虚竭、阳痿，可使阴茎坚硬长大，女子服用后能生育。食覆盆子后使人皮肤颜色好，榨取汁涂头发不白。补益肾脏，使小便的量、次数减少。取汁同少许蜂蜜煎成稀膏，按时服，治肺气虚寒。

【附方】阳痿：覆盆子浸酒焙，研末，每天早晨用酒送服三钱。

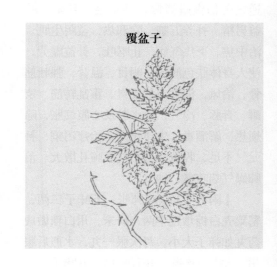

覆盆子

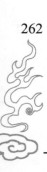

《本草纲目》秘方全书

学习中国式养生

## 198 石龙芮有哪些功效？

石龙芮别名地椹、天豆、石能、鲁果能、水菫、苦菫、菫葵。

子味苦，性平，无毒。主治风寒湿痹、心腹邪气，利关节，止烦满。久服轻身明目不老。平肾胃气，补阴气不足、失精茎冷。令人皮肤光泽。逐诸风，除心热躁。

## 199 毛茛可以主治哪些病症？

毛茛别名毛建草、水茛、自灸、猴蒜。

叶及子味辛，性温，有毒。主治恶疮痈肿，疼痛未溃，捣叶敷之，不得入疮令肉烂。又患疟人，以一握微碎，缚于臂上，男左女右，勿令近肉，即便成疮。和姜捣涂腹，破冷气。

## 200 蛇莓对哪些病症有效？

蛇莓别名地莓、蛇藨、蚕莓。

蛇莓汁【性味】甘、酸，大寒，有毒。主治胸腹大热不止。治伤寒大热，及解溪毒、射工毒效果很好。通月经，治熻热疮肿，外敷治蛇咬伤。治孩子口噤，用汁灌服。外贴治水火烫伤，痛即止。

【附方】1.口中生疮：天行热甚者。蛇莓自然汁半升，稍稍咽之。2.伤寒下蜃生疮：以蛇莓汁服二合，日三服。仍水渍乌梅令浓，入崖蜜饮之。3.水中毒病：蛇莓根捣末服之，并导下部。亦可饮汁一二升。夏月欲入水，先以少末投中流，更无所畏。

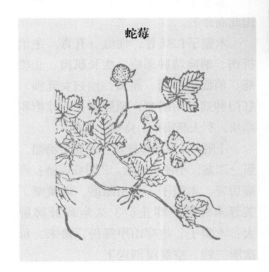

蛇莓

## 201 使君子有什么功效？

使君子别名留求子。味甘，性温，无毒。主治小儿各种疳证、小便白浊，杀虫，治疗泻痢。健脾胃，除虚热，治小儿百病、疮癣。

【附方】1.小儿脾疳：使君子、芦荟等份，研末，用米汤送服，每次一钱。

2.小儿痞块：腹大，面黄肌瘦，逐渐发展成疳积。使君子仁三钱，木鳖子仁五钱，研末，加水做丸如龙眼大，每次用一丸，将一枚鸡蛋在顶端开一小口，将药入蛋内，饭上蒸熟，空腹吃。3.小儿生蛔虫腹痛：口流涎沫。使君子仁研末，用米汤在五更时调服一钱。4.小儿虚肿：头面部、阴囊浮肿。用使君子一两，去壳，蜂蜜五钱炙尽，研末，每次饭后米汤服。

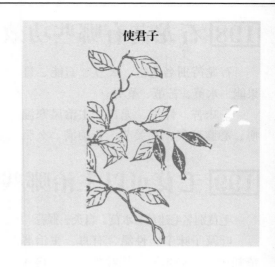

使君子

## 202 木鳖子有什么特殊功效？

木鳖子别名木蟹。其核像鳖、蟹，因此而命名。

木鳖子仁味甘，性温，有毒。主治折伤，消除结肿恶疮，生长肌肉，止腰痛，消面部粉刺、面黑，治妇女乳痈、肛门肿痛。用醋摩，消肿毒。治疗疳积痞块，利大肠泻痢、痔瘤、瘰疬。

【附方】1.酒疸脾黄：木鳖子磨醋，服一二盏，小便利有效。2.阴疝偏坠：疼痛厉害。木鳖子一个用醋磨，调黄檗、芙蓉末外敷，即止。3.久疟致肝脾肿大：木鳖子、炮穿山甲等份，研末，每次服三钱，空腹温酒送下。

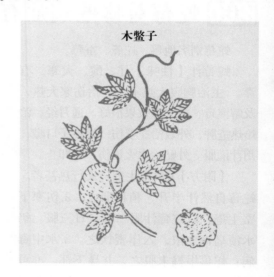

木鳖子

## 203 番木鳖主治哪些病症？

番木鳖别名马钱子、苦实把豆。又名：火失刻把都。

番木鳖仁味苦，性寒，有毒。主治伤寒热性病、咽喉闭塞疼痛，消除痞块，口含咽汁，或者磨水噙咽。

【附方】1.喉痹疼痛：番木鳖、青木香、山豆根等份，研末吹喉。2.咽喉阻塞风肿：番木鳖仁一个，木香二分，同磨水，用熊胆三分、胆矾五分调匀，以鸡毛蘸药汁涂患处取效。

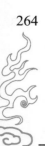

# 204 预知子有哪些功用?

预知子别名圣知子、圣先子、仙沼子。

子仁味苦,性寒,无毒。能杀虫疗蛊,治诸毒,去皮研服,有效。治一切风,补五劳七伤,其功不可备述。治痃癖气块,消宿食,止烦闷,利小便,催生,中恶失音,发落,天行温疾,涂一切蛇虫蚕咬,每日吞十四粒,不过三千粒,永瘥。

【附方】1.耳卒聋闭:八九月取石榴开一孔,留盖,入米醋满中,盖定,面裹火中煨熟取出,入少仙沼子、黑李子末,取水滴耳中,脑痛勿惊。如此二夜,又点一耳。

根味苦,性冷,无毒。能解蛊毒。

石臼捣筛,每用三钱,温水服,立已。

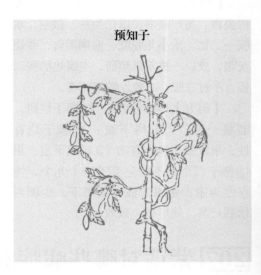

预知子

# 205 马兜铃的果实和根分别有什么功效?

马兜铃别名都淋藤、独行根、土青木香、云南根。

马兜铃果实味苦,性寒,无毒。主治肺热、痰稠气喘、痔瘘下血。主治肺气上逆急迫、坐息不能、气上逆、咳嗽连连不止。补肺,清肺气,祛肺中湿热。

【附方】1.水肿腹大:喘急。马兜铃煎汤,每日服。2.肺气喘急:马兜铃二两,去壳及膜,酥油半两,放入碗内拌匀,小火炒干,炙甘草一两,共研末,每次一钱,水一盏,煎剩六分,温含或慢慢咽下。3.各种心痛:不拘年龄大小、男女。大马兜铃一个,灯上烧存性,研末,温酒送服,很快见效。

马兜铃根味辛、苦,性寒,有毒。

主治鬼疰积聚、各种毒邪热肿、毒蛇咬伤,用水磨调成糊状外敷,每日三四次,很快见效。水煮一二两,取汁服,吐蛊毒。又捣末用水调,涂疗肿非常有效。治气血病,治头风瘙痒、秃疮。

【附方】1.五种蛊毒:岭南俚人,多于食中毒,人渐不能食,胸背渐胀,先寒似瘴,用都淋藤十两,水一斗,酒二升,煮三升,分三服,毒逐小便出,十日慎食毒物,不瘥更服,土人呼为三百两银药。又一方:兜铃根一两为末,水煎顿服,当吐蛊出,未尽再服;或为末,水调服,亦验。2.肠风漏血:马兜铃藤、谷精草、荆三棱(用乌头炒过),三味各等份,煎水先熏后洗之。

## 206 榼藤子有什么功效?

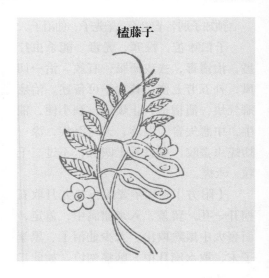

榼藤子

榼藤子别名象豆。

仁味涩、甘，性平，无毒。主治五痔蛊毒、飞尸喉痹。以仁为粉，微熬，水服一二匕。治小儿脱肛、血痢泻血，并烧灰服，或以一枚割瓤熬研，空腹热酒服二钱，不过三服，必效。解诸药毒。

【附方】1.喉痹肿痛：榼藤子烧研，酒服一钱。2.五痔下血：榼藤子烧存性，米饮服二钱，有功。3.肠风下血：用榼藤子二个，不蛀皂荚子四十九个，烧存性为末，每服二钱，温酒下，少顷再饮酒一盏，趁口服，极效。

## 207 紫葳对哪些病症有疗效?

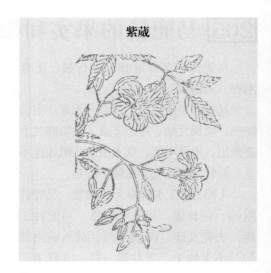

紫葳

紫葳别名凌霄、陵苕、芰华、陵时、女葳、武威、瞿陵、鬼目。

紫葳花味酸，性微寒，无毒。主治妇女产乳等病，及崩中、腹部肿块、血闭、寒热消瘦，养胎。治产后流血不止，淋漓不尽，治热风抽搐、大小便不利、肠中便结。治酒渣鼻、热毒风致痤疮，及妇人血膈游风、崩中、带下。

【附方】1.妇女血崩：凌霄花研末，每次用酒送服二钱，后服四物汤。2.消渴饮水：凌霄花一两，捣碎，水一盏半，煎剩一盏，分二次服。

## 208 牵牛子有什么功效?

牵牛子别名黑丑、盆甑草。

牵牛子味苦，性寒，有毒。能下气，治疗脚足水肿，除风毒。治腹部肿块气结，利大小便，退虚肿，下胎。治腰痛，祛寒性脓液，以及一切气机壅滞的病变。配山茱萸服，去水肿病。除气分湿热、三焦壅结。驱逐痰涎，消除饮邪，通大肠气滞及气虚、风邪犯肺致大便秘结，杀虫，药效可达命门。

【附方】1.搜风通滞：风气所攻，脏腑积滞。用牵牛子以童尿浸一宿，长流水上洗半日，生绢袋盛，挂当风处令干。每日盐汤下三十粒，极能搜风，亦消虚肿，久服令人体清瘦。2.三焦壅塞：

用牵牛子四两（半生半炒），不蛀皂荚（酥炙）二两，为末，生姜自然汁煮糊，丸梧子大。每服二十丸，荆芥汤下。

3.一切积气：宿食不消。黑牵牛（为末）四两，用萝卜剜空，安末盖定，纸封蒸熟取出，入白豆蔻末一钱，捣丸梧子大。每服一二十丸，白汤下，名顺气丸。

# 209 旋花有什么特殊功效？

旋花别名筋根、续筋根、鼓子花。

旋花其花味甘。根味辛，性温，无毒。能去面黑色，媚好益气。续筋骨，合金疮。捣汁服，治丹毒、小儿毒热。补劳损，益精气。

【附方】1.被矿断筋：旋根捣汁，沥疮中，仍以滓敷之，日三易，半月即断筋便续。2.秘精益髓，用太乙金锁丹：用五色龙骨五两，覆盆子五两，莲花蕊四两（未开者，阴干），旋花三两（五月五日采之），鸡头子仁一百颗，并为末；以金樱子二百枚，去毛，木臼捣烂，水七升，煎浓汁一升，去渣，和药，杵二千下，丸梧子大。每空心温盐酒下三十

丸。服之至百日，永不泄。如要泄，以冷水调车前末半合服之。忌葵菜。

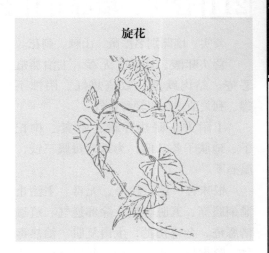

旋花

# 210 栝楼有什么功效？

栝楼别名瓜蒌、天瓜、黄瓜、泽姑、地楼。根名白药、天花粉。又名：瑞雪。味苦，性寒，无毒。主治胸痹，使人颜面皮肤润泽。润肺燥，降火。治咳嗽，祛除痰结，利咽喉，止消渴，利大肠，消痈肿疮毒。栝楼子炒用，补虚劳治口干，润心肺，治吐血、肠风泻

血、赤白痢、手面皮肤皱裂。

【附方】1.痰咳不止：栝楼仁一两，文蛤七分，研末，用姜汁澄浓，做成如弹子大小的丸，含化。2.热咳不止：用浓茶汤一盏，蜜一盏，大熟栝楼一个，去皮，将瓤入茶蜜汤洗去子，用碗装，在饭上蒸，至饭熟取出，时时挑三四匙咽下。

《本草纲目》秘方全书

学习中国式养生

栝楼根味苦，性寒，无毒。主治消渴身热、烦闷，补虚安中，续筋骨，治跌打损伤。祛肠胃中久热、各种黄疸、身面黄、唇干、口燥、短气，止小便过多，通月经。治热狂、时行疾病，通利小肠，消肿毒、乳痈、发背、痔瘘、疮疖。排脓生肌，长肉，治淤血。

【附方】1.百合病渴：栝楼根、牡蛎等份煎熬，作散剂，饮服方寸匕。2.小儿热病：壮热烦渴。用栝楼根末，乳汁调服半钱。3.虚热咳嗽：天花粉一两，人参三钱，研末，每次服一钱，米汤送服。

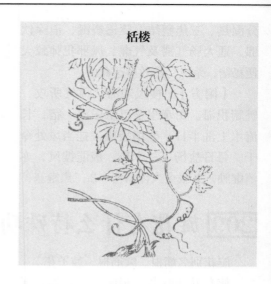
栝楼

## 211 营实、墙蘼有什么功效？

营实、墙蘼别名蔷薇、山棘、刺花。

营实味酸，性温，无毒。主治痈疽恶疮、结肉跌筋、败疮热气、阴蚀不瘳、利关节。久服轻身益气。

【附方】眼热昏暗：营实、枸杞子、地肤子各二两，为末，每服三钱，温酒下。

根味苦、涩，性冷，无毒。主治止泄痢腹痛、五脏客热，除邪逆气、疳癣诸恶疮、金疮伤挞，生肉复肌。治热毒风，除邪气，止赤白痢，肠风泻血，通结血，治牙齿痛、小儿疳虫肚痛、痈疽疥癣、头疮白秃。除风热湿热，缩小便，止消渴。

【附方】1.消渴尿多：蔷薇根一把，水煎，日服之。2.少小尿床：蔷薇根五钱，煎酒夜饮。

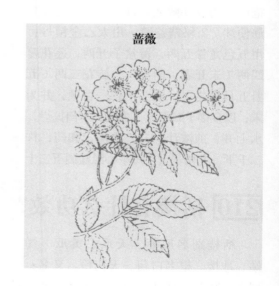
蔷薇

## 212 王瓜有什么特殊功效？

王瓜别名土瓜、老鸦瓜、赤雹子、马雹儿。

根味苦，性寒，无毒。主治消渴内痹、淤血月闭、寒热酸疼，益气愈聋。

疗诸邪气、热结鼠瘘，散痈肿留血、妇人带下不通，下乳汁，止小便数不禁，逐四肢骨节中水，治马骨刺人疮、天行热疾、酒黄病，壮热心烦闷、热劳，排脓，消扑损淤血，破症癖，落胎。治蛊毒、小儿闪癖、痞满痰疟。并取根及叶捣汁，少少服，当吐下。利大小便，治面黑面疮。

【附方】1.小儿发黄：土瓜根生捣汁三合与服，不过三次。2.黄疸变黑：医所不能治。用土瓜根汁，平旦温服一小升，午刻黄水当从小便出，不出再服。3.乳汁不下：土瓜根为末，酒服一钱，一日二服。

子味酸、苦，性平，无毒。生用：润心肺，治黄病。炒用：治肺痿吐血、肠风泻血、赤白痢。治蛊毒、反胃吐食。

【附方】1.消渴饮水：王瓜去皮，每食后嚼二三两，五七度瘥。2.传尸劳瘵：赤雹儿（俗名王瓜），焙为末，每酒服一钱。3.反胃吐食：马雹儿（灯上烧存性）一钱，入好枣肉、平胃散末二钱，酒服，食即可下。

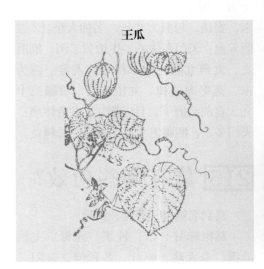

王瓜

# 213 月季花有哪些功效？

月季花别名月月红、胜春、瘦客、斗雪红。味甘，性温，无毒。主治活血，消肿，敷毒。

【附方】瘰疬未破：用月季花头三钱，沉香五钱，炒芫花三钱，碾碎，加入大鲫鱼腹中，再用鱼肠封固，加酒、水各一盏，煮熟吃，即愈。放粪水内游死的鱼才有效。

# 214 天门冬有什么特殊功效？

天门冬别名颠勒、颠棘、天棘、万岁藤。

天门冬根味苦，性平，无毒。主治因风湿盛致风湿痹，强骨髓，杀寄生虫，去伏尸。久服能减肥，益气，延年益寿，不知饥。保养肺气，去寒热邪气，润养肌肤，利小便，性寒而能补虚。治肺气不利、咳嗽气上逆、喘息急促、肺痿肺痈吐脓，除热，通肾气，止消渴，去热中风，治疗湿疥，可以久服。煮食，使人肌体滑润、光泽、白净，消除身上一切恶气不洁的疾病。镇心，润五脏，补各种劳伤，治吐血，祛痰，消除风热烦闷。治心病，咽干心痛，口渴而想饮水，肢体痿废嗜卧，足下热痛。润燥滋阴，清肺降火。阳痿可以常服。

【附方】1.服食法：八九月采天门冬根，晒干为末，每服方寸匕，日三服。另一方：用干天门冬十斤，杏仁一斤，捣末，蜜渍，每服方寸匕，名仙人粮。2.滋阴养血：天门冬去心，生地黄二两，酒洒之，九蒸九晒，待干秤之；人参一两为末，蒸枣肉捣和，丸梧子大。每服三十丸，食前温酒下，日三服。3.虚劳体痛：天门冬末，酒服方寸匕，日三。忌鲤鱼。

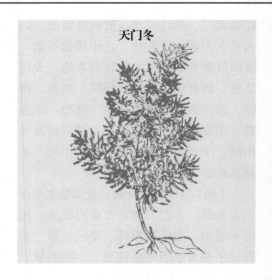
天门冬

# 215 葛有哪些功效？

葛别名鸡齐、鹿藿、黄斤。

葛根味甘、辛，性平，无毒。主治消渴、身大热、呕吐、各种痹，升阳，解各种毒。治疗伤寒中风头痛，解肌表邪气发汗。开发腠理，治疗金属损伤疮疡，止胁风痛。治疗气上逆致呕吐，开胃进食。治疗胸膈烦热发狂，止血痢，通小肠，排脓破血。敷蛇虫咬伤，祛毒箭伤。解野葛、巴豆、百药毒。生品能堕胎。蒸食消酒毒，可使食量减少不饥饿。作粉尤好，能止渴，利大小便，解酒毒，消除烦热，祛丹石毒，敷小儿热疮。捣汁饮，治小儿热痞。治疗狗咬伤，捣汁饮，并用末外敷。散郁火。

【附方】1.各种伤寒：葛根四两，水二升，加入豆豉一升，煮取半升服，捣生葛根汁尤好。2.小儿热渴：久不止。葛根半两，水煎服。3.干呕不止：葛根捣汁服一升，病即愈。4.服药过量：致烦闷。生葛根汁饮，或干品煎汁服。5.诸菜中毒：发狂烦闷，吐下欲死。葛根煮汁服。

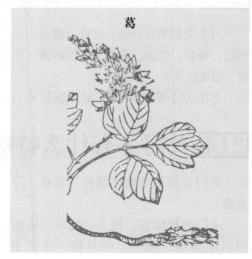
葛

《本草纲目》秘方全书

学习中国式养生

## 216 萆薢有什么特殊功效？

萆薢别名赤节、百枝。

根味苦，性平，无毒。主治腰背强痛、周身风寒湿致骨节痹痛、恶疮不愈，治热气。主治因情志致脾胃损伤、阳痿、尿失禁、老人五缓、关节不利、腰脚瘫缓致不遂、手足抽动、男子臀腰痛、久冷、肾间膀胱有积水。主治头眩晕、痫疾，补肾脏，壮筋骨，益精明目，中风失音，补肝虚。治白浊、阴茎疼痛、痔瘘坏疮。

【附方】1.腰脚痹软：步履不稳。萆薢二十四分，杜仲八分，捣筛，每天清晨温酒服三钱匕，禁牛肉。2.小便频数：川草薢一斤，研末，酒糊丸如梧桐子大，每次盐汤送服七十丸。3.白浊频繁：结于上面如油，澄下如膏，是真元不足、下焦虚寒，用萆薢分清饮。萆薢、石菖蒲、益智仁、乌药等份，每次四钱，水一盏，加入盐一捻，煎剩七分，食前温服，每日一次，有效就停服。

## 217 百部主治哪些病症？

百部别名婆妇草、野天门冬。

百部根味甘，性微温，无毒。主治咳嗽气上逆，火炙酒渍饮用。治肺热，润肺。治传尸骨蒸劳热，治疳，杀蛔虫、蛲虫，及一切树木蛀虫。燃烧百部根可将虫熏死，杀虱、蝇、蝉。火炙、酒浸空腹饮，治疥癣，去虫蚕咬毒。

【附方】1.突然剧咳：用百部根渍酒，每次温服一升，每日三次。又一方：用百部、生姜各捣汁等份，煎服二合。再一方：用百部藤根捣取自然汁，和蜜等份，煮沸煎膏含咽。2.小儿寒性咳嗽：用百部丸。百部（炒）、麻黄（去节）各七钱半，研末，杏仁去皮尖炒，仍用水略煮沸腾三至五次，研成泥状，加入熟蜜和丸如皂子大小，每次服二三丸，温水送服。

3.三十年咳嗽：百部根二十斤，捣取汁，煎成饴糖状，服方寸匕，每日三次。另方：加蜜二斤或加饴糖一斤。

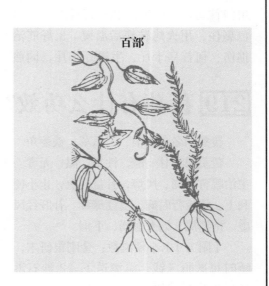

百部

# 218 何首乌有哪些功效?

何首乌别名交藤、夜合、地精、陈知白、桃柳藤、赤葛、马肝石、九真藤、疮帚。又名：红内消。

何首乌根味苦、涩，性微温，无毒主治瘰疬，消痈肿，疗头面风疮，治五痔，止心痛，补益气血，使头发胡须变黑，颜色变光泽，久服长筋骨，益精髓，长寿不衰老，也治妇女产后及带下等各种病。久服使人有生育，治腑脏各种旧病，冷气肠风。泻肝风。

【附方】1.骨软风疾：腰膝疼痛，不能行走，周身瘙痒。用大何首乌有花纹的，同牛膝各一升，用好酒一升，浸七昼夜，晒干，木臼捣末，枣肉和丸如梧桐子大，每次服三十至五十丸，空腹用酒送服。2.皮下肌肉疼痛：不管何处痛。用何首乌末、生姜汁调成膏外涂，以帛包裹住，用火烤鞋底后温熨。3.舒筋治损伤：何首乌十斤，生黑豆半斤，同煎熟，皂荚一斤烧存性，牵牛子十两炒取头末，薄荷十两，木香、牛膝各五两，制川乌头二两，研末，酒糊丸如梧桐子大，每次服三十丸，用茶汤送服。

何首乌茎、叶主治风疮疥癣瘙痒，煎汤洗浴，作用很好。

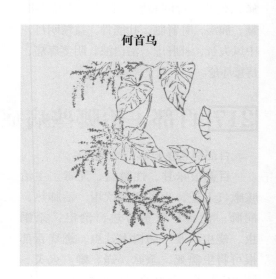

何首乌

# 219 菝葜有什么功效?

菝葜别名金刚根、王瓜草、铁菱角。

菝葜根味甘、酸，性平、温，无毒。主治腰背寒痛、风痹，补益气血，止小便利下。治流行时病、瘟疫瘴毒。补肝经风虚。治消渴、妇女血崩、下痢。

【附方】1.小便滑数：金刚根研末，睡时每次服三钱，温酒送下。2.沙石淋证：症状严重的，取去根本。用菝葜二两，研末，每次米饮服二钱，再用地椒煎汤洗浴腰腹，一下子就通了。3.消渴不止：菝葜半两经炮制，水三盏，乌梅一个，煎一盏，温服。4.下痢赤白：金刚银、蜡茶等份，研末，白梅肉捣丸如芡实大，每次服五至七丸，小儿服三丸。白痢用甘草汤送服，赤痢用乌梅汤送服。

# 220 土茯苓有什么药用价值?

土茯苓别名山猪粪、仙遗粮、冷饭团、硬饭、山地栗、刺猪苓、草禹余粮。

土茯苓根味甘、淡,性平,无毒。主治食后不知饥饿,调理脾胃止泻,使行动轻健,少睡眠。健运脾胃,强壮筋骨,祛除风湿。活利关节,止泄泻。治疗拘挛骨痛、恶疮、痈肿,解除汞粉、银朱的毒。

【附方】1.杨梅毒疮:用冷饭团四两,皂角子七个,水煎代茶饮,病轻的十四天,病重的二十八天见效。另一方:冷饭团一两,五加皮、皂角子、苦参各三钱,金银花一钱,用好酒煎,每日一次。2.小儿杨梅疮:起于口内,蔓延至全身。用土萆薢研末,乳汁调服,月余自愈。3.骨挛痈漏:服轻粉致伤脾胃气血、筋骨疼痛,久则溃烂成痈,连年不愈,以致于终身致废疾。用土草薢一两,

有热加黄芩、黄连,气虚加四君子(人参、茯苓、白术、甘草),血虚加四物汤(当归、白芍、熟地、川芎),水煎代茶,一月余即愈。

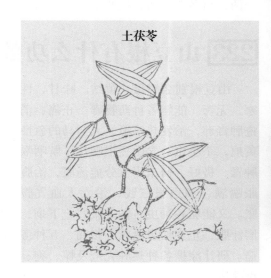

土茯苓

# 221 白蔹主治什么病症?

白蔹别名白草、兔核、白根、昆仑、猫儿卵。

白蔹根味苦,性平,无毒。主治痈肿疽疮,散结气,止痛除热,治眼睛红赤、小儿惊痫、先热后寒的温疟、女子阴中肿痛、带下赤白。清除火毒,治发背、瘰疬、颜面上疱疮、肠风、痔瘘、血痢、刀箭伤、跌打损伤,生肌止痛。解狼毒。

【附方】1.发背初起:水调白蔹末,外涂。2.颜面部长粉刺:白蔹二分,杏仁半分,鸡屎白一分,研末,蜜和匀后擦面。3.疔疮初起:水调白蔹末,外敷。

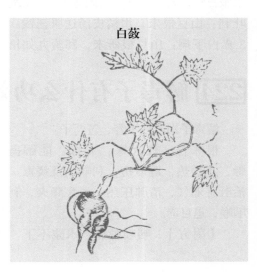

白蔹

《本草纲目》秘方全书　学习中国式养生

## 222 女萎主治什么病症？

女萎味辛，性温，无毒。能止下痢，消食。治风寒洒洒、霍乱泄痢肠鸣、游气上下无常，惊痫寒热百病、出汗。

【附方】1.鬐下不止：女萎、云实各一两，川乌头二两，桂心五钱，为末，

蜜丸梧子大。每服五丸，水下，一日三服。2.身体病疡：斑驳，用女萎膏。用女萎、白芷各一分，附子一枚，鸡舌香、木香各二分，为末，腊猪脂七合，和煎，入麝香一钱，以浮石磨破，日搽之。

## 223 山豆根有什么功效？

山豆根别名解毒、黄结。味甘，性寒，无毒。能解各种药物毒，止痛，消疮肿毒邪，治发热咳嗽、人与马的急性黄疸，杀小虫。含山豆根咽汁，解咽喉肿毒，极好。研末用五分煎汤服，治腹胀喘满，酒送服三钱，治女人血气腹胀。又能驱各种虫。做丸服，止下痢；磨汁服，止突然患热厥心腹痛、五种痔痛。研汁涂擦各种热肿秃疮及蛇、狗、蜘蛛伤。

【附方】1.急性黄疸：山豆根研末，水服三钱，若夹蛊气，用酒送下。2.霍乱吐利：山豆根末，用橘皮汤送服三钱。3.赤白下痢：山豆根研末，和蜜丸如梧

桐子大，每次服二十丸，空腹白开水送服，服三次可止。

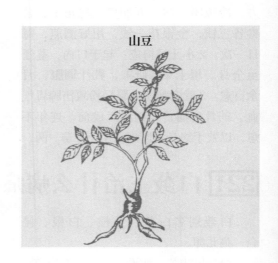

山豆

## 224 解毒子有什么功效？

解毒子别名地不容、苦药子。

根味苦，性大寒，无毒。能解蛊毒，止烦热，辟瘴疠，利喉闭及痰毒。治五脏邪气，清肺压热。消痰降火，利咽喉，退目赤。

【附方】1.咽喉肿痛：水浆不下。

苦药、山豆根、甘草、硝石各一分，射干、柑皮、升麻各半两，为末，蜜丸。噙之。2.眉棱骨痛：热毒攻眼，头痛眉痛，壮热不止。解毒子、木香、川大黄各三分，为末，浆水调膏摊贴，干即易之。

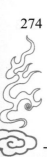

## 225 伏鸡子根有什么特殊功效？

伏鸡子根 别名承露仙。味苦，性寒，无毒。能解百药毒，诸热烦闷，急黄，天行黄疸，疟瘴中恶，寒热头痛，疽疮。马黄牛疫。水磨服之，新者尤佳。亦敷痈肿。

## 226 黄药子主治哪些病症？

黄药子别名木药子、大苦、赤药、红药子。

根味苦，性平，无毒。主治诸恶肿疮喉痹、蛇犬咬毒，研水服之，亦含亦涂。凉血降火，消瘿解毒。

【附方】1.项下瘿气：黄药子一斤洗锉，酒一斗浸之，每日早晚常服一盏。忌一切毒物，及戒怒。仍以线逐日度之，乃知其效也。2.吐血不止：药子一两，水煎服。3.鼻出血不止：黄药子为末，每服二钱，煎淡胶汤下。良久，以新水调面一匙头服之。

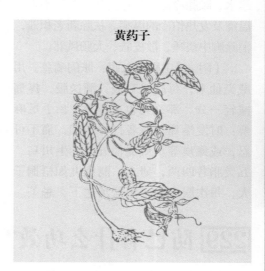

黄药子

## 227 白药子有什么特殊功效？

白药子根味辛，性温，无毒。主治金疮生肌。消肿毒喉痹，消痰止嗽，治渴并吐血。治喉中热塞不通、咽中常痛肿、刀斧折伤，干末敷之，能止血、痛。散血降火，解毒。

【附方】1.天行热病：白药为末，浆水一盏，冷调二钱服，仰卧少顷，心闷或腹鸣痛，当吐利数行。如不止，吃冷粥一碗止之。2.心痛解热：白药根、野猪尾等份，捣筛，酒服一钱。甚效。3.喉中热塞肿痛，散血消痰：白药、朴硝等份，为末，吹之，日四五次。

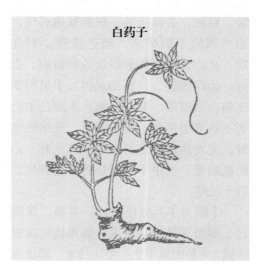

白药子

《本草纲目》秘方全书

学习中国式养生

275

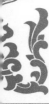

认识中国第一药典

276

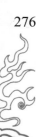

## 228 威灵仙可以主治哪些病症?

威灵仙,威是说它性质猛烈,灵仙是说它的作用好。

威灵仙根味苦,性温,无毒。主治各种风病,宣通五脏,祛腹内冷痛、心膈间痰水、久积腹部肿块、膀胱陈久的脓液恶水、腰膝冷痛。治疗折伤,久服不发生温疫及发热怕冷的温疟。祛除新老积滞,消除胸中痰唾,散皮肤、大肠风邪。

【附方】1.脚气入腹:胀闷喘急。用威灵仙末,每次服二钱,酒送服,疼痛减轻一分,那么药也减一分。2.手足麻痹:时发疼痛,或者打扑伤损,痛不可忍,或瘫痪等。威灵仙五两,生川乌、五灵脂各四两,研末,醋糊丸如梧桐子大,每次服七丸,用盐汤送下,忌茶。

3.腹中痞积:威灵仙、楮桃儿各一两,研末,每次温酒服三钱,名化铁丸。

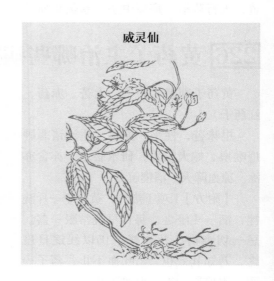

威灵仙

## 229 防己有什么功效?

防己别名解离。又名:石解。味辛,性平,无毒。主治风寒、温疟、热气痫证,除邪气,利大小便。治疗水肿、风肿,去膀胱热、伤寒寒热邪气,治中风致手脚挛急,通达腠理,利九窍,止泻,散痈肿恶结及各种疥癣、虫疮。治疗风湿、口面部㖞斜、手足拘挛疼痛,祛留痰、肺气喘嗽。木防己主治男子肢节中风邪,毒风不语,散结气壅肿,先发热后恶寒的温疟、风水肿,治膀胱病变。治中下部湿热肿,泄脚气,行十二经。

【附方】1.肺痿咯血:多痰。汉防己、葶苈子等份,研末,糯米饮每次服一钱。2.鼻出血不止:生防己末,新汲水服二钱,仍以少许药搐鼻。3.解雄黄毒:防己煎汁服。

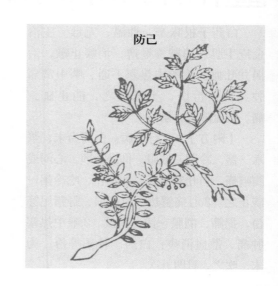

防己

# 230 茜草有什么功效？

茜草别名地血、染绯草、血见愁、风车草、过山龙。

茜草根味苦，性寒，无毒。主治寒湿痹、黄疸，补中。止血，治崩漏下血、膀胱不足、跌仆筋伤、蛊毒，久服益精气，身轻有力，可以染绛。根苗主治瘅以及热中损伤跌折，治风寒暑湿燥火过盛伤心肺，吐血泻血。止鼻出血、产后血晕、月经不止、带下、扑损淤血、泄精、痔瘘疮疖排脓，用酒煎服。通经脉，治骨节风痛，活血行血。

【附方】1.吐血燥渴：解毒。用茜根、雄黑豆去皮，炙甘草等份，研末，井水糊丸如弹子大，每次温水化服一丸。2.黑髭乌发：茜草一斤，生地黄三斤取汁，用水五大碗，煎茜草绞汁，将渣再煎三次，用汁同地黄汁微火煎成膏，瓶装。

每日空腹温酒服半匙，一月髭发如黑漆，忌萝卜、五辛。3.鼻血不止：茜根、艾叶各一两，乌梅肉二钱半，研末，炼蜜丸如梧桐子大，每次乌梅汤送服五十丸。

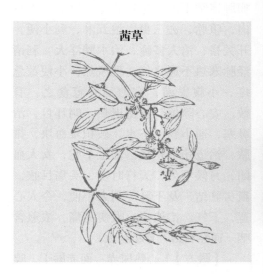

茜草

# 231 通脱木有什么功效？

通脱木别名通草。又名：活莌（音夺）、离南。味甘、淡，性寒，无毒。利前阴，治五淋，除水肿癃闭，泻肺。解各种毒虫痛。明目退热，下乳催产。

【附方】治头风痛：新鲜通草在瓦上烧存性，研末，每次用二钱，热酒送服，牙关紧闭者，可将药灌入。

# 232 剪草有什么功效？

剪草根味苦，性凉，无毒。主治诸恶疮、疥癣、风瘙，瘘蚀有虫，浸酒服。

【附方】1.风虫牙痛：剪草、细辛、藁本等份，煎水热漱，少顷自止。2.风疮瘙痒：用滑肌散，治风邪客于肌中，浑身瘙痒，致生疮疖，及脾肺风毒攻冲，生疮干湿，日久不瘥。用剪草七两（不见火），轻粉一钱，为末，掺之。干者，麻油调掺。

《本草纲目》秘方全书　学习中国式养生

## 233 通草对哪些病症有疗效？

通草别名木通、附支。味辛，性平，无毒。能除脾胃寒热，通利九窍血脉关节，令人不忘，去恶虫。疗脾疸，常欲眠，心烦哕，出音声，治耳聋，散痈肿诸结不消及金疮恶疮、鼠折、鼻息肉，堕胎，去三虫。治五淋，利小便，开关格，治人多睡，治水肿浮大。利诸经脉寒热不通之气。理风热，小便数急疼，小腹虚满，宜煎汤并葱食之，有效。安心除烦，止渴退热，明耳目，治鼻塞，通小肠，下水，破积聚血块，排脓，治疮疖，止痛，催生下胞，女人血闭，月候不匀，天行时疾，头痛目眩，羸劣乳结，及下乳。利大小便，令人心宽，下气。治诸疮、喉痹咽痛，浓煎含咽。通经利窍，导小肠火。

【附方】1.心热尿赤：面赤唇干，咬牙口渴，用导赤散。用木通、生地黄、炙甘草等份，为末。每服三钱，入竹叶七片，水煎服。2.金疮踒折：通草煮汁酿酒，日饮。3.鼠瘘不消：方同上。

根主治项下瘰疬。

子味甘，性寒，无毒。能浓肠胃，令人能食，下三焦恶气，续五脏断绝气，使语声足气，通十二经脉。和核食之。除三焦客热，胃口热闭，反胃不下食。止渴，利小便。

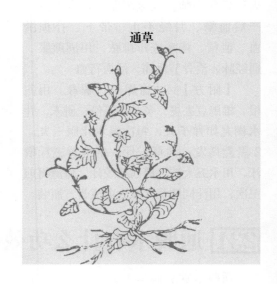

通草

## 234 赤地利可以主治哪些病症？

赤地利别名赤薛荔、五毒草。

根味苦，性平，无毒。主治赤白冷热诸痢，断血破血，带下赤白，生肌肉。治痈疽恶疮毒肿，赤白游疹，虫蚕蛇犬咬，并醋摩敷之，亦捣茎叶敷之。

恐毒入腹，煮汁饮。

【附方】1.小儿热疮，身面皆有，如火烧者：赤地利末，粉之。2.火疮灭瘢：赤地利末，油调涂。

## 235 羊桃可以主治哪些病症？

羊桃别名鬼桃、羊肠、细子。

茎根味苦，性寒，有毒。主治身暴赤色，除小儿热，风水积聚，恶疡。去五脏五水，大腹，利小便，益气，可作浴汤。煮汁，洗风痒及诸疮肿，极效。根浸酒服，治风热羸老。

【附方】1.伤寒变蜃：四肢烦疼，不食多睡。羊桃十斤捣熟，浸热汤三斗，日正午时，入坐一炊久。不过三次愈。2.伤寒毒攻：手足肿痛。羊桃煮汁，入少盐豉渍之。3.水气鼓胀，大小便涩：羊桃根、桑白皮、木通、大戟（炒）各半斤（锉），水一斗，煮五升，熬如稀饧。每空心茶服一匙。二便利，食粥补之。4.蜘蛛咬毒：羊桃叶捣敷之，立愈。

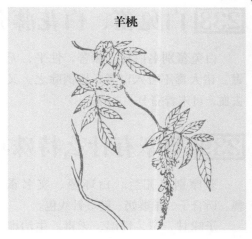

羊桃

# 236 钩藤可以主治哪些病症？

钩藤，出建平。亦作吊藤。味甘，性微寒，无毒。主治小儿寒热，十二惊痫。小儿惊啼，客忤胎风。大人头旋目眩，平肝风，除心热，小儿内钩腹痛，发斑疹。

【附方】1.小儿惊热：钩藤一两，硝石半两，甘草（炙）一分，为散，每服半钱，温水服，日三服。名延龄散。2.卒得痫疾：钩藤、甘草（炙）各二钱，水五合，煎二合。每服枣许，日五、夜三度。3.斑疹不快：钩藤钩子、紫草茸等份，为末，每服一字或半钱，温酒服。

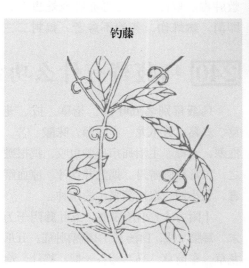

钩藤

# 237 紫葛有什么特殊功效？

紫葛根皮味甘、苦，性寒，无毒。主治痈肿恶疮，捣末醋和封之。治瘫缓挛急，并热毒风，通小肠。生肌散血。

【附方】1.产后烦渴：血气上冲也。紫葛三两，水二升，煎一升，去滓呷之。2.金疮伤损：生肌破血。用紫葛二两，顺流水三盏，煎一盏半，分三服。酒煎亦妙。

《本草纲目》秘方全书 学习中国式养生

## 238 白兔藿、白花藤分别有什么功效?

白兔藿别名白葛。味苦,性平,无毒。诸大毒不可入口者,皆消除之。又去血,可末着痛上,立消。

白花藤味苦,性寒,无毒。解诸药、菜、肉中毒。渍酒,治虚劳风热。

## 239 萝摩有什么特殊功效?

萝摩别名芄兰、白环藤、实名雀瓢、斫合子、羊婆奶、婆婆针线包。

子味甘、辛,性温,无毒。主治虚劳,补益精气,强阴道。叶煮食,功同子。捣子,敷金疮,生肤止血。捣叶,敷肿毒。取汁,敷丹毒赤肿及蛇虫毒,即消。蜘蛛伤,频治不愈者,捣封二三度,能烂丝毒,即化作脓也。

【附方】1.补益虚损,极益房劳:用萝摩四两,枸杞根皮、五味子、柏子仁、酸枣仁、干地黄各三两,为末,每服方寸匕,酒下,日三服。2.损伤血出,痛不可忍:用篱上婆婆针袋儿,擂水服,渣罨疮口,立效。

## 240 乌蔹莓有什么功效?

乌蔹莓别名五叶莓、茏草、拔、茏葛、赤葛、五爪龙、赤泼藤。味酸、苦,性寒,无毒。主治痈疖疮肿虫咬,捣根敷之。风毒热肿游丹,捣敷并饮汁。凉血解毒,利小便。根擂酒服,消疖肿。

【附方】1.小便尿血:五叶藤阴干为末。每服二钱,白汤下。2.喉痹肿痛:五爪龙草、车前草、马兰菊各一握,捣汁,徐咽。3.一切肿毒:发背乳痈,便毒恶疮,初起者。并用五叶藤(或根)一握,生姜一块,捣烂,入好酒一碗绞汁。热服取汗,以渣敷之,即散。用大蒜代姜,亦可。

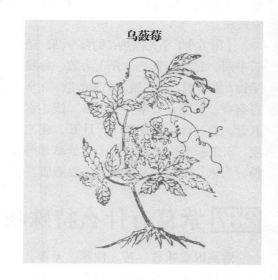
乌蔹莓

## 241 络石可以主治哪些病症?

络石别名石鲮、鲮石、云花、云英、云丹、云珠、石龙藤、悬石、略

石、领石、明石、石磋。

茎叶味苦,性温,无毒。主治风

典藏精品版

认识中国第一药典

热、死肌痈肿伤损、口干舌燥、痈肿不消散、喉舌肿胀闭塞、食饮难下。祛除邪气，养肾，主治腰髋部痛，使筋骨坚，通利关节，久服轻身、明目、润泽肌肤，延年益寿，通神明。主治一切风病，使肌肤变白。治疗蝮蛇疮毒、胸闷，服络石藤汁并外洗。治刀斧伤疮，外敷马上见效。

【附方】1.喉部肿塞：喘息不通，很快气绝。络石草一两，水一升，煎一大盏，慢慢吞下，一会儿即通。2.痈疽红肿疼痛：用灵宝散。在竹篱阴湿石岸间，络石生存的好，络木无效，其藤柔细，两叶相对，形生三角。用络石茎叶一两，洗晒，不要见火，皂荚刺一两，新瓦上炒黄，甘草节半两，大栝楼一个取仁炒香，乳香、没药各三钱。每次服二钱，水一盏，酒半盏，小火煎至一盏，温服。

## 242 白英有什么功效？

白英别名白草。

根、苗味甘，性寒，无毒。主治寒热八疸，消渴，补中益气。久服轻身延年。叶作羹饮，甚疗劳。烦热，风疹丹毒，瘴疟寒热，小儿结热，煮汁饮之。

子味酸，性平，无毒。能明目。

【附方】目赤头旋，眼花面肿，风热上攻：用白英子（焙）、甘草（炙）、菊花（焙）各一两，为末，每服二钱，卧时温水下。

## 243 葎草有什么功效？

葎草别名勒草、葛勒蔓。味甘、苦，性寒，无毒。主治淤血，止精溢盛气。主治五淋，利小便，止水痢，除疟虚热渴。煮汁或生捣汁服。生汁一合服，治伤寒汗后虚热。疗膏淋、久痢、疥癞。润三焦，消五谷，益五脏，除九虫，辟温疫，敷蛇蝎伤。

【附方】1.小便石淋：葎草掘出根，挽断，以杯于坎中承取汁，服一升，石当出。不出更服。2.小便膏淋：葎草，捣生汁三升，酢二合，合和顿服，当尿下白汁。3.久痢成疳：葛勒蔓末，以管吹入肛门中，不过数次，如神。

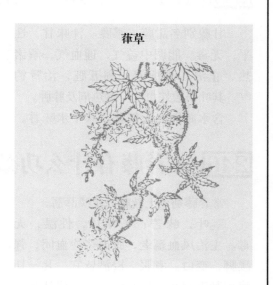

葎草

《本草纲目》秘方全书　学习中国式养生

## 244 木莲哪些部位可以入药？分别有什么功效？

木莲别名薜荔、木馒头、鬼馒头。

叶味酸，性平，无毒。主治背痈，干末服之，下利即愈。治风血，暖腰脚，变白不衰。治血淋痛涩。藤叶一握，甘草（炙）一分，日煎服之。

藤汁主治白癜风、疬疡风、恶疮疥癣，涂之。

木莲性甘，味平，涩，无毒。主治壮阳道，尤胜。固精消肿，散毒止血，下乳，治久痢肠痔，心痛阴癞。

【附方】1.惊悸遗精：木馒头（炒）、白牵牛等份，为末。每服二钱，用米饮调下。2.肠风下血，大便更涩：木馒头（烧）、枳壳（炒）等份，为末。每服二钱，槐花酒下。3.大肠脱下：

木馒头、茯苓、猪苓等份，为末。每服二钱，米饮下。亦治梦遗，名锁阳丹。

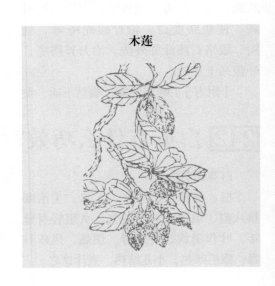

木莲

## 245 甘藤、含水藤分别有什么功效？

甘藤别名甜藤、感藤。汁味甘，性平，无毒。能调中益气，通血气，解诸热，止渴。除烦闷，利五脏，治肾钓气。其叶研敷蛇虫咬。解热痢及膝肿。

含水藤别名大瓠藤。藤中水味甘，

性平，无毒。解烦渴心燥，瘴疠丹石发动，亦宜服之。止渴，润五脏，去湿痹，天行时气，利小便。其叶捣，敷中水烂疮皮靫。治人体有损痛，沐发令长。

## 246 常春藤有什么功效？

常春藤别名土鼓藤、龙鳞薜荔。

茎叶，味苦；子味甘，性温，无毒。主治风血羸老，腹内诸冷血闭，强腰脚，变白。煮服、浸酒皆宜。凡一切痈疽肿毒初起，取茎叶一握，研汁和酒

温服，利下恶物，去其根本。

【附方】1.疔疮黑凹：用发绳扎住，将尖叶薜荔捣汁，和蜜一盏服之。外以葱、蜜捣敷四围。2.衄血不止：龙鳞薜荔研水饮之。

## 247 扶芳藤有什么特殊功效？

扶芳藤别名滂藤。

茎、叶味苦，性小温，无毒。主治一切血，一切气，一切冷，大主风血腰脚，去百病。久服延年，变白不老。锉细，浸酒饮。

## 248 忍冬对哪些病症有疗效？

忍冬别名金银藤、鸳鸯藤、鹭鸶藤、老翁须、左缠藤、金钗股、通灵草、蜜桶藤。味甘，性温，无毒。主治寒热身肿。久服身体轻健，延年益寿。治疗腹部胀满，能止气消瘀。治疗热毒血痢、水痢，浓煎服。治疗各种传染疫病致危重证候，一切风湿气病，以及肿毒、痈疽、疥癣、梅毒等各种恶疮，散热解毒。

【附方】1.治疗痈疽：发背，用忍冬酒。不管发生在身体什么部位，如眉、脸颊，或头部，或项部，或背部，或腰部，或胁部，或乳房，或手足，都有奇效。用忍冬藤一把，把叶子在砂盆内研烂，再放入生饼子酒少许，稀稠得当，涂于病灶周围，中间留一口泄气。其藤只用五两，木锤锤烂，不可犯铁器，大甘草节生用一两，同入砂盆内，用水两碗，文武火慢煎至一碗，入无灰好酒一大碗，再煎沸十几次，去滓分为三次服，一日一夜吃尽。病重的，一日二剂，服至大小肠通利，药力就达到了。2.一切肿毒：不管已溃未溃，或者初起发热，用金银花（俗名甜藤）采花连茎叶自然汁半碗，煎取八分服，用渣外敷。败毒托里、散气和血效果好，也治疗疔疮便毒、喉痹乳蛾。3.敷肿拔毒：金银藤大的烧存性，叶焙干研末各三钱，大黄焙干，研末四钱，凡是肿毒初发，用水酒调擦四周，留小孔让其泄气。4.恶疮不愈：左缠藤一把捣烂，加入雄黄五分，水二升，瓦罐煎，用纸封七层，穿一小孔，待气出，以疮对孔熏三时之久，流出很多黄水后，用生肌药取效。此方也治轻粉毒痈。

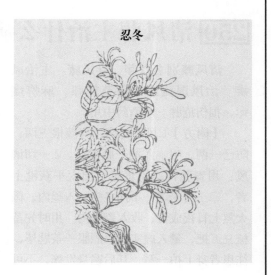

忍冬

《本草纲目》秘方全书

学习中国式养生

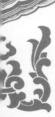

## 249 天仙藤有什么特殊功效？

天仙藤味苦，性温，无毒。能解风劳。同麻黄，治伤寒，发汗。同大黄，堕胎气。流气活血，治心腹痛。

【附方】1.疝气作痛：天仙藤一两，好酒一碗，煮至半碗，服之神效。2.痰注臂痛：天仙藤、白术、羌活、白芷梢各三钱，片子姜黄六钱，半夏五钱，每服五钱，姜五片，水煎服。仍间服千金五套丸。3.妊娠水肿：始自两足，渐至喘闷，似水，足趾出水，谓之子气，乃妇人素有风气，或冲任有血风，不可作水妄投汤药，宜用天仙藤散治之。天仙藤（洗，微炒）、香附子（炒）、陈皮、甘草、乌药等份，为末，每服三钱，水一大盏，姜三片，木瓜三片，紫苏三叶，煎至七分，空心服，一日三服。小便利，气脉通，肿渐消，不须多服。4.产后腹痛，儿枕痛：天仙藤五两，炒焦为末。每服二钱，炒生姜汁、童子小便和细酒调服。5.一切血气，腹痛：即上方，用温酒调服。

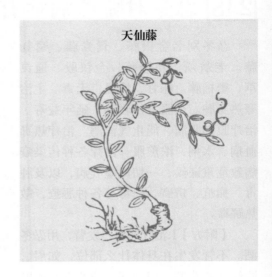

天仙藤

## 250 清风藤主治什么病症？

清风藤别名青藤、寻风藤。主治风疾。治风湿流注，历节鹤膝，麻痹瘙痒，损伤疮肿。入酒药中用。

【附方】1.风湿痹痛：青藤根三两，防己一两，咀，入酒一瓶煮饮。2.一切诸风：用青藤膏。用青藤，出太平获港上者，二三月采之，不拘多少，入釜内，微火熬七日夜成膏，收入瓷器内。用时先备梳三五把，量人虚实，以酒服一茶匙毕，往患者身上拍一掌，其后遍身发痒，不可挡，急以梳梳之。痒止，即饮冷水一口便解，风病皆愈也。避风数日良。

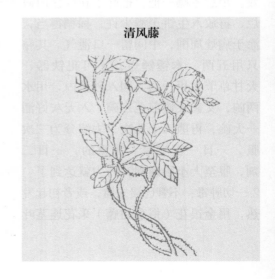

清风藤

# 251 紫金藤有什么功效?

紫金藤别名山甘草。主治丈夫肾气,消损伤淤血。捣敷恶疮肿毒。

【附方】1.紫金藤丸:补肾脏,暖丹田,兴阳道,减小便,填精髓,驻颜色,润肌肉,治元气虚惫,面目黧黑,口干舌涩,梦想虚惊,耳鸣目泪,腰胯沉重,百节酸疼,项筋紧急,背胛劳倦,阴汗盗汗,及妇人子宫久冷,月水不调,或多或少,赤白带下,并宜服之。用紫金藤十六两、巴戟天(去心)三两,吴茱萸、高良姜、肉桂、青盐各二两,为末,酒糊丸梧子大。每温酒下二十丸,日三服。2.死胎不下:紫金藤、葵根各七钱,土牛膝三两,土当归四钱,肉桂二钱,麝香三分,为末,米糊丸梧子大,朱砂为衣。每服五十丸,乳香汤下,极验。

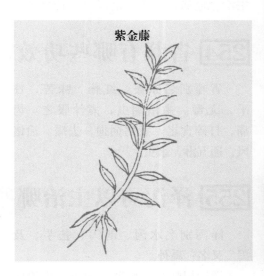

紫金藤

# 252 百棱藤可以主治哪些病症?

百棱藤别名百灵藤。主治盗汗。治一切风痛风疮。以五斤锉,水三斗,煮汁五升,熬膏。每酒服一匙,日三服。

【附方】1.头风脑痛:百灵藤十斤,水一石,煎汁三斗,入糯米三斗做饭,候冷,拌神曲(炒末)九两,同入瓮中,如常酿酒。经三五日,看沫尽,更炊一斗糯米饭冷投之,待熟澄清。每温饮一小盏,服后浑身汗出为效。2.一切风痹:不拘久近。百灵藤五斤,水三斗,煎一斗,滤汁再煎至三升,入牛膝、附子、仙灵脾、赤箭、何首乌、乳香、鹿角胶各二两,为末,同煎,别入白蜜五合,熬如饧状,瓷瓶收之。每服一匙,温酒下,一日二服。忌毒物、滑物。

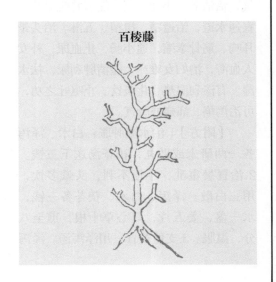

百棱藤

《本草纲目》秘方全书

学习中国式养生

## 253 南藤主治什么病症？

南藤别名石南藤、丁公藤、丁公寄、丁父、风藤。味辛，性温，无毒。主治金疮痛，延年。治风血，补衰老，起阳，强腰脚，除痹，变白，逐冷气，排风邪，煮汁服，冬月浸酒服。煮汁服，治上气咳嗽。

## 254 省藤有哪些功效？

省藤别名赤藤、红藤。味苦，性平，无毒。主治蛔虫，煮汁服之。齿痛，打碎含之。煮粥饲狗，去痛。治诸风，通五淋，杀虫。

【附方】五淋涩痛：赤藤、白茯苓、苎麻根等份，为末。百沸汤下，每服一钱，如神。

## 255 泽泻可以主治哪些病症？

泽泻别名水泻、鹄泻、芒芋、及泻。又名：禹孙。

泽泻根味甘，性寒，无毒。主治风寒湿痹、乳汁不通，有养五脏、益气力、减肥消肿的作用。久服聪耳明目，延年益寿，轻身润肤。补虚损，除痞满，起阴气，治消渴、小便淋漓。能清膀胱湿热，宣通水道，治遗精、滑精、五淋。治头晕耳鸣、筋骨挛缩，通小肠，止血尿，补女人血海，治妇女难产。能消肿利尿，祛水湿。有渗利湿热、化痰饮、止呕吐之功，可治泻痢、疝痛或脚气。

【附方】1.治水湿肿胀：白术、泽泻各一两研末或做丸，茯苓汤送下三钱。2.治冒暑霍乱：小便不利，头晕多饮，用三白散。泽泻、白术、茯苓各三钱，水一盏，姜五片，灯心草十根，煎至八分，温服。3.支饮苦冒：用泽泻汤。泽泻五两，白术二两，水二升煎至一升，分二次服。

泽泻叶味咸，性平，无毒。能补肾气，益精血，除湿邪，治风痹消渴。久服使颜面红润，使人不育。

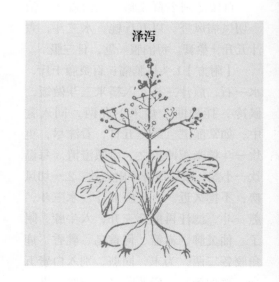

泽泻

286

# 256 千里及有什么功效？

千里及味苦，性平，有小毒。主治天下疫气结黄，瘴疟蛊毒，煮汁服，取吐下。亦捣敷蛇犬咬。同甘草煮汁饮，退热明目，不入众药。同小青煎服，治赤痢腹痛。

【附方】烂弦风眼：千里光草，以笋壳叶包煨熟，捻汁滴入目中。

# 257 落雁木可以主治哪些病症？

落雁木别名藤萝高丈余，雁过皆缀其中，或云雁衔至代州雁门而生，以此为名。

茎叶味甘，性平、温，无毒。主治风痛伤折，香港脚肿，腹满虚胀。以木皮同煮汁洗之，立效。又妇人阴疮浮泡，以椿木皮同煮汁洗之。产后血气痛，并折伤内损诸疾，煮汁服。

# 258 羊蹄有什么功效？

羊蹄别名蓄、鬼目、东方宿、连虫陆。

羊蹄根，味苦，性寒，无毒。能除热，治秃头疥疮瘙痒、阴道糜烂。杀虫，治疸消痔。疗蛊毒。治癣，醋磨敷贴消肿毒。捣汁二三匙，加水半盏煎煮，空腹温服，治产后便秘。

【附方】1.突发便秘：羊蹄根一两，加水一大盏煎。2.瘰疬疮疡：羊蹄根在生铁上加好醋，边磨边刮下，加少许硫磺每天涂擦。3.头风白屑：羊蹄根暴晒研末，同羊胆汁调涂。

羊蹄叶，味甘，性寒，滑，无毒。主治小儿疳积消化不良，解河豚毒。做菜多吃滑肠通便。强止痒，多食使气下陷。连根带叶蒸烂吃可治痔疮便血。

【附方】治咽生息肉：羊蹄草煎汁热含，冷后即吐。

羊蹄实味苦、涩，性平，无毒。主治赤白下痢。可调理妇女气血。

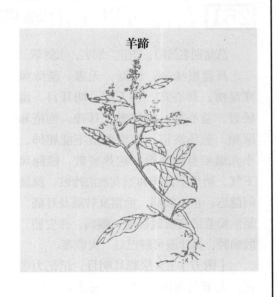

羊蹄

## 259 酸模可以主治哪些病症？

酸模别名山羊蹄、山大黄、酸母、当药。味酸，性寒，无毒。主治暴热腹胀，生捣汁服，当下利。杀皮肤小虫，治疥，疗痢乃佳。去汗斑，同紫萍捣擦，数日即没。

【附方】瘰疬毒疮：肉中忽生黯子如粟豆，大者如梅李，或赤或黑，或青或白，其中有核，核有深根，应心，肿泡紫黑色，能烂筋骨，毒入脏腑杀人，宜灸黯上百壮。以酸模叶薄其四面，防其长也。内服葵根汁，其毒自愈。

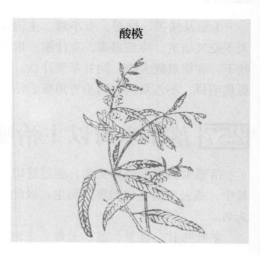

酸模

## 260 龙舌草有什么功效？

龙舌草味甘、咸，性寒，无毒。主治痈疽、汤火灼伤，捣涂之。

【附方】乳痈肿毒：龙舌草、忍冬藤，研烂，蜜和敷之。

## 261 菖蒲可以主治哪些病症？

菖蒲别名昌阳、尧韭。别名：水剑草。

菖蒲根味辛，性温，无毒。能除风寒湿痹，开心窍，补五脏，明耳目，温肠胃，益心智，治咳嗽、耳聋、痈疮和尿频。煎汤洗浴，能治湿痹不能屈伸、小儿温疟身热不退。趁热裹敷，能除风下气，治男子肾病和妇女血海冷败，除烦闷健忘，止心腹痛，治霍乱转筋及耳痛。能治痰蒙清窍所致昏迷、癫痫，并安胎，散痈肿，捣汁服可解巴豆、大戟毒。

【附方】1.久服聪耳明目，记忆力增强：九节菖蒲阴干研末，每次酒送服方寸匕，一日三次。2.治产后下血不止：菖蒲一两半，酒二盏煎至一盏，去渣分三

次饭前温服。

菖蒲叶煎水外洗，治疥疮、大风疮。

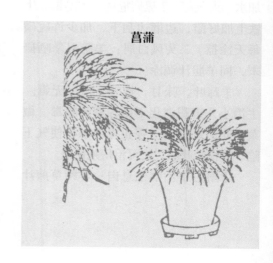

菖蒲

## 262 茭菰有哪些功效？

茭菰别名茭草、蒋草。味甘，性冷，滑，无毒。利五脏邪气，面赤，白癫疬疡，目赤。热毒风气，卒心痛，可盐、醋煮食之。去烦热，止渴，除目黄，利大小便，止热痢。杂鲫鱼为羹食，开胃口，解酒毒，压丹石毒发。

菰手味甘，性冷，滑，无毒。主治心胸中浮热风气，滋人齿。煮食，止渴及小儿水痢。

菰根味甘，性大寒，无毒。主治肠胃痼热，消渴，止小便利，捣汁饮之。烧灰，和鸡子白，涂火烧疮。

【附方】1.小儿风疮久不愈者：用茭草节烧研，敷之。2.毒蛇伤啮：茭草根烧

灰，敷之。叶利五脏。

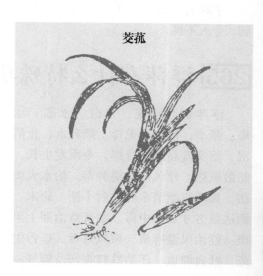
茭菰

## 263 香蒲、蒲黄分别有什么功效？

香蒲别名甘蒲、醮石。花上黄。粉名蒲黄味甘，性平，无毒。除五脏邪气，坚齿明目聪耳，治口中烂臭，久服能延年益寿。去燥热，利小便。生吃可治消渴。补中益气，和血脉。捣汁服，治妊妇劳热烦躁、胎动下血。

【附方】热毒下痢：蒲根二两，粟米二合，水煎服，一日二次。

【附方】1.重舌生疮：用蒲黄末敷。还可止阴部湿痒。2.肺热出血：蒲黄、青黛各一钱内服。3.耳中出血：蒲黄炒黑研末，掺入耳中。

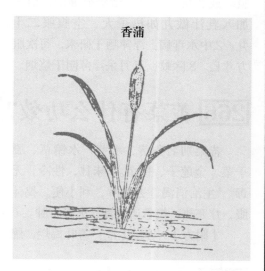
香蒲

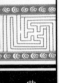

## 264 萍蓬草的子和根各有什么功效？

萍蓬草别名水粟、水栗子。

子味甘，性涩，平，无毒。助脾浓肠，令人不饥。

根味甘，性寒，无毒。煮食，补虚，益气力。久食，不饥，浓肠胃。

## 265 浮萍有什么特殊功效？

浮萍别名水花、水白、水苏、水廉。味辛，性寒，无毒。能利水，止消渴，治突发高热伴身痒，令须发生长。能散风热，疗风疹，消肿毒，治水火烫伤。捣汁服能消水肿，利小便。研末，酒送服方寸匕治中毒。制膏敷治面上黑斑。能治风湿麻痹、癜风丹毒、口舌生疮、吐血衄血，还治跌打损伤及脚气、目赤翳膜。

【附方】1.消渴饮水：鲜浮萍捣汁服。或者用干浮萍、栝楼根等份，研末加入乳汁做丸如梧子大，空腹服二十丸。2.中水毒病：浮萍晒干研末，每次服方寸匕。3.除蚊：五月采浮萍阴干烧烟。

4.治少年面部疱疹：每天用搓碎浮萍敷患部并饮汁。

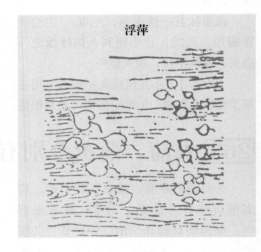

浮萍

## 266 莕菜有什么功效？

莕菜别名凫葵、水葵、水镜草、靥子菜、金莲子、接余。味甘，性冷，无毒。主治消渴，去热淋，利小便。捣汁服，疗寒热。捣敷诸肿毒、火丹游肿。

【附方】1.谷道生疮：莕叶捣烂，绵裹纳之下部，日三次。2.毒蛇螫伤：牙入肉中，痛不可堪者。勿令人知，私以莕叶覆其上穿，以物包之，一时折牙自出也。

## 267 水藻有什么功效？

水藻，藻乃水草之有纹者，洁净如澡浴，故谓之藻。味甘，性大寒，滑，无毒。主治暴热热痢，止渴，捣汁服之。小儿赤白游疹、火㷍热疮，捣烂封之。

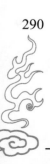

# 268 莼能主治哪些病症？

莼别名茆、水葵、露葵、马蹄草。味甘，性寒，无毒。主治消渴热痹。和鲫鱼做羹食，下气止呕。多食，压丹石。补大小肠虚气，不宜过多。治热疸，浓肠胃，安下焦，逐水，解百药毒并蛊气。

【附方】1.一切痈疽：马蹄草，春夏用茎，冬月用子，就于根侧寻取，捣烂敷之。未成即消，已成即毒散。用叶亦可。2.头上恶疮：以黄泥包豆豉煨熟，取出为末，以莼菜汁调敷之。3.数种疔疮：马蹄草（又名缺盆草）、大青叶、臭紫草各等份，擂烂，以酒一碗浸之，去滓温服。

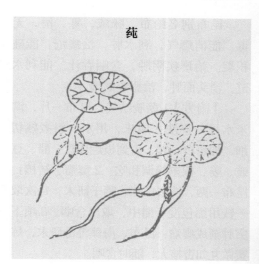

莼

# 269 海藻有哪些药用价值？

海藻别名落首、海萝。味苦、咸，性寒，无毒。可消瘿瘤结气，散颈部硬核，除症瘕，行水消肿。能利小便，清湿热，治积聚、睾丸痛。能治疝满疝气。消宿食，治脚气痰饮。

【附方】1.治瘿气，用海藻酒：袋盛海藻一斤，浸三升酒中，春夏二天，秋冬三天，每次服二合，一日三次，酒饮尽后再续泡。渣晒干研末，每服方寸匕，一日三次。还能治项部瘰疬大如梅李。2.治瘿气初起：海藻一两，黄连二两共研末，经常舐含咽之。

# 270 石斛有什么功效？

石斛别名石蓫、禁生、杜兰、林兰、金钗。味甘，性平，无毒。能补五脏阴虚劳损，养阴益精，降气除痹，久服健肠胃。补虚损，平胃气，退热消痹，治冷痹，还可定志镇惊。能益气除热，逐肌肤风寒痹痛，治男子脚膝痿软、骨中久冷。温肾脏，壮筋骨，益智清气。治发热自汗，并能排脓，疗痈肿。

【附方】治疗睫毛倒入：取石斛、川芎等份研末，口内含水，鼻吸药末，一日两次。

# 271 昆布有什么功效?

昆布别名纶布。味咸，寒，滑，无毒。能消瘿气，利水肿，治瘰疬。能破积聚。治瘿疾阴肿，含咽吞汁。能利水道，消头面肿，治恶疮鼠瘘。

【附方】1.膀胱结气：昆布一斤，淘米水浸一夜洗去咸味，用水一斛煮熟切细，加葱白一握，煮到极烂加盐、醋、豆豉、姜、椒末等调和吃。2.瘿瘤、结核：昆布一两，洗去咸味，晒干研末，每次取一钱用绵包浸于醋中，取出含咽。3.项下突肿渐成瘿瘤：昆布、海藻等份研末，炼蜜做丸如杏核大，随时含咽。

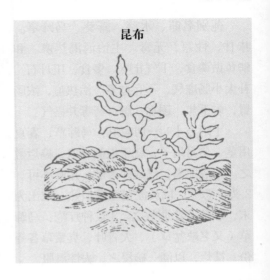

昆布

# 272 骨碎补有什么特殊功效?

骨碎补别名猴姜。味苦，性平，无毒。有破血止血功效，主治跌打损伤、骨折。除骨中毒气，补五劳六极，治风寒血虚疼痛。杀虫，治恶疾腐烂化脓。研末夹于猪肾中煨食，治肾阳虚浮所致牙痛、耳鸣及久泻。

【附方】1.肾虚齿痛出血：骨碎补二两，铜刀切细，瓦锅慢火炒黑研末，经常擦齿，良久吐之，咽下亦可。2.风虫牙痛：骨碎补、乳香等份研末做糊丸，塞入蛀牙孔中，名金针丸。3.耳鸣耳聋：骨碎补切成细条，火炮炙，趁热塞入耳中。

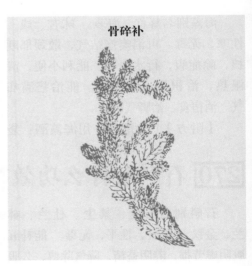

骨碎补

# 273 崖棕有什么功效?

崖棕味甘、辛，性温，无毒。主治妇人血气并五劳七伤，以根同半天回、鸡翁藤、野兰根四味，洗焙为末，每服二钱，温酒下。丈夫无所忌，妇人忌鸡、鱼、湿面。

## 274 金星草有什么功效?

金星草别名金钏草、凤尾草、七星草。味苦，性寒，无毒。主治发背痈疮结核，解硫黄丹石毒。连根半斤，酒五升，银器煎服，先服石药悉下；亦可作末，冷水服方寸匕。涂疮肿，殊效。根浸油涂头，大生毛发，乌髭发。解热，通五淋，凉血。

【附方】1.五毒发背：金星草和根净洗，慢火焙干，每四两入一钱生甘草，捣末，分作四服，每服用酒一升，煎二三沸，更以温酒二三升相和，入瓶器内封固，时时饮之。忌生冷、油、肥毒物。2.热毒下血：金星草、陈干姜各三两，为末。每服一钱，新汲水下。3.脚膝

烂疮：金星草背上星，刮下敷之，即干。

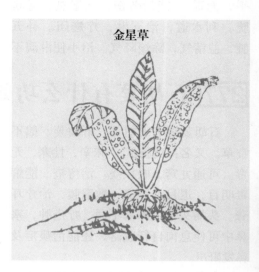

金星草

## 275 景天有什么特殊功效?

景天别名慎火、戒火、救火、据火、护火、辟火、火母。味苦，性平，无毒。主治大热火疮，身热烦，邪恶气。诸蛊毒痂，寒热风痹，诸不足。疗金疮止血。煎水浴小儿，去烦热惊气。风疹恶痒，小儿丹毒及发热。热狂赤眼，头痛寒热游风，女人带下。

【附方】1.惊风烦热：慎火草煎水浴之。2.婴孺风疹：取慎火苗叶五大两，和盐三大两，同研绞汁。以热手摩涂，日再上之。3.热毒丹疮：用慎火草捣汁拭之。日夜拭一二十遍。又一方：入苦酒捣泥涂之。4.漆疮作痒：慎火草涂之。

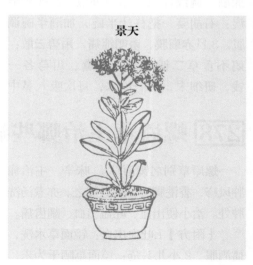

景天

《本草纲目》秘方全书

学习中国式养生

## 276 石韦有什么功效?

石韦别名石皮、石兰。味苦，性平，无毒。能治劳伤，祛湿热，通膀胱，利水道，治五淋，疗癃闭。补五脏，益精气，除烦降气。治小便淋漓不尽、遗尿。炒后研末，冷酒调服，治痈疽发背。清肺气，治崩漏、金疮。

【附方】治小便淋痛：石韦、滑石等份研末，每次服刀圭，见效快。

## 277 石胡荽有什么功效?

石胡荽别名天胡荽、野园荽、鹅不食草。又名：鸡肠草。味辛，性寒，无毒。可通九窍，吐风痰。治痔疮。能解毒明目，退目赤肿痛，散翳膜，治疗耳聋、头痛头晕、鼻塞不通，疗疮肿，塞鼻中可使息肉自行脱落，还能治痰疟及鼻发齆声。

【附方】1.一切肿毒：石胡荽一把，穿山甲烧存性七分，当归尾三钱，擂烂加酒一碗绞汁服，用渣外敷。2.脾寒疟疾：石胡荽一把杵汁半碗，加酒半碗调服。3.目赤翳膜，羞明涩痛，用碧云散：鹅不食草二钱晒干，青黛、川芎各一钱，研细末，含一口水，每次吸入鼻中米粒大小药粉，泪出为度。

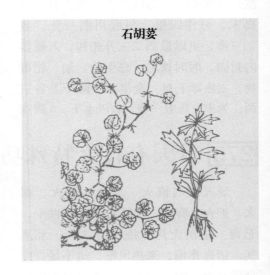

石胡荽

## 278 螺厣草主治哪些病症?

螺厣草别名镜面草。味辛。主治痈肿风疹，香港脚肿，捣烂敷之。亦煮汤洗肿处。治小便出血、吐血出血、龋齿痛。

【附方】1.吐血出血：镜面草水洗，擂酒服。2.小儿头疮：镜面草晒干为末，和轻粉、麻油敷之，立效。3.手指肿毒，又指恶疮，消毒止痛：镜面草捣烂，敷之。4.蛇缠恶疮：镜面草入盐杵烂，敷之妙。5.解鼠莽毒：镜面草自然汁、清油各一杯和服，即下毒三五次。以肉粥补之，不可迟。

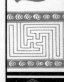

# 279 酢浆草有什么功效？

酢浆草别名酸浆、赤孙施、三叶酸、三角酸、酸母、雀儿酸、雀林草。味酸，性寒，无毒。能解热止渴，杀虫，捣烂外敷治恶疮。能治五淋、赤白带下，煎汤熏洗治痔痛脱肛甚效，捣烂外擦治汤火伤及蛇蝎咬伤。治妇女血结，取一握患处摩洗，再温酒调服酢浆草粉末。

【附方】1.血淋：捣汁煎五苓散服。2.五淋疼痛：三叶酸研汁一合，加酒一合调匀，空腹温服。3.二便不通：酸草一把，车前草一握，共捣汁，加砂糖调服一盏，不通再服。4.痔疮出血：雀林草一握，水二升煮至一升，一日服三次。

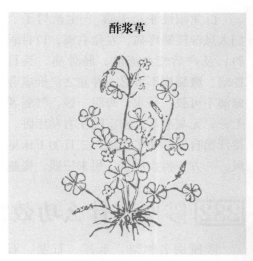

酢浆草

# 280 地锦有什么特殊功效？

地锦别名地朕、夜光、承夜、地噤、草血竭、血见愁、血风草、马蚁草、雀儿卧单、酱瓣草。另名：猢狲头草。味辛，性平，无毒。主治妇女疝气血结之证。通利血脉。能散血止血，利小便，治血痢、便血、崩漏、跌打损伤出血，以及恶疮痈肿。

酒热服。

【附方】1.疗赤白痢疾：地锦草暴晒研末，米汤送服一钱。2.血淋：血风草加井水擂汁服三次。3.金疮出血：血见愁研烂涂。4.疮疡：草血竭捣烂敷裹。5.痈肿背疮：血见愁一两，酸浆草半两，当归二钱半，焙干，乳香、没药各一钱二分半，共研末，热酒送服七钱。鲜草则擂

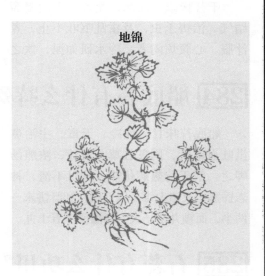

地锦

《本草纲目》秘方全书

学习中国式养生

## 281 白龙须有什么特殊功效?

白龙须性平,无毒。主治男子、妇人风湿腰腿疼痛,左瘫右痪,口目㖞斜,及产后气血流散,胫骨痛,头目昏暗,腰腿痛不可忍,并宜之。惟虚劳瘫痪不可服。研末,每服一钱,气弱者七分,无灰酒下,密室随左右贴床卧,待汗出自干,勿多盖被,三日勿下床见风。一方:得疾浅者,用末三钱,瓷瓶煮酒一壶,每日先服桔梗汤少顷,饮酒二盏,早一服,晚一服。

【附方】诸风瘫痪,筋骨不收:用白龙须根皮一两,闹羊花(即老虎花)七分,好烧酒三斤,封固,煮一炷香,埋土中一夜,能饮者三杯,不能饮者一杯,卧时服。服至三五杯,见效。但知痛者可治。

## 282 陟厘有什么功效?

陟厘别名侧梨、水苔、石发、石衣、水衣、水绵。味辛,性大温,无毒。能祛心腹寒气,温中消谷,增强胃气,止泻。捣汁服能治流行性传染病,除心烦。制成干脯食用,可止渴疗疾,须禁盐。捣烂涂敷能治丹毒。

## 283 干苔有哪几种? 分别有什么不同的功效?

干苔味咸,性寒,无毒。主治瘿瘤结气。治痔杀虫,及霍乱呕吐不止,煮汁服。心腹烦闷者,冷水研如泥,饮之即止。下一切丹石,杀诸药毒。纳木孔中,杀蠹。消茶积。烧末吹鼻,止出血。汤浸捣,敷手背肿痛。

## 284 船底苔有什么特殊功效?

船底苔味甘,性冷,无毒。主治鼻洪吐血淋疾,同炙甘草、豉汁,浓煎汤呷之。解天行热病伏热,头目不清,神志昏塞,及诸大毒。以五两,和酥饼末一两半,面糊丸梧子大。每温酒下五十丸。

【附方】1.小便五淋:船底苔一团,鸡子大,水煮饮。2.乳石发动:小便淋漓,心神闷乱。船底苔半鸡子大,煎汁温服,日三四次。

## 285 石蕊有什么功用?

石蕊别名石濡、石芥、云茶。又称:蒙顶茶。味甘,性温,无毒。治能明目,补益精气,服食能使人轻身长寿,不知饥饿。有解热化痰、生津润喉的作用。

## 286 地衣草有什么功效?

　　地衣草别名仰天皮、掬天皮。 味苦,性冷,微毒。 主治卒心痛中恶,以人垢腻为丸,服七粒。又治马反花疮,生油调敷。研末,新汲水服之,治中暑。

　　【附方】1.身面丹肿:如蛇状者。

以雨滴阶上地衣草,涂蛇头上,即愈。2.雀目夜昏:七月七日、九月九日取地衣草,阴干为末,酒服方寸匕,日三服,一月愈。3.阴上粟疮:取停水湿处地衣草,为末。敷之,神效。

## 287 垣衣有什么特殊功效?

　　垣衣别名垣嬴、天韭、鼠韭、昔邪。 味酸,性冷,无毒。 主治黄疸心烦,咳逆血气,暴热在肠胃,暴风口

噤,金疮内塞,酒渍服之。久服补中益气,长肌肉,好颜色。捣汁服,止出血。烧灰油和,敷汤火伤。

## 288 昨叶何草对哪些病症有疗效?

　　昨叶何草 别名瓦松、瓦花、向天草,赤者名铁脚婆罗门草、天王铁塔草。 味酸,性平,无毒。主治口中干痛,水谷血痢,止血。生眉发膏为要药。行女子经络。大肠下血,烧灰,水服一钱。又涂诸疮不敛。

　　【附方】1.小便沙淋:瓦松(即屋上无根草),煎浓汤趁热熏洗小腹,约两时即通。2.通经破血:旧屋阴处瓦花(活者)五两(熬膏),当归须、干漆一两(烧烟尽),当门子二钱,为末,枣肉和丸梧子大。每服七十丸,红花汤下。

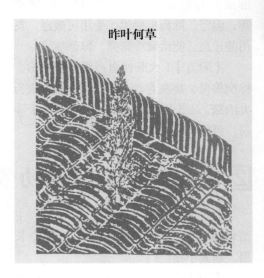

昨叶何草

## 289 屋游有什么特殊功效?

　　屋游别名瓦衣、瓦苔、瓦藓、博邪。 味甘,性寒,无毒。 主治浮热在皮肤,往来寒热,利小肠膀胱气。止消渴,小儿痫热,时气烦闷,煎水入盐漱

口,治热毒牙龈宣露。研末,新汲水调服二钱,止鼻衄。

　　【附方】犬咬:旧屋瓦上刮下青苔屑,按之即止。

《本草纲目》秘方全书

学习中国式养生

## 290 乌韭有什么功效?

乌韭别名石发、石衣、石苔、石花、石马鬃。味甘,性寒,无毒。主治皮肤往来寒热,利小肠膀胱气。疗黄疸、金疮内塞,补中益气。烧灰沐头,长发令黑。

【附方】1.腰脚风冷:石花浸酒饮之。2.妇人血崩:石花、细茶（焙为末）、旧漆碟（烧存性）各一匙,以碗盛酒,放锅内煮一滚,乃入药末,露一宿,清晨连药再煮一滚,温服。3.汤火伤灼:石苔焙研,敷之。

## 291 卷柏有什么特殊功效?

卷柏别名万岁、长生不死草、豹足、求股、交时。味辛,性温,无毒。能祛五脏邪气,治妇女腹中寒热疼痛、症瘕及血闭不育,久服身轻润肤。有补阴虚、益精血功效,能止咳,治脱肛、淋证,疗瘘证、厥证、眩晕。镇静心神,温坚,除面部黯黑。生用可破血,炙用能止血。能治疑难腹痛,惊恐啼泣。

【附方】1.大肠便血:卷柏、侧柏、棕榈等份,烧灰存性,酒送服三钱,或为丸内服。2.长年便血:卷柏、地榆焙干等份,每次一两加水一碗,煎服。

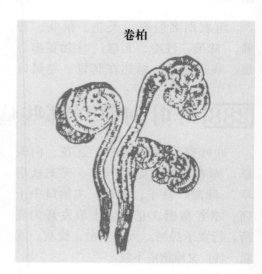

卷柏

## 292 土马鬃有什么功效?

土马鬃味甘、酸,性寒,无毒。主治骨热败烦,热毒壅鼻出血。沐发令长黑,通大小便。

【附方】1.九窍出血:土马鬃搓塞之。2.鼻出血不止:用寸金散。用墙上土马鬃二钱半,石州黄药子五钱,为末,新水服二钱,再服立止。3.二便不通:土马鬃水淘净,瓦爆过,切。每服二钱,水一盏,煎服。4.耳上湿疮:土马鬃、井中苔等份,为末,灯盏内油和,涂之。5.少年发白:土马鬃、石马鬃、五倍子、半夏各一两,生姜二两,胡桃十个,胆矾半两为末,捣作一块,每以绢袋盛一弹子,用热酒入少许,浸汁洗发。一月神效。

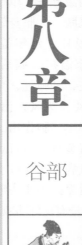

# 第八章

## 谷部

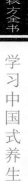

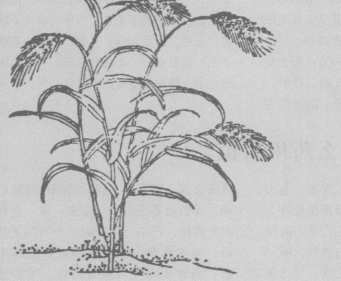

第八章

典藏精品版

认识中国第一药典

# ① 胡麻有什么功效？

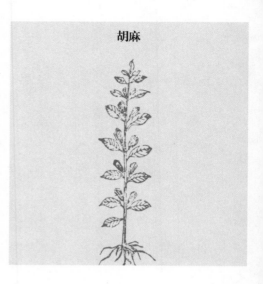

胡麻

胡麻别名巨胜、方茎、狗虱、油麻、脂麻。味甘，性平，无毒。能补肝益肾，润滋五脏，填精益髓，补血扶羸，营养肌肤。久服身轻不老，养筋坚骨，明目聪耳，延年益寿。止金疮疼痛，治伤寒温疟、病后虚热。补中益气，养五脏，补肺气，止惊利肠，逐风湿，祛游风、头风，治劳伤、产后虚羸，还有催生落胞作用。研细涂发可促生长，白蜜蒸食能治百病。炒食可预防中风，中风病人久食可步履端正，语言顺达。生嚼涂抹小儿头疮，煎汤洗浴恶疮、妇女阴疮有良好功效。

# ② 白油麻主治什么病？

白油麻味甘，性大寒，无毒。能补虚劳、滑肠胃、通血脉、润肌肤、祛头风。饭后生吃一合，一生坚持不断。哺乳的妇女吃了，孩子永不生病。有热邪，可作饮汁服用。生嚼敷于小儿头疮效果很好。［苏颂说］仙方用来蒸食辟谷。

【附方】1.服食胡麻：一方：用上党胡麻三斗，淘净甑蒸，令气遍，日干，以水淘去沫再蒸，如此九度，以汤脱去皮，簸净，炒香为末，白蜜或枣膏丸弹子大。每温酒化下一丸，日三服。忌毒鱼、狗肉、生菜。服至百日，能除一切痼疾；一年，身面光泽不饥；二年，白发返黑；三年，齿落更生；四年，水火不能害；五年，行及奔马；久服，长生。若欲下之，饮葵菜汁。2.白发返黑：乌麻，九蒸九晒，研末，枣膏丸，服之。

# ③ 胡麻油有什么药用价值？

胡麻油味甘，性微寒，无毒。利大肠，治产妇胎盘不下。生油搽摩疮肿，止痛消肿，且生秃发。能祛除头面游风。主治流行性热病，肠内热结，服一合后便通为度。可治暗哑之疾，下三焦热毒之气，通利大小肠，治蛔虫所致心痛，外敷治恶疮疥癣，杀虫。取一合和鸡蛋两枚，芒硝一两搅服，少顷泻下热毒。陈油敷膏，能生肌拔毒，祛腐生新，消肿止痛。治痈疽热病。能解热

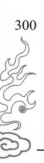

毒、虫毒及杀各种虫、蝼蚁等。

【附方】1.发瘕腰痛：宋明帝宫人腰痛牵心，发则气绝。[徐文伯诊曰]发瘕也。以油灌之，吐物如发，引之长三尺，头已成蛇，能动摇，悬之滴尽，唯一发尔。2.吐解蛊毒：以清油多饮，取吐。

# 4 大麻有什么药用价值?

大麻别名火麻、黄麻、汉麻，雄者名枲麻、牡麻，雌者名苴麻、荸麻。花名麻蕡、实名麻勃。味辛，性温，无毒。能逐瘀祛风，治全身瘙痒，月经不通。能治健忘症及金疮内漏。

【附方】1.瘰疬初起：七月七日麻花、五月五日艾叶，等份，作炷，灸之百壮。2.金疮内漏：麻勃一两，蒲黄二两，为末。酒服一钱匕，日三，夜一。3.风病麻木：麻花四两，草乌一两，炒存性为末，炼蜜调成膏。每服三分，白汤

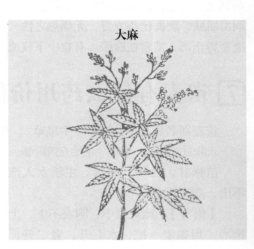

大麻

# 5 小麦有什么药用价值?

小麦别名来。味甘，性微寒，无毒。能解外感发热，止烦渴咽燥，养肝气，利小便，治崩漏吐血，还有利于妇女受孕。能养心气，患心脏病的人宜常吃。煎汤服可治突发淋证。熬糊吃能杀肠中蛔虫。陈麦煎汤饮服治虚汗。烧灰存性，油调涂能治疮疡及水火烫伤。

炼头疮：用小麦烧存性，为末。油调敷。

【附方】1.消渴心烦：用小麦作饭及粥食。2.老人五淋：身热腹满。小麦一升，通草二两，水三升，煮一升，饮之即愈。3.项下瘿气：用小麦一升，醋一升，渍之，晒干为末。以海藻洗，研末三两，和匀。每以酒服方寸匕，日三。4.眉

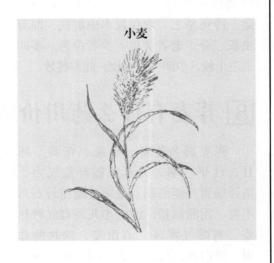

小麦

## ⑥ 大麦主治什么病?

大麦别名牟麦。味咸，性温、微寒，无毒。能调中益气，除热消渴。能补虚补血，实五脏，宽肠胃，化谷食，润肤色，止泄泻。久服使人长胖变白，润滑肌肤，磨面比小麦好，无燥热之性。能平胃止渴，消食祛腹胀。有宽中下气凉血的作用，消食积增加食欲。久食能使头发不白，配针砂、没石子等染黑头发。

【附方】1.食饱烦胀：但欲卧者。大麦面熬微香，每白汤服方寸匕，佳。2.膜外水气：大麦面、甘遂末各半两，水和作饼，炙熟食，取利。

## ⑦ 雀麦有什么药用价值?

雀麦别名燕麦、杜姥草、牛星草。米味甘，性平，无毒。主治充饥滑肠。苗味甘，性平，无毒。主治女人产不出，煮汁饮之。

【附方】1.胎死腹中：胞衣不下，上抢心。用雀麦一把，水五升，煮二升，温服。2.齿䘌并虫：积年不瘥，从少至老者。用雀麦、苦瓠叶三十枚，洗净。取草剪长二寸，以瓠叶作五包包之，广一寸，厚五分。以三年酢渍之。至日中，以两包火中炮令热，纳口中，熨齿外边，冷更易之。取包置水中解视，即有虫长三分。老者黄色，少者白色。多即二三十枚，少即一二十枚。此方甚妙。

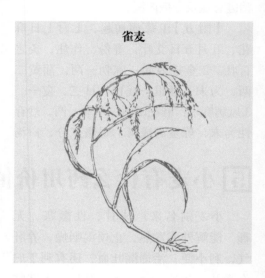

雀麦

## ⑧ 荞麦有什么药用价值?

荞麦别名荍麦、乌麦、花荞。味甘，性平、寒，无毒。能补益气力，增强肠胃并能消积。做饭食能压丹石毒不发。用醋调粉，涂治小儿丹毒红肿热疮。有降气宽肠，消积滞，除热肿作用，治白浊白带，脾积泄泻。用砂糖水调炒面二钱，内服能治痢疾。炒焦热水冲服，治绞肠痧。

【附方】1.咳嗽上气：荞麦粉四两，茶末二钱，生蜜二两，水一碗，顺手搅千下。饮之，良久下气不止，即愈。2.十水肿喘：生大戟一钱，荞麦面二钱，水和作饼，炙熟为末。空心茶服，以大小便利为度。3.赤白带下：方同上。

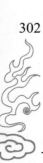

## 9 稻穰有什么药用价值?

稻穰味辛、甘,性热,无毒。主治黄病如金色,煮汁浸之;仍以谷芒炒黄为末,酒服。烧灰,治坠扑伤损。烧灰浸水饮,止消渴。淋汁,浸肠痔。按穰藉靴鞋,暖足,去寒湿气。

【附方】1.消渴饮水:取稻穰中心烧灰。每以汤浸一合,澄清饮之。2.喉痹肿痛:稻草烧取墨烟,醋调吹鼻中,或灌入喉中,滚出痰,立愈。3.热病余毒:攻手足疼痛欲脱。用稻穰灰,煮汁渍之。

## 10 稻有什么药用价值?

稻别名稌、糯。味苦,性温,无毒。能益气止泄。疏通营卫化瘀积,解芫青、斑蝥毒。做饭吃能温脾胃,坚实大便使人多热。能补脾胃养气,治霍乱后吐逆不止,取一合研细,水调服。用骆驼脂做煎饼吃治痔疮。煮粥一斗吃,治消渴。暖脾胃,治虚寒泻痢,止尿频,敛汗,并发痘疮。

【附方】1.霍乱烦渴不止:糯米三合,水五升,蜜一合,研汁分服,或煮汁服。2.消渴饮水:方同上。3.三消渴病:梅花汤:用糯谷炒出白花、桑根白皮等份。每用一两,水二碗,煎汁饮之。

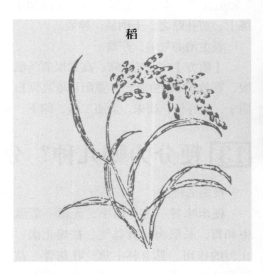

稻

## 11 丹黍米有什么功效?

丹黍米味甘,性微寒,无毒。主治咳逆上气,霍乱,止泄利,除热,止烦渴。下气,止咳嗽,退热。治鳖瘕,以新熟者淘泔汁,生服一升,不过三二度愈。

【附方】1.小儿鹅口:不乳者。丹黍米嚼汁涂之。2.饮酒不醉:取赤黍渍以狐血,阴干。酒饮时,取一丸置舌下含之,令人不醉。3.令妇不妒:取赤黍,同薏苡等份,为丸。常服之。

穰茎并根味辛,性热,有小毒。煮汁饮之,解苦瓠毒。浴身,去浮肿。烧灰酒服方寸匕,治妊娠尿血。丹黍根茎煮汁服,利小便,止上喘。

【附方】1.通身水肿:以黍茎扫帚煮汤浴之。2.脚气冲心:黍穰一石,煮汁,入椒目一升,更煎十沸,渍脚,三四度愈。3.疮肿伤风:中水痛剧者。黍穰烧烟,熏令汗出,愈。

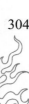

## 12 稷有什么功效?

稷别名穄。

稷米味甘,性寒,无毒。能益气,补不足。治热,压丹石毒发热,解苦瓠毒。作饭食,安中利胃宜脾。凉血解暑。

【附方】1.补中益气:羊肉一脚,熬汤,入河西稷米、葱、盐,煮粥食之。2.卒晼不止:穄米粉,井华水服之良。3.痈疽发背:穄米粉熬黑,以鸡子白和涂练上,剪孔贴之,干则易,神效。

根主治心气痛,产难。

【附方】1.心气疼痛:高粱根煎汤温服,甚效。2.横生难产:重阳日取高粱根阴干,烧存性,研末。酒服二钱,即下。

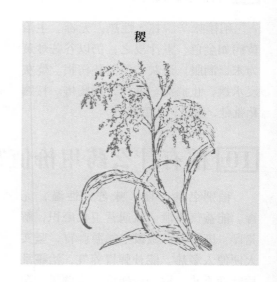

稷

## 13 粳分为哪几种? 分别有什么药用价值?

粳别名秔。

粳米味甘、苦,性平,无毒。能温中和胃,长肌肉。有益气、祛烦止渴、止泻的作用。具有补中焦、壮筋骨、益肠胃功效。煮汁服能止渴,治心痛及热毒痢。合芡实同煮粥吃,能益精强志,聪耳明目。能通血脉,调和五脏,润肤色。常吃干粳饭,使人不噎。

【附方】1.霍乱吐泻:烦渴欲绝。用粳米二合研粉,入水二盏研汁,和淡竹沥一合,顿服。2.赤痢热躁:粳米半升,水研取汁,入油瓷瓶中,蜡纸封口,沉井底一夜,平旦服之。3.自汗不止:粳米粉绢包,频频扑之。

## 14 白粱米有什么功效?

白粱米味甘,性微寒,无毒。能除热,益气。驱胸膈郁热,除五脏气,缓筋骨。患胃虚并呕吐水谷患者,用白粱米汁二合,生姜汁一合调和服。白粱米煮饭食,和中,止烦渴。

【附方】1.霍乱不止:白粱米粉五合。水一升,和煮粥食。2.手足生疣:取白粱米粉,铁铫炒赤研末。以众人唾和涂之,厚一寸,即消。

典藏精品版

认识中国第一药典

304

# 15 黍有什么药用价值?

黍别名白黍曰芑。黑黍曰秬。一稃二米曰秠。

黍米味甘，性温，无毒。能益气，补中。烧灰和油，涂杖疮，止痛，不作瘢。嚼浓汁，涂小儿鹅口疮，有效。

【附方】1.男子阴易：黍米二两，煮薄粥，和酒饮，发汗即愈。2.心痛不瘥：四十年者。黍米淘汁，温服随意。3.汤火灼伤：未成疮者。黍米、女䴢等份，各炒焦研末，鸡子白调涂之。煮粥亦可。4.闪肭脱臼：赤黑肿痛。用黍米粉、铁浆粉各半斤，葱一斤，同炒存性，研末。以醋调服三次后，水调入少醋贴之。

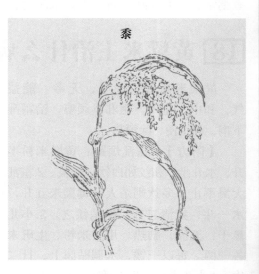

黍

# 16 蜀黍有什么功效?

蜀黍别名蜀秫、芦粟、木稷、荻粱、高粱。

米味甘、涩，性温，无毒。能温中，涩肠胃，止霍乱。粘者与黍米功同。

根煮汁服，利小便，止喘满。烧灰酒服，治产难有效。

【附方】小便不通，止喘：红秫散：用红秫黍根二两，扁蓄一两半，灯心百茎，上捣罗。每服半两，流水煎服。

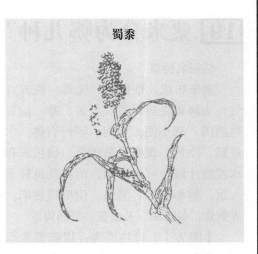

蜀黍

# 17 青粱米有什么功效?

青粱米味甘，性微寒，无毒。主治胃痹、胃热消渴，止泻痢，利小便，补中益气，轻身延年。宜煮粥食，健脾，治泄精。

【附方】1.补脾益胃：羊肉汤入青粱米、葱、盐，煮粥食。2.脾虚泄痢：青粱米半升，神䴢炙捣烂为末一合，日日煮粥食，即愈。3.冷气心痛：桃仁二

《本草纲目》秘方全书

学习中国式养生

两去皮尖，水研绞汁，入青粱米四合，煮粥常食。4.五淋涩痛：青粱米四合，

入浆水二升煮粥，下土苏末三两，每日空心食之。

# 18 黄粱米主治什么病?

黄粱米味甘，性平，无毒。能益气，和中，止泻。驱邪风顽痹。治霍乱下痢，利小便，除烦热。

【附方】1.霍乱烦躁：黄粱米粉半升，水升半，和绞如白饮，顿服。2.霍乱大渴不止，多饮则杀人：黄粱米五升，水一斗，煮清三升，稍稍饮之。3.小儿鼻干：无涕，脑热。用黄米粉、生矾末各一两。每以一钱，水调贴囟上，日二次。4.小儿赤丹：用土番黄米粉，和鸡子白涂之。5.小儿生疮：满身面如火烧。以黄粱米一升研粉，和蜜水调之，以瘥为

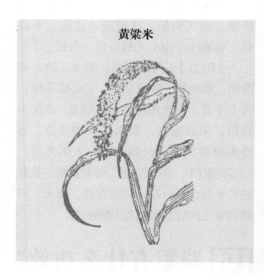

黄粱米

# 19 粟米分为哪几种? 分别有什么功效?

粟别名籼粟。

粟米味咸，性微寒，无毒。能养肾气，去脾胃之热，益气。苦，寒。治胃热消渴，利小便。止痢，解丹石热。水煮服，除热、腹痛及鼻出血。研粉末和水搅滤汁服，可解诸毒，治霍乱及转筋入腹。解小麦毒，清热。治反胃热痢。煮粥食，益丹田，补虚损，开肠胃。

【附方】1.胃热消渴：以陈粟米炊饭，食之，良。2.反胃吐食：脾胃气弱，食不消化，汤饮不下。用粟米半升杵粉，水丸梧子大。七枚煮熟，入少盐，空心和汁吞下。或纳醋中吞之，得下便已。3.鼻出血不止：粟米粉，水煮服之。

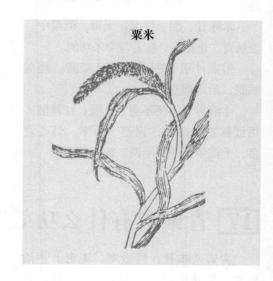

粟米

# 20 秫有什么功效?

秫别名众、糯秫、糯粟、黄糯。

秫米（即黄米）味甘，性微寒，无毒。主治寒热，利大肠，疗漆疮。治筋骨挛急、疮疥热毒。捣碎和鸡蛋清调外敷，治毒疮肿痛。治犬咬伤、冻疮，嚼碎外敷。治肺虚，及阳盛阴虚、夜不能眠，及食鹅鸭成积，妊娠流黄水。

【附方】1.赤痢不止：秫米一把，鲫鱼鲊二脔，薤白一虎口，煮粥食之。2.筋骨挛急：用秫米一石，麹三斗，地黄一斤，茵陈蒿（炙黄）半斤。依酿酒法服之，良。3.肺疟寒热：痰聚胸中。恒山三钱，甘草半钱，秫米三十五粒，水煎。未发时，分作三次服。

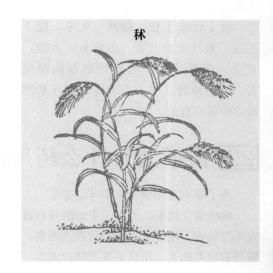
秫

# 21 薏苡有什么药用价值?

薏苡别名解蠡、芑实、赣米、回回米、薏珠子。

薏苡仁，味甘，性微寒，无毒。主治筋急拘挛，不可屈伸，风湿久痹，降气。久服轻身益气。治筋骨麻木，利肠胃，消水肿，健脾消食。煮饭，做面食可充饥。煮食治消渴，驱蛔虫。补肺气治肺痿，消积滞脓血，咳嗽流涕多痰。煎服，消肿毒。治干湿脚气。健脾益胃，补肺清热，祛风胜湿。煮饭食，治冷气。煎饮，利小便，治热淋。

【附方】1.薏苡仁饭：治冷气。用薏苡仁舂熟，炊为饭食。气味欲如麦饭乃佳。或煮粥亦好。2.薏苡仁粥：治久风湿痹，补正气，利肠胃，消水肿，除胸中邪气，治筋脉拘挛。薏苡仁为末，同粳

米煮粥，日日食之，良。3.风湿身疼：日晡剧者，张仲景麻黄杏仁薏苡仁汤主之。麻黄三两，杏仁二十枚，甘草、薏

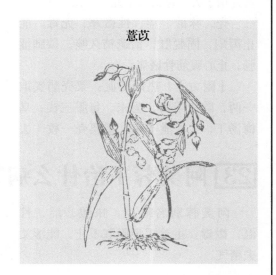
薏苡

《本草纲目》秘方全书

学习中国式养生

苡仁各一两，以水四升，煮取二升，分再服。

根【性味】甘，微寒，无毒。能下三虫。煮汁糜食甚香，去蛔虫，大效。煮服，堕胎。治卒心腹烦满及胸胁痛者，锉煮浓汁，服三升乃定。捣汁和酒服，治黄疸有效。

【附方】1.黄疸如金：薏苡根煎汤频服。2.蛔虫心痛：薏苡根一斤，水七升，煮三升服之，虫死尽出也。3.经水不通：薏苡根一两，水煎服之。不过数服，效。

叶能作饮气香，益中空膈。暑月煎饮，暖胃益气血。初生小儿浴之，无病。

# 22 罂子粟有什么药用价值？

罂子粟别名米囊子、御米、象谷。

米味甘，性平，无毒。主治服丹石毒发不思饮食，用罂子粟米和竹沥煮粥食。服丹石中毒的人，用罂子粟米研碎煮水，加蜂蜜作汤饮，行风气，逐邪热，治反胃及胸中痰滞。［时珍曰］治泻痢，润燥。

【附方】1.反胃吐食：罂粟粥。用白罂粟米三合，人参末三大钱，生山芋五寸（细切，研）。三物以水一升二合，煮取六合，入生姜汁及盐花少许，和匀分服。不计早晚，亦不妨别服汤丸。2.泄痢赤白：罂粟子炒、罂粟壳炙，等份为末，炼蜜丸梧子大。每服三十丸，米饮下。

壳，味酸、涩，性微寒，无毒。能止泻痢，固脱肛，治遗精久咳，敛肺涩肠，止心腹筋骨诸痛。

【附方】1.热痢便血：粟壳醋炙取一两，陈皮半两，为末。每服三钱，乌梅汤下。2.水泄不止：罂粟壳一枚（去

蒂膜），乌梅肉、大枣肉各十枚，水一盏，煎七分，温服。3.久嗽不止：谷气素壮人用之即效。粟壳去筋，蜜炙为末。每服五分，蜜汤下。

嫩苗，味甘，性平，无毒。作蔬食，除热润燥，开胃厚肠。

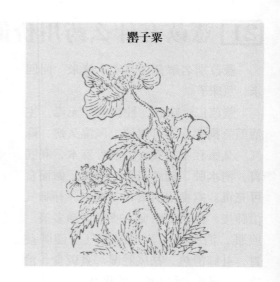

罂子粟

# 23 阿芙蓉主治什么病？

阿芙蓉别名阿片。味酸，涩，性温，微毒。主治泻痢脱肛不止，能涩丈夫精气。

【附方】1.久痢：阿芙蓉小豆许，空心温水化下，日一服。忌葱、蒜、浆水。若渴，饮蜜水解之。2.赤白痢下：鸦

片、木香、黄连、白术各一分，研末，饭丸小豆大。壮者一分，老幼半分，空心米饮下。忌酸物、生冷、油腻、茶、酒、面，无不止者。口渴，略饮米汤。一方：罂粟花未开时，外有两片青叶包之，花开即落，收取为末。每米饮服一钱，神效。赤痢用红花者；白痢用白花者。

## 24 大豆有什么药用价值？

大豆别名菽。

黑大豆味甘，性平，无毒。生豆研碎，外敷治疮痈肿痛，煮汁饮解毒止痛。消水肿，除胃热，治淋证恶露，破淤血，散五脏寒积，解乌头毒。煮食治湿毒水肿。通关利脉，解金石药毒。驱牛马瘟疫。煮汁解礜石、砒霜、甘遂、天雄、附子、射罔、巴豆、芫青、斑蝥等药毒及蛊毒。入药治下利脐痛，冲酒服治风痉及阴毒腹痛。用胆汁浸泡后服可治消渴。炒熟乘热投酒中饮，可治风热瘫痪，产后头痛。食后每次吃半两生豆，可明目镇心，除烦热、脚气。煮食治心痛胀满，消水肿。与饭捣烂外涂治一切肿毒。

【附方】1.中风口喎：即上方，日服一升。2.头风头痛：即上方，密封七日，温服。

大豆皮生用，疗痘疮目翳。嚼烂，敷小儿尿灰疮。

豆叶捣敷蛇咬，频易即瘥。

【附方】1.止渴急方：嫩大豆苗三五十茎，涂酥炙黄为末。每服二钱，人参汤下。2.小便血淋：大豆叶一把，水四升，煮二升，顿服。

花主治目盲，翳膜。

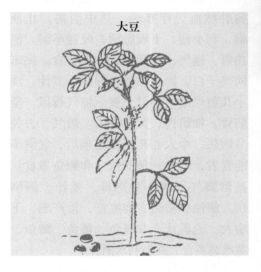

大豆

## 25 黄大豆主治什么病？

黄大豆味甘，性温，无毒。能宽中下气，利大肠，消水胀肿毒。研末，熟水和，涂痘后痈。

【附方】痘后生疮：黄豆烧黑研末，香油调涂。

豆油，味辛、甘，性热，微毒。涂疮疥，解发。秸烧灰，入点痣、去恶肉。

《本草纲目》秘方全书

学习中国式养生

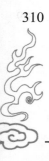

# 26 大豆黄卷主治什么病?

大豆黄卷别名豆蘖。味甘,性平,无毒。主治湿痹、筋骨拘挛,膝痛。可补五脏之不足,治胃气滞积,益气止痛,去除肠色黑润肌肤皮毛。[孟诜曰]破妇人恶血。古代产妇的药方中多用此药。养肾。除胃中积热,消水病胀满。

【附方】1.诸风湿痹:筋挛膝痛,胃中积热口疮烦闷,大便秘涩。黄卷散:用大豆黄卷炒熟捣末一升,酥半两,研匀。食前温水服一匙,日二服。2.水病肿满:喘急,大小便涩。大豆黄卷醋炒、大黄炒等份。为细末。葱、橘皮汤服二钱,平明以利为度。

# 27 赤小豆有什么药用价值?

赤小豆别名赤豆、红豆。叶名藿。味甘、酸,性平,无毒。能下水肿,排痈肿脓血。疗寒热,热中消渴,止泄痢,利小便,下腹胀满,吐逆卒澼。消热毒,通气,健脾胃,令人美食。捣末同鸡子白,涂一切热毒痈肿。煮汁,洗小儿黄烂疮,不过三度。缩气行风,坚筋骨,抽肌肉。久食瘦人。散气,去关节烦热,令人心孔开。暴痢后,气满不能食者,煮食一顿即愈。和鲤鱼煮食。甚治脚气。解小麦热毒,煮汁,解酒病。解油衣粘缀。辟瘟疫,治产难,下胞衣,通乳汁。和鲤鱼、鳢鱼、鲫鱼、黄雌鸡煮食,并能利水消肿。

【附方】1.水蛊腹大:动摇有声,皮肤黑者。用赤小豆三升,白茅根一握,水煮食豆,以消为度。2.下部卒痛:如鸟啄之状。用小豆、大豆各一升,蒸熟,作二囊,更互坐之,即止。

叶能去烦热,止小便数。煮食,明目。

【附方】1.小便频数:小豆叶一斤,入豉汁中煮,调和作羹食之。2.小儿遗尿:小豆叶捣汁服之。

芽主治妊娠数月,经水时来,名曰漏胎;或因房室,名曰伤胎。用此为末,温酒服方寸匕,日三,得效乃止。

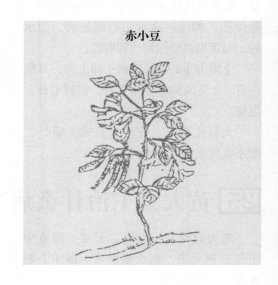

赤小豆

## 28 腐婢主治什么病?

腐婢味辛，性平，无毒。主治痰疟，寒热邪气，泻痢，阴萎。可止消渴。疗酒醉头痛。以上症状，用赤小豆与豉汁五味煮姜服食可治。可消酒毒，明目，下水气，治小儿丹毒热肿，散气满不能食，煮一顿食之。治热中积热，痔瘘下血。

【附方】1.饮酒不醉：小豆花、叶，阴干百日为末，水服方寸匕。或加葛花等份。2.疗疮恶肿：小豆花末，敷之。

## 29 豌豆有什么药用价值?

豌豆别名胡豆、戎菽、回鹘豆、毕豆、青小豆、青斑豆、麻累。味甘，性平，无毒。主治消渴，淡煮食之，良。治寒热热中，除吐逆，止泄痢澼，利下便、腹胀满。调营卫，益中气。煮食，下乳汁。可作酱用。煮饮，杀鬼毒心病，解乳石毒发。研末，涂痈肿痘疮。作澡豆，去黯䵟令人面光泽。

【附方】1.服石毒发：胡豆半升捣研，以水八合绞汁饮之，即愈。2.霍乱吐利：豌豆三合，香附三两，为末，水三盏，煎一盏，分二服。

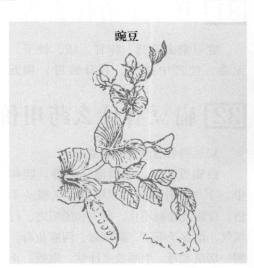

豌豆

## 30 绿豆有什么药用价值?

绿豆，绿以色名也。旧本作菉者，非矣。

绿豆味甘，性寒，无毒。煮食消肿下气解热毒，生绿豆捣烂绞汁服，治丹毒、风疹烦热，热气奔豚，解药毒。止泻痢，利小便，除胀满。健肠胃，降呕逆。做枕能明目，治头痛。和五脏安神，常食润皮肤，行经脉。煮汁治消渴。解痘疮毒，消肿胀。

【附方】1.防痘入眼：用绿豆七粒，令儿自投井中，频视七遍，乃还。2.消渴饮水：绿豆煮汁，并作粥食。

绿豆粉味甘，性凉、平，无毒。能解诸热，益气，解酒食诸毒，治发背痈疽疮肿，及汤火伤灼。痘疮湿烂不结痂疮者，干扑之良。新水调服，治霍乱转筋，解诸药毒死，心头尚温者。解菰菌、砒毒。

【附方】1.疮气呕吐：绿豆粉三钱，干胭脂半钱，研匀。新汲水调下，一服

《本草纲目》秘方全书

学习中国式养生

311

立止。2.霍乱吐利：绿豆粉、白糖各二两，新汲水调服，即愈。

豆皮，味甘，性寒，无毒。能解热毒，退目翳。

【附方】通神散：治痘疮、目生翳。绿豆皮、白菊花、谷精草等份，为末。每用一钱，以干柿饼一枚，粟米泔一盏，同煮干。食柿，日三服。浅者五至七日见效，远者半月见效。

豆荚主治赤痢经年不愈，蒸熟，随意食之良。

豆花能解酒毒。

豆芽味甘，平，无毒。能解酒毒热毒，利三焦。

豆叶主治霍乱吐下，绞汁和醋少许，温服。

## 31 豇豆主治什么病？

豇豆别名蜂𧉉，味甘、咸，性平，无毒。能理中益气，补肾健胃，和五脏，调营卫，生精髓，止消渴，治吐逆泻痢、小便频数。解鼠、莽蛇毒。

## 32 扁豆有什么药用价值？

扁豆别名沿篱豆、娥眉豆。

白扁豆味甘，性微温，无毒。能和中，下气。补五脏，主呕逆。久服头不白。疗霍乱吐利不止，研末和醋服之。行风气，治女子带下，解酒毒、河豚鱼毒。解一切草木毒，生嚼及煮汁饮，取效。止泄痢，消暑，暖脾胃，除湿热，止消渴。

【附方】1.霍乱吐利：扁豆、香薷各一升，水六升，煮二升，分服。2.霍乱转筋：白扁豆为末，醋和服。3.赤白带下：白扁豆炒为末，用米饮，每服二钱。

花主治女子赤白带下，干末，米饮服之。焙研服，治崩带。作馄饨食，治泄痢。擂水饮，解中一切药毒垂死。功同扁豆。

【附方】1.血崩不止：白扁豆花焙干，为末。每服二钱，空心炒米煮饮，入盐少许，调下即效。2.一切泄痢：白扁豆花正开者，择净勿洗，以滚汤瀹过，和小猪脊腊肉一条，葱一根，胡椒七粒，酱汁拌匀，就以瀹豆花汁和面，包作小馄饨，炙熟食之。

叶，主治霍乱吐下不止。吐利后转筋，生捣一把，入少酢绞汁服，立瘥。醋炙研服，治瘕疾。杵敷蛇咬。

藤主治霍乱，同芦䕡、人参、仓米等份，煎服。

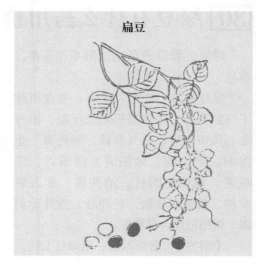
扁豆

# 33 大豆豉有什么药用价值？

大豆豉，豉，嗜也。

淡豉，味苦，性寒，无毒。主治伤寒头痛寒热，瘴气恶毒，烦躁满闷，虚劳喘吸，两脚疼冷。杀六畜胎子诸毒。治时疾热病发汗。熬末，能止盗汗，除烦躁。生捣为丸服，治寒热风，胸中生疮。煮服，治血痢腹痛。研涂阴茎生疮。治疟疾骨蒸，中毒药蛊气、犬咬。下气调中，治伤寒温毒、发癍呕逆。

蒲州豉味咸，性寒，无毒。能解烦热热毒，寒热虚劳，调中发汗，通关节，杀腥气，伤寒鼻塞。陕州豉汁亦除烦热。

【附方】1.伤寒发汗：一方：伤寒有数种，庸人卒不能分别者，今取一药兼疗之。凡初觉头痛身热，脉洪，一二日，便以葱豉汤治之。用葱白一虎口，豉一升，绵裹，水三升，煮一升，顿服。不汗更作，加葛根三两；再不汗，加麻黄三两。二方：用葱汤煮米粥，入盐豉食之，取汗。三方：用豉一升，小男溺三升，煎一升，分服取汗。2.伤寒不解：伤寒汗出不解，已三四日，胸中闷恶者。用豉一升，盐一合，水四升，煮一升半，分服取吐，此秘法也。3.辟除温疫：豉和白术浸酒，常服之。4.伤寒余毒：伤寒后毒气攻手足，及身体虚肿。用豉五合微炒，以酒一升半，同煎五七沸，任性饮之。5.伤寒目翳：烧豉二至七枚，研末吹之。6.伤寒暴痢：一方：以豉一升，薤白一握，水三升，煮薤熟，纳豉更煮，色黑去豉，分为二服。7.血痢不止：用豉、大蒜等份。杵丸梧子大。每服三十丸，盐汤下。

# 34 豆腐有什么药用价值？

豆腐味甘、咸，性寒，有小毒。能宽中益气，和脾胃，消胀满，下大肠浊气。清热散血。

【附方】1.休息久痢：白豆腐，醋煎食之，即愈。2.赤眼肿痛：有数种，皆肝热血凝也。用消风热药服之。夜用盐收豆腐片贴之，酸浆者勿用。3.烧酒醉死：心头热者。用热豆腐细切片，遍身贴之，贴冷即换之，苏醒乃止。

# 35 陈廪米主治什么病？

陈廪米别名陈仓米、老米、火米。味咸、酸，性温，无毒。能下气，除烦渴，调胃止泄。补五脏，涩肠胃。暖脾，去惫气，宜作汤食。炊饭食，止痢，补中益气，坚筋骨，通血脉，起阳道。以饭和酢捣封毒肿恶疮，立瘥。北人以饭置瓮中，水浸令酸，食之，暖五脏六腑之气。研取汁服，去卒心痛。宽中消食。多食易饥。调肠胃，利小便，止渴除热。

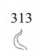

【附方】1.霍乱大渴：能杀人。以黄仓米三升，水一斗，煮汁澄清饮，良。2.诸般积聚：太仓丸。治脾胃饥饱不时生病，及诸般积聚，百物所伤。陈仓米四两，以巴豆梧二十一粒去皮同炒，至米香豆黑，勿令米焦，择去豆不用，入去

白橘皮四两，为末，糊丸梧子大。每姜汤服五丸，日二服。3.暑月吐泻：陈仓米二升，麦芽四两，黄连四两（切），同蒸熟焙研为末，水丸梧子大。每服百丸，白汤送下。

## 36 蒸饼有什么药用价值？

蒸饼，饼者，并也，溲面使合并也。有蒸饼、汤饼、胡饼、索饼、酥饼之属，皆随形命名也。味甘，性平，无毒。能消食，养脾胃，温中化滞，益气和血，止汗，利三焦，通水道。

【附方】1.积年下血：寒食蒸饼、

乌龙尾各一两，皂角七挺去皮酥炙，为末，蜜丸。米饮每服二十丸。2.崩中下血：陈年蒸饼，烧存性，米饮服二钱。3.盗汗自汗：每夜卧时，带饥吃蒸饼一枚，不过数日即止。

## 37 麴有哪几种？ 主治什么病？

麴别名酒母。

小麦麴味甘，性温，无毒。消谷止痢。平胃气，消食痔，治小儿食痫。调中下气，开胃，疗脏腑中风寒。主霍乱、心膈气、痰逆，除烦，破症结。补虚，去冷气，除肠胃中塞，不下食，令人有颜色。落胎，并下鬼胎。止河鱼之腹疾。

大麦麴，性味同前。消食和中，下生胎，破血。取五升，以水一斗煮三

沸，分五服，其子如糜，令母肥盛。

面麴、米麴，性味同前。消食积、酒积、糯米积，研末酒服立愈。余功同小麦麴。

【附方】1.米谷食积：炒麴末，白汤调服二钱，日三服。2.三焦滞气：陈麴炒、莱菔子炒等份。每用三钱，水煎，入麝香少许服。3.小腹坚大：如盘，胸满，食不能消化。用麴末，汤服方寸匕，日三。

## 38 神麴有什么药用价值？

神麴味甘、辛，性温，无毒。化水谷宿食，症结积滞，健脾暖胃。养胃气，治赤白痢。消食下气，除痰逆霍乱，泄痢胀满诸疾，其功与麴同。闪挫腰痛者，煅过淬酒温服有效。妇人产后欲回乳者，炒

研，酒服二钱，日二即止，甚验。

【附方】1.暴泄不止：神麴炒二两，茱萸汤泡，炒半两为末，醋糊丸梧子大。每服五十丸，米饮下。2.产后运绝：神麴炒为末，水服方寸匕。

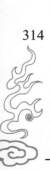

# 39 红麴有什么药用价值?

红麴味甘，性温，无毒。消食活血，健脾燥胃，治赤白痢下水谷。酿酒，破血行药势，杀山岚瘴气，治打扑伤损。治女人血气痛，及产后恶血不尽，擂酒饮之，良。

【附方】1.湿热泄痢：丹溪青六丸：用六一散，加炒红曲五钱，为末，蒸饼和丸梧子大。每服五七十丸，白汤下，日三服。2.小儿吐逆：频并，不进乳食，手足心热。用红麴（年久者）三钱半，白术（麸炒）一钱半，甘草（炙）一钱，为末。每服半钱，煎枣子、米汤下。3.小儿头疮：因伤湿入水成毒，浓汁不止：用红麴嚼罨之，甚效。4.心腹作痛：赤麴、香附、乳香等份为末，酒服。

# 40 蘖米主治什么病?

蘖米，此是以米作蘖，非别米名也。蘖犹孽也，生不以理之名也。皆当以可生之物生之，取其蘖中之米入药。按《食经》用稻蘖，稻即矿谷之总名。陶谓以米作，非矣。米忌能更生乎？

粟蘖（一名谷芽）味甘，性温，无毒。主治寒中，下气，除热。除烦，消宿食，开胃。为末和脂敷面，令皮肤悦泽。

稻蘖（一名谷芽）味甘，性温，无毒。能快脾开胃，下气和中，消食化积。

【附方】启脾进食：谷神丸：用谷芽四两为末，入姜汁、盐少许，和作饼，焙干，入炙甘草、砂仁、白术（麸炒）各一两，为末。白汤点服之，或丸服。

秏麦蘖（一名麦芽）味咸，性温，无毒。能消食和中。破冷气，去心腹胀满。开胃，止霍乱，除烦闷，消痰饮，破症结，能催生落胎。补脾胃虚，宽肠下，腹鸣者用之。消化一切米、面、诸果食积。

【附方】1.快膈进食：麦蘖四两，神麴二两，白术、橘皮各一两，为末，蒸饼丸梧子大。每人参汤下三五十丸，效。2.谷劳嗜卧，饱食便卧，得谷劳病，令人四肢烦重，嘿嘿欲卧，食毕辄甚：用大麦蘖一升，椒一两（并炒），干姜三两，捣末。每服方寸匕，白汤下，日三。3.腹中虚冷，食辄不消，羸瘦弱乏，因生百疾：大麦蘖五升，小麦面半斤，豉五合，杏仁二升，皆熬黄香，捣筛糊丸弹子大。每服一丸，白汤下。

# 41 饴糖有什么药用价值?

饴糖别名饧，味甘，性大温，无毒。能补虚乏，止渴去血。补虚冷，益气力，止肠鸣咽痛，治唾血，消痰润肺止嗽。健脾胃，补中，治吐血。打损淤血者，熬焦酒服，能下恶血。又伤寒大毒嗽，于蔓菁、薤汁中煮一沸，顿服之，良。脾弱不思食人少用，能和胃气。亦用和药。

【附方】1.老人烦渴：寒食大麦一升，水七升，煎五升，入赤饧二合，渴即饮之。2.鱼脐疔疮：寒食饧涂之，良。干者烧灰。3.瘭疽毒疮：腊月饴糖，昼夜涂之，数日则愈。4.误吞稻芒：白饧频食。

# 42 酱有什么药用价值？

酱者，将也。能制食物之毒，如将之平暴恶也。味咸，性冷利，无毒。能除热，止烦满，杀百药及热汤火毒。杀一切鱼、肉、菜蔬、蕈毒，并治蛇、虫、蜂、虿等毒。酱汁灌入下部，治大便不通。灌耳中，治飞蛾、虫、蚁入耳。涂猘犬咬及汤、火伤灼未成疮者，有效。又中砒毒，调水服即解。

【附方】1.手指掣痛：酱清和蜜，温热浸之，愈乃止。2.疬疡风驳：酱清和石硫黄细末，日日揩之。3.浸淫疮癣：酱瓣和人尿，涂之。4.解轻粉毒：服轻粉口破者。以三年陈酱化水，频漱之。

# 43 醋有什么药用价值？

醋别名酢、醯、苦酒。

米醋味酸、苦，性温，无毒。能消痈肿，散水气，杀邪毒。理诸药，消毒。治产后血运，除症块坚积，消食，杀恶毒，破结气，心中酸水痰饮。下气除烦，治妇人心痛血气，并产后及伤损金疮出血昏运，杀一切鱼、肉、菜毒。醋磨青木香，止卒心痛、血气痛。浸黄蘖含之，治口疮。调大黄末，涂肿毒。煎生大黄服，治疮癣甚良。散淤血，治黄胆、黄汗。

【附方】1.身体卒肿：醋和蚯蚓屎敷之。2.白虎风毒：以三年酽醋五升，煎五沸，切葱白三升，煎一沸漉出，以布染乘热裹之，痛止乃已。3.霍乱吐利：盐、醋，煎服甚良。4.霍乱烦胀：未得吐下。以好苦酒三升饮之。5.足上转筋：以故绵浸醋中，甑蒸热裹之，冷即易，勿停，取瘥止。

# 44 葡萄酒有什么药用价值？

葡萄酒，[时珍曰]葡萄酒有二样：酿成者味佳，有如烧酒法者有大毒。酿者，取汁同麹，如常酿糯米饭法。无汁，用干葡萄末亦可。魏文帝所谓葡萄酿酒，甘于麹米，醉而易醒者也。烧者，取葡萄数十斤，同大麹酿酢，取入甑蒸之，以器承其滴露，红色可爱。味甘、辛，性热，微毒。能暖腰肾，驻颜色，耐寒。

葡萄烧酒味辛、甘，性大热，有大毒。能益气调中，耐饥强志，消痰破癖。

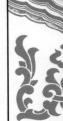

# 第九章

## 菜部

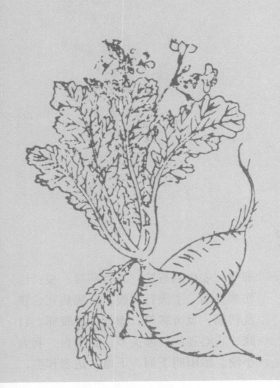

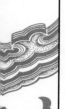

# ① 韭有什么功效？

韭别名草钟乳、起阳草。味辛、微酸，性温，涩，无毒。能归心经，安五脏，除胃中热，利病人，可久食。叶煮鲫鱼同食，止下利。根可入生发膏用。根、叶煮食，温中下气，补虚益阳，调和脏腑，令人能食，止泻脓血，治腹中冷痛。生捣汁服，主治胸痹骨痛，又解药毒、狂犬毒，外涂治诸蛇、虫毒。煮食，补肺气，除心腹久冷、腹内肿块。捣汁服治胖人中风失音。煮食归肾壮阳，止泄精。暖腰膝。炸熟，以盐、醋空腹食十顿，治胸膈噎气。捣汁服，治胸痹刺痛如锥，服后吐出胸中恶血可愈。治吐血唾血，出血尿血，妇人经脉逆行，打扑伤损及膈噎病。捣汁澄清和童尿饮，能消散胃脘淤血。饮生汁治上气喘息，解腐肉毒。煮汁饮，止消渴盗汗。气熏治妇人产后血晕。煎水洗治肠痔脱肛。

【附方】1.胸痹急痛：胸痹痛如锥刺，不得俯仰，白汗出，或痛彻背上，不治或至死。可取生韭或根五斤，洗捣汁，服之。2..伤寒劳复：方同上。3.卒然中恶：捣韭汁，灌鼻中，便苏。

韭子味辛、甘，性温，无毒。主治梦中泄精、小便白浊。暖腰膝，治梦交。补肝及命门，治小便频数、遗尿及女人白淫、白带。

【附方】1.梦遗溺白：韭子，每日空心生吞一二十粒，盐汤下。又方：治虚劳伤肾，梦中泄精。用韭子二两，微炒为末。食前温酒服二钱匕。2.虚劳溺精：用新韭子二升（十月霜后采之），好酒八合渍一宿。以晴明日，童子向南捣一万杵。平旦温酒服方寸匕，日再服之。3.梦泄遗尿：韭子二升，稻米三升，水一斗七升，煮粥取汁六升，分三服。

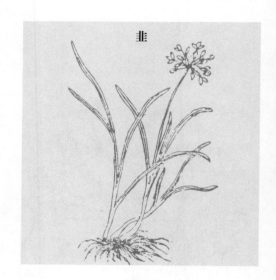

韭

# ② 葱有什么药用价值？

葱别名芤、菜伯、和事草、鹿胎。葱茎白味辛，性平。叶：温。根须：平。皆无毒。作汤，治伤寒寒热、中风面目浮肿，能出汗。伤寒骨肉碎痛，喉痹不通，安胎，归目益目睛，除肝中邪气，安中利五脏，杀百药毒。根：治伤寒头痛。主天行时疾，头痛热狂，霍乱转筋，及奔豚气、脚气，心腹痛，目眩，止心迷闷。通关节，止出血，利大小便。治阳明下痢、下血。达表和里，

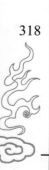

止血。除风湿，身痛麻痹，虫积心痛，止大人阳脱，阴毒腹痛，小儿盘肠内钓，妇人妊娠溺血，通乳汁，散乳痈，利耳鸣，涂猘犬伤，制蚯蚓毒。杀一切鱼、肉毒。

【附方】1.感冒风寒，初起。即用葱白一握，淡豆豉半合，泡汤服之，取汗。2.伤寒头痛：如破者。连须葱白半斤，生姜二两，水煮温服。3.时疾头痛：发热者。以连根葱白二十根，和米煮粥，入醋少许，热食取汗即解。

叶煨研，敷金疮水入皲肿。盐研，敷蛇、虫伤及中射工、溪毒。主水病足肿。利五脏，益目精，发黄疸。

【附方】1.水病足肿：葱茎叶煮汤渍之，日三五次妙。2.小便不通：葱白连叶捣烂，入蜜，合外肾上，即通。

汁味辛，性温，滑，无毒。主治溺血，饮之。解藜芦及桂毒。散淤血，止衄止痛，治头痛耳聋，消痔漏，解众药毒。能消桂为水，化五石，仙方所用。

【附方】1.衄血不止：方见上。2.金疮出血：不止。取葱炙热，汁涂之即止。3.火焰丹毒：从头起者。生葱汁涂之。

须能通气。疗饱食房劳，血渗入大肠，便血肠成痔，晒干，研末，每服二钱，温酒下。

【附方】喉中肿塞，气不通者：葱须阴干为末，每用二钱，入蒲州胆矾末一钱，和匀。每用一字，吹之。

花主治心脾痛如锥刀刺，腹胀。用一升，同吴茱萸一升，水一大升八合，煎七合，去滓，分三服，立效。实味辛，性大温，无毒。能明目，补中气不足。温中益精。宜肺，归头。

【附方】眼暗补中：葱子半斤为末，每取一匙，水二升，煎汤一升半，去滓，入米煮粥食之。亦可为末，蜜丸梧子大，食后米汤服一二十丸，日三服。

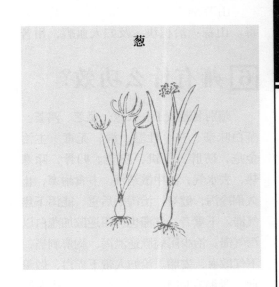

葱

## ③ 胡葱有什么药用价值?

胡葱别名蒜葱、回回葱。味辛，性温，无毒。能温中下气，消谷能食，杀虫，利五脏不足气。疗肿毒。

【附方】身面浮肿，小便不利，喘急：用胡葱十茎，赤小豆三合，消石一两，以水五升，煮葱、豆至熟，候水干，入消石，同捣成膏。每空心温酒服半匙。子主治中诸肉毒，吐血不止，萎黄悴者，以一升，水煮，冷服半升，日一夜一，血定乃止。

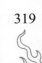

# ④ 蒜有什么功效?

蒜别名小蒜、茆蒜、荤菜。蒜（小蒜根）味辛，性温，有小毒。能归脾肾，主霍乱，治腹中不安，消谷，理胃温中，除邪痹毒气。解溪毒。降气，治蛊毒，外敷治蛇、虫、沙虱毒疮。此蒜与胡蒜相得，治恶载解毒，山溪中沙虱、水毒，很有效。外涂治疗疔肿有良效。叶主治心烦痛，解诸毒，小儿丹疹。

【附方】1.时气温病：初得头痛，壮热脉大。即以小蒜一升，杵汁三合，顿服。不过再作便愈。2.霍乱胀满：不得吐下，名干霍乱。小蒜一升，水三升，煮一升，顿服。3.霍乱转筋：入腹杀人。以小蒜、盐各一两，捣敷脐中，灸七壮，立止。

# ⑤ 山蒜有什么药用价值?

山蒜别名泽蒜。味辛，性温，无毒。山蒜：治积块，及妇人血瘕，用苦醋磨服多效。泽蒜、石蒜：并温补下气，滑水源。

# ⑥ 薤有什么功效?

薤别名薤荄子、火葱、菜芝、鸿荟。薤白味辛、苦，性温，滑，无毒。主治金疮，防胖，不饥，防老。归骨，除寒热，去水气，温中散结气。煮食耐寒，止久痢冷泻，健身。治泻痢后重，能泻下焦气滞。下重者，气滞也。四逆散加薤白以泻气滞。治少阴病厥逆泄泻，胸痹刺痛，下气散血，安胎。治妇人带下赤白，做羹食。骨鲠在咽不去，食之则下。补虚解毒。白者补益，赤者疗金疮及风病，生肌肉。与蜜同捣，涂汤火伤效速。

【附方】1.卒中恶死：卒死或先病，或平居寝卧奄忽而死，皆是中恶。以薤汁灌入鼻中，便省。2.霍乱干呕：不止者。以薤一虎口，以水三升，煮取一半，顿服。不过三作即已。3.奔豚气痛：薤白捣汁饮之。

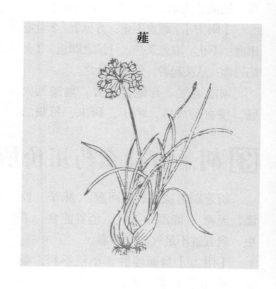

薤

# ⑦ 葫有什么药用价值？

葫别名大蒜、荤菜。味辛，温，有毒。久食损人目。能归五脏，散痈肿毒疮，除风邪，杀毒气。下气，消谷，化肉。去水恶瘴气，除风湿，破冷气，宣通温补，疗疮癣，去痛。健脾胃，治肾气，止霍乱转筋腹痛，解温疫，去蛊毒，疗劳疟冷气，外敷治风伤寒痛、恶疮、蛇虫、溪毒、沙虱。熟醋浸时久者良。温水捣烂服，治中暑不醒。捣贴足心，止鼻衄不止。和豆豉做丸服，治大下血，利小便。捣汁饮，治吐血心痛。煮汁饮，治角弓反张。同鲫鱼做丸，治膈气。同蛤粉做丸，治水肿。同黄丹为丸，治痢疟、孕痢。同乳香为丸，治腹痛。捣膏敷脐，能达下焦消水，利大小便。贴足心，能引热下行，治泄泻暴痢及干湿霍乱，止衄血。纳肛中，能通幽门，治关格不通。

【附方】1.背疮灸法：凡觉背上肿硬疼痛，用湿纸贴寻疮头。用大蒜十颗，淡豉半合，乳香一钱，细研。随疮头大小，用竹片作圈围定，填药于内，二分厚，着艾灸之。痛灸至痒，痒灸至痛，以百壮为率。与蒜钱灸法同功。2.疗肿恶毒：用门臼灰一撮罗细，以独蒜或新蒜苔染灰擦疮口，候疮自然出少汁，再擦，少顷即消散也。虽发背痈肿，亦可擦之。3.五色丹毒：无常色，及发足踝者。捣蒜厚敷，干即易之。

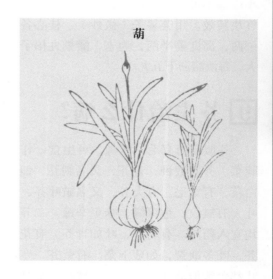

葫

# ⑧ 芸薹有什么功效？

芸薹别名寒菜、胡菜、薹菜、薹芥、油菜。

茎、叶味辛，性温，无毒。主治风游丹肿、乳痈。破癥瘕血结。治产后血风及淤血。煮食，治腰脚痹。捣叶敷，治女人吹奶。治瘰疬、豌豆疮，散血消肿。降低蓬砂毒副作用。

【附方】1.赤火丹毒：方见上。2.天火热疮：初起似痱，渐如水泡，似火烧疮，赤色，急速能杀人。芸薹叶捣汁，调大黄、芒硝、生铁衣等份，涂之。3.风热肿毒：芸薹苗叶根、蔓荆根各三两，为末，以鸡子清和贴之，即消。无蔓荆，即以商陆根代之，甚效也。

子，味辛，性温，无毒。主治梦中泄精、梦交。取油擦头发，令发黑。行滞血，破寒气，消肿散结，治难产、产后心腹诸疾、赤丹热肿、金疮血痔。

321

【附方】1.芸薹散：治产后恶露不下，血结冲心刺痛。将来才遇冒寒踏冷，其血必往来心腹间，刺痛不可忍，谓之血母。并治产后心腹诸疾。产后三日，不可无此。用芸薹子（炒）、当归、桂心、赤芍药等份。每酒服二钱，赶下恶物。2.产后血晕：芸薹子、生地黄等份，为末。每服三钱，姜七片，酒、水各半盏，童便半盏，煎七分，温服即苏。3.补血破气：追气丸：治妇人血刺，小腹痛不可忍。亦可常服，补血虚、破气块甚效。用芸薹子（微炒）、桂心各一两，高良姜半两，为末，醋糊丸梧子大，每淡醋汤下五丸。

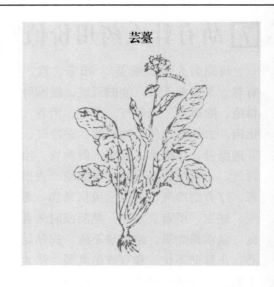

芸薹

# ⑨ 芥主治什么病？

芥似菘而有毛，味辣，可生食，作腌菜。芥有数种，青芥，又名刺芥，似白菘，有柔毛。有大芥，又名皱叶芥，叶大有皱纹，色深绿，味更辛辣。二芥均宜入药用。有马芥，叶如青芥。有花芥，叶多缺裂，如萝卜菜。有紫芥，茎叶都色紫似苏叶。有石芥，矮小。都是八九月下种。冬月食的，俗称腊菜；春月食的俗称春菜；四月食的，谓夏芥。芥心嫩苔谓芥兰，凉拌食，味脆美。花三月开，黄色四瓣，结荚一二寸长，子大如苏子，色紫味辛，研末泡制为芥酱，用佐肉食，辛香可口。

茎叶味辛，温，无毒。能除肾经邪气，利九窍，明耳目，安中。久食温中。止咳嗽气喘，除寒气。治咳逆降气，祛头面风。通肺豁痰，利膈开胃。

【附方】1.牙龈肿烂：出臭水者。芥菜秆烧存性，研末，频敷之，即愈。2.飞丝入目：青菜汁点之如神。3.漆疮搔痒：芥菜煎汤，洗之。

子味辛，热，无毒。主治中毒与射工毒发疮疹。用子研末服，或用醋调

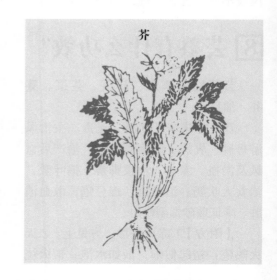

芥

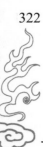

涂。治痈毒肿痛与麻痹，用子研末醋调外敷。治扑损淤血、腰痛，用芥子和生姜研碎外贴。芥子末酒服可治胸心痛。研末做酱食，味香美，通利五脏。研末水调涂囟门，止出血。温中散寒，豁痰利窍，治胃寒吐食、肺寒咳嗽、风寒气痛、口噤唇紧，消散痈肿淤血。

【附方】1.感寒无汗：水调芥子末填脐内，以热物隔衣熨之，取汗出妙。2.身体麻木：芥菜子末，醋调涂之。3.中风口噤：舌本缩者。用芥菜子一升研，入醋二升，煎一升，敷颔颊下，效。

# 10 白菘有什么药用价值？

白菘 别名白菜。茎叶味甘，性温，无毒。能通利肠胃，除胸中烦，解酒渴。消食下气，治瘴气，止热气嗽。冬汁尤佳。和中，利大小便。

【附方】1.小儿赤游：行于上下，至心即死。菘菜捣敷之，即止。2.漆毒生疮：白菘菜捣烂涂之。3.飞丝入目：白菜揉烂帕包，滴汁两三点入目，即出。

子味甘，性平，无毒。榨油，涂头长发，涂刀剑不。

【附方】酒醉不醒：菘菜子二合细研，井华水一盏调，为二服。

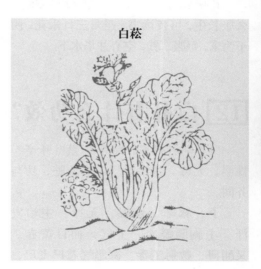

白菘

# 11 芜菁有什么药用价值？

芜菁别名蔓菁、九英菘、诸葛菜。根叶味苦，性温，无毒。能利五脏，轻身益气，可长食之。常食通中，令人肥健。消食，下气治嗽，止消渴，去心腹冷痛，及热毒风肿，乳痈妒乳寒热。

【附方】1.预禳时疾：立春后遇庚子日，温蔓菁汁，合家大小并服之，不限多少，一年可免时疾。2.鼻中出血：诸葛菜，生捣汁饮。3.大醉不堪，连日病困者：蔓菁菜，入少米煮熟，去滓，冷饮之良。

子味苦、辛，性平，无毒。能明目。疗黄疸，利小便。水煮汁服，主症瘕积聚。稍少饮汁，治霍乱心腹胀。末服之，主目暗。为油入面膏，去黑皱纹。和油，敷蜘蛛咬。压油涂头，能变蒜发。入丸药服，令人肥健，尤宜妇人。

【附方】1.明目益气：芜菁子一升，水九升，煮汁尽，晒干。如此三度，研细。水服方寸匕，日三。亦可研水和米煮粥食。2.青盲眼障：但瞳子不坏者，十得九愈。用蔓菁子六升，蒸之气遍，合甄取下，以釜中热汤淋之，乃曝干，还淋，如是三遍，即收杵为末。食上清酒服方寸匕，日再服。3.虚劳目暗：方同上法。4.补肝明目：芜菁子淘过一斤，黄精二斤同和，九蒸九晒为末。每空心米饮服二钱，日再服。又方：蔓菁子二升，决明子一升和匀，以酒五升煮干，曝为末。每服二钱，温水调下，日二。

花味辛，性平，无毒。主治虚劳眼暗。久服长生，可夜读书。三月三日采花，阴干为末，每服二钱，空心井华水下。

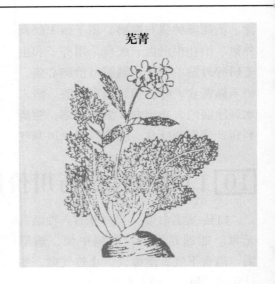

芜菁

# ⑫ 白芥有什么功效?

白芥别名胡芥、蜀芥。茎叶味辛，性温，无毒。主治冷气。安五脏，功与芥同。

子，味辛，性温，无毒。主治发汗，主胸膈痰冷，上气，面目黄赤。又醋研，敷射工毒。御恶气遁尸飞尸，及暴风毒肿流四肢疼痛。烧烟及服，辟邪魅。咳嗽，胸胁支满，上气多唾者，每用温酒吞下七粒。利气豁痰，除寒暖中，散肿止痛，治喘嗽反胃，痹木脚气，筋骨腰节诸痛。

【附方】1.反胃上气：白芥子末，酒服一二钱。2.热痰烦运：白芥子、黑芥子、大戟、甘遂、芒硝、朱砂等份为末，糊丸梧子大。每服二十丸，姜汤下。名白芥丸。3.冷痰痞满：黑芥子、白芥子、大戟、甘遂、胡椒、桂心等份，为末，糊丸

梧子大。每服十丸，姜汤下。名黑芥丸。4.腹冷气起：白芥子一升。微炒研末，汤浸蒸饼丸小豆大。每姜汤吞十丸，甚妙。5.脚气作痛：方见白芷。

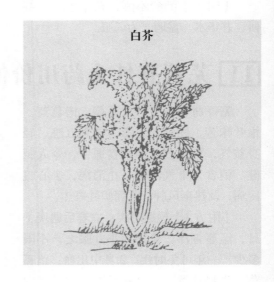

白芥

# 13 萝卜有什么功效?

萝卜别名芦、莱菔、雹突、紫花菘、温菘、土酥。根味辛、甘,叶辛、苦,性温,无毒。散服及炮煮服食,大下气,消谷和中,去痰癖,肥健人;生捣汁服,止消渴,试大有验。利关节,理颜色,练五脏恶气。制面毒,行风气,去邪热气。利五脏,轻身,令人白净肌细。消痰止咳,治肺痿吐血,温中补不足。同羊肉、银鱼煮食,治劳瘦咳嗽。同猪肉食,益人。生捣服,治禁口痢。捣汁服,治吐血衄血。宽胸膈,利大小便。生食,止渴宽中;煮食,化痰消导。杀鱼腥气,治豆腐积。主吞酸,化积滞,解酒毒,散淤血,甚效。末服,治五淋。丸服,治白浊。煎汤,洗脚气。饮汁,治下痢及失音,并烟熏欲死。生捣,涂打扑、汤火伤。

【附方】1.食物作酸:萝卜,生嚼数片,或生菜嚼之亦佳,绝妙。干者、熟者、盐腌者,及人胃冷者,皆不效。2.消渴饮水:独胜散。用出了子萝卜三枚,净洗切片,晒干为末。每服二钱,煎猪肉汤澄清调下,日三服,渐增至三钱。生者捣汁亦可,或以汁煮粥食之。

子,味辛、甘,性平,无毒。研汁服,可吐风痰。用醋研碎外敷消肿毒。下气定喘除痰,消食除胀,利大便,止气痛,治痢,发疮疹。

【附方】1.上气痰嗽:喘促唾脓血。以萝卜子一合,研细煎汤,食上服之。2.肺痰咳嗽:萝卜子半升淘净焙干,炒黄为末,以糖和,丸芡子大。绵裹含之,咽汁甚妙。3.喘痰促:遇厚味即发者。萝卜子淘净,蒸熟晒研,姜汁浸蒸饼丸绿豆大。每服三十丸,以口津咽下,日三服。名清金丸。

花,用糟下酒藏,食之甚美,明目。

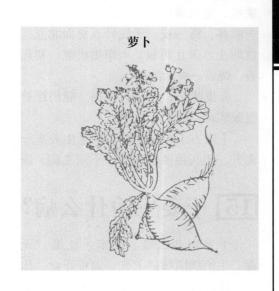

萝卜

# 14 生姜有什么药用价值?

生姜,姜为御湿之菜。姜能强御百邪,故谓之姜。初生嫩者,其尖微紫,名紫姜,或作子姜;宿根谓之母姜也。味辛,微温,无毒。久服除臭气,通神明。治伤寒头痛鼻塞,咳嗽气逆,止呕吐,祛痰降气。去水气喘满咳嗽。和半夏治心下急痛。又捣汁和杏仁煎服下,治一切结气实滞,心胸冷热拥隔。捣汁和蜜服,治中热呕逆不能下食。散烦闷,开胃气。破血调中,驱寒气,姜汁

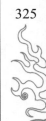

《本草纲目》秘方全书

学习中国式养生

第九章

可解药毒。治痰喘胀满、寒痢腹痛，去胸中臭气、狐臭，杀腹中蛔虫等。解菌蕈诸毒。生用发散，熟用和中。解食野禽中毒喉痹。浸汁点滴治红眼病。捣汁和黄明胶熬，外贴治风湿痛甚。

干生姜嗽温中，除胀满、霍乱不止、腹痛、冷痢、血闭，病虚寒宜加用。姜屑和酒服治偏风。干生姜为肺气分药，能益肺。

【附方】1.痰卒风：生姜二两，附子（生用）一两，水五升，煮取二升，分再服。忌猪肉、冷水。2.胃虚风热：不能食。用姜汁半杯，生地黄汁少许，蜜一匙，水二合，和服之。3.疟疾寒热，脾胃聚痰，发为寒热。生姜四两，捣自然汁一酒杯，露一夜。于发日五更面北立，饮即止。未止再服。4.寒热痰嗽：初起者。烧姜一块，含咽之。

姜皮味辛，性凉，无毒。能消浮肿腹胀痞满，和脾胃，去翳。

【附方】拔白换黑：刮老生姜皮一大升，于久用油腻锅内，不须洗刷，固

济勿令通气。令精细人守之，文武火煎之，不得火急，自旦至夕即成矣，研为末。拔白后，先以小物点麻子大入孔中。或先点须下，然后拔之，以指捻入。三日后当生黑者，神效。李卿用之有验。

叶味辛，性温，无毒。食鲙成症，捣汁饮，即消。

【附方】打伤淤血：姜叶一升，当归三两，为末。温酒服方寸匕，日三。

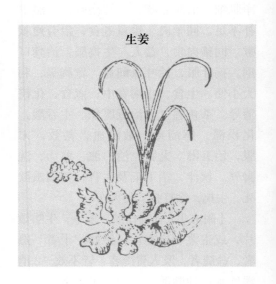

生姜

# 15 干姜主治什么病？

干姜别名白姜。味辛，性温，无毒。主治胸满咳逆上气，温中止血，出汗，逐风湿痹，肠下痢。生者尤良。寒冷腹痛，中恶霍乱胀满，风邪诸毒，皮肤间结气，止唾血。治腰肾中疼冷、冷气，破血去风，通四肢关节，开五脏六腑，宣诸络脉，去风毒冷痹，夜多小便。消痰下气，治转筋吐泻，腹脏冷，反胃干呕，淤血扑损，止鼻洪，解冷热毒，开胃，消宿食。主心下寒痞，目睛久赤。

【附方】1.脾胃虚冷：不下食，积久羸弱成瘵者。用温州白干姜，浆水煮透，取出焙干捣末，陈廪米煮粥饮丸梧子大。每服三五十丸，白汤下，其效如神。2.脾胃虚弱：饮食减少，易伤难化，无力肌瘦。用干姜频研四两，以白饧切块，水浴过，入铁铫熔化，和丸梧子大，每空心米饮下三十丸。3.头晕吐逆：胃冷生痰也。用川干姜（炮）二钱半，甘草（炒）一钱二分。水一钟半，煎减半服。累用有效。

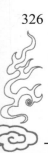

认识中国第一药典

典藏精品版

# 16 胡荽有什么功效？

胡荽别名香荽、胡菜。根叶味辛，温，微毒。能消谷，治五脏，补虚，利大小肠，通小腹气，散肢热，止头痛，疗沙疹、豌豆疮不出，泡酒喷之即出。通心窍。补筋脉，助食欲。治肠风，用热饼裹食，甚良。拌诸菜食，气香，令人口爽，防毒虫。解虫、肉毒。

【附方】1.疹痘不快：用胡荽二两（切），以酒二大盏煎沸沃之，以物盖定，勿令泄气。候冷去滓，微微含喷，从项背至足令遍。勿头面。2.热气结滞：经年数发者。胡荽半斤，五月五日采，阴干，水七升，煮取一升半，去滓分服。未瘥更服。春夏叶、秋冬根茎并可用。

子味辛、酸，平，无毒。炒用。消谷能食。蛊毒五痔，及食肉中毒，吐下血，煮汁冷服。又以油煎，涂小儿秃疮。发痘疹，杀鱼腥。

【附方】1.食诸肉毒：吐下血不止，

荽黄者。胡荽子一升煮令发裂，取汁冷服半升，日夜各一服，即止。2.肠风下血：胡荽子和生菜，以热饼裹食之。3.痢及泻血：胡荽子一合，炒捣末。每服二钱，赤痢，砂糖水下；白痢姜汤下；泻血白汤下，日二。

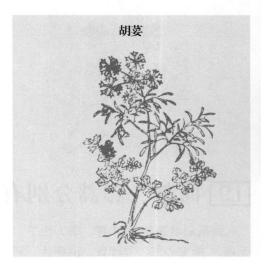

胡荽

# 17 堇有什么药用价值？

堇别名苦堇、堇葵、旱芹。菜味甘，性寒，无毒。捣汁，洗马毒疮，并服之。又涂蛇蝎毒及痈肿。久食，除心下烦热，主寒热鼠瘘，瘰疬生疮，结核聚气，下淤血，止霍乱。又生捣汁半升服，能杀鬼毒，即吐出。

【附方】1.结核气：堇菜晒干为末，油煎成膏。摩之，日三五度，便瘥。2.湿热气：堇芹菜晒干为末，糊丸梧子大。每服四十丸，空心温酒下。大杀百虫毒。3.蛇咬疮：生杵堇汁涂之。

# 18 胡萝卜、水芹分别有什么药用价值？

胡萝卜，元时始自胡地来，气味微似萝卜，故名。根味甘、辛，性微温，无

毒。能下气补中，利胸膈肠胃，安五脏，令人健食，有益无损。子主治久痢。

《本草纲目》秘方全书

学习中国式养生

水芹别名芹菜、水英、楚葵。

茎味甘，性平，无毒。主治女子赤沃，止血养精，保血脉，益气，令人肥健嗜食。去伏热，杀石药毒，捣汁服。

饮汁，去小儿暴热，大人酒后热，鼻塞身热，去头中风热，利口齿，利大小肠。治烦渴，崩中带下，五种黄病。花味苦，寒，无毒。主治脉溢。

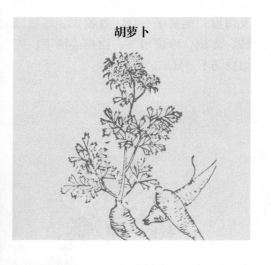

胡萝卜

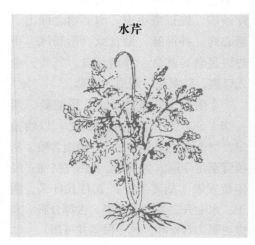

水芹

# 19 茼蒿、邪蒿分别有什么药用价值？

茼蒿别名蓬蒿。味甘、辛，性平，无毒。能安心气，养脾胃，消痰饮。利肠胃。

邪蒿，此蒿叶纹皆邪，故名。味辛，

性温、平，无毒。主治胸膈中臭烂恶邪气，利肠胃，通血脉，续不足气。煮熟，和酱、醋食，治五脏恶邪气厌谷者，治脾胃肠，大渴热中，暴疾恶疮。

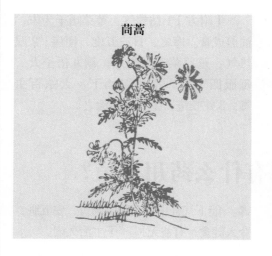

茼蒿

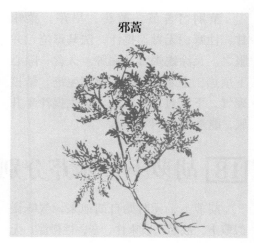

邪蒿

# 20 紫堇主治什么病?

紫堇别名赤芹、蜀芹、苔菜、水卜菜。苗味酸,性平,微毒。花味酸,性微温,无毒。主治大人、小儿脱肛。

【附方】脱肛:凡大人、小儿脱肛,每天冷及吃冷食,即暴痢不止,肛则下脱,久疗不瘥者。春间收紫堇花二斤,曝干为散,加磁毛末七两,相和研细。涂肛上纳入,即使人噀冷水于面上,即吸入肠中。每日一涂药噀面,不过六七度即瘥矣。又以热酒半升,和散一方寸匕,空腹服之,日再服。渐加至二方寸匕,以瘥为度。若五岁以下小儿,即以半杏子许,和酒服之。忌生冷、陈仓米等物。

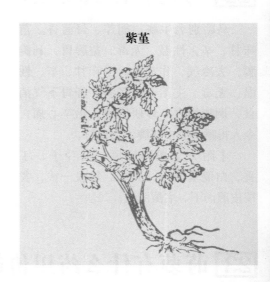

紫堇

# 21 茴香有什么药用价值?

茴香别名八角珠。子味辛,性平,无毒。主治诸瘘、霍乱及蛇伤。治膀胱、胃间寒气及育肠气,调中,止痛、呕吐。治干湿脚气,肾劳癫疝阴疼,开胃下食。补命门不足。暖丹田。

【附方】1.开胃进食:茴香二两,生姜四两,同捣匀,入净器内,湿纸盖一宿。次以银石器中,文武火炒黄焦为末,酒糊丸梧子大。每服十丸至二十五丸,温酒下。2.瘴疟发热:连背项者。茴香子,捣汁服之。3.大小便闭:鼓胀气促。八角茴香七个,大麻仁半两。为末。生葱白三七根,同研煎汤,调五苓散末服之,日一服。

茎叶味与子同。煮食,治卒恶心,腹中不安。治小肠气,卒肾气冲胁,如刀刺痛,喘息不得。生捣汁一合,投热酒一合,和服。

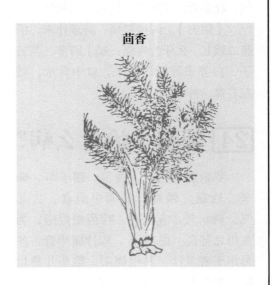

茴香

## 22 马蕲有什么功效?

马蕲别名牛蕲、胡芹、野茴香。苗味甘、辛，性温，无毒。益脾胃，利胸膈，去冷气，作茹食。子味甘、辛，性温，无毒。主治心腹胀满，开胃下气消食，调味用之。炒研醋服，治卒心痛，令人得睡。温中暖脾，治反胃。

【附方】慢脾惊风：马芹子、丁香、白僵蚕等份，为末。每服一钱，炙橘皮煎汤下。名醒脾散。

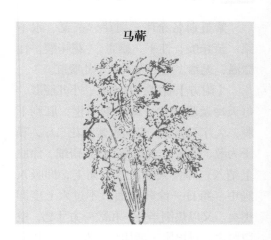

马蕲

## 23 莳萝有什么药用价值?

莳萝别名慈谋勒、小茴香。苗味辛，性温，无毒。主治下气利膈。子味辛，温，无毒。主治小儿气胀，霍乱呕逆，腹冷不下食，两肋痞满。健脾，开胃气，温肠，杀鱼、肉毒，补水脏，治肾气，壮筋骨。主膈气，消食，滋食味。

【附方】1.闪挫腰痛：莳萝作末，酒服二钱匕。2.牙齿疼痛：舶上莳萝、芸苔子、白芥子等份，研末。口中含水，随左右鼻，神效。

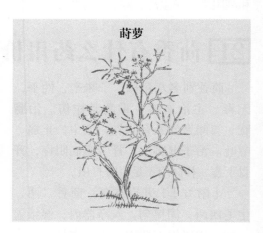

莳萝

## 24 罗勒主治什么病?

罗勒别名兰香、香菜、翳子草。味辛，性温，微毒。能调中消食，去恶气，消水气，宜生食。疗齿根烂疮，为灰用之甚良。患呕者，取汁服半合，冬月用干者煮汁。其根烧灰，敷小儿黄烂疮。主辟飞尸、鬼疰、蛊毒。

【附方】1.鼻疳赤烂：兰香叶（烧灰）二钱，铜青五分，轻粉二字，为末，日敷三次。2.反胃咳噫：生姜四两（捣烂），入兰香叶一两，椒末一钱，盐和面四两，裹作烧饼，煨熟，空心吃，不过两三度效。反胃，入甘蔗汁和之。

子主治目翳及尘物入目，以三至五

颗安目中，少顷当湿胀，与物俱出。又主风赤眵泪。

【附方】1.目昏浮翳：兰香子每用七个，睡时水煎服之，久久有效也。2.走马牙疳：小儿食肥甘，肾受虚热，口作臭息，次第齿黑，名曰崩砂；渐至龈烂，名曰溃槽；又或血出，名曰宣露；重则齿落，名曰腐根。用兰香子末、轻粉各一钱，密陀僧（醋淬，研末）半两，和匀。每以少许敷齿及龈上，立效。内服甘露饮。

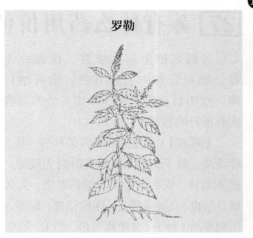

罗勒

## 25 白花菜、蒘菜分别有什么功效？

白花菜别名羊角菜。味苦，性辛，微毒。主治下气。煎水洗痔，捣烂敷风湿痹痛，擂酒饮止疟。

蒘菜别名菜、辣米菜。味辛，性温，无毒。能除寒冷气，腹内久寒，饮食不消，令人能食。利胸膈，豁冷痰，治心腹痛。

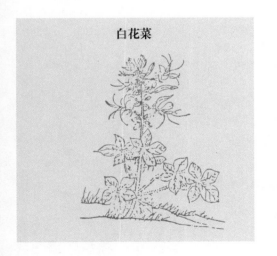

白花菜

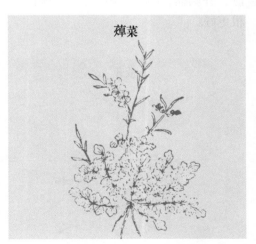

蒘菜

## 26 草豉有什么药用价值？

草豉生巴西诸国。草似韭状，豉出花中，彼人食之。味辛，平，无毒。主治

恶气，调中，益五脏，开胃，令人能食。

《本草纲目》秘方全书

学习中国式养生

## 27 荠有什么药用价值?

荠别名护生草。味甘,性温,无毒。能利肝和中。利五脏。根可治目痛。能明目益胃。根、叶烧灰治赤白痢疾有很好的效果。

【附方】1.眼生翳膜:荠菜和根、茎、叶洗净,焙干为细末。每夜卧时先洗眼,挑末米许,安两大眦头。涩痛忍之,久久膜自落也。2.肿满腹大:四肢枯瘦,尿涩。用甜葶苈(炒)、荠菜根等份,为末,炼蜜丸弹子大。每服一丸,陈皮汤下。只二三丸,小便清;十余丸,腹如故。

蕡实味甘,性平,无毒。主治明目,目痛。青盲不见物,补五脏不足。治腹胀。去风毒邪气,治壅去翳,解热毒。久服,视物鲜明。

花放布席下,辟虫。又辟蚊、蛾。阴干研末,枣汤日服二钱,治久痢。

## 28 菠薐、蕹菜分别有什么药用价值?

菠薐别名菠菜、波斯草、赤根菜。菜及根味甘,性冷,滑,无毒。能利五脏,通肠胃热,解酒毒与丹石毒。通血脉,开胸膈,降气调中,止渴润燥,用根更好。

蕹菜,蕹与壅同。此菜惟以壅成,故谓之壅。味甘,性平,无毒。能解胡蔓草毒,煮食之。亦生捣服。捣汁和酒服,治产难。

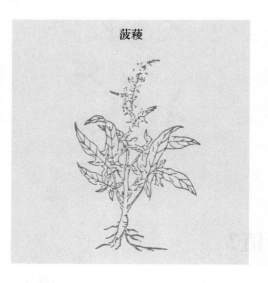

菠薐

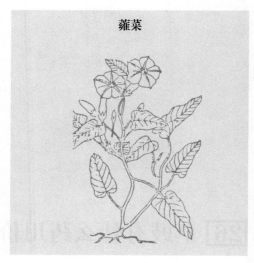

蕹菜

# 29 蓊菜有什么功效?

蓊菜别名莙荙菜。味甘、苦，性大寒，滑，无毒。主治时行壮热，解风热毒，捣汁饮之便瘥。夏月以菜作粥食，解热，止热毒痢。捣烂，敷灸疮，止痛易瘥。捣汁服，主冷热痢。又止血生肌，及诸禽兽伤，敷之立愈。煎汤饮，开胃，通心膈，宜妇人。补中下气，理脾气，去头风，利五脏。

根味甘，性平，无毒。能通经脉，下气，开胸膈。子煮半生，捣汁服，治小儿热。醋浸揩面，去粉滓，润泽有光。

【附方】痔瘘下血：莙荙子、芸苔子、荆芥子、芫荽子、莴苣子、蔓菁子、萝卜子、葱子等份，以大鲫鱼一个去鳞、肠，装药在内，缝合，入银、石器内，上下用火炼熟，放冷为末。每服二钱，米饮下，日二服。

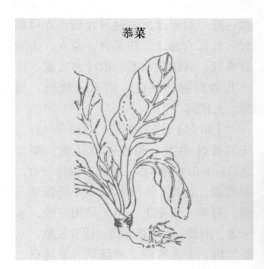

蓊菜

# 30 繁缕主治什么病?

繁缕别名滋草、鹅肠菜。味酸，性平，无毒。主治积年恶疮、痔不愈。破血，下乳汁，产妇宜食之。产后腹有块痛，以酒炒绞汁温服。又曝干为末，醋糊和丸，空腹服五十丸，取下恶血。

【附方】1.食治乌髭：繁缕为齑，久久食之，能乌髭发。2.小便卒淋：繁缕草满两手，水煮，常常饮之。3.产妇有块作痛：繁缕方见上。4.丈夫阴疮，茎及头溃烂，痛不可忍，久不瘥者。以五月五日繁缕烧焦五分，入新出蚯蚓屎二分，入少水，和研作饼，贴之。干即易。禁酒、面、五辛及热食等物。甚效。

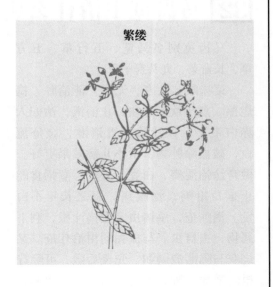

繁缕

《本草纲目》秘方全书

学习中国式养生

333

# 31 鸡肠草有什么功效?

鸡肠草味微辛、苦,性平,无毒。主治毒肿,止小便利。疗蠷螋溺疮。主遗溺,洗手足伤水烂。五月五日作灰和盐,疗一切疮及风丹遍身痒痛;亦可捣封,日五六易之。作菜食,益人,去脂膏毒气。又烧敷疳䘌。取汁和蜜服,疗小儿赤白痢,甚良。研末或烧灰,揩齿,去宣露。

【附方】1.止小便利:鸡肠草一斤,于豆豉汁中煮,和米作羹及粥,频食之。2.小儿下痢赤白:鸡肠草捣汁一合,和蜜服,甚良。3.气淋胀痛:鸡肠草三两,石苇(去毛)一两。每用三钱,水一盏,煎服。4.风热牙痛:浮肿发歇,元脏气虚,小儿疳蚀。鸡肠草、旱莲草、细辛等份,为末。每日擦三次。名祛痛

散。5.发背欲死:鸡肠草捣敷之。6.反花恶疮:鸡肠草研汁拂之。或为末,猪脂调搽,极效。

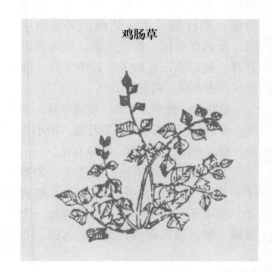

鸡肠草

# 32 马齿苋主治什么病?

马齿苋别名马苋、五行草、五方草、长命菜、九头狮子草。

菜味酸,性寒,无毒。能消肿,捣烂擦。煮汁饮疗肿块,止消渴。治妇人赤白带下。饮汁治反胃诸淋,金疮流血,破血除肿物,治小儿病效果更好。做膏涂治湿癣、白秃、外疮。煮粥食能止痢及疳痢,治腹痛。服之长年不白发。消痈疮,杀诸虫。生捣汁服,利下恶物,去自虫。与梳垢同用治疔疮。又烧灰与陈醋渣调和,先灸后敷,可除疔根。散血消肿,利肠滑胎,解毒通淋,治产后虚汗。

【附方】1.三十六风结疮:马齿苋一

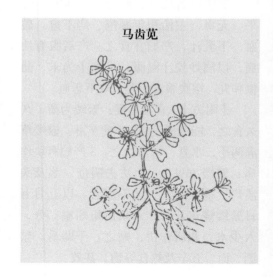

马齿苋

石。水二石,煮取汁,入蜜蜡三两,重

煎成膏。涂之。2.诸气不调：马齿苋煮粥，食之。3.禳解疫气：六月六日，采马齿苋晒干。元旦煮熟，同盐、醋食之，可解疫疠气。

子主治青盲白翳，除邪气，利大小肠，祛寒热。以一升捣末，每次用一匙同葱、豉煮粥食。或加米糁、五味作羹食。

【附方】目中出泪，或出脓：用马齿苋子、人苋子各半两为末，绵裹铜器中蒸熟，熨大眦头脓水出处。每熨以五十度为率，久久自绝。

# 33 苋有什么药用价值？

苋之茎叶，皆高硕而易见，故其字从见，指事也。菜味甘，性冷利，无毒。

白苋：补气除热，通九窍。赤苋：主赤痢，射工、沙虱。紫苋：杀虫毒，治气痢。六苋：并利大小肠，治初痢，滑胎。

【附方】1.产后下痢：赤白者。用紫苋菜一握切煮汁，入粳米三合，煮粥，食之立瘥也。2.小儿紧唇：赤苋，捣汁洗之，良。3.漆疮搔痒：苋菜，煎汤洗之。4.蜈蚣螫伤：取灰苋叶擦之，即止。

5.诸蛇螫人：紫苋，捣汁饮一升，以滓涂之。6.射工中人：状如伤寒，寒热，发疮偏在一处，有异于常者。取赤苋合茎、叶捣汁饮一升，日再服之。

苋实味甘，性寒，无毒。主治青盲，明目除邪，利大小便，去寒热。久服益气力，不饥轻身。治白翳，杀蛔虫。益精。肝风客热，翳目黑花。根主治阴下冷痛，入腹则肿满杀人，捣烂敷之。

【附方】牙痛：苋根晒干，烧存性为末，揩之。再以红灯笼草根煎汤漱之。

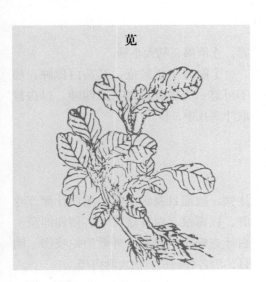

苋

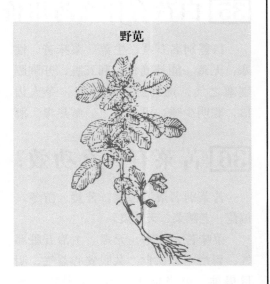

野苋

Bencao Gangmu Mifang Quanshu
《本草纲目》秘方全书

第九章

典藏精品版

认识中国第一药典

336

# 34 莴苣有什么功效？

莴苣别名莴菜、千金菜。菜味苦，性冷，微毒。能利五脏，通经脉，开胸膈，功同白苣。利气，坚筋骨，去口气，白齿牙，明眼目。通乳汁，利小便，杀虫、蛇毒。

【附方】1.乳汁不通：莴苣菜煎酒服。2.小便不通：莴苣菜，捣敷脐上即通。3.小便尿血：同上方，甚效。4.沙虱水毒：莴苣菜捣汁涂之，良。5.蚰蜒入耳：莴苣叶（干者）一分，雄黄一分，为末，糊丸枣核大。蘸生油塞耳中，引出。6.百虫入耳：莴苣捣汁滴入，自出也。

子能下乳汁，通小便，治阴肿、痔漏下血、伤损作痛。

【附方】1.乳汁不行：莴苣子三十枚，研细酒服。又方：莴苣子一合，生甘草三钱，糯米、粳米各半合，煮粥频食之。2.小便不通：莴苣子捣饼，贴脐中，即通。3.肾黄如金：莴苣子一合。细研。水一盏，煎五分服。4.阴囊肿：莴苣子一合捣末，水一盏，煎五沸，温服。

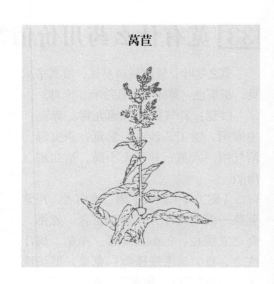

莴苣

# 35 白苣有什么药用价值？

白苣别名石苣、生菜。菜味苦，性寒，无毒。能补筋骨，利五脏，开胸膈壅塞之气，通经脉，止脾气，令人齿白，聪明少睡，可煮食之。解热毒、酒毒，止消渴，利大小肠。

【附方】鱼脐疮，其头白似肿，痛不可忍：先以针刺破头及四畔，以白苣取汁滴孔中，良。

# 36 苦菜有什么功效？

苦菜别名荼、苦苣、苦荬、游冬、褊苣、老鹳菜、天香菜。

菜味苦，性寒，无毒。主治五脏邪气，胃痹不思饮食。久服安心益气，明目提神，健身延年。治下利热渴、恶疮。调十二经脉。久服强力益人。捣汁饮，除面目及舌下黄。用白汁涂。疗肿，拔毒根。白汁滴疣上，使疣即溃。白汁点瘊子，自脱。外敷治蛇咬伤。明目，治各种痢疾。治血淋痔瘘。

【附方】1.血淋尿血：苦荬菜一把，酒、水各半，煎服。2.血脉不调：苦荬菜晒干，为末。每服二钱，温酒下。3.喉痹肿痛：野苦荬捣汁半盏，灯心以汤浸，捻汁半盏，和匀服。4.对口恶疮：野苦荬擂汁一钟，入姜汁一匙，和酒服，以渣敷，一二次即愈。

根主治赤白痢及骨蒸，并煮服之。治血淋，利小便。

花、子味甘，性平，无毒。能去中热、安心神。黄疸疾，连花、子研细二钱，水煎服，日二次，良。

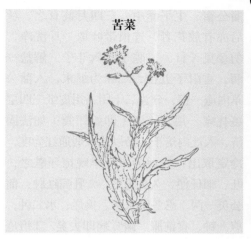
苦菜

## 37 翻白草有什么药用价值?

翻白草别名鸡腿根、天藕。根味甘、微苦，性平，无毒。主治吐血下血崩中，疟疾痈疮。

【附方】1.崩中下血：用湖鸡腿根一两捣碎，酒二盏，煎一盏服。2.吐血不止：翻白草，每用五至七科咀，水二钟，煎一钟，空心服。3.疟疾寒热：翻白草根五至七个，煎酒服之。4.无名肿毒：方同上。5.丁毒初起：不拘已成、未成。用翻白草十科，酒煎服，出汗即愈。6.浑身疥癞：端午日午时采翻白草，每用一握，煎水洗之。

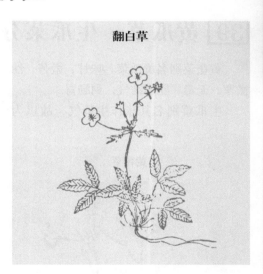
翻白草

## 38 蒲公英有什么药用价值?

蒲公英别名耩耨草、金簪草、黄花地丁。苗味甘，性平，无毒。主治妇人乳痈肿，水煮汁饮及外敷即消。解食毒，散滞气，化热毒，消恶肿、结核、疔肿。掺牙，乌须发，壮筋骨。白汁涂，治恶刺、狐尿刺疮。

【附方】1.还少丹：昔日越王曾遇异人得此方，极能固齿牙，壮筋骨，生肾水。凡年未及八十者，服之须发返黑，齿落更生。年少服之，至老不衰。得遇此者，宿有仙缘，当珍重之，不可轻泄：用蒲公英一斤（一名耩耨草，又名

《本草纲目》秘方全书

学习中国式养生

337

蒲公罂，生平泽中，三四月甚有之，秋后亦有放花者，连根带叶取一斤洗净，勿令见天日），晾干，入斗子。解盐一两，香附子五钱，二味为细末，入蒲公草内淹一宿，分为二十团，用皮纸三四层裹扎定，用六一泥（即蚯蚓粪）如法固济，入灶内焙干，乃以武火煅通红为度，冷定取出，去泥为末。早晚擦牙漱之，吐、咽任便，久久方效。2.乳痈红肿：蒲公英一两，忍冬藤二两。捣烂，水二钟，煎一钟，食前服。睡觉病即去矣。3.疳疮疔毒：蒲公英捣烂覆之，即黄花地丁也。别更捣汁，和酒煎服，取汗。

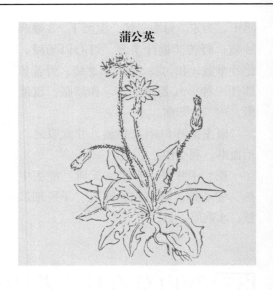

蒲公英

## 39 黄瓜菜、生瓜菜分别主治什么病？

黄花菜别名黄瓜菜。味甘、微苦，性微寒，无毒。能通结气，利肠胃。

生瓜菜别名其味作生瓜气，故以为名。味甘，性微寒，无毒。主治走注攻头面四肢，及阳毒伤寒，壮热头痛，心神烦躁，利胸膈，捣汁饮之。又生捣贴肿。

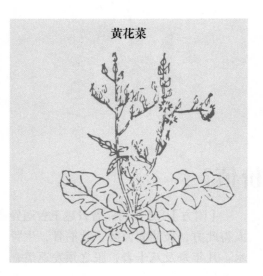

黄花菜

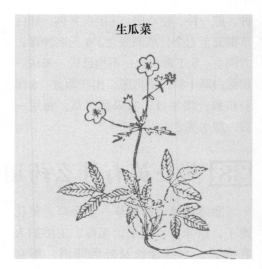

生瓜菜

## 40 落葵、蕨分别主治什么病?

落葵别名葵、藤葵、藤菜、天葵、繁露、御菜、胭脂菜。味酸,性寒,滑,无毒。主治滑中,散热。利大小肠。子能悦泽人面。可作面脂。

蕨别名鳖。根味甘,性寒,滑,无毒。能去暴热,利水道,令人睡。补五脏不足,气壅经络筋骨间,毒气。根烧灰油调,敷蛇。

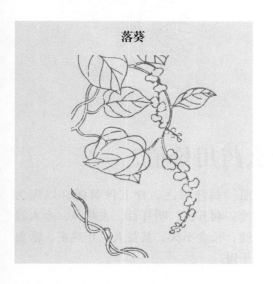

落葵

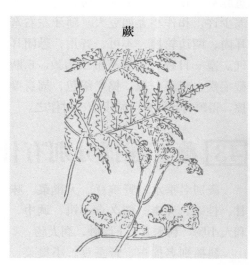

蕨

## 41 水蕨、仙人杖草分别有什么功效?

水蕨味甘、苦,性寒,无毒。主治腹中痞积,淡煮食,一二日即下恶物。忌杂食一月余乃佳。

仙人杖草味甘,性小温,无毒。作茹食,去痰癖,除风冷。久服长生,坚筋骨,令人不老。

## 42 蕺有什么药用价值?

蕺别名菹菜、鱼腥草。蕺菜生湿地山谷阴处,也能蔓生。叶似荞麦而肥,茎紫赤色。[李时珍曰]据赵叔文《医方》云,鱼腥草即紫蕺。叶似荞,状为三角,一边红,一边青。可以养猪。又有五蕺(即五毒草),花、叶相似,但根似狗脊。

叶味辛,性微温,有小毒。主治螻蝼尿疮。放淡竹筒内煨熟,捣烂外敷治恶疮、白秃。散热毒痈肿,治痔疮脱肛,解硇砂毒。

【附方】1.背疮热肿:蕺菜捣汁涂之,留孔以泄热毒,冷即易之。2.痔疮肿痛:鱼腥草一握,煎汤熏洗,仍以草

《本草纲目》秘方全书

学习中国式养生

挹痔即愈。一方：洗后以枯矾入片脑少许，敷之。3.疗疮作痛：鱼腥草捣烂敷之。痛一二时，不可去草，痛后一二日即愈。徽人所传方也。4.小儿脱肛：鱼腥草擂如泥，先以朴消水洗过，用芭蕉叶托住药坐之，自入也。5.虫牙作痛：鱼腥草、花椒、菜子油等份，捣匀，入泥少许，和作小丸如豆大。随牙左右塞耳内，两边轮换，不可一齐用，恐闭耳气。塞一日夜，取看有细虫为效。6.断截疟疾：紫蕺一握。捣烂绢包，周身摩擦，得睡有汗即愈。临发前一时作之。

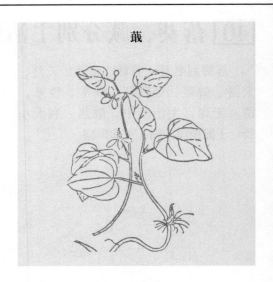

蕺

# 43 薇、翘摇分别有什么药用价值?

薇别名垂水、野豌豆、大巢菜。味甘，性寒，无毒。能久食不饥，调中，利大小肠。利水道，下浮肿，润大肠。

翘摇别名摇车、野蚕豆、小巢菜。味辛，性平，无毒。主治破血，止血生肌。捣汁服之，疗五种黄病，以瘥为度。利五脏，明耳目，去热风，令人轻健，长食不厌，甚益人。止热疟，活血平胃。

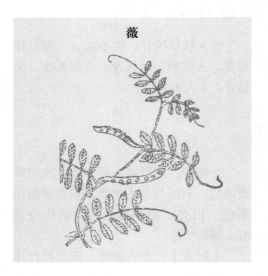

薇

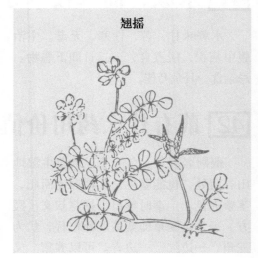

翘摇

# 44 藜有什么药用价值?

藜别名莱、红心灰藋、鹤顶草、胭脂菜。叶味甘，性平，微毒。能杀虫。煎汤，洗虫疮，漱齿。捣烂，涂诸虫伤，去癜风。

【附方】白癜风：红心灰藋五斤，茄子根、茎三斤，苍耳根、茎五斤，并晒干烧灰，以水一斗煎汤淋汁熬成膏，别以好乳香半两，铅霜一分，腻粉一分，炼成牛脂二两，和匀，每日涂三次。

茎烧灰，和荻灰、蒿灰等份，水和蒸，取汁煎膏。点疣赘、黑子，蚀恶肉。

# 45 秦荻藜主治什么病?

秦荻藜味辛，性温，无毒。主治心腹冷胀，下气消食，和酱、醋食之。破气甚良。又末之和酒服，疗卒心痛，悒悒，塞满气。子主治肿毒，捣末和醋封之，日三易。

# 46 鹿藿、灰藋分别有什么药用价值?

鹿藿别名鹿豆、野绿豆。味苦，性平，无毒。主治蛊毒，女子腰腹痛不乐，肠痈瘰疬，疬疡气。止头痛。

灰藋别名灰涤菜、金锁天。味甘，性平，无毒。主治恶疮，虫、蚕、蜘蛛等咬，捣烂和油敷之。亦可煮食。作汤，浴疗癣风瘙。烧灰纳齿孔中，杀虫。含漱，去甘疮。以灰淋汁，蚀肉，除白癜风、黑子，着肉作疮。

子仁味甘，性平，无毒。炊饭磨面食，杀三虫。

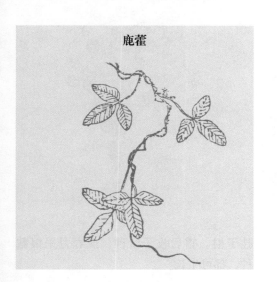

鹿藿

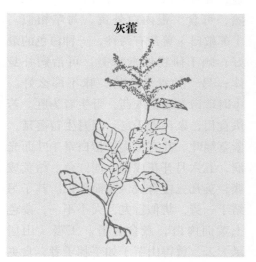

灰藋

《本草纲目》秘方全书

学习中国式养生

# 47 芋有什么药用价值？

芋别名土芝、蹲鸱。芋子味辛，性平，滑，有小毒。能行肠胃气，充泽肌肤，滑肠胃。令人肥白，开胃通肠闭。产妇食之破血，饮汁治消渴。冷食，疗烦热，止渴。破宿血，去死肌，和鱼煮食下气，调中补虚。

【附方】1.腹中癖气：生芋子一斤压破，酒五斤渍二七日。空腹每饮一升，神良。2.身上浮风：芋煮汁浴之。慎风半日。3.头上软疖：用大芋捣敷之，即干。

叶、茎味辛，冷，滑，无毒。能除烦止泻，疗妊娠心烦迷闷，胎动不安。用盐与叶茎共研烂外敷，治蛇虫咬伤，消痈肿毒痛，除箭毒。梗，擦蜂螫毒。李时珍说：捣汁涂，治蜘蛛伤。

【附方】黄水疮：芋苗晒干，烧存性研搽。

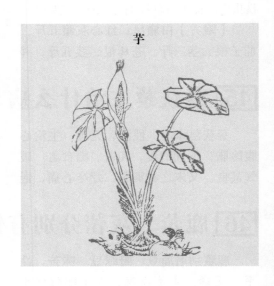

芋

# 48 薯蓣有什么药用价值？

薯蓣别名土薯、山薯、山芋、山药、玉延。薯蓣刚生时，生出赤茎细蔓，五月开白花，七月结实青黄，八月熟，可食。根内白外黄，与芋相似。

[苏敬曰] 薯蓣有两种，一种白色的最好，晒干研粉做食味美，可治病补身体；另一种青黑色的，味不那么好。

[时珍曰] 薯蓣入药，野生者为胜。若供食用，家种者为良。四月生苗蔓延，紫茎绿叶。叶有三尖，似白牵牛叶而光润，五六月开花成穗，淡红色。结荚成簇，荚凡三棱合成，坚而无仁。其子另结于一旁，状似雷丸，大小不一，皮色土黄而肉白，煮食甘滑。王曼《山居录》云，曾得山芋子如芋棘子者，食更

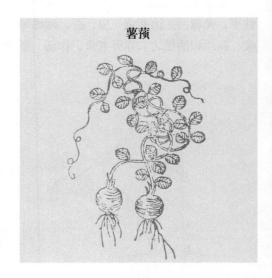

薯蓣

胜于根。霜后收子留种，或春月采根截种，都生长。

根味甘，温、性平，无毒。能补虚，除寒热邪气，补脾胃，益气力，长肌肉，强阳，久服耳目聪明，轻身不饥，延年益寿。治头面游风、头风眼眩，降气，止腰痛，补五脏。除烦热。开达心窍，强记忆。强筋骨，治泄精健忘。益肾气，健脾胃，止泻痢，化痰涎，润皮毛。用生的捣烂贴能消散肿毒。

【附方】1.补益虚损：益颜色，补下焦虚冷，小便频数，瘦损无力。用薯蓣于沙盆中研细，入铫中，以酥一大匙熬令香，旋添酒一盏煎搅令匀，空心饮之。每旦一服。2.心腹虚胀：手足厥逆，或饮苦寒之剂多，未食先呕，不思饮食。山药半生半炒，为末。米饮服二钱，一日二服，大有功效。忌铁器、生冷。

# 49 山丹、草石蚕分别有什么药用价值？

山丹别名红百合、连珠、川强瞿、红花菜。根味甘，性凉，无毒。主治疮肿、惊邪。女人崩中。花性味同根。能活血。其蕊，敷疔疮恶肿。

草石蚕别名地蚕、土蛹、甘露子、滴露、地瓜儿。根味甘，性平，无毒。浸酒，除风破血。煮食，治溪毒。焙干，主走注风，散血止痛。其节，亦可捣末酒服。和五脏，下气清神。

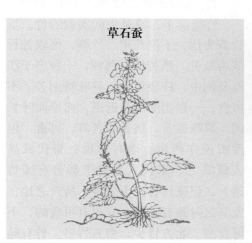

草石蚕

# 50 百合有什么药用价值？

百合别名强瞿、蒜脑薯。根味甘，性平，无毒。主治腹胀心痛，利大小便，补中益气。除浮肿腹胀、痞满寒热、身痛，及治难产、喉痹，止涕泪。治毒邪刺激涕泣不止，除心下急满痛，治脚气热咳。安心定胆益志，养五脏。治癫邪狂叫惊悸，产后血晕，杀蛊毒气，治胁痛、乳痈、发背及各疮肿。治百合病。温肺止咳。

【附方】1.百合病：百合知母汤：治伤寒后百合病，行住坐卧不定，如有鬼神状，已发汗者。用百合七枚，以泉水浸一宿，明旦更以泉水二升，煮取一升，却以知母三两，用泉水二升煮一升，同百合汁再煮取一升半，分服。百合鸡子汤：治百合病已经吐后者。用百合七枚，泉水浸一宿，明旦更以泉水二升，煮取一升，入鸡子黄一个，分再服。百合代赭汤：治百合病已经下后者。用百合七枚，泉水浸一宿，明旦更以泉水二升，煮取一升，却以代赭石一两，滑石三两，水二升，煮取一升，同百合汁再煮取一升半，分再服。百合地黄汤：治百合病未经汗吐下者。用百合七枚，泉水浸一宿，明旦更以泉水二升，煮取一升，入生地黄汁一升，同煎取一升半，分再服。2.百合变渴：病已经月，变成消渴者。百合一升，水一斗，

渍一宿，取汁温浴病患。浴毕食白汤饼。3.百合变热者：用百合一两，滑石三两，为末，饮服方寸匕。微利乃良。

花主治小儿天泡湿疮，曝干研末，菜子油涂，良。子，酒炒微赤，研末汤服，治肠风下血。

# 51 竹笋主治什么病？

竹笋别名竹萌、竹芽、竹胎、竹子。

竹类甚多，笋是中间实满的竹，篁竹笋为佳，不能药用。竹笋，惟以苦竹笋为最贵。然苦竹有两种，一种产于江西及闽中，杆极粗大，笋味特别苦，不可食；一种出浙江及近道，肉厚而叶长阔，笋味微苦，俗称甜苦笋，可食，但没听说作药用。李时珍说：晋代武昌人戴凯之、宋代人僧赞宁都著有《竹谱》，记载竹有六十余种，所产之地，发笋之时各有不同。笋也有可食的，不可食的。北方竹少，南方竹多。竹有雌雄，看根上第一枝双生的，必是雌竹，可生笋。山区人于竹根下未出土的笋称冬笋，《东观汉记》谓之苞笋。可鲜食

为珍品。其他制成淡干笋者，为玉版笋、明笋、火笋，盐晒者为盐笋，都可做蔬菜食。按赞宁云，食笋如服药，得法对人有益，食之不得法，对人有害。采笋宜避风日，见风则质坚，入水则肉硬，脱壳则失味，生时遇刃则失柔。笋宜久煮，未熟食之损人。苦笋宜久煮，干笋宜取汁为羹吃。又可蒸食，煨食。味辛者如刺难咽，先加入灰煮，再换水煮方好，或以薄荷叶数片同煮也可去辛味。《诗经》说："其蔌(su)伊何，惟笋及蒲。"。照此看来，笋作为蔬菜，是古已有之的。

酸笋味酸，性凉，无毒。主治作汤食，止渴解酲，利膈。

# 52 茄有什么药用价值？

茄别名落苏、昆仑瓜、草鳖甲。［苏颂曰］茄有数种，紫茄、黄茄南北都有；白茄、青水茄惟北方有。入药多用黄茄，其余是作菜用。江南有一种藤茄，蔓生，皮薄似葫芦，没听说可以作药用。新罗国出一种茄，形如鸡蛋，淡光微紫色，蒂长味甘，中国已到处有。［时珍

曰］茄种宜九月黄熟时收，洗净晒干，至来年二月下种，发苗再移栽。株高二三尺，叶大如掌。自夏至秋开紫花，五瓣相连，五棱如束，黄蕊绿蒂，蒂包其茄，茄中有瓤，瓤中有子，子如芝麻。

茄子味甘，性寒，无毒。主治寒热往采、五脏劳热。醋磨外涂消肿毒。用

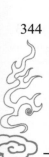

老的破裂的茄烧灰治乳裂。散血止痛，消肿宽肠。

【附方】1.妇人血黄：黄茄子竹刀切，阴干为末。每服二钱，温酒调下。2.肠风下血：经霜茄连蒂，烧存性，为末。每日空心温酒服二钱匕。

蒂烧灰，米饮服二钱，治肠风下血不止及血痔。烧灰，治口齿疮。

【附方】风蛀牙痛：茄蒂烧灰掺之。或加细辛末等份，日用之。

花主治金疮牙痛。

【附方】牙痛：秋茄花干之，旋烧研涂痛处，立止。

根及枯茎叶主治冻疮皲裂，煮汤渍之，良。散血消肿，治血淋下血，血痢阴挺，齿口蕈。

# 53 壶卢主治什么病？

壶卢别名瓠瓜、匏瓜。长瓠、悬瓠、壶卢、匏瓜、蒲芦，名称、形状不一样，其实是一类。到处有栽种，只有迟早之别。都以正二月下种苗长蔓，叶似冬瓜叶而稍圆，有柔毛，嫩时可食。

壶瓠味甘，性平，滑，无毒。主治消渴恶疮、鼻口中肉烂痛。利小便。清热，服丹石的人宜食。除烦治心热，利小肠，润心肺，治石淋。

【附方】腹胀黄肿：用亚腰壶卢连子烧存性，每服一个，食前温酒下。不饮酒者，白汤下。十余日见效。叶味甘，性平，无毒。为茹耐饥。须、花能解毒。

【附方】预解胎毒：七八月，或三伏日，或中秋日，剪壶卢须如环子脚者，阴干，于除夜煎汤浴小儿，则可免出痘。

【附方】1.血淋疼痛：茄叶熏干为末，每服二钱，温酒或盐汤下。隔年者尤佳。2.肠风下血：方同上，米饮下。

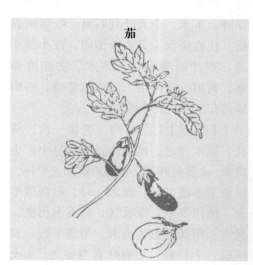

茄

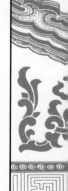

子主治齿龈或肿或露，齿摇疼痛，用八两同牛膝四两，每服五钱，煎水含漱，日三四次。

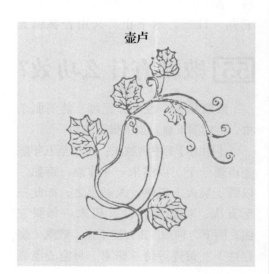

壶卢

# 54 苦瓠有什么药用价值?

苦瓠别名苦匏、苦壶卢。瓠及子味苦，性寒，有毒。主治大水，面目四肢浮肿，下水，令人吐利石淋，吐呀嗽囊结，痓蛊痰饮。又煮汁渍阴，疗小便不通。煎汁滴鼻中，出黄水，去伤冷鼻塞，黄疸。吐蛔虫。治痈疽恶疮，疥癣齲齿有虫者。又可制汞。

【附方】1.急黄病：苦瓠一枚，开孔，以水煮之，搅取汁，滴入鼻中。去黄水。2.黄疸肿满：苦壶卢瓠如大枣许，以童子小便二合，浸之一时，取两酸枣大，纳两鼻中，深吸气，待黄水出良。又方：用瓠瓤熬黄为末，每服半钱，日一服，十日愈。然有吐者当详之。3.大水胀满：头面洪大。用莹净好苦瓠白瓤，捻如豆粒，以面裹煮一沸，空心服七枚。至午当出水一斗。二日水自出不止，大瘦乃瘥。二年内忌咸物。又方：用苦壶卢瓠一两，微炒为末，每日粥饮服一钱。4.通身水肿：苦瓠膜（炒）二两，苦葶苈五分，捣合丸小豆大。每服五丸，日三，水下止。又用苦瓠膜五

分，大枣七枚。捣丸。一服三丸，如人行十里许，又服三丸，水出更服一丸，即止。5.石水腹肿：四肢皆瘦削。用苦瓠膜（炒）一两，杏仁半两（炒去皮尖），为末，糊丸小豆大。每饮下十丸，日三，水下止。6.水蛊洪肿：苦瓠瓤一枚，水二升，煮至一升，煎至可丸，如小豆大，每米饮下十丸。待小便利，作小豆羹食。勿饮水。

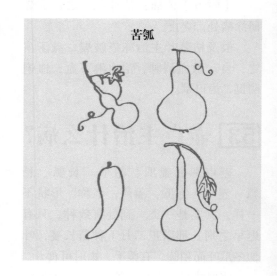

苦瓠

# 55 败瓢有什么功效?

败瓢味苦，性平，无毒。能消胀杀虫，治痔漏下血，崩中带下赤白。

【附方】1.中满鼓胀：用三至五年陈壶卢瓢一个，以糯米一斗作酒，待熟，以瓢于炭火上炙热，入酒浸之，如此三至五次，将瓢烧存性，研末。每服三钱，酒下，神效。2.大便下血：败瓢（烧存性）、黄连等份。研末。每空心温酒

服二钱。3.赤白崩中：旧壶卢瓢（炒存性）、莲房（煅存性）等份。研末。每服二钱，热水调服。三服，有汗为度，即止。甚者五服止，最妙。忌房事、发物、生冷。4.脑漏流脓：破瓢、白鸡冠花、白螺蛳壳（各烧存性）等份，血竭、麝香各五分，为末。以好酒洒湿熟艾，连药揉成饼，贴在顶门上，以熨斗

熨之，以愈为度。5.腋下瘤瘿：用长柄茶壶卢烧存性，研末搽之，以消为度。一府校老妪右腋生一瘤，渐长至尺许，其

状如长瓠子，久而溃烂。一方士教以此法用之，遂出水，消尽而愈。6.汤火伤灼：旧壶卢瓢，烧灰敷之。

# 56 冬瓜主治什么病？

别名白瓜、水芝、地芝。［苏颂曰］冬瓜处处有。冬瓜生长在苗蔓下，大者如斗或更长，皮厚而有毛，嫩冬瓜青绿色，经霜则表皮上有白粉。［李时珍说］冬瓜三月生苗长蔓，大叶圆有尖，茎、叶都有刺毛。六七月开黄花，结实大的直径有尺余，长达三四尺，嫩时绿色有毛，老则苍白有粉，皮坚厚，肉肥白，冬瓜瓤白虚如絮，可用来洗衣。子谓瓜犀，在瓤中排列成行，霜后采收，肉可煮食，也可蜜为果糖，子可食。采收冬瓜时，传说忌酒、漆、麝香及糯米，触之则烂。必烂。

白冬瓜味甘，性微寒，无毒。主治小腹水胀，利小便，止渴。捣汁服，止消渴烦闷，解毒。益气延年，除心胸满闷，清热。消热毒痈肿。切片摩擦治痱子有效。利大小便，解丹石毒。

【附方】1.积热消渴：白瓜去皮，每食后吃三二两，五七度良。2.消渴不止：冬瓜一枚削皮，埋湿地中，一月取出，破开取清水日饮之。或烧熟绞汁饮之。3.消渴骨蒸：大冬瓜一枚去瓤，入黄连末填满，安瓮内，待瓜消尽，同研，丸梧子大。每服三四十丸，煎冬瓜汤下。

瓜练味甘，性平，无毒。绞汁服，止烦躁热渴，利小肠，治五淋，压丹石毒。洗面澡身，去䵟黯，令人悦泽白皙。

【附方】1.消渴烦乱：冬瓜瓤（干者）一两，水煎饮。2.水肿烦渴：小便少者。冬瓜白瓤，水煎汁，淡饮之。

白瓜子，《别录》曰：冬瓜仁也。八月采之。味甘，性平，无毒。令人悦泽好颜色，益气不饥。久服，轻身耐老。除烦满不乐。可作面脂。去皮肤风及黑䵟，润肌肤。治肠痈。

【附方】1.服食法：取冬瓜仁七升，以绢袋盛，投三沸汤中，须臾取曝干，如此三度，又与清苦酒渍之一宿，曝干为末，日服方寸匕。令人肥悦明目，延年不老。又法：取子三五升，去皮为丸，空心日服三十丸。令人白净如玉。2.补肝明目：治男子五劳七伤，明目。用冬瓜仁，方同上。3.悦泽面容：白瓜仁五两，桃花四两，白杨皮二两，为末。食

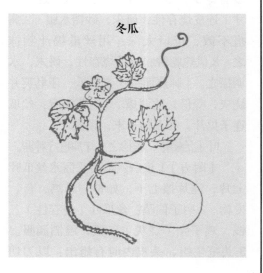

冬瓜

后饮服方寸匕，日三服。欲白加瓜仁，欲红加桃花。三十日面白，五十日手足俱白。一方有橘皮，无杨皮。

瓜皮，可作丸服，亦入面脂。主驴马汗入疮肿痛，阴干为末涂之。又主折伤损痛。

【附方】1.跌扑伤损：用干冬瓜皮一两，真牛皮胶一两，锉入锅内炒存性，研末。每服五钱，好酒热服。仍饮酒一瓯，厚盖取微汗。其痛即止，一宿如初，极效。2.损伤腰痛：冬瓜皮烧研，酒服一钱。

叶，主治肿毒，杀蜂，疗蜂叮。主消渴，疟疾寒热。又焙研，敷多年恶疮。

【附方】积热泻痢：冬瓜叶嫩心，拖面煎饼食之。 藤烧灰，可出绣黥。煎汤，洗黑并疮疥。捣汁服，解木耳毒。煎水，洗脱肛。烧灰，可淬铜、铁，伏砒石。

# 57 丝瓜有什么药用价值？

丝瓜别名天丝瓜、天罗、布瓜、蛮瓜。瓜味甘，性平，无毒。主治痘疮出不快，用枯丝瓜烧存性，入朱砂研末，蜂蜜水调服。煮食，除热利肠。老瓜烧存性服，祛风化痰，凉血解毒，杀虫，通经络行血，下乳汁，治大小便下血、痔疮、月经过多、黄积、疝痛卵肿、血气作痛、痈疽疮肿、齿、痘疹胎毒。暖胃补阳，固气和胎。

【附方】1.痘疮不快：初出或未出，多者令少，少者令稀：老丝瓜（近蒂三寸）连皮烧存性，研末，砂糖水服。2.痈疽不敛，疮口太深：用丝瓜捣汁频抹之。3.风热腮肿：丝瓜烧存性，研末，水调搽之。4.肺热面疮：苦丝瓜、牙皂荚并烧灰，等份，油调搽。5.玉茎疮溃：丝瓜连子捣汁，和五倍子末，频搽之。

叶主治癣疮，频掺之。疗痈疽疔肿卵。

【附方】1.虫癣：清晨采露水丝瓜叶七片，逐片擦七下，如神。忌鸡、鱼、发物。2.阴子偏坠：丝瓜叶（烧存性）三钱，鸡子壳（烧灰）二钱，温酒调服。3.头疮生蛆，头皮内时有蛆出：以刀切破，挤丝瓜叶汁搽之。蛆出尽，绝根。4.汤火伤灼：丝瓜叶焙研，入辰粉一钱，蜜调搽之。生者捣敷。一日即好也。5.鱼脐疔疮：丝瓜叶（即虞刺叶也）、连须葱白、韭菜等份，同入石钵内，研烂取汁，以热酒和服。以渣贴腋下，病在左手贴左腋，右手贴右腋；病在左脚贴左胯，右脚，贴右胯；在中贴心、脐。用帛缚住，候肉下红线处皆白则散矣。如有潮热，亦用此法。却令人抱住，恐其

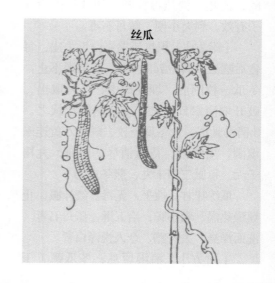

丝瓜

颠倒则难救矣。

藤根性味同叶。主治齿脑漏，杀虫解毒。

【附方】1.预解痘毒：五六月取丝瓜蔓上卷须阴干，至正月初一日子时，用二两半煎汤（父母只令一人知），温浴小儿身面上下，以去胎毒，永不出痘，纵出亦少也。2.诸疮久溃：丝瓜老根熬水扫之，大凉即愈。3.喉风肿痛：丝瓜根，以瓦瓶盛水浸，饮之。4.脑崩流汁：鼻中时时流臭黄水，脑痛，名控脑砂，有虫食脑中也。用丝瓜藤近根三至五尺，烧存性。每服一钱，温酒下，以愈为度。5.牙宣露痛：用丝瓜藤阴干，临时火煅存性，研搽即止，最妙。又方：用丝瓜藤一握，川椒一撮，灯心一把，水煎浓汁，漱吐，其痛立住如神。

## 58 南瓜、越瓜分别有什么药用价值?

南瓜味甘，性温，无毒。能补中益气。

越瓜别名梢瓜、菜瓜。味甘，性寒，无毒。能利肠胃，止烦渴。利小便，去烦热，解酒毒，宣泄热气。烧灰，敷口吻疮及阴茎热疮。和饭作，久食益肠胃。

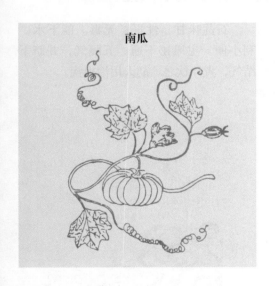

南瓜

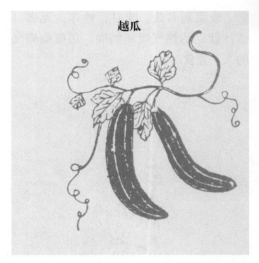

越瓜

## 59 胡瓜有什么功效?

胡瓜别名黄瓜。味甘，性寒，有小毒。能清热解渴，利水道。

【附方】1.小儿热痢：嫩黄瓜同蜜食十余枚，良。2.水病肚胀：四肢浮肿。用胡瓜一个破开，连子以醋煮一半，水煮一半至烂，空心俱食之，须臾下水也。3.小儿出汗：香瓜丸：用黄连、胡黄连、黄、川大黄（煨熟）、鳖甲、柴胡、芦荟、青皮等份为末。用大黄瓜黄色者一个，割下头，填药至满，盖定签住，慢火煨熟，同捣烂，入面糊丸绿豆大。每服二三丸，大者五七丸至十丸，食后新水下。4.咽喉肿痛：老黄瓜一枚去子，入消填满，阴干为末。每以少许吹之。5.火眼赤痛：五月取老黄瓜一条，上开小孔，去瓤，入芒硝令满，悬阴处，待消透出刮下，留点眼甚效。6.汤火伤灼：五月五日，掐黄瓜入瓶内封，挂檐下，取水刷之，良。

叶味苦，性平，有小毒。主治小儿闪癖，一岁用一叶，生搅汁服，得吐、下良。根捣敷狐刺毒肿。

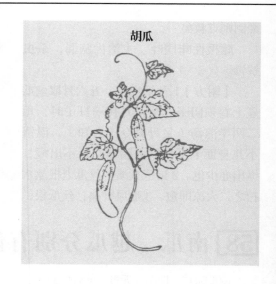

胡瓜

# 60 紫菜、石莼分别有什么药用价值？

紫菜别名紫。味甘，性寒，无毒。煮汁饮，治热气烦塞咽喉。患瘿瘤脚气的人，宜食。

石莼味甘，性平，无毒。能下水，利小便。主风秘不通，五膈气，并脐下结气，煮汁饮之。胡人用治疳疾。

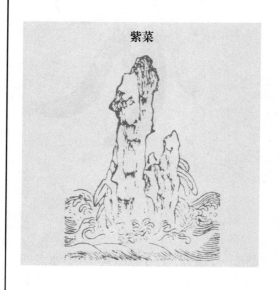

紫菜

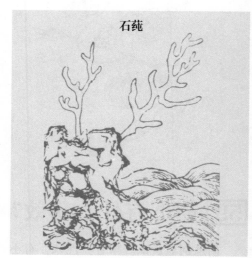

石莼

# 61 鹿角菜、睡菜分别有什么药用价值？

鹿角菜别名猴葵。味甘，性大寒，滑，无毒。主治下热风气，疗小儿骨蒸热劳。服丹石人食之，能下石力。解面热。

睡菜别名瞑菜、绰菜、醉草、懒妇箴。味甘、微苦，性寒，无毒。主治心膈邪热不得眠。

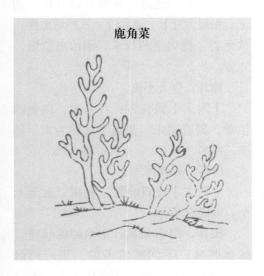

鹿角菜

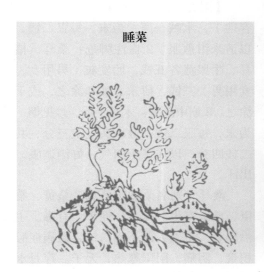

睡菜

# 62 芝有多少种，分别有什么功效？

芝别名茵。青芝（一名龙芝）味酸，性平，无毒。能明目、补肝、养精安神。久食轻身延年，强记忆。赤芝（一名丹芝）味苦，性平，无毒。主治胸中郁结、益心气、补中、增智慧、强记忆，久食轻身延年。黄芝（一名金芝）味甘，性平，无毒。能益气、安神、除烦，久食轻身延年。白芝（一名玉芝、素芝）味辛，性平，无毒。主治咳逆上气，益肺气、通利口鼻、强意志、长勇气、安神。久食轻身延年。黑芝（一名玄芝）味咸，性平，无毒。主治癃闭，利水道，益肾气，通九窍，聪耳目。久食轻身延年。紫芝（一名木芝）味甘，性温，无毒。主治耳聋，利关节，安神，益精气，坚筋骨，悦颜色。久食轻身延年。疗虚劳，治痔疮。

【附方】紫芝丸：治虚劳短气，胸胁苦伤，手足逆冷，或时烦躁口干，目视，腹内时痛，不思饮食，此药安神保精。紫芝一两半，山芋（焙）、天雄（炮去皮）、柏子仁（炒）、巴戟天（去心）、白茯苓、枳实各三钱五分，生地黄（焙）、麦门冬（去心焙）、五味子（炒）、半夏（制炒）、附子、牡丹皮、人参各七钱五分，远志（去心）、蓼实各二钱五分，瓜子仁（炒）、泽泻各五钱，为末，炼蜜丸梧子大。每服十五丸，渐至三十丸，温酒下，日三服。

《本草纲目》秘方全书

学习中国式养生

351

# 63 木耳有什么功效？

木耳别名木檽、木菌、树鸡、木蛾。性味甘，性平，有小毒。能益气不饥，轻身强志，断谷治痔。

【附方】1.眼流冷泪：木耳一两（烧存性），木贼一两，为末。每服二钱，以清米泔煎服。2.血注脚疮：桑耳、楮耳、牛屎菰各五钱，胎发灰（男用女，女用男）三钱，研末，油和涂之，或干涂之。3.崩中漏下：木耳半斤，炒见烟，为末，每服二钱一分，头发灰三分，共二钱四分，以应二十四气。好酒调服，出汗。

桑耳，别名桑蛾、桑鸡、桑黄、桑臣、桑上寄生。味甘，性平，有毒。主治黑者，主女人漏下赤白汁，血病症瘕积聚，阴痛，阴阳寒热，无子。疗月水不调。其黄熟陈白者，止久泄，益气不饥。其金色者，治癖饮积聚，腹痛金疮。治女子崩中带下，月闭血凝，产后血凝，男子痃癖。止血出，肠风泻血，妇人心腹痛。利五脏，宣肠胃气，排毒气。压丹石人发热，和葱、豉作羹食。

【附方】1.少小鼻出血：小劳辄出。桑耳熬焦捣末，每发时，以杏仁大塞鼻中，数度即可断。2.五痔下血：桑耳作羹，空心饱食，三日一作。待孔卒痛如鸟啄状，取大、小豆各一升合捣，作两囊蒸之，及热，更互坐之，即瘥。3.脱肛泻血不止：用桑黄一两，熟附子一两，为末，炼蜜丸梧子大，每米饮下二十丸。

槐耳，别名槐、槐菌、槐鸡、赤鸡、槐蛾。味苦、辛，性平，无毒。主治五痔脱肛，下血心痛，妇人阴中疮痛。治风破血，益力。

【附方】1.肠痔下血：槐树上木耳，为末。饮服方寸匕，日三服。2.崩中下血：不问年月远近。用槐耳烧存性，为末。每服方寸匕，温酒下。3.产后血疼：欲死者。槐鸡半两为末，酒浓煎饮服，立愈。

榆耳，令人不饥。

【附方】服食方：八月榆，以美酒渍曝，同青粱米、紫苋实蒸熟为末。每服三指撮，酒下，令人辟谷不饥。

柳耳，补胃理气。

【附方】反胃吐痰：柳树蕈五至七个，煎汤服即愈。

柘耳，别名柘黄。主治肺痈咳唾、脓血腥臭，不问脓成未成，用一两研末，同百齿霜二钱，糊丸梧子大。米饮下三十丸，效甚捷。

杨栌耳，味平，无毒。主治淤血结块，破血止血，煮服之。

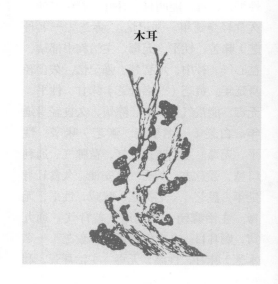

木耳

典藏精品版

认识中国第一药典

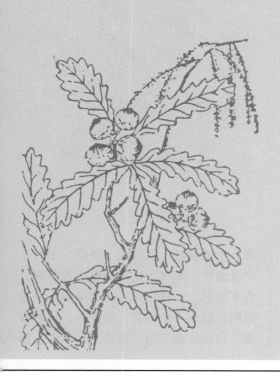

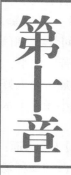

# 第十章

## 果部

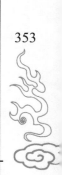

# 1 李有什么药用价值?

李,别名嘉庆子。实味苦、酸,性微温,无毒。主治暴食,去痼热,调中。去骨节间劳热。肝病宜食之。

核仁味苦,性平,无毒。主治僵仆折,淤血骨痛。令人好颜色。治女子少腹肿满。利小肠,下水气,除浮肿。治面黑子。

【附方】1.女人面:用李核仁去皮细研,以鸡子白和如稀饧涂之。至旦以浆水洗去,后涂胡粉。不过五六日效。忌见风。2.蝎虿螫痛:苦李仁嚼涂之,良。

根白皮性大寒,无毒。主治消渴,止心烦逆奔豚气。治疮。煎水含漱,治齿痛。煎汁饮,主赤白痢。炙黄煎汤,日再饮之,治女人卒赤白下,有验。治小儿暴热,解丹毒。苦李根皮:味咸,治脚下气,主热毒烦躁。煮汁服,止消渴。

【附方】1.小儿丹毒:从两股走及阴头。用李根烧为末,以田中流水和涂之。2.咽喉卒塞:无药处,以皂角末吹鼻取嚏。仍以李树近根皮,磨水涂喉外,良验。

花味苦,香,无毒。主治令人面泽,去粉滓。

【附方】面黑粉滓:用李花、梨花、樱桃花、白蜀葵花、白莲花、红莲花、旋覆花、秦椒各六两,桃花、木瓜花、丁香、沉香、青木香、钟乳粉各三两,珍珠、玉屑各二两,蜀水花一两,大豆末七合,为细末瓶收。每日盥,用洗手面,百日光洁如玉也。

叶甘、酸,性平,无毒。主治小儿壮热,疾惊痫,煎汤浴之,良。

【附方】恶刺疮痛:李叶、枣叶捣汁点之,效。

树胶味苦,性寒,无毒。主治目翳,定痛消肿。

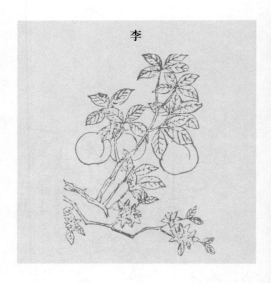

李

# 2 杏能治疗什么病?

杏别名俗称甜梅。杏实味酸,性热,有小毒。硒干做果脯食用,能止渴,祛冷热毒邪。杏属心之果,心病宜食用它。

杏核仁味甘(苦),性温(冷利),有小毒。主治咳逆上气雷鸣、喉痹、下气、产乳金疮、寒气上逆之奔豚。治惊痫、心下烦热、风气往来、时行头痛,并能解肌,消心下急满痛,杀狗毒。可解锡毒。可治腹痹不通,发汗水,治温病脚气、咳嗽上气喘促。与天门冬同煎，可润心肺。与酪作汤，能润声气。除肺热，治上焦风燥，利胸膈气逆，润大肠气秘。能杀虫，治各种疮痛疥癣，消肿，去头面诸风气瘙疱。

【附方】1.上喘气急：用杏仁、桃仁各半两，去皮尖，炒后研末，用水调面和匀，做成如梧桐子大的药丸。每次十丸，姜汤或蜜汤送服；微利为度。2.喘促浮肿，伴小便淋沥者：用杏仁一两，去皮尖研碎，和米同煮成粥，每次空腹服食二合。3.五痔下血：可用杏仁去皮尖及双仁者，加水三升，研磨滤取汁，煎至水减一半，和米煮粥服食。

杏花味苦，性温，无毒。能补不足。治妇女伤中、寒热痹证、厥逆。

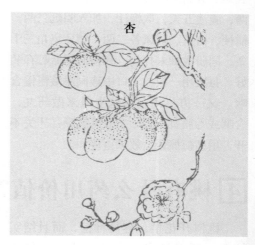
杏

# ③ 梅主治什么病？

梅，古文写作呆，像子在木上的形状。梅实味酸，性平，无毒。乌梅味酸、涩，性温、平，无毒。能下气，除热烦满，安定心志，治肢体痛、偏枯不仁、死肌，去青黑痣、腐蚀恶肉。能去痹，利筋脉，止下痢、口干多唾。水浸取汁饮，可治疗伤寒烦热。有止渴调中、祛痰治疟、止吐逆霍乱、除冷热痢之功。治虚劳骨蒸，消酒毒，使人能睡。和建茶、干姜同做成药丸服用，可止休息痢，效果很好。可敛肺涩肠，止久嗽泻痢、反胃噎膈、蛔厥吐利，消肿涌痰，杀虫，解鱼毒、马汗毒、硫磺毒。

白梅别名盐梅、霜梅。味酸、咸，性平，无毒。调和成药膏，能点除黑痣、腐蚀恶肉。刺进入肉中，将白梅嚼烂外敷就能取出。治疗刀箭伤，可研烂外敷，能止血。治乳痈肿毒，捣烂外

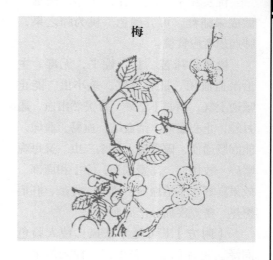
梅

贴，效果很好。有祛痰之功。治疗中风惊痫、喉痹痰厥僵仆、牙关紧闭者，取白梅肉揩擦牙龈，至唾液流出则嘴即张开。又能治疗泻痢烦渴、霍乱吐下、下血血崩，功用同乌梅。

【附方】1.痈疽疮肿：已溃未溃均可

《本草纲目》秘方全书　学习中国式养生

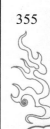

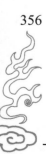

用白梅烧炭存性，研为细末，加少量轻粉，用香油调匀，涂在疮痈周围。2.喉痹乳蛾：用冰梅丸：青梅二十枚、盐十二两，腌渍五天，取梅汁，加入明矾三两，橘梗、白芷、防风各二两，猪牙皂角三十条，同研成细末拌匀，和梅同用瓶贮存装好。每次用一枚放于口中连同津液慢慢含咽。又一方：用白梅包生矾末做药丸，含咽或吞服都可以。3.中风痰厥：牙关不开，用乌梅擦牙，效果更佳。

梅核仁味酸，性平，无毒。能明目，益气，使人不饥。可消除烦热。手指突然肿痛，可将梅核仁捣烂，加醋调匀，外洗。

梅根主治风痹。露出地面的梅根，食后能毒死人。初生的小儿，取梅根与桃根、李根同煎汤洗浴，就不会患热疮。煎汤饮服，可治疗霍乱，止休息痢。梅实味甘、酸，性平，无毒。能生津止渴，清神下气，消酒。

# 4 桃有什么药用价值？

桃树开花早，容易种植，而且结实较多，所以桃字从木，从兆。十亿叫兆，为多的意思。

桃实味辛、酸、甘，性热，微毒。做成果脯食，可养颜色。桃为肺之果，肺病患者应食桃。

桃核仁味苦、甘，性平，无毒。主治淤血血闭、证瘕邪气，杀小虫。能止咳逆上气，消心下坚硬，疗突然出血，通月经，止心腹痛。治血结、血秘、血燥，能润肠通便，破蓄血。可杀三虫。又每晚嚼碎一枚桃仁，与蜜调和，涂手和面部，效果良好。主治血滞、风痹、骨蒸、肝疟枣热、痨瘵疼痛、产后血病。

【附方】1.可延年祛风：使人脸色润泽。用桃仁五合去皮，和粳米饭浆同研，绞出液汁，用其洗脸，效果极好。2.偏风不遂及痞块：用桃仁二千七百枚，去皮、尖、双仁，用一斗三升好酒浸泡二十一天，取出晒干捣细，做成药丸如梧桐子大。每次二十丸，用原泡药的酒送服。3.骨蒸潮热：用桃仁一百二十枚，留尖，去皮，双仁，捣烂做成药丸，早上用井华水调服。让病人尽量喝酒至醉，同时让他随便喝水。隔日一剂，百日内不能食肉。4.治男子阴肿作痒及小儿卵癫：均可取桃仁炒香研末，用酒调服方寸匕，每日二次。同时也可将桃捣烂外敷。

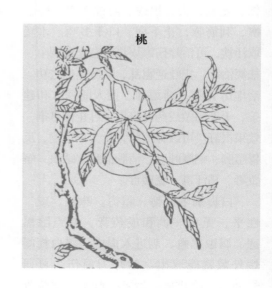

桃

# 5 栗、天师栗分别主治什么病?

栗实味咸,性温,无毒。能益气,厚肠胃,补肾气,使人耐受饥饿。生食,可治腰腿不遂。治筋骨断碎,淤血肿痛。将生栗嚼碎后涂敷,可有疗效。

天师栗,味甘,性温,无毒。久食,止风挛。

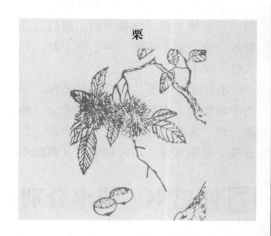

栗

# 6 枣有什么药用价值?

枣,大曰枣,小曰棘。棘,酸枣也。枣性高,故重;棘性低,故并。音次。枣、棘皆有刺针,会意也。

生枣,味甘、辛,性热,无毒。大枣别名干枣、美枣、良枣。味甘,性平,无毒。主治心腹邪气,安中,养脾气,平胃气,通九窍,助十二经,补少气、少津液、身中不足,大惊四肢重,和百药。久服轻身延年。煮取肉,和脾胃药甚佳。补中益气,坚志强力,除烦闷,疗心下悬,除肠。久服不饥神仙。润心肺,止嗽,补五脏,治虚损,除肠胃癖气。和光粉烧,治疳痢。小儿患秋痢,与蛀枣食之良。杀乌头、附子、天雄毒。和阴阳,调营卫,生津液。

【附方】1.调和胃气:以干枣去核,缓火逼燥为末。量多少入少生姜末,白汤点服。调和胃气甚良。2.反胃吐食:大枣一枚去核,用斑蝥一枚去头翅,入在内,煨熟去蝥,空心食之,白汤下良。

3.小肠气痛:大枣一枚去核,用斑蝥一枚去头、足、翅,入枣内,纸包煨熟,去蝥食枣,以桂心、荜澄茄汤下。

三岁陈枣核中仁燔之,味苦,性平,无毒。主治腹痛邪气。恶气卒疰忤。核烧研,掺胫疮良。叶味甘,性温,微毒。覆麻黄,能令出汗。和葛粉,揩热

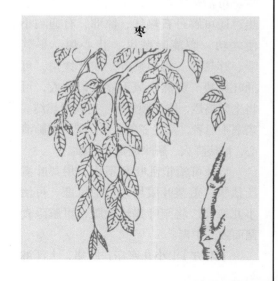

枣

357

痱疮，良。治小儿壮热，煎汤浴之。

【附方】小儿伤寒：五日以后热不退。用枣叶半握，麻黄半两，葱白、豆豉各一合，童子小便二钟，煎一钟，分二服，取汗。

木心味甘，涩，性温，有小毒。主治中蛊腹痛，面目青黄，淋露骨立。锉取一斛，水淹三寸，煮至二斗澄清，煎五升。旦服五合，取吐即愈。又煎红水服之，能通经脉。

根主治小儿赤丹从脚趺起，煎汤频浴之。

【附方】令发易长：取东行枣根三尺，横安甑上蒸之，两头汗出，收取敷发，即易长。

皮同老桑树皮，并取北向者，等份，烧研。每用一合，井水煎，澄取清，洗目。一月三洗，昏者复明。

# ⑦ 仲思枣、苦枣分别有什么药用价值?

仲思枣别名仙枣。味甘，性温，无毒。能补虚益气，润五脏，去痰嗽冷气。久服令人肥健，好颜色，神仙不饥。

苦枣别名蹶泄。实味苦，性大寒，无毒。主治伤寒热伏在脏腑，狂荡烦满，大小便闭涩。取肉煮研，和蜜丸服。

# ⑧ 梨主治什么病?

梨别名快果、果宗、玉乳、蜜父。梨实味甘、微酸，性寒，无毒。能治热嗽，有止渴之功。将梨切处用来敷贴烫火伤，可收止痛之效，并可防止伤口溃烂。可治热邪内停，中风不语，伤寒发热，还可解丹石热气、惊邪，有通利小便之功。梨能除贼风、止心烦、平气喘、疗热狂。将梨捣碎，取汁饮用，可涌吐风痰。突然中风不能言语的人，可将生梨捣烂，取汁频饮服。对胸中热结、痞塞不通者，尤宜多多食用。梨可润肺清心，消痰降火，解除疮毒、酒毒。

梨叶可治霍乱吐利不止，用梨叶煮汁饮服。煎梨叶服用，可治风证。可治小儿寒疝。将梨叶捣汁饮服，可解除食菌而致的中毒。

【附方】1.小儿寒疝：腹痛，大汗淋漓。用梨叶浓煎约七合，分数次饮用，效果很好。这是徐之才的经验方。2.中水毒病：所表现的初起头痛恶寒，拘急心烦。取梨叶一把，捣烂，加酒一小杯，搅匀饮用。

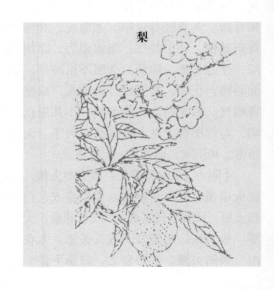

梨

## 9 鹿梨有什么药用价值？

鹿梨别名鼠梨、山梨、杨、罗。实味酸，涩，性寒，无毒。煨食治痢。根皮性味同实。主治疮疥，煎汁洗之。

【附方】1.一切疮：鹿梨散：用鹿梨根、蛇床子各半斤，真剪草四两，硫黄三钱，轻粉一钱。为末。麻油调敷之。小儿涂于绢衣上着之，七日不解，自愈。2.一切癣：鹿梨根，刮皮捣烂，醋和麻布包擦之。干者为末，以水和捣。

## 10 棠梨、海红分别有什么药用价值？

棠梨别名甘棠。棠梨实味酸、甘、涩，性寒，无毒。烧熟食用，可止泄泻痢疾。棠梨枝叶味酸、甘、涩，性寒，无毒。主治霍乱吐泻不止，腹痛转筋，取棠枝叶一把、木瓜二两，加水同煎取汁，慢慢小口地饮用。

海红别名海棠梨。子味酸、甘、性平，无毒。主治泄痢。

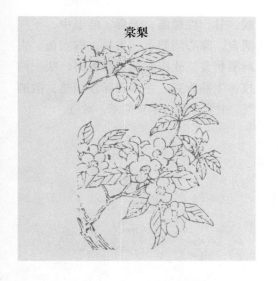

棠梨

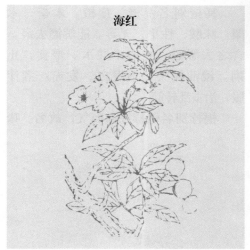

海红

## 11 木瓜有什么药用价值？

木瓜别名楙(音茂)。木瓜实味酸，性温，无毒。主治湿痹邪气及霍乱大吐大泻，转筋不止。治脚气冲心，可取嫩木瓜一枚，去子后煎服，效果极佳。并能强筋骨，下冷气，止呕逆，去胸中痰浊，消食积，止利水后口渴不止，用木瓜煎汤，取汁饮用。治吐泻奔豚，退水肿，止寒热泻痢，疗心腹痛。能调营卫，助谷气。［王好古曰］有祛湿和胃，补脾益肺的功效，可治腹胀、噫气、心下烦闷痞满。

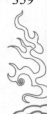

《本草纲目》秘方全书

学习中国式养生

【附方】1.项强筋急：不可转侧。是因为肝、肾两脏受风所致，可用宣州木瓜二个，取盖去瓤，将没药二两、乳香二钱半纳入木瓜内，盖严，捆好，放饭上蒸三四次，熟后捣成膏。每次用三钱，放入生地黄汁半小杯，加热溶化后温服。2.脚筋挛痛：用木瓜数枚，加酒、水各半煮烂，捣成膏状，趁热贴于痛处，外用棉花包好，冷后即换，每天换药三五次。3.脐下绞痛：用木瓜三片、桑叶七片、大枣三枚，加水三升，煮至半升，取汁顿服，立刻痊愈。

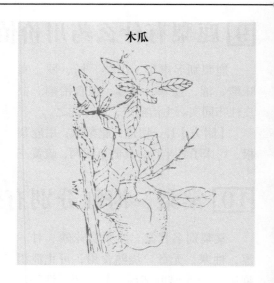

木瓜

## 12 冥楂、榅桲分别有什么药用价值？

冥楂别名蛮楂、瘟楂、木李、木梨。味酸，性平，无毒。能解酒去痰。食之去恶心，止心中酸水。煨食，止痢。浸油梳头，治发白、发赤。煮汁服，治霍乱转筋。

榅桲别名榅桲性温而气，故名。味酸、甘，性微温，无毒。能温中，下气消食，除心间酸水，去臭，辟衣鱼。去胸膈积食，止渴除烦。将卧时，啖一两枚，生熟皆宜。主水泻肠虚烦热，散酒气，并宜生食。木皮捣末，敷疮。

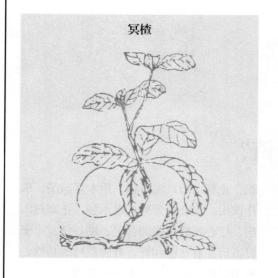

冥楂

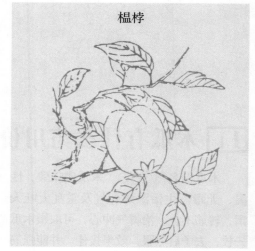

榅桲

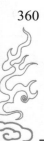

# 13 山楂主治什么病?

山楂别名赤爪子、羊株、鼠楂、猴楂、茅楂、杬（音求）子。

山楂实味酸，性冷，无毒。煮汁服，治疗泻痢；煎汁洗头洗澡，治疮疹瘙痒。山楂煎汁洗漆疮，多能痊愈。其治腰痛有效。能消食积，补脾，治小肠疝气，透发小儿疮疹。山楂健胃行气。治妇女产后儿枕痛、恶露不尽。将其煎汁后加砂糖饮用，马上见效。可消化饮食，消肉积证瘕及痰饮痞满吞酸、血瘀胀痛。其可化血块气块，有活血之功。

【附方】偏坠疝气：用山楂肉、茴香（炒）各一两，共研成末，做成像梧子大的糊丸。每次一百丸，空腹白开水送服。山楂核内服，可化食磨积，治疗癫疝。

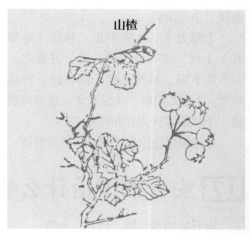

山楂

# 14 楂子有什么功效?

楂子别名木桃、和圆子。味酸，涩，性平，无毒。主治断痢。去恶心咽酸，止酒痰黄水。煮汁饮，治霍乱转筋，功与木瓜相近。

# 15 赤爪木、庵罗果、柰有什么药用价值?

赤爪木味苦，性寒，无毒。主治水痢，头风身痒。根主治消积，治反胃。茎、叶煮汁，洗漆疮。

庵罗果别名庵摩罗迦果、香盖。味甘，性温，无毒。食之止渴。主妇人经脉不通，丈夫营卫中血脉不行。久食，令人不饥。叶主治渴疾，煎汤饮。

柰别名频婆。实味苦，性寒，有小毒。能补中焦诸不足气，和脾。治卒食饱气壅不通者，捣汁服。益心气，耐饥。

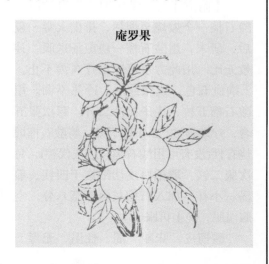

庵罗果

《本草纲目》秘方全书

学习中国式养生

# 16 林檎主治什么病?

林檎别名来禽、文林郎果。味酸、甘，性温，无毒。主治下气消痰，治霍乱肚痛。消渴者，宜食之。疗水谷痢、泄精。小儿闪癖。

【附方】1.水痢不止：林檎（半熟者）十枚，水二升，煎一升，并食之。2.小儿下痢：林檎、构子同杵汁，任意服之。3.小儿闪癖：头发竖黄，瘰疬瘦弱者。干林檎脯研末，和醋敷之。

东行根主治白虫、蛔虫，消渴好唾。

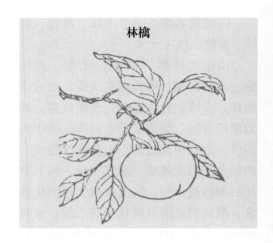

林檎

# 17 安石榴主治什么病?

安石榴别名若榴、丹若、金罂。

甘石榴味甘、酸、涩，性温，无毒。主治咽喉燥渴，能理乳石毒。制三尸虫。

酸石榴，味酸、涩，性温，无毒。主治赤白痢下，腹痛，可取酸石榴一枚，连子捣烂取汁，一次服完。可止泻痢、崩漏、带下。

【附方】1.肠滑久痢：用黑神散。酸石榴一个煅烧至烟尽，排出火毒一夜后，研末，用酸石榴一块煎汤送服，神效无比。用此方也可以治疗久泻不止。2.痢血五色：或脓或水，冷热不调。用酸石榴五枚，连子捣汁二升。每次服五合，疗效神妙。3.小便不禁：将酸石榴煅烧存性(没有可用酸石榴枝烧灰代替)，每次服二钱，取柏白皮切细焙干四钱，煎汤一小杯，加入石榴灰再煎至八分，空腹温服，晚上再服一次。

酸榴皮，味酸、涩，性温，无毒。可止下痢漏精。治筋骨风，腰脚不遂，行走时拘挛疼痛。有涩肠之功。取汁点眼，可止目自流泪。煎汤饮服，有下蛔之功。可止泻痢、下血脱肛、崩漏带下。

【附方】赤白痢下：腹痛，食不消化。将酸榴皮炙黄，研为细末，用枣肉或粟米饭调和拌匀，做丸如梧子大，每次空腹用米汤送服三十丸，每日三次。若属寒性滑泻，再加附子、赤石脂各一倍。肘后方：用酸榴皮烧存性，研为细末。每次用米汤送服方寸匕，每日三次，有效则止。

酸榴东行根，性味同皮。主治蛔虫、寸白。青者，入染须用。治口齿病。止涩泻痢、带下。功效与皮相同。

【附方】1.金蚕蛊毒：吮白矾味甘，嚼黑豆不腥者，即是中蛊也。石榴根皮，煎浓汁服，即吐出活蛊寸白蛔虫。酢石榴东引根一握，洗锉，用水三升，煎取半碗，五更温服尽，至明取下虫。

2.女子经闭不通：用酢榴根（东生者）一握（炙干）。水二大盏，浓煎一盏，空心服之。未通再服。3.赤白下痢：方同上。

榴花，阴干为末，和铁丹服，一年变白发如漆。千叶者，治心热吐血。又研末吹鼻，止衄血，立效。亦敷金疮出血。

【附方】1.金疮出血：榴花半斤，锻石一升。捣和阴干。每用少许敷之，立止。2.鼻出血：酢榴花二钱半，黄蜀葵花一钱。为末。每服一钱，水一盏，煎服，效乃止。3.九窍出血：石榴花（揉）塞之取效。叶亦可。

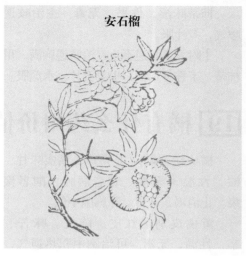

安石榴

# 18 柿主治什么病？

柿，亦名梯，（音士）从梯（音滓），谐声，胡人称镇头迦。

烘柿味甘、涩，性寒，无毒。能通耳鼻气，治肠不足。解酒毒，压胃间热，止口干。续经脉气。

白柿、柿霜，味甘，性平、涩，无毒。能补虚劳不足，消腹中宿血，涩中浓肠，健脾胃气。开胃涩肠，消痰止渴，治吐血，润心肺，疗肺痿心热咳嗽，润声喉，杀虫。温补。多食，去面。治反胃咯血，血淋肠，痔漏下血。霜：清上焦心肺热，生津止渴，化痰宁嗽，治咽喉。

【附方】1.小便血淋：用干柿三枚（烧存性），研末。陈米饮服。又一方：用白柿、乌豆、盐花煎汤，入墨汁服之。2.热淋涩痛：干柿、灯心等份。水煎日饮。3.小儿秋痢：以粳米煮粥，熟时入干柿末，再煮两三沸食之，奶母亦食之。

乌柿（火熏干者），味甘，性温，

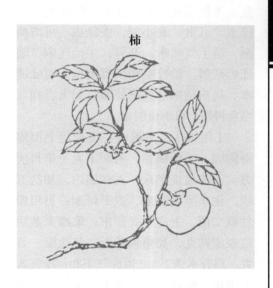

柿

无毒。能杀虫，疗金疮、火疮，生肉止痛。治狗啮疮，断下痢。服药口苦及呕逆者，食少许即止。

柿主治涩下焦，健脾胃，消宿血。柿糕作饼及糕与小儿食，治秋痢。黄柿和米粉作粉蒸，与小儿食，止下痢、下血有效。

柿蒂味涩，性平，无毒。主治咳逆哕气，煮汁服。

【附方】咳逆不止：治咳逆胸满。用柿蒂、丁香各二钱，生姜五片，水煎服。

# 19 橘有什么药用价值？

橘从矞(音鹬)，是谐声。橘实味甘、酸，性温，无毒。甘者润肺，酸者聚痰。止消渴，开胃，除胸膈中气。

黄橘皮别名红皮、陈皮。味苦、辛，性温，无毒。可治胸中积热逆气，利水谷。久服去臭气，下气通神。能下气，止呕咳，治气冲胸中、吐逆霍乱。不能消化水谷，止泻，除膀胱留热停水、五淋、利小便，去绦虫。可清痰涎，治上气咳嗽，开胃，主治气痢，破证瘕痃癖。治疗呕哕反胃嘈杂、时吐清水、痰痞疟疟、大肠秘塞、妇人乳痈。当食料用，可解鱼腥毒。

【附方】1.治湿痰：因火泛上而停滞胸膈，咳唾稠黏。用润下丸（朱丹溪方），陈橘皮半斤，入砂锅内，加盐五钱，化水淹没陈皮，煮干研末；另用粉甘草二两，去皮蜜炙研末，取净末蒸饼或做成药丸，如梧桐子大。每次服一百丸，白开水送下。2.治脾气不和：冷气客于中焦，壅遏不通，而为胀满，用宽中丸。橘皮四两、白术二两，共研为末，加酒，做成药丸如梧子大。每次饭前用木香汤送服三十丸。一日三次。3.治男女伤寒：及一切杂病呕哕，手足逆冷（张

或加青皮、陈皮。

木皮主治下血。晒焙研末，米饮服二钱，两服可止。汤火疮，烧灰，油调敷。根主治血崩，血痢，下血。

仲景方）。用橘皮汤，橘皮四两，生姜一两，加水二升，煎取一升，徐徐饮服。4.治嘈杂吐水：用真橘皮去白，研为细末，五更时取五分药末放于手心中舐服，即睡，三天必效。橘皮不真则不验。5.治霍乱吐泻：不论男女，只要有一点胃气存在，服后可使胃气再生。用广陈皮(去白)五钱，真藿香五钱，加水二盏，煎成一盏，时时温服。6.治诸气呃噫：用橘皮二两去瓤，加水一升，煎至五合，一次服完。或加枳壳，效果更佳。7.治痰膈气胀：取陈皮三钱，水煎热服。

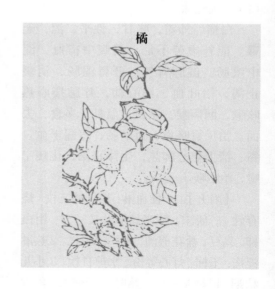

橘

## 20 柑、橙分别有什么功效?

柑别名木奴。柑未经霜时，犹酸，霜后十分甜，所以叫柑子。味甘，性大寒，无毒。能利肠胃中热毒，解丹石毒，止暴渴，利小便。

柑皮味辛、甘，性寒，无毒。能下气调中。治产后浮肿，研末酒服。解酒毒及酒渴，去白，焙研末，点汤入盐饮能治。山柑皮治咽喉痛有效。伤寒饮食劳复者，浓煎服汁可治。

橙别名金球、鹄壳。味酸，性寒，无毒。洗去酸汁，切碎与盐、蜜煎制腌贮食用。可止恶心，去胃中浮风恶气。陈士良说：可行风气，治瘿气，发瘰疬，解鱼、蟹毒。

橙皮味苦、辛，性温，无毒。做酱、醋香美，可散肠胃恶气，消食下气，去胃中浮风气。[孟诜曰]用盐腌贮食用。可止恶心，解醉酒。[时珍曰]用糖渍腌做橙丁，味甘美，可消痰下气，利膈宽中，解酒。

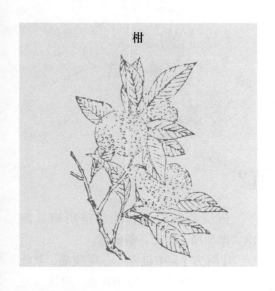

柑

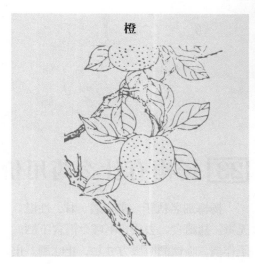

橙

## 21 柚有什么药用价值?

柚别名壶柑、臭橙。味酸，性寒，无毒。主治消食，解酒毒，治饮酒人口气，去肠胃中恶气，疗妊妇不思食、口淡。皮味甘、辛，平，无毒。主治下气。宜食，不入药。消食快膈，散愤懑之气，化痰。

【附方】痰气咳嗽：用柚，去核，切，砂瓶内浸酒，封固一夜，煮烂，蜜拌匀，时时含咽。

叶主治头风痛，同葱白捣，贴太阳穴。花蒸麻油作香泽面脂，长发润燥。

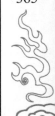

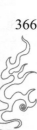

## 22 枸橼、金橘分别有什么药用价值？

枸橼别名香橼、佛手柑。

皮瓤味辛，酸，无毒。主治下气、除心头痰水。煮酒饮，治痰气咳嗽。煎汤，治心下气痛。

金橘别名金柑、卢橘、夏橘、山橘、给客橙。味酸、甘，性温，无毒。主治下气快膈，止渴解酲，辟臭。皮尤佳。

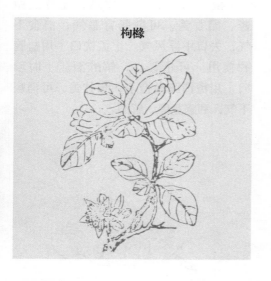

枸橼

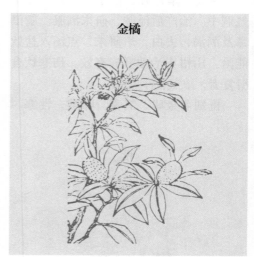

金橘

## 23 杨梅有什么药用价值？

杨梅别名杬子。实味酸、甘，性温，无毒。盐藏食，去痰止呕哕，消食下酒。干作屑，临饮酒时服方寸匕，止吐酒。止渴，和五脏，能涤肠胃，除烦愦恶气。烧灰服，断下痢，甚验。盐者常含一枚，咽汁，利五脏下气。

【附方】1.下痢不止：杨梅烧研，每米饮服二钱，日二服。2.头痛不止：杨梅为末，以少许鼻取嚏，妙。3.头风作痛：杨梅为末，每食后薄荷茶服二钱。或以消风散同煎服。

树皮及根煎汤，洗恶疮疥癣。煎水，漱牙痛。服之，解砒毒。

【附方】1.中砒毒：心腹绞痛，欲吐不吐，面青肢冷。用杨梅树皮，煎汤二三碗，服之即愈。2.风虫牙痛：用杨梅根（皮浓者），焙一两，川芎五钱，麝香少许，研末。每用半钱，鼻内之，口中含水，涎出痛止。又一方：用杨梅根皮、韭菜根、厨案上油泥等份。捣匀，贴于两腮上半时辰，其虫从眼角出也。屡用有效之方。

认识中国第一药典

典藏精品版

# 24 枇杷有什么药用价值?

枇杷的叶子外形像琵琶,所以名枇杷。

枇杷实,味甘、酸,性平,无毒。能止渴下气,利肺气,止吐逆,主清上焦热,润五脏。

枇杷叶,味苦,性平,无毒。主治突然呃逆或干呕不止,下气,煮汁饮服。若无时间煎煮,仅嚼汁咽下,也可治愈。治呕哕不止,妇人产后口干。煮汁饮用,可治渴疾、肺气热嗽,及肺风疮、胸面上疮。可和胃降气,清热解暑毒,疗脚气。

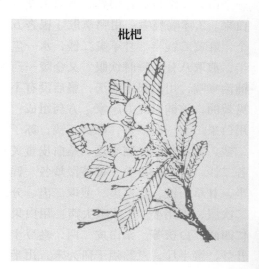
枇杷

# 25 樱桃、山樱桃分别有什么药用价值?

樱桃别名莺桃、含桃、荆桃。味甘、涩,性热,无毒。能调中,益脾气,令人好颜色,美志。止泄精、水谷痢。

叶味甘,性平,无毒。东行根煮汁服,立下寸白、蛔虫。

枝主治雀卵斑䵟,同紫萍、牙皂、白梅肉研和,日用洗面。花主治面黑粉滓。

山樱桃别名朱桃、麦樱、英豆、李桃。味辛,性平,无毒。能止泄、肠,除热,调中益脾气,令人好颜色,美志。止泄精。

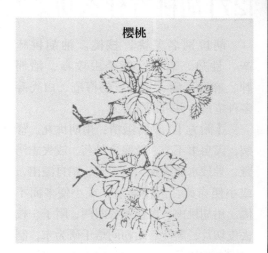
樱桃

# 26 银杏主治什么病?

银杏别名白果、鸭脚子。银杏核仁味甘、苦、涩,性平,无毒。生食引疳解酒,熟食对人有益。熟食温肺益气,定喘嗽,缩小便,止白浊。生食降痰浊,消毒杀虫。咬碎取浆涂鼻面手足,能祛酒渣鼻赤、面部黧黑、手足皲裂及疥癣、阴虱。

【附方】1.寒嗽痰喘:取白果七

《本草纲目》秘方全书

学习中国式养生

个，煨熟，用熟艾做七个药丸，每丸放一个白果，纸包后再煨熟，然后去艾食白果。2.哮喘痰嗽：用鸭掌散。银杏五个，麻黄二钱半，甘草炙二钱，水一盅半，煎取八分，睡时饮服。又金陵一药铺治哮喘，用白果定喘汤，服后没有不见效的，该铺以此方起家。方药组成：用白果二十一个炒黄，麻黄三钱，苏子二钱，款冬花、法制半夏、桑白皮蜜炙各二钱，杏仁去皮尖、黄芩微炒各一钱半，甘草一钱，水三盅，煎取二盅，分二次服，不用姜。3.咳嗽失声：用白果仁四两，白茯苓、桑白皮二两，乌豆半升炒，蜜半斤，煮熟晒干研为末，用半碗乳汁拌湿，蒸九次，晒九次，做成药

丸如绿豆大，每次三五十丸，白开水送服，神效。

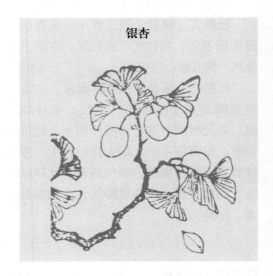

银杏

# [27] 胡桃有什么功效？

胡桃别名羌桃、核桃。油胡桃味辛，性热，有毒。能杀虫攻毒，治痈肿、麻风灭病、疥癣、杨梅疮、白秃等多种疮疡，并可润须养发。

【附方】1.消肾溢精：用胡桃丸。肾病，因房事不节，及服食丹药，或失志伤肾，导致水弱火强、口舌干、精自溢出，或小便赤黄、大便燥结，或小便多而不渴。用胡桃肉、白茯苓各四两，附子一枚去皮切片，姜汁、蛤粉同焙干研为末，制成蜜丸如梧子大。每次服三十丸，米汤送服。2.老人喘嗽：气促，不能平卧。用胡桃肉去皮、杏仁去皮尖、生姜各一两，研成膏状，加入炼蜜少许和匀，制成药丸如弹子大，每次睡前嚼服一丸，姜汤送服。对老人喘嗽者，服此方立刻平定。3.疗疗疮恶肿：可取胡桃一个，平行捶破，取仁

嚼烂，再放入壳内，盖在疮上，频频更换，很有疗效。4.聘耳出水：可将胡桃仁煅烧研末，用狗胆汁调和，做成挺子，用棉包裹塞入耳中。若伤耳成疮，则将胡桃捣烂，取油滴入耳中。

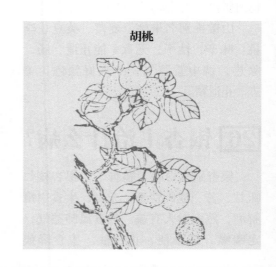

胡桃

## [28] 榛、阿月浑子分别有什么药用价值?

榛别名亲。味甘,性平,无毒。能益气力,实肠胃,令人不饥、健行。止饥,调中开胃,甚验。

阿月浑子别名胡榛子、无名子。

仁味辛、涩,性温,无毒。主治诸痢,去冷气,令人肥健。治腰冷,阴肾虚弱,房中术多用之,得木香、山茱萸良。

无名木皮味辛,性大温,无毒。主治阴肾萎弱,囊下湿痒,并煎汁小浴,极妙。

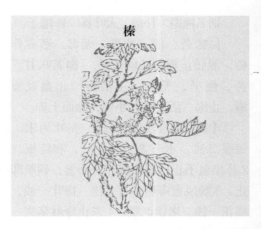

榛

## [29] 槠子、钩栗分别有什么药用价值?

槠子仁味苦、涩,性平,无毒。食之不饥,令人健行,止泄痢,破恶血,止渴。皮、叶煮汁饮,止产妇血。嫩叶:贴疮,一日三换,良。

钩栗别名巢钩子、甜槠子。仁味甘,性平,无毒。食之不饥,浓肠胃,令人肥健。

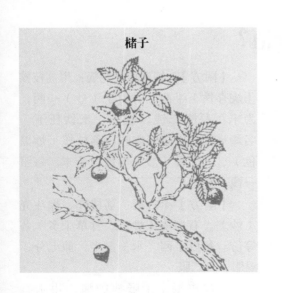

槠子

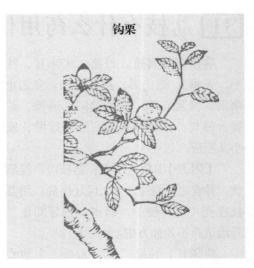

钩栗

《本草纲目》秘方全书

学习中国式养生

## 30 槲实主治什么病？

别名槲橔，朴橔、大叶栎、栎檀子。

仁味苦、涩，性平，无毒。蒸煮作粉，涩肠止痢，功同橡子。槲若味甘、苦，性平，无毒。主治痔，止血及血痢，止渴。活血，利小便，除面上赤。

【附方】1.猝然吐血：槲叶为末。每服二钱，水一盏，煎七分，和滓服。2.鼻出血不止：槲叶捣汁一小盏，顿服即止。3.肠风血痔热多者尤佳：槲叶一钱，槐花一钱。米饮调服。4.未止冷淋茎痛：槲叶，研末。每服三钱，水一盏，葱白七寸，煎六分，去滓，食前温服。

木皮味苦，涩，无毒。煎服，除蛊及漏，甚效。煎汤，洗恶疮，良。能吐瘵，涩五脏。止赤白痢，肠风下血。

【附方】1.诸败烂疮、乳疮：用槲皮（切）三升。水一斗，煮五升，春夏冷用，秋冬温用，洗之。洗毕乃敷诸膏。2.附骨疽疮：槲皮烧研，米饮每服方寸匕。3.下部生疮：槲皮、槲皮煮汁，熬如饴糖，以导下部。

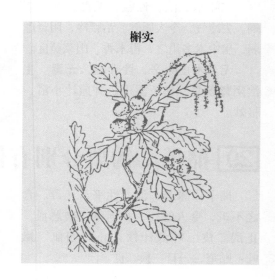

槲实

## 31 荔枝有什么药用价值？

荔枝别名离枝、丹荔。实味甘，性平，无毒。能止渴，益人颜色。食之止烦渴，头重心躁，背膊劳闷。通神，益智，健气。治瘰疬瘤赘，赤肿疔肿，发小儿痘疮。

【附方】1.痘疮不发：荔枝肉，浸酒饮，并食之。忌生冷。2.风牙疼痛：用荔枝连壳（烧存性），研末，擦牙即止。乃治诸药不效仙方也。

核味甘，性温、涩，无毒。主治心痛、小肠气痛，以一枚煨存性，研末，新酒调服。治疝气痛，妇人血气刺痛。

【附方】1.妇人血气刺痛：用荔枝核（烧存性）半两，香附子（炒）一两，为末。每服二钱，盐汤、米饮任下。名蠲痛散。2.疝气癫肿：荔枝核（炒黑色）、大茴香（炒）等份，为末。每服一钱，温酒下。

【附方】赤白痢：荔枝壳、橡斗壳（炒）、石榴皮（炒）、甘草（炙）各等份。每以半两，水一盏半，煎七分，温服，日二服。

花及皮根主治喉痹肿痛，用水煮汁，细细含咽，取瘥止。

# 32 龙眼、龙荔分别有什么药用价值?

龙眼别名龙目、益智、亚荔枝、荔枝奴、骊珠、燕卵、蜜脾、鲛泪、川弹子。俗名:贺眼。

龙眼实味甘,性平,无毒。主治五脏邪气,安心志,疗厌食,除蛊毒,驱除多种寄生虫,久服强魂聪明,轻身不老,通神明。可开胃益脾,补虚损,增智力。

龙荔别名状如小荔枝,而肉味如龙眼,其木之身、叶亦似二果,故名曰龙荔。实味甘,性热,有小毒。生食令人发痫,或见鬼物。

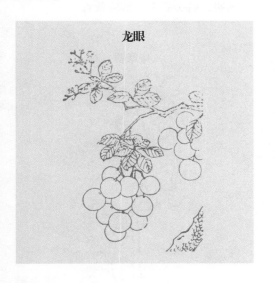

龙眼

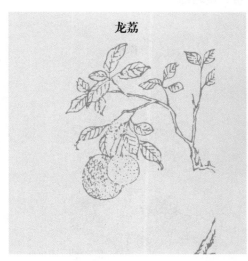

龙荔

# 33 海松子主治什么病?

海松子别名新罗松子。仁味甘,性小温,无毒。主治骨节风,头眩,去死肌,变白,散水气,润五脏,不饥。逐风痹寒气,虚羸少气,补不足,润皮肤,肥五脏。主诸风,温肠胃。久服,轻身延年不老。

【附方】1.服松子法:七月取松实(过时即落难收也),去木皮,捣如膏收之。每服鸡子大,酒调下,日三服。百日身轻,三百日行五百里,绝谷,久服神仙。渴即饮水。亦可以炼过松脂同服之。2.肺燥咳嗽:用松子仁一两,胡桃仁二两,研膏,和熟蜜半两收之。每服二钱,食后沸汤点服。3.小儿寒嗽或作壅喘:用松子仁五个,百部(炒)、麻黄各三分,杏仁四十个,去皮尖,以少水略煮三五沸,化白砂糖丸芡子大。每食后含化十丸,大妙。4.大便虚秘:松子仁、柏子仁、麻子仁等份,研泥,溶白蜡和,丸梧桐子大。每服五十丸,黄汤下。

《本草纲目》秘方全书

学习中国式养生

# 34 橄榄、庵摩勒分别有什么药用价值?

橄榄别名青果、忠果、谏果。橄榄实味酸、甘,性温,无毒。生食、煮饮均可消除酒毒,解除河豚毒。嚼汁咽下,治鱼鲠。生食,煮汁可解除各种毒。开胃下气,止泻。生津液、止烦渴、治咽喉疼痛。咀嚼咽汁,能解一切鱼、鳖之毒。

庵摩勒别名余甘子、庵摩落迦果。实味甘,性寒,无毒。主治风虚热气。补益强气。合铁粉一斤用,变白不老。取子压汁,和油涂头,生发去风痒,令发生如漆黑也。主丹石伤肺,上气咳嗽。久服,轻身延年长生。服乳石人,宜常食之。为末点汤服,解金石毒。解硫黄毒。

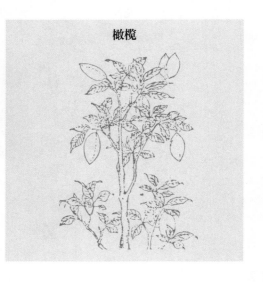

橄榄

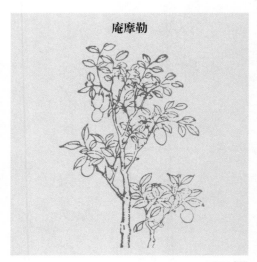

庵摩勒

# 35 槟榔有什么药用价值?

槟榔别名宾门。槟榔子味苦、辛、涩,性温,无毒。可消谷逐水,除痰饮,驱杀各种寄生虫,治传染病。疗绦虫病。治腹胀,生品捣末服,利水通便。敷疮,生肌止痛。烧灰,敷口唇治白疮。宣通五脏六腑壅滞,破胸中气,下水肿,治疗心痛积聚。除一切风邪,下一切气病,通利关节,滑利九窍,补五劳七伤,健脾调中,除烦,破证结。主治奔豚气、各种膈气、风冷气、脚气、宿食不消。疗冲脉为病,气逆里急。治泻痢后重,心腹各种疼痛、大小便气秘、痰气喘急,疗各种疟疾,抵御瘴疬。

【附方】1.痰涎为害:可将槟榔研末,每次服一钱,白开水送下。2.治呕吐痰水:取白槟榔一颗煨热,橘皮二钱半炙,研末,水一盏,煎至半盏,温服。3.治绦虫病:取槟榔十四枚,研末,先用水二升半,煮槟榔皮,取一升,空腹调

服药末方寸匕，经过一日虫全部排出。若未出完，可再服，至虫排尽为度。4.治

醋心吐水：槟榔四两，橘皮一两，研末。每次服方寸匕，空腹生蜜水调下。

# 36 椰子、无漏子分别有什么药用价值？

椰子别名越王头、胥余。椰子瓤味甘，性平，无毒。能益气。治风。食之不饥，令人面泽。

椰子浆味甘，性温，无毒。主治消渴。涂头，益发令黑。治吐血水肿，去风热。

无漏子别名千年枣、万年枣、海枣、波斯枣。实味甘，性温，无毒。能补中益气，除痰嗽，补虚损，好颜色，令人肥健。消食止咳，治虚羸，悦人。久服无损。

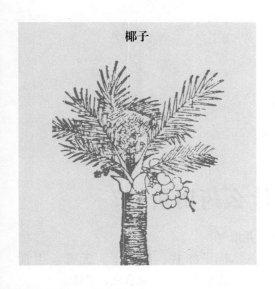

椰子

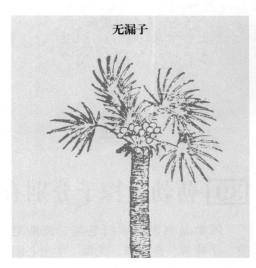

无漏子

# 37 榧实有什么药用价值？

榧实别名柀（音彼)子、赤果、玉榧。味甘、涩，性平，无毒。常食榧子，能治五痔，去三虫蛊毒，治痨瘵等传染病。可治绦虫病。能消谷化积，助长筋骨，通行营卫，明目轻身，令人能食。多食一二升，也不会致病。多食滑肠，患各种痔疮的人宜食用。可治咳嗽白浊，助阳道兴起。

柀子味甘，温，无毒。主治腹中邪气，驱各种寄生虫，解蛇螫蛊毒，疗痨瘵等传染病。

【附方】1.绦虫病：每日食榧子七颗，满七日后则寄生虫均化为水。2.绦虫病：用榧子一百枚，去皮火燃烤后服食，经过一夜，寄生虫即能被杀死排出。胃气虚者可吃五十枚。

《本草纲目》秘方全书　学习中国式养生

# 38 桄榔子、木面分别有什么药用价值?

桄榔子别名木名姑榔木、面木、董棕、铁木。子味苦,性平,无毒。能破宿血。面味甘,性平,无毒。作饼炙食腴美,令人不饥,补益虚赢损乏,腰脚无力。久服轻身辟谷。

木面别名木。面味甘,性平、温,无毒。能补益虚冷,消食。温补。久食不饥,长生。

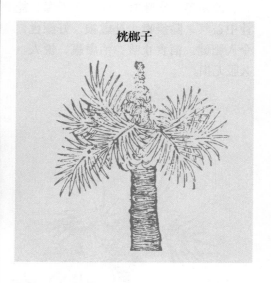

桄榔子

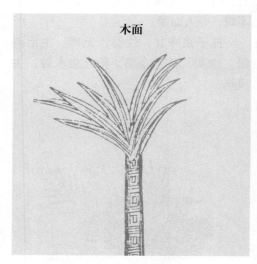

木面

# 39 勒勃、㮏子分别有什么药用价值?

阿勒勃别名婆罗门皂荚、波斯皂荚。子味苦,性大寒,无毒。主治心膈间热风,心黄,骨蒸寒热,杀三虫。炙黄入药,治热病,下痰,通经络,疗小儿疳气。

㮏子味甘、涩,平,无毒。生食之,止水痢。熟和蜜食之,去嗽。

# 40 大腹子主治什么病?

大腹子味辛、涩,性温,无毒。与槟榔同功。

大腹皮味辛,性微温,无毒。主治冷热气攻心腹、大肠壅毒,痰膈醋心。并以姜、盐同煎,入疏气药用之,良。下一切气,止霍乱,通大小肠,健脾开胃调中。降逆气,消肌肤中水气浮肿,脚气壅逆,瘴疟痞满,胎气恶阻。

【附方】1.漏疮恶秽:大腹皮煎汤洗之。2.乌癞风疮:大腹子,生者或干者,连全皮勿伤动,以酒一升浸之,慢火熬干为末,腊猪脂和敷。

## 41 波罗蜜、无花果分别有什么药用价值？

波罗蜜别名曩伽结。瓤味甘、香、微酸，性平，无毒。能止渴解烦，醒酒益气，令人悦泽。核中仁性味同瓤。能补中益气，令人不饥轻健。

无花果别名映日果、优昙钵。无花果实味甘，性平，无毒。能开胃，止泄痢。治五痔、咽喉痛。

无花果叶味甘、微辛，平，有小毒。主治五痔肿痛，煎汤频频熏洗，有效。

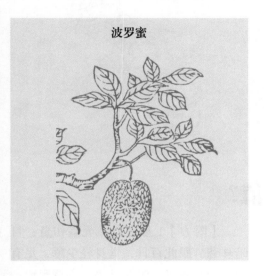

波罗蜜

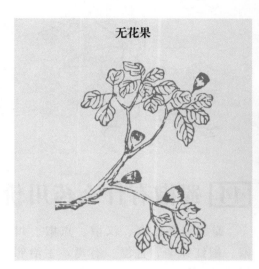

无花果

## 42 都咸子、摩厨子分别主治什么病？

都咸子子及皮、叶味甘，性平，无毒。火干作饮，止渴润肺，去烦除痰。去伤。

摩厨子实味甘，香，平，无毒。能益气，润五脏。久服令人肥健。安神养血生肌，久服轻健。

## 43 马槟榔、枳椇分别有什么药用价值？

马槟榔别名马金囊、马金南。实味甘，性寒，无毒。核仁味苦、甘，性寒，无毒。主治难产，临时细嚼数枚，井华水送下，须臾立产。再以四枚去壳，两手各握二枚，恶水自下也。欲断产者，常嚼二枚，水下。久则子宫冷，自不孕矣。伤寒热病，食数枚，冷水下。又治恶疮。

枳椇别名木饧、木蜜、蜜屈律、木珊瑚、白石木、金钩木、鸡距子。味

甘，性平，无毒。主治头风，小腹拘急。止渴除烦，去膈上热，润五脏，利

大小便，功效同蜂蜜一样。枝叶煎膏也同上。止呕逆，解酒毒，辟虫毒。

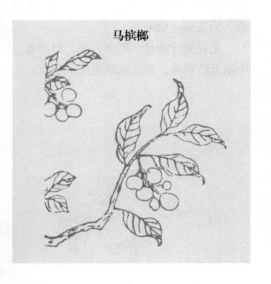

马槟榔

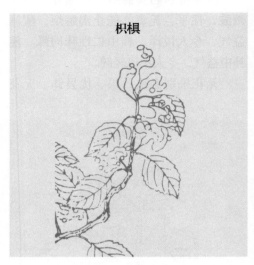

枳椇

# 44 蜀椒有什么药用价值？

蜀椒别名巴椒、汉椒、点椒、川椒。椒红味辛，性温，有毒。主治邪气咳逆，温中，逐骨节皮肤死肌，寒湿痹痛，下气。久服头不白，轻身增年。除六腑寒冷，伤寒温疟大风汗不出，心腹留饮宿食，肠下痢，泄精，女子字乳余疾，散风邪瘕结，水肿黄胆，鬼疰蛊毒，杀虫、鱼毒。久服开腠理，通血脉，坚齿发，明目，调关节，耐寒暑，可作膏药。治头风下泪，腰脚不遂，虚损留结，破血，下诸石水，治咳嗽，腹内冷痛，除齿痛。破症结开胸，治天行时气，产后宿血，壮阳，疗阴汗，暖腰膝，缩小便，止呕逆。通神去老，益血，利五脏，下乳汁，灭瘢，生毛发。散寒除湿，解郁结，消宿食，通三焦，温脾胃，补右肾命门，杀蛔虫，止泄泻。

【附方】1.椒红丸：元脏伤惫；目暗耳聋。服此百日，觉身轻少睡，足有力，是其效也。服及三年，心智爽悟，目明倍常，面色红悦，髭发光黑。用蜀椒去目及合口者，炒出汗，曝干，捣取红一斤。以生地黄捣自然汁，入铜器中煎至一升，候稀稠得所，和椒末丸梧桐子大。每空心暖酒下三十丸。合药时勿令妇人、鸡、犬见。诗云：其椒应五行，其仁通六义。欲知先有功，夜间无梦寐。四时去烦劳，五脏调元气。明目腰不痛，身轻心健记。别更有异能，三年精自秘。回老返婴童，康强不思睡。九虫顿消亡，三尸自逃避。若能久饵之，神仙应可冀。2.补益心肾：补益心肾，明目驻颜，顺气祛风延年。真川椒一斤（炒去汗），白茯苓十两（去

376

皮）。为末，炼蜜丸梧桐子大。每服五十丸，空心盐汤下。忌铁器。3.虚冷短气：川椒三两，去目并合口者，以生绢袋盛，浸无灰酒五升中三日，随性饮之。4.腹内虚冷：用生椒择去不拆者，用四十粒，以浆水浸一宿，令合口，空心新汲水吞下。久服暖脏腑、驻颜、黑发、明目、令人思饮食。5.心腹冷痛：以布裹椒安痛处，用熨斗熨令椒出汗，即止。

椒目味苦，性寒，无毒。主治水腹胀满，利小便。治十二种水气，及肾虚耳猝鸣聋，膀胱急。止气喘。

【附方】1.水气肿满：椒目炒，捣如膏，每酒服方寸匕。2.留饮腹痛：椒目二两，巴豆一两（去皮心）。熬捣，

以枣膏和丸麻子大。每服二丸，吞下其痛即止。又一方：椒目十四枚，巴豆一枚，豉十六枚，合捣为二丸。服之，取吐利。3.痔漏肿痛：椒目一撮，碾细。空心水服三钱，如神。4.崩中带下：椒目炒碾细，每温酒服一勺。5.眼生黑花：年久不可治者。椒目（炒）一两，苍术（炒）一两。为末，醋糊丸梧桐子大。每服二十丸，醋汤下。

叶味辛，热，无毒。主治奔豚、伏梁气，及内外肾钓，并霍乱转筋，和艾及葱碾，以醋拌罨之。杀虫，洗脚气。

根味辛，性热，微毒。主治肾与膀胱虚冷，血淋色瘀者，煎汤细饮。色鲜者勿服。

# 45 秦椒有什么药用价值？

秦椒别名大椒、檓（音毁）花椒。

椒红味辛，性温，有毒。能除风邪气，温中，去寒痹，坚齿发，明目。久服，轻身健体，使人好颜色，耐老延年通神。可疗喉痹、吐逆、疝瘕，去老血，产后余疾腹痛，发汗，利五脏。可治上气咳嗽，久患风湿痹证。治遍身恶风、四肢挛痹、口齿浮肿摇动、妇女经闭、产后恶血痢，多年久痢，疗腹中冷痛，生毛发，灭瘢。能疗水肿湿气。

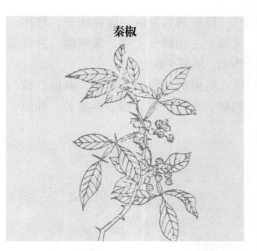

秦椒

# 46 胡椒主治什么病？

胡椒别名昧履支。胡椒实味辛，性大温，无毒。能下气温中去痰，除脏腑中风冷。去胃口虚冷气，宿食不消，霍乱气逆，心腹卒痛，冷气上冲。可调五脏、壮肾气、治冷痢，杀一切鱼、肉、鳖、蕈之毒。去胃寒吐水，大肠寒滑。

暖肠胃，除寒湿，治反胃虚胀，冷积阴毒，牙齿浮热作痛。

【附方】1.心腹冷痛：取胡椒三十七粒，用清酒吞服。也有人说一岁一粒。2.心下大痛：取胡椒四十九粒、乳香一钱，研匀。男性用生姜汤送服，女性用当归酒送服。另有一方：胡椒五分，没药三钱，研细。分二次服用，温酒送下。又一方：胡椒、绿豆各四十九粒，研烂，用酒送服，神效。3.霍乱吐泻：孙真人方：用胡椒三十粒，清水吞服；又一方：用胡椒四十九粒、绿豆一百四十九粒，研匀。每次一钱，木瓜汤送服。4.反胃吐食：戴元礼方：将胡椒用醋浸泡，晒干，如此反复七次，研

末，再加酒和匀，做成药丸如梧子大。每次服三四十丸，用醋汤送服。

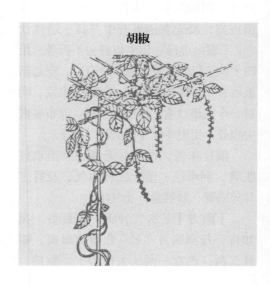
胡椒

# [47] 崖椒、蔓椒分别有什么药用价值？

崖椒别名野椒。椒红味辛，性热，无毒。主治肺气上喘，兼咳嗽。并野姜为末，酒服一钱匕。

蔓椒别名猪椒、豕椒、彘椒、椒、狗椒、金椒。实、根、茎味苦，性温，无毒。主治风寒湿痹，历节疼，除四肢厥气，膝痛，煎汤蒸浴，取汗。根主痔，烧末服，并煮汁浸之。贼风挛急。通身水肿，用枝叶煎汁，熬如饧状，每空心服一匙，日三服。

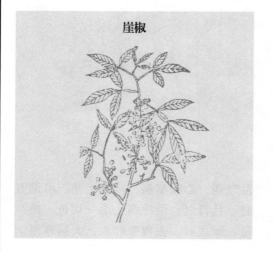
崖椒

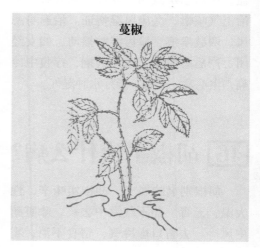
蔓椒

# 48 毕澄茄有什么药用价值?

毕澄茄别名毗陵茄子。实味辛,性温,无毒。能下气消食,去皮肤风,心腹间气胀,令人能食,疗鬼气。能染发及香身。治一切冷气痰,并霍乱吐泻,肚腹痛,肾气膀胱冷。

【附方】1.脾胃虚弱:胸膈不快,不进饮食。用荜澄茄为末,姜汁打神曲糊,丸梧桐子大。每姜汤下七十丸,日二服。2.噎食不纳:荜澄茄、白豆蔻等份。为末。干舐之。3.反胃吐食:吐出黑汁,治不愈者。用荜澄茄为末,米糊丸梧桐子大。每姜汤下三四十丸,日一服。愈后服平胃散三百帖。4.伤寒咳逆:呃噫,日夜不定者。用荜澄茄、高良姜各等份,为末。每服二钱,水六分,煎十沸,入酢少许,服之。5.鼻塞不通:肺气上攻而致者。用荜澄茄半两,薄荷叶三钱,荆芥穗一钱半,为末,蜜丸芡子大。时时含咽。

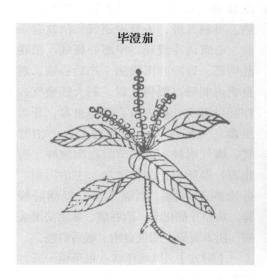
毕澄茄

# 49 食茱萸有什么药用价值?

食茱萸别名榝子、艾子、辣子。实味辛、苦,性大热,无毒。功同吴茱萸,力稍劣尔。疗水气用之佳。心腹冷气痛,中恶,除咳逆,去脏腑冷,温中,甚良。疗蛊毒飞尸着喉口者,刺破,以子揩之,令血出,当下涎沫。煮汁服之,去暴冷腹痛,食不消,杀腥物。治冷痢带下,暖胃燥湿。

【附方】1.赤白带下:榝子、石菖蒲等份,为末。每旦盐、酒温服二钱。2.久泻虚痢:腹痛者。榝子丸治之。榝子、肉豆蔻各一两,陈米一两半。以米一分同二味炒黄为末;一分生碾为末,粟米粥丸梧桐子大。每陈米饮下五十丸,日三服。

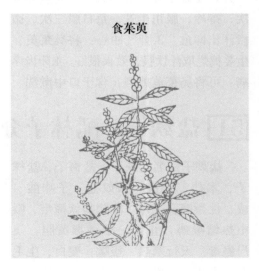
食茱萸

《本草纲目》秘方全书

学习中国式养生

# 50 吴茱萸有什么功效?

吴茱萸南北方都生长，入药以吴地的为好，因此药名前冠以吴字。味辛，性温，有小毒。能温中下气，止痛，除湿血痹，逐风邪，开腠理，治咳逆寒热。可利五脏，去痰冷逆气，治饮食不消、心腹诸冷绞痛、中恶心腹痛。治霍乱转筋、胃冷吐泻腹痛、产后心痛、遍身瘰痹刺痛、腰脚软弱，利大肠壅气，疗肠风痔疾，杀三虫。杀恶虫毒，牙齿虫毒，鬼魅疰气。下产后余血，治肾气、脚气水肿，通关节，起阳健脾。有止泻，厚肠胃，健体之功，主治泻痢。可治胸部痞塞。咽膈不通，能润肝燥脾。功能开郁化滞，治吞酸、厥阴痰涎头痛、阴毒腹痛、疝气血痢、喉舌口疮。

【附方】1.风顽痒痹：用茱萸一升，酒五升，煮取一升半，待温洗患部，立刻可止。2.贼风口偏：不能说话。取茱萸一升，姜豉三升，清酒五升，同煎沸五次，待冷，服用半升，每日服三次，微微汗出即愈。3.脚气冲心：将吴茱萸、生姜捣烂取汁饮服，效果很好。4.牙齿疼痛：可将吴茱萸煎酒，含于口中漱洗。

5.治骨在肉中：不出者。将吴茱萸嚼烂后敷于患部，骨自当腐软而出。

吴茱萸叶味辛、苦，性热，无毒。主治霍乱下气、心腹痛冷气、少腹及睾丸抽搐疼痛，取盐腌吴茱萸叶外敷。神效，药干即换。转筋者将茱萸叶与艾叶同捣，同醋调和，外敷。［时珍曰］治大寒犯脑，头痛，用酒拌茱萸叶，装袋中蒸熟，更换枕熨于头下，痛止为度。

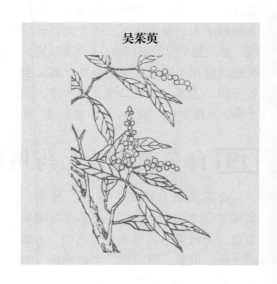

**吴茱萸**

# 51 盐麸子、醋林子分别有什么药用价值?

盐麸子别名盐肤子、盐梅子、盐梂子、木盐、天盐、叛奴盐。子味酸、咸，性微寒，无毒。能除痰饮瘴疟，喉中热结喉痹，止渴，解酒毒黄胆，飞尸蛊毒，天行寒热，痰嗽，变白，生毛发，去头上白屑，捣末服之。生津，降火化痰，润肺滋肾，消毒止痢收汗，治风湿眼病。

树白皮能破血止血，蛊毒血痢，杀蛔虫，并煎服之。

根白皮主治酒疸，捣碎，米泔浸一宿，平旦空腹温服一二升。诸骨鲠，以醋煎浓汁，时呷之。

醋林子，以味得名。味酸，性温，

无毒。主治久痢不瘥，及痔漏下血，蛔咬心痛，小儿疳蛔，心腹胀满黄瘦，下寸白虫，单捣为末，酒调一钱匕服之甚

效。盐、醋藏者，食之生津液，醒酒止渴。多食，令人口舌粗拆也。

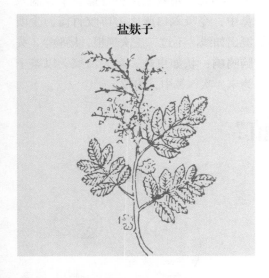

盐麸子

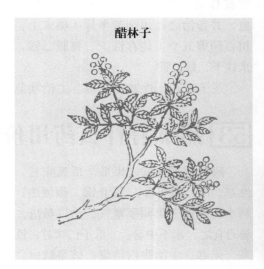

醋林子

# 52 茗茶主治什么病?

　　茗茶别名茶，即古茶字。叶味苦、甘，性微寒，无毒主治瘘疮，利小便，去痰热，止渴，令人少睡，有力悦志。下气消食。作饮，加茱萸清头目，治中风昏愦，多睡不醒。治伤暑。合醋，治泄痢，甚效。炒煎饮，治热毒赤白痢。同芎、葱白煎饮，止头痛。

　　【附方】1.气虚头痛：用上春茶末调成膏，置瓦盏内覆转，以巴豆四十粒，作二次烧烟熏之，晒干乳细。每服一字，别入好茶末，食后煎服，立效。2.热毒下痢：赤白下痢。以好茶一斤，炙捣末，浓煎一二盏服。久患痢者，亦宜服之。又一方：用蜡茶，赤痢以蜜水煎服，白痢以连皮自然姜汁同水煎服。

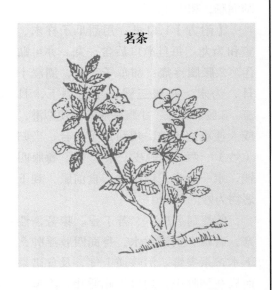

茗茶

二三服即愈。又一方：用蜡茶二钱，汤点七分，入麻油一蚬壳和服，须臾腹痛

《本草纲目》秘方全书

学习中国式养生

大下即止。一少年用之有效。3.大便下血：营卫气虚，或受风邪，或食生冷，或啖炙爆，或饮食过度，积热肠间，使脾胃受伤，糟粕不聚，大便下利清血，脐腹作痛，里急后重，及酒毒一切下血，并皆治之。用细茶半斤（碾末），川百药煎五个（烧存性）。每服二钱，米饮下，日二服。

茶子味苦，性寒，有毒。主治喘急

咳嗽，去痰垢。捣仁洗衣，除油腻。

【附方】1.上气喘急：时有咳嗽。茶子、百合等份。为末，蜜丸梧桐子大。每服七丸，新汲水下。2.喘嗽：不拘大人、小儿。用糯米泔少许磨茶子，滴入鼻中，令吸入口服之。口咬竹筒，少顷涎出如线。不过二三次绝根，屡验。3.头脑鸣响：状如虫蛀，名大白蚁。以茶子为末，吹入鼻中，取效。

# 53 甜瓜有什么药用价值？

甜瓜别名甘瓜、果瓜。瓜瓢味甘，性寒，滑，有小毒。能止渴，除烦热，利小便，通三焦间壅塞气，治口鼻疮。暑月食之，永不中暑。瓜子仁味甘，性寒，无毒。主治腹内结聚，破溃脓血，最为肠胃脾内壅要药。止月经太过，研末去油，水调服。炒食，补中宜人。清肺润肠，和中止渴。

【附方】1.口臭：用甜瓜子杵末，蜜和为丸。每旦漱口后含一丸。亦可贴齿。2.腰腿疼痛：甜瓜子三两，酒浸十日，为末。每服三钱，空心酒下，日三。3.肠痈已成：小腹肿痛，小便似淋，或大便难涩下脓。用甜瓜子一合，当归（炒）一两，蛇蜕皮一条，咀。每服四钱，水一盏半，煎一盏，食前服，利下恶物为妙。

瓜蒂别名瓜丁、苦丁香。味苦，性寒，有毒。主治大水，身面四肢浮肿，下水，杀蛊毒。治咳逆上气，及食诸果而病在胸腹中，均可用此涌吐。治鼻中息肉，疗黄疸。治脑塞和鼻塞不通，疗眼花吐痰。吐风热痰涎，治风眩头痛、

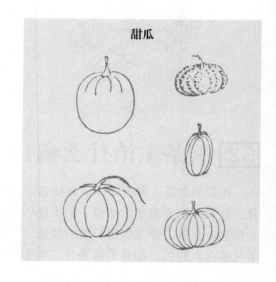

甜瓜

癫痫喉痹及湿邪上犯头目之证。配麝香、细辛，治鼻不闻香臭。

【附方】1.太阳中暍：身热头痛而脉微弱，此为夏季外伤水湿，水行皮中所致。取瓜蒂二至七个，水一升，煮至五合，一次服下，去吐。2.风涎暴作：阻塞清窍，突然晕倒。取瓜蒂研末，每次一二钱，腻粉一钱匕，以水半合调灌，一会儿痰涎自出，若不出，可含砂糖一块，咽下就能使痰出病愈。3.诸风诸痫：

胸膈痰阻，痰随气逆，突然昏倒，口吐涎沫。用瓜蒂炒黄为末，根据病情用酸薤水一盏，调服催吐；若属风痫，手足颤抖、身热瘛疭、口噤、吐涎沫、不省人事者，加蝎梢半钱。治湿邪肿满：

加赤小豆末一钱；若有虫，加狗油五七滴，雄黄一钱，严重者加芫花半钱，服后立刻涌吐，虫自能出。4.遍身如金：用瓜蒂四十九枚，吹鼻使之流出黄水，亦可用药末揩牙使之流涎。

## 54 蘡薁有什么药用价值？

蘡薁别名燕薁、山葡萄、野葡萄。藤名木龙。实味甘、酸，性平、无毒。能止渴，悦色益气。

藤味甘，性平，无毒。主治哕逆，伤寒后呕哕，捣汁饮之良。止渴，利小便。

【附方】1.呕厥逆：藤煎汁，呷之。2.目中障翳：藤，以水浸过，吹气取汁，滴入目中，去热翳，赤、白障。3.五淋血淋：用木龙（即野葡萄藤也）、竹园荽、淡竹叶、麦门冬（连根苗）、红枣肉、灯心草、乌梅、当归各等份，煎汤代茶饮。

根性味同藤。主治下焦热痛淋秘，消肿毒。

【附方】1.男妇热淋：野葡萄根七钱，葛根三钱，水一钟，煎七分，入童

子小便三分，空心温服。2.女人腹痛：方同上。3.一切肿毒：用野葡萄根，晒研为末，水调涂之，即消也。

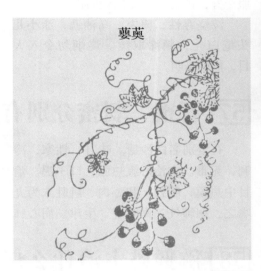

蘡薁

## 55 沙糖有什么药用价值？

沙糖味甘，性寒，无毒。主治心腹热胀，口干渴。润心肺大小肠热，解酒毒。腊月瓶封窖粪坑中，患天行热狂者，绞汁服，甚良。

【附方】1.下痢禁口：沙糖半斤，乌

梅一个，水二碗，煎一碗，时时饮之。2.腹中紧胀：白糖以酒三升，煮服之。不过再服。3.痘不落痂：沙糖，调新汲水一杯服之（白汤调亦可），日二服。

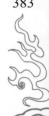

## 56 甘蔗主治什么病?

甘蔗别名竿蔗、薯。榨蔗味甘、涩,性平,无毒。能下气和中,助脾气,利大肠。利大小肠,消痰止渴,除心胸烦热,解酒毒。

【附方】1.发热口干:小便赤涩。取甘蔗去皮,嚼汁咽之。饮浆亦可。2.反胃吐食:朝食暮吐,暮食朝吐,旋旋吐者。用甘蔗汁七升,生姜汁一升,和匀,日日细呷之。3.干呕不息:蔗汁,温服半升,日三次。入姜汁更佳。

滓烧存性,研末,乌油调,涂小儿头疮白秃,频涂取瘥。烧烟勿令入人目,能使暗明。

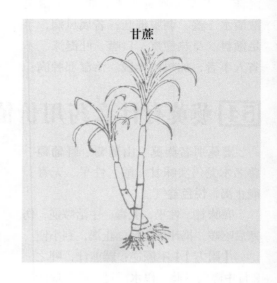

甘蔗

## 57 石蜜、刺蜜分别有什么药用价值?

石蜜别名白沙糖。味甘,性寒,冷利,无毒。主治心腹热胀,口干渴。治目中热膜,明目。和枣肉、巨胜末为丸噙之,润肺气,助五脏,生津。润心肺燥热,治嗽消痰,解酒和中,助珍。

刺蜜别名草蜜、给勃罗。味甘,性平,无毒。主治骨蒸发热痰嗽,暴痢下血,开胃止渴除烦。

## 58 猕猴桃主治什么病?

猕猴桃别名猕猴梨、藤梨。猕猴桃实味酸、甘,性寒,无毒。能止暴渴,解烦热,压丹石,下石淋。宜取猕猴桃瓤同蜜调和,煎煮服食。[陈藏器曰]能调中下气,主治骨节风、瘫不遂、长年白发、痔疮。

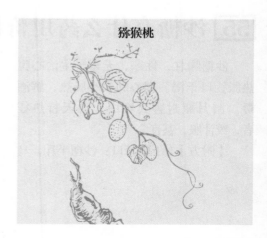

猕猴桃

# 59 莲藕主治什么病？

莲藕别名其根藕，其实莲，其茎叶荷。莲实别名藕实、水芝、石莲子、泽芝。味甘、涩，性平，无毒。能补中养神，益气力，除百疾。久服轻身耐者，不觉饥饿，延年益寿。主治五脏不足，伤中气绝，补益十二经脉血气。止渴去热，安心止痢，治腰痛及泄精，多食令人欢喜。可交通心肾，健运肠胃，固涩精气，强壮筋骨，补益虚损，利耳目，除寒湿，止脾泻久痢、赤白浊，治妇女带下崩漏诸血病。捣碎与米煮粥饭食，可轻身益气，令人强健。能清上，下心肾火邪。

【附方】1.服食耐饥：石莲肉蒸熟去心，研末。炼蜜做丸如梧子大，每日服三十丸。此为益寿不老方。2.清心宁神：用干石莲子肉，在砂盆中擦去红皮，留心，同为末，加龙脑，冲汤饮服。3.补中强志：聪耳明目。莲肉半两去皮心，研末，水煮熟，用粳米三合煮粥，加入莲肉末，搅匀服食。4.补益虚损：用水芝丹：取莲实半升，酒浸两夜，放入洗净的猪肚中，缝好煮熟。取出莲子晒干为末，酒煮米糊做丸如梧子大，每次五十丸，饭前温酒送服。5.白浊遗精：取石莲肉、龙骨、益智仁各等份，共研末，每次二钱。空腹米汤送下。

藕味甘，平，无毒。主治热渴，散淤血，生肌。久服令人心欢。止怒，止泻，消食，解酒毒，治病后干渴。捣汁服，解闷、除烦、开胃，治霍乱，破产后血闷。捣如膏状，金创和伤折，止暴痛。蒸煮食用，开胃力佳。［孟诜曰］

生食治霍乱后虚渴。蒸食最补五脏，实下焦。同蜜食，令人腹脏肥，不生各种虫，亦可暂停饮食。［徐之才曰］：藕汁，解射罔毒、蟹毒。［腰仙曰］捣末浸，澄粉服食，轻身延年。

莲薏(莲子心)别名苦薏。味苦，性寒，无毒。可治失血后口渴、产后口渴。将生莲子研末，每次二钱，米汤送服，立愈。能止霍乱。有清心去热之功。

【附方】1.劳心吐血：用莲子心七个，糯米二十一粒，共研为末，酒送服。此方原出于临安张上舍方。2.小便遗精：莲子心一撮，为末，加辰砂一分，每次一钱，白开水送服，日二次。

莲房别名莲蓬壳。以陈久者为良。味苦、涩，性温，无毒。有破血之功。能治血胀腹痛及产后胎衣不下，用酒煎煮饮服。水煎饮服，解野菌毒。可止血崩、便血、尿血。

荷叶别名荷钱、藕荷、芰荷、荷鼻。

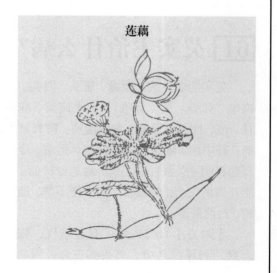

莲藕

# 60 芰实、乌芋分别有什么功效？

芰别名菱、水栗、沙角。味甘，性平，无毒。可安中补五脏，不饥饿，轻身。蒸熟，晒干和蜜服食，可辟五谷长生；可懈丹石毒。鲜果可解伤寒积热，止消渴，解酒毒，射罔毒。捣烂澄成粉状食用，可补中延年。乌菱壳可染黑头发，也可止泻痢

乌芋别名荸荠、黑三棱、地栗、凫茈、凫茨、芍。乌芋根(荸荠)味甘，性微寒，无毒。能消渴痹热，温中益气。可排下丹石，消风毒，除胸中实热气。可做粉食，明耳目、消黄疸。开胃下食。作粉食，养肠胃，不饥饿，能解毒，服金石的人应常食。治五种膈气，消宿食，饭后宜食之。治误吞铜物。治血痢、下血血崩，辟蛊毒。

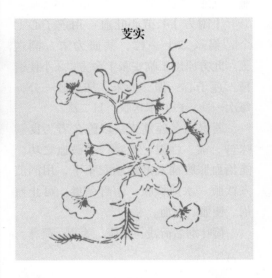

芰实

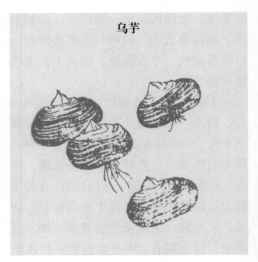

乌芋

# 61 芡实主治什么病？

芡实别名鸡头、雁喙、雁头、鸿头、鸡雍、卵菱、芍（音唯）子、水流黄。味甘、涩，性平，无毒。主治湿痹，腰脊膝痛；补中焦，除暴疾，益精气，强志，令耳聪目明。久服轻身不饥，耐老似神仙。能开胃助气。止渴益肾，治小便不禁、遗精、白浊带下。

【附方】1.鸡头粥：有益精气，强志意，利耳目之功。鸡头实三合，煮熟去壳，粳米一合，同煮粥，每天空腹服食。2.四精丸：治思虑、色欲过度，治损伤心气，小便频数、遗精。秋石、白茯苓、芡实、莲肉各二两，共为末，与蒸枣调和做丸如梧子大。每次服三十丸，空腹盐汤送下。3.治浊病，用分清丸：芡实粉、白茯苓粉，黄蜡化蜜和匀，做丸如梧子大。每次服一百丸，盐汤送服。

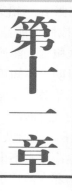

# 第十一章

## 木部

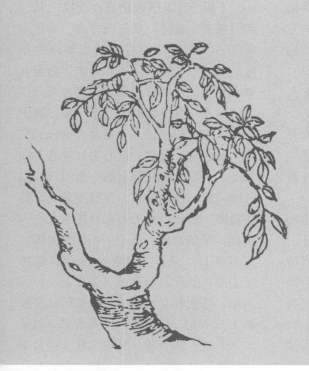

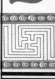

# ① 柏主治什么病？

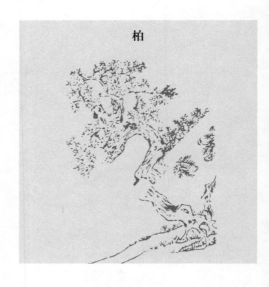

柏

柏别名侧柏。柏实味甘，性平，无毒。主治惊悸，能益气，除风湿，安五脏。持久服食，能使人的肤色美好润泽，耳聪目明，不知饥饿，抗衰老，强身健体，延年益寿。能治疗精神恍惚、虚损所致的气息断续、关节腰部重痛，能补血止汗。能治头风、腰部肾中阴冷、膀胱虚冷蓄水不出，并有壮阳、延寿、去除病邪、治疗小儿惊痫等功效。能滋润肝脏，补养心气，滋肾润燥，安宁神志，增益智力。经烧制得到的油，能润泽头发，治疗疥癣。

【附方】1.服柏实法：八月连房取实曝收，去壳研末，每服二钱，温酒下，一日三服。渴即饮水，令人悦泽。一方：加松子仁等份，以松脂和丸。一方：加菊花等份，蜜丸服。又方：用柏子仁二斤（为末，酒浸为膏），枣肉三斤，白蜜、白术末、地黄末各一斤，捣匀，丸弹子大，每嚼一丸，一日三服。百日，百病愈，久服，延年壮神。2.老人虚秘：柏子仁、松子仁、大麻仁等份，同研，溶蜜蜡丸梧桐子大，以少黄丹汤，食前调服二三十丸，日二服。3.肠风下血：柏子十四个，捶碎，囊贮浸好酒三盏，煎八分服，立止。

柏叶，味苦，性微温，无毒。主治吐血、衄血、痢血、崩漏、赤白带下，能强身健体，补益正气，使人耐受寒冷和暑热，消除湿痹，制止饥饿。能治冷风所致的关节疼痛，可止尿血。炮炙后，可治冻疮。加热后获得的汁液涂搽头部，能使头发变得黑亮润泽。外用治水火烧烫伤，能止痛，消除斑痕。内服能治痢疾。煎汤常服，能杀灭人体内的寄生虫，对人体有益处。

【附方】1.服松柏法：尝以三月、四月采新生松叶，长三四寸许，并花蕊阴干；又于深山岩谷中采当年新生柏叶，长二三寸者，阴干，为末，白蜜丸如小豆大。常以日未出时，烧香东向，手持八十一丸，以酒下。服一年，延十年命；服二年，延二十年命。欲得长肌肉，加大麻、巨胜；欲心力壮健者，加茯苓、人参。此药除百病，益元气，滋五脏六腑，清明耳目，强壮不衰老，延年益寿，神验。用七月七日露水丸之，更佳。断诸杂肉、五辛。2.神仙服饵：五月五日，采五方侧柏叶三斤，远志（去心）二斤，白茯苓（去皮）一斤，为末，炼蜜和丸梧桐子大。每以仙灵脾酒下三十丸，日再服。并无所忌。勿示非人。3.中风不省：涎潮口禁，语言不出，手足曳。得病之日，便进此药，可使风退气和，不成废人。柏叶一握（去枝），葱白一握（连根研如泥），无灰酒一升，煎一二十沸，温服。如不饮酒，分作四五服，方进他药。

枝节，煮汁酿酒，去风痹、历节风。烧取油，疗疥及虫癞良。

【附方】1.霍乱转筋：以暖物裹脚，后以柏木片煮汤淋之。2.齿肿痛：柏枝烧

热，挂孔中，须臾虫缘枝出。3.恶疮有虫：久不愈者，以柏枝节烧沥取油，敷之，三五次无不愈。亦治牛马疥。

脂主治身面疣目，同松脂研匀涂之，数夕自失。

根白皮味苦，性平，无毒。主治火灼烂疮，长毛发。

【附方】热油灼伤：柏白皮，以腊猪脂煎油，涂疮上。

# ② 松的哪些部位可入药？

松树高耸而多节，它的树皮粗厚，像鱼鳞形状，其叶后洞。二三月抽蕤开花，长四五寸，采摘它的花蕊就是松黄。结出的果实形如猪心，好像鳞瓣堆叠而成。秋天后松子成熟，鳞瓣裂开。松叶有二针、三针、五针的区别。栝子松是三针松叶，松子松是五针松叶。松子、柏子一般大，只有东北、云南地区的松子如巴豆般大小，可以吃，谓之海松子。

松脂别名松膏、松肪、松胶、松香、沥青。味苦、甘，性温，无毒。主治痈疽恶疮、头疡白秃、疥瘙风气，安五脏，除热。久服可轻身、延年，除胃中伏热，能治咽干消渴，风痹死肌；炼之令白，其中红色的，主治恶痹。煎膏，生肌止痛，排脓抽风。外贴治各种疮肿脓血瘘烂。塞牙孔可杀虫。除邪下气，润心肺，治耳聋。古方多用于辟谷。强筋骨，利耳目，治血崩带下。

【附方】1.服食辟谷：用松脂十斤，以桑薪灰汁一石，煮五七沸，漉出，冷水中凝，复煮之，凡十遍乃白，细研为散。每服一二钱，粥饮调下，日三服。

服至十两以上，不饥，饥再服之。一年以后，夜视目明。久服，延年益寿。又法：百炼松脂治下筛，蜜和纳筒中，勿见风日。每服一团，一日三服。服至百日，耐寒暑；二百日，五脏补益；五年，即见西王母。伏虎禅师服法：用松脂十斤，炼之五度，令苦味尽。每一斤，入茯苓末四两。每旦水服一刀圭，能令不食，而复延龄，身轻清爽。2.强筋补益：①四圣不老丹：用明松脂一斤，以无灰酒砂锅内桑柴火煮数沸，竹枝搅稠，乃住火，倾入水内结块，复以酒煮九遍，其脂如玉，不苦不涩乃止，为细末。用十二两，入白茯苓末半斤，黄菊花末半斤，柏子仁（去油取霜）半斤，炼蜜丸如梧桐子大，每空心好酒送下七十二丸。须择吉日修合，勿令妇人、鸡、犬见之。②松梅丸：用松脂以长流水桑柴煮拔三次，再以桑灰滴汁煮七次扯拔，更以好酒煮二次，仍以长流水煮二次，色白不苦为度。每一斤，入九蒸地黄末十两，乌梅末六两，炼蜜丸梧桐子大，每服七十丸，空心盐、米汤下。

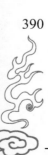

健阳补中，强筋润肌，大能益人。3.揩齿固牙：松脂（出镇定者佳），稀布盛，入沸汤煮，取浮水面者投冷水中（不出者不用），研末，入白茯苓末和匀。日用揩齿漱口，亦可咽之，固牙驻颜。

松节，味苦，温，无毒。主治百节久风、风虚脚痹疼痛。用来酿酒治脚软、骨节风。炒焦后治筋骨间病，能燥血中之湿。治风蛀牙痛，煎水含漱，或烧成灰，每日搽揩牙齿，有效。

【附方】1.历节风痛：四肢如解脱。松节酒：用二十斤，酒五斗，浸三至七日，每服一合，日五至六服。2.转筋挛急：松节一两（锉如米大），乳香一钱，银石器慢火炒焦，存一至二分性，出火毒，研末。每服一至二钱，热木瓜酒调下。一应筋病皆治之。3.风热牙痛：一方，用油松节如枣大一块（碎切），胡椒七颗，入烧酒，须二至三盏，乘热入飞过白矾少许，噙漱三至五口，立瘥。又一方，用松节二两，槐白皮、地骨皮各一两，浆水煎汤。热漱冷吐，瘥乃止。4.反胃吐食：松节煎酒，细饮之。

松潪主治疮疥及马牛疮。松叶别名松毛。味苦，性温，无毒。主治风湿疮，生毛发，安五脏，守中，不饥延年。细切，以水及面饮服之，或捣屑丸服，可断谷及治恶疾。炙，潪冻疮风湿疮，佳。去风痛脚痹，杀米虫。

【附方】1.服食松叶：松叶细切更研，每日食前以酒调下二钱，亦可煮汁作粥食。初服稍难，久则自便矣。令人不老，身生绿毛，轻身益气。久服不已，绝谷不饥不渴。2.天行温疫：松叶，细切，酒服方寸匕，日三服，能辟五年

瘟。3.中风口：青松叶一斤捣汁，清酒一斗，浸二宿，近火一宿。初服半升，渐至一升，头面汗出即止。

松花别名松黄。味甘，性温，无毒。能润心肺，益气，除风止血。亦可酿酒。

【附方】1.头旋脑肿：三月收松花并苔（五至六寸如鼠尾者，蒸切）一升，以生绢囊贮，浸三升酒中五日，空心暖饮五合。2.产后壮热：头痛颊赤，口干唇焦，烦渴昏闷。用松花、蒲黄、川芎、当归、石膏等份，为末，每服二钱，水二合，红花二捻，同煎七分，细呷。

根白皮味苦，性温，无毒。辟谷不饥。补五劳，益气。木皮别名赤龙皮。主治痈疽疮口不合，生肌止血，治白秃、杖疮、汤火疮。

【附方】1.肠风下血：松木皮，去粗皮，取里白者，切、晒，焙研为末，每服一钱，腊茶汤下。2.三十年痢：赤松上苍皮一斗，为末；面粥和服一升，日三。不过一斗，救人。3.金疮杖疮：赤龙鳞（即古松皮），煅存性，研末，搽之，最止痛。

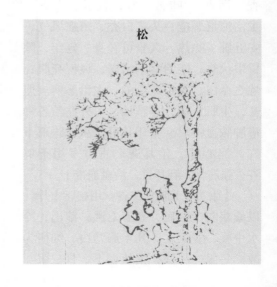

松

## ③ 杉的哪些部位可入药？

杉别名沙木。杉材味辛，性微温，无毒。主治漆疮，煮汤洗之，无不瘥。煮水，浸拶脚气肿满。服之，治心腹胀痛，去恶气。治风毒奔豚，霍乱上气，并煎汤服。

【附方】1.肺壅痰滞：上焦不利，猝然咳嗽。杉木屑一两，皂角（去皮酥炙）三两，为末，蜜丸梧桐子大，每米饮下十丸，一日四服。2.小儿阴肿：赤痛，日夜啼叫，数日退皮，愈而复作。用老杉木烧灰，入腻粉，清油调敷，效。3.肺壅失音：杉木烧炭入碗中，以小碗覆之，用汤淋下，去碗饮水。不愈再作，音出乃止。4.臁疮黑烂：多年老杉木节，烧灰，麻油调，隔箬叶贴之，绢帛包定，数贴而愈。

皮主治金疮血出，及汤火伤灼，取老树皮烧存性，研敷之。或入鸡子清调敷。一至二日愈。

叶主治风、虫牙痛，同芎、细辛煎酒含漱。

子主治疝气痛，一岁一粒，烧研酒服。

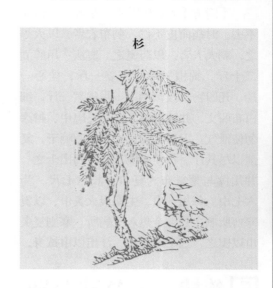

杉

## ④ 桂主治什么病？

桂别名梫。味甘、辛，性大热，有小毒。能通利肝、肺之气，治疗心腹因寒热错杂所致的冷疾、剧烈吐泻所致的腓肠肌痉挛、头痛、腰痛、汗出等证；能止烦躁，摄唾沫；治疗咳嗽、鼻塞；有堕胎、温暖中焦、强健筋骨、疏通血脉、宣通导引百药等作用。没有什么与之相畏。持久服用，能延年益寿。能补下焦的虚损，治疗顽固的寒病证。能补益命门虚损，温助肾阳，消除阴寒。能治疗寒邪所致的关节肿痛，风邪引起的声音嘶哑，阴寒内盛所致的出血，还能治腹泻和惊痫等病证。

桂心味苦、辛，无毒。主治九种心痛，腹内冷气痛不可忍，咳逆结气壅痹，脚痹不仁，止下痢，杀三虫，治鼻中息肉、破血、通利月闭、胞衣不下。治一切风气，补五劳七伤，通九窍，利关节，益精明目，暖腰膝，治风痹骨节挛缩，续筋骨，生肌肉，消淤血，破痃癖症瘕，杀草木毒。治风僻失音喉痹、阳虚失血，内托痈疽痘疮，能引血化汗、化脓，解蛇蝮毒。

牡桂，此即木桂也。薄而味淡，去粗皮用。其最薄者为桂枝，枝之嫩小者为柳桂。味辛，性温，无毒。主治上气

《本草纲目》秘方全书

学习中国式养生

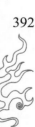

咳逆结气，喉痹吐吸，利关节，补中益气。久服通神，轻身不老。治心痛胁痛胁风，温筋通脉，止烦出汗。去冷风疼痛。去伤风头痛，开腠理，解表发汗，去皮肤风湿。泄奔豚，散下焦畜血，利肺气。横行手臂，治痛风。

【附方】1.阴痹熨法：寒痹者，留而不去，时痛而皮不仁。刺布衣者，以火焠之，刺大人者，以药熨之。熨法：用醇酒二十斤，蜀椒一斤，干姜一斤，桂心一斤，凡四物，㕮㕮酒中。用棉絮一斤，细白布四丈，并纳酒中，置马矢煴中，封涂勿使泄气。五日五夜，出布、絮晒干，复渍以尽其汁。每渍必熨其日，乃出千之。并用滓与絮复布为复巾，长六七尺，为六七巾。每用一巾，生桑炭火炙巾，以熨寒痹所刺之处，令热入至病所。寒则复炙巾以熨之，三十遍而止。汗出以巾拭身，

亦三十遍而止。起步内中，无见风，每刺必熨，如此病已矣。2.中风口喝：面目相引，偏僻颊急，舌不可转，桂心酒煮取汁，故布蘸蘸病上，正即止。左喝右，右喝㖞左。常用大效。

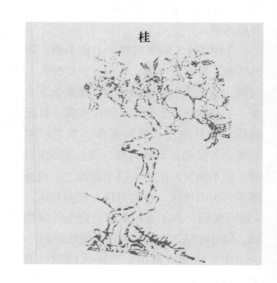

桂

# ⑤ 箇桂、天竺桂分别主治什么病？

箇桂别名筒桂、小桂。皮（三月、七月采）味辛，性温，无毒。可治百病，养精神，和颜色，为诸药先聘通使。久服轻身不老，面生光华，媚好常如童子。

木犀花味辛，性温，无毒。同百药煎、孩儿茶作膏饼，生津，可以辟除臭味，化痰，治风虫牙痛。同麻油蒸熟，润发，及作面脂。

天竺桂生南海山谷，功用似桂。其皮薄，不甚辛烈，与牡桂相同，但薄耳。此即今闽、粤、浙中山桂也，而台州天竺最多，故名。大树繁花，结实如莲子状。天竺僧人称为月桂是矣。详月桂下。

皮味辛，性温，无毒。主治腹内诸

冷、血气胀痛、破产后恶血，治血痢肠风，补暖腰脚，功与桂心同，方家少。

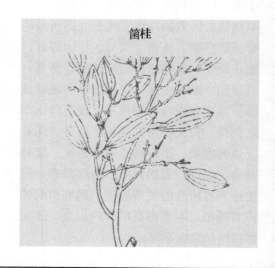

箇桂

## ⑥ 木兰的哪些部位可入药？

木兰别名杜兰、林兰、木莲、黄心。皮味苦，性寒，无毒。主治身大热在皮肤中，去面热赤疱酒齇，恶风癫疾，阴下痒湿，明耳目。疗中风伤寒，及痈疽水肿，去臭气。治酒疸，利小便，疗重舌。

【附方】1.小儿重舌：木兰皮一尺，广四寸，削去粗皮，入醋一升，渍汁噙之。2.面上疱䵟䵷：用木兰皮一斤细切，以三年酢浆渍之百日，晒干捣末。每浆水服方寸匕，日三服。又方：用酒渍之，栀子仁一斤。3.酒疸发斑：赤黑黄色，心下懊痛，足胫肿满，小便黄，由大醉当风，入水所致。用木兰皮一两，黄芪二两，为末，酒服方寸匕，日三服。花主治鱼哽骨哽，化铁丹用之。

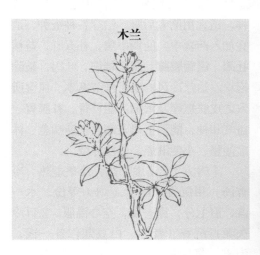

木兰

## ⑦ 辛夷主治什么病？

辛夷别名辛雉、侯桃、房木、木笔、迎春。辛夷生长在汉中、魏兴、梁州的山谷中。辛夷树与杜仲树相似，树高一丈多。果实似冬桃但小，每年九月(农历)采集，晒干，除去心和外面的毛。若吸入它的毛，可使人咳嗽。辛夷花的花苞开始长出时长半寸，尖尖的像笔头，有青黄茸毛，约长半分。花开时像莲花，大小如盏，呈紫苞红焰，散发出莲及兰花的香味。也有白色的，称为玉兰。

苞，味辛，性温，无毒。辛夷可治五脏、身体寒热、风头脑痛、面䵟。久服下气，轻身明目，增年延寿。其能温中解肌，利九窍，通鼻塞涕出，治面肿引发齿痛、眩晕，生须发，驱虫。其能通关脉，治头痛憎寒、体噤瘙痒。加入面脂中，可润肤泽面。主治鼻渊鼻鼽、鼻窒鼻疮及痘后鼻疮。用时研成粉末状，加麝香少许，用葱白蘸药末点入鼻腔几次，效果很好。

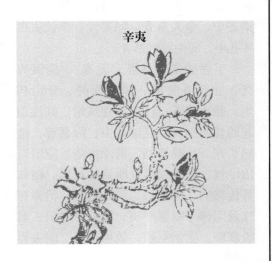

辛夷

《本草纲目》秘方全书

学习中国式养生

# 8 沉香主治什么病?

沉香别名沉水香、蜜香。味辛,性微温,无毒。能治风水肿、毒肿,去恶气。能主心腹痛,霍乱中恶,清宁心神,适宜用酒煮后服。治疗各种疮肿,适宜加入药膏中。能调中焦,补五脏,益精壮阳,温暖腰膝,制止转筋、吐泻,破除疱块。治疗冷风麻痹、骨节麻木、风湿所致之皮肤瘙痒及泻痢。能补肾、补脾胃、益气和神,能治上热下寒之气逆喘急、体虚便秘、小便淋涩、男性冷精。

【附方】1.诸虚寒热:冷痰虚热。冷香汤:用沉香、附子(炮)等份,水一盏,煎七分,露一夜,空心温服。2.胃冷久呃:沉香、紫苏、白豆蔻仁各一钱,为末,每柿蒂汤服五至七分。3.心神不足,火不降,水不升,健忘惊悸:朱

雀丸:用沉香五钱,茯神二两,为末,炼蜜和丸小豆大,每食后人参汤服三十丸,日二服。

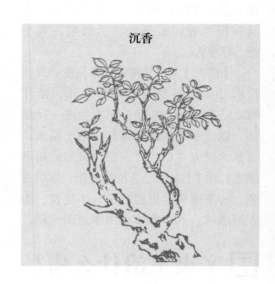

沉香

# 9 丁香的哪些部位可入药?

丁香别名丁子香、鸡舌香。鸡舌香味辛,性微温,无毒。主治风水毒肿、霍乱心痛,去恶气。吹鼻,杀脑疳。入诸香中,令人身香。同姜汁,涂拔去白须孔中,即生异常黑者。

丁香味辛,性温,无毒。能温脾胃,止霍乱腹胀、风毒痈肿、牙齿朽烂,能发诸香。还能治疗风疳、蛀蚀引起的骨槽痨臭,能够杀虫,除恶邪,治奶头花,止热毒痢,消除痔疮。能治口出冷气、受寒或劳累所致的反胃、结核等传染病,解酒毒,消除疱块,治奔豚气及阴部、腹部疼痛,能补肾壮阳,温暖腰膝。能治呕逆,效果很好。能去胃

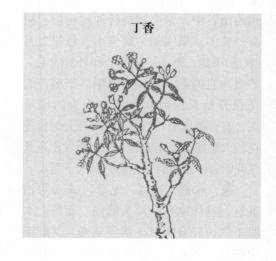

丁香

寒,理气,但气血壅盛者不宜服。能治疗胃虚呕吐、小儿吐泻、痘疮胃虚、灰

白不发等病症。

【附方】1.暴心气痛：鸡舌香末，酒服一钱。2.干霍乱痛：不吐不下。丁香十四枚，研末，以沸汤一升和之，顿服。不瘥更作。3.小儿吐泻：丁香、橘红等份，炼蜜丸黄豆大，米汤化下。

丁皮性味同香。主治齿痛、心腹冷气诸病。方家用代丁香。枝主治一切冷气、心腹胀满、恶心、泄泻不止、饮食积滞。

根味辛，性热，有毒。主治风热毒肿。不入心腹之用。

## 10 月桂、蜜香分别主治什么病？

月桂子味辛，性温，无毒。主治小儿耳后月蚀疮，研碎后敷之。

蜜香别名木蜜、没香、多香木。味辛，性温，无毒。去臭，除鬼气。辟恶，去邪鬼尸，注心气。

## 11 檀香的哪些部位可入药？

檀香别名旃檀、真檀。树皮坚实呈黄色的称黄檀；树皮光滑呈白色的称白檀；树皮腐朽呈紫色的称紫檀。其中以木质坚实沉重、散发清香气味的白檀最好。若用纸包装，可防止香气散失。

白旃檀，味辛，性温，无毒。能够消风热肿毒，还能治感染污秽邪气，杀虫。用水煎煮后，内服，能止心腹痛、霍乱、肾气痛。加水磨汁，涂于腰部能治腰肾痛。能驱散冷气，引胃气上升，增进食欲。能治噎膈吐食。磨汁涂面（每夜先用浆水洗面，并擦拭至红赤）治疗面部黑斑，效果很好。

紫檀，味咸，性微寒，无毒。磨汁外涂能除恶毒风毒。将其刮末外敷金疮

处，有止血止痛之功，能治疗淋证。加醋磨汁外敷，能治一切肿毒。

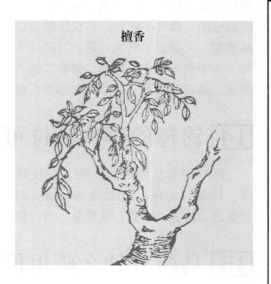

檀香

## 12 楠的哪些部位可入药？

楠别名埂。楠材味辛，性微温，无毒。主治霍乱吐下不止，煮汁服。煎汤

转筋及足肿。枝叶同功。

【附方】1.水肿自足起：削楠木、

桐木煮汁渍足，并饮少许，日日为之。

2.心胀腹痛：未得吐下。取楠木削三至四两，水三升，煮三沸，饮之。

皮味苦，性温，无毒。主治霍乱吐泻、小儿吐乳，暖胃正气，并宜煎服。

## 13 樟有什么药用价值？

樟，其木理多纹章，故谓之樟。樟材味辛，性温，无毒。主治恶气中恶、心腹痛鬼疰、霍乱腹胀、宿食不消化、常吐酸臭水，用酒煮服，无药处用之。煎汤，浴脚气疥癣、风痒。做鞋，除脚气。

【附方】手足痛风：冷痛如虎咬者。用樟木屑一斗，急流水一石，煎极滚泡之，乘热安足于桶上熏之。以草荐围住，勿令汤气入目。其功甚捷，此家传经验方也。

瘿节主治风疰鬼邪。

【附方】三木节散：治风劳、面色青白、肢节沉重、臀间痛、或寒或热、或躁或嗔、思食不能食、被虫侵蚀、症状多端。天灵盖（酥炙，研）二两，牛黄、人中白（焙）各半两，麝香二钱，为末。别以樟木瘤节、皂荚木瘤节、槐

木瘤节各为末五两，每以三钱，水一盏，煎半盏，去滓，调前末一钱，五更顿服，取下虫物为妙。

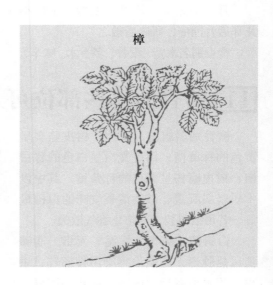

樟

## 14 钓樟的哪些部位可入药？

钓樟别名乌樟、枕、豫。根皮味辛，性温，无毒。主治金疮止血，刮屑敷之，甚验。磨服，治霍乱。治奔豚

脚气水肿，煎汤服。亦可浴疮痍疥癣风瘙，并研末敷之。茎叶置门上，辟天行时气。

## 15 乌药有什么药用价值？

乌药别名旁其、螃舭、矮樟。乌药生长于岭南邕州、容州及江南等地。树与茶树类似，高一丈多。叶面呈青色，背面呈白色，分三个杈。根与山芍药及

乌樟类似，呈黑褐色，有车轴盘样纹理。八月采根入药，但直根不能入药。

根味辛，性温，无毒。能治中恶心腹痛，驱邪毒。消食积，治传染病，

温肾散寒，治妇人气血不调，驱虫。能散寒气，治霍乱、反胃吐食、泻痢、痛疖、疥疮，能解冷热。都可以磨汁服。能治脚气、疝气、气厥头痛、肿胀喘气、小便频数及白浊，还能治猫、狗的各种疾病。

【附方】1.乌沉汤：治一切气、一切冷，补五脏，调中壮阳，暖腰膝，去邪气，冷风麻痹，膀胱、肾间冷气，攻冲背膂，俯仰不利、风水毒肿、吐泻转筋、症癖刺痛、中恶心腹痛、鬼气疰忤、天行瘴疫、妇人血气痛。用天台乌药一百两，沉香五十两，人参三两，甘草爁四两，为末。每服半钱，姜盐汤空心点服。2.一切气痛：不拘男女，冷气、血气、肥气、息贲气、伏梁气、奔豚气、抢心切痛、冷汗、喘息欲绝。天台乌药（小者，酒浸一夜，炒）、茴香（炒）、青橘皮（去白，炒）、良姜（炒）等份，为末。温酒、童便调下。3.男妇诸病：香乌散：用香附、乌药等份，为末，每服一至二钱。饮食不进，姜、枣汤下；疟疾，干姜、白盐汤下；腹中有虫，槟榔汤下；头风虚肿，茶汤下；妇人冷气，米饮下；产后血攻心脾痛，童便下；妇人血海痛、男子疝气，茴香汤下。4.小肠疝气：乌药一两，升麻八钱，水二钟，煎一钟，露一宿，空心

热服。5.脚气掣痛：乡村无药。初发时即取土乌药，不犯铁器，布揩去土，瓷瓦刮屑，好酒浸一宿，次早空心温服，溏泄即愈。入麝少许，尤佳。痛入腹者，以乌药同鸡子瓦罐中水煮一日，取鸡子，切片蘸食，以汤送下，甚效。6.血痢泻血：乌药，烧存性，研，陈米饭丸梧桐子大。每米饮下三十丸。7.气厥头痛：不拘多少，及产后头痛。天台乌药、川芎䓖等份，为末，每服二钱，腊茶清调下。产后，铁锤烧红淬酒调下。

嫩叶炙碾煎饮代茗，补中益气，止小便滑数。 子主治阴毒伤寒，腹痛欲死。取一合炒起黑烟，投水中，煎三至五沸，服一大盏，汗出阳回即瘥。

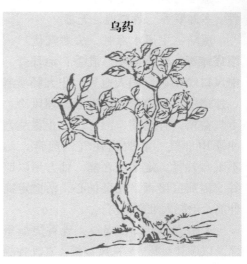

乌药

## 16 枫香脂有什么药用价值？

枫香脂别名白胶香。 香脂味辛、苦，性平，无毒。主治瘾疹风痒浮肿，煮水浴之。又主齿痛，一切痛疽疮疥、金疮吐血、出血咯血，可活血生肌，止

痛解毒。烧过揩牙，永无牙疾。

【附方】1.吐血不止：白胶香为散，每服二钱，新汲水调下。2.吐血出血：白胶香、蛤粉等份，为末，姜汁调服。

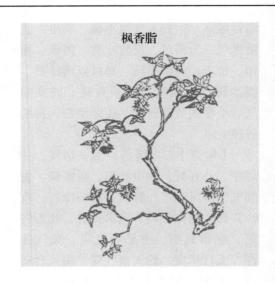

枫香脂

3.吐血咯血：一方：用白胶香、铜青各一钱，为末，入干柿内，纸包煨熟，食之。又方：用白胶香（切片，炙黄）一两，新绵一两烧灰，为末，每服一钱，米饮下。4.金疮断筋：枫香末敷之。

木皮味辛，性平，有小毒。主治水肿，下水气，煮汁用之。煎饮，止水痢为最。止霍乱刺风冷风，煎汤浴之。

【附方】大风疮：枫子木（烧存性，研）、轻粉等份，麻油调搽，极妙。

根叶主治痈疽已成，擂酒饮，以滓贴之。菌有毒，食之令人笑不止，地浆解之。

# 17 薰陆香主治什么病？

薰陆香别名马尾香、天泽香、摩勒香、多伽罗香。性微温，无毒。

薰陆：主风水毒肿，去恶气伏尸、癥疹痒毒。乳香同功。乳香：治耳聋、中风口噤不语，妇人血气、止大肠泄澼，疗诸疮，令内消，能发酒，理风冷。下气益精，补腰膝，治肾气，止霍乱，冲恶中邪气、心腹痛疰气。煎膏，治不眠。补肾，定诸经之痛。仙方用以辟谷。消痈疽诸毒，托里护心，活血定痛伸筋，治妇人难产折伤。

【附方】1.口目㖞斜：乳香烧烟熏之，以顺其血脉。2.祛风益颜：真乳香二斤，白蜜三斤，瓷器合煎如饧，每旦服二匙。3.急慢惊风：乳香半两，甘遂半两，同研末，每服半钱，用乳香汤下，小便亦可。4.小儿内钓腹痛：用乳香、没药、木香等份，水煎服之。5.小儿夜啼：乳香一钱，灯花七枚，为末，每服半字，乳汁下。6.心气疼痛：不可忍。用乳香三两，真茶四两，为末，以腊月鹿血和，丸弹子大，每温醋化一丸，服之。7.冷心气痛：乳香一粒，胡椒四十九粒，研，入姜汁，热酒调服。8.阴症呃逆：乳香同硫黄烧烟，嗅之。

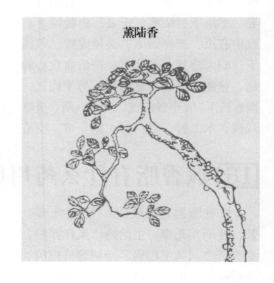

薰陆香

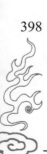

# 18 没药有什么药用价值?

没药别名末药。味苦,性平,无毒。能破血止痛,治金疮棍伤、疮疡痔瘘、突然下血、目赤疼痛、翳膜遮睛。能破证瘕淤血,消肿止痛。能治心胆俱虚、肝血不足诸证。能堕胎,治产后心腹血气不调之疼痛,可制成丸、散剂内服。散血消肿,定痛生肌。

【附方】1.历节诸风:骨节疼痛,昼夜不止。没药末半两,虎胫骨(酥炙,为末)三两,每服二钱,温酒调下。2.筋骨损伤:米粉四两(炒黄),入没药、乳香末各半两,酒调成膏,摊贴之。3.金刃所伤:未透膜者:乳香、没药各一钱,以童子小便半盏,酒半盏,温化服之。为末亦可。

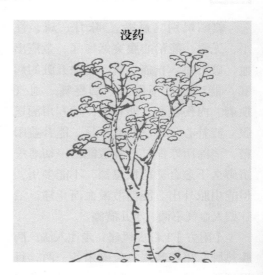

没药

# 19 安息香主治什么病?

安息香 能辟除秽浊之气、安息病邪,所以称此名。《梵书》称为拙贝罗香。味辛、苦,性平,无毒。能除心腹的病邪,治霍乱风痛、男子遗精。能温暖肾气,治妇人血噤、产后血晕、梦交。配臭黄制成丸剂,烧熏丹田穴,可彻底治愈。能治夜多恶梦、结核病。烧安息香,能消灾引福。

【附方】1.猝然心痛:或经年频发。安息香研末,沸汤服半钱。2.小儿肚痛:曲脚而啼。安息香丸:用安息香(酒蒸成膏)、沉香、木香、八角茴香各三钱,香附子、缩砂仁、炙甘草各五钱,为末,以膏和,炼蜜丸芡子大。每服一丸,紫苏汤化下。3.小儿惊邪:安息香一豆许,烧之自除。

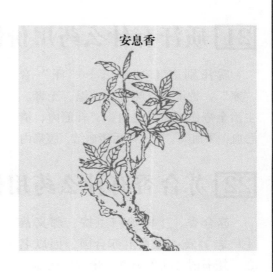

安息香

## 20 麒麟竭主治什么病？

麒麟竭别名血竭。味甘、咸，性平，无毒。能治心腹突然疼痛、金疮出血，破淤血，止痛生肌，驱除五脏的病邪。能治跌打损伤、一切疼痛、血气搅刺、内伤血淤，能补虚，适宜用酒送服。能补心包络及肝血不足。能补益阳精，消除阴寒滞气。外敷能治一切恶疮疥癣久不愈合。药性急烈，不能多用，但能引脓外出。能消散淤血而止痛，治疗妇人血气不调、小儿瘈癫。

【附方】1.白虎风痛：走注入法。两膝热肿，用麒麟竭、硫磺末各一两，每温酒服一钱。2.新久脚气：血竭、乳香等份，同研，以木瓜一个，剜孔入药在内，以面厚裹，砂锅煮烂，连面捣，丸梧桐子大。每温酒服三十丸。忌生冷。3.慢惊：定魄安魂，益气。用血竭半两，乳香二钱半，同捣成剂，火炙熔丸梧桐子大。每服一丸，薄荷煎汤化下。夏月

用人参汤。4.鼻出血：血竭、蒲黄等份为末，吹之。5.血痔肠风：血竭末，敷之。6.产后血冲，心胸满喘，命在须臾：用血竭、没药各一钱，研细，童便和酒调服。7.产后血晕：不知人及狂语。用麒麟竭一两，研末，每服二钱，温酒调下。

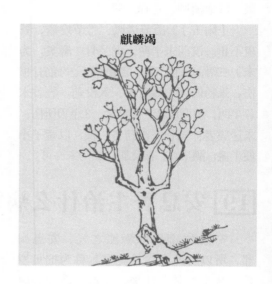

麒麟竭

## 21 质汗有什么药用价值？

质汗别名［时珍曰］"汗"音"寒"，番语也。味甘，性温，无毒。主治金疮伤折、淤血内损；补筋肉，消恶血，下血气、妇人产后诸血结、腹痛内冷不下食。并以酒消服之，亦敷病处。

【附方】室女经闭：血结成块，心腹攻痛。质汗、姜黄、川大黄（炒）各半两，为末，每服一钱，温水下。

## 22 苏合香有什么药用价值？

苏合香，［时珍曰］按：郭义恭《广志》云：此香出苏合国，因以名之。梵书谓之咄鲁瑟剑。味甘，性温，无毒。辟恶，杀鬼精物、温疟、蛊毒、

痫痉，去三虫，除邪，令人无梦魇。久服，通神明，轻身长年。

【附方】1.苏合香丸：治传尸骨蒸，肺痿，疰忤鬼气，卒心痛，霍乱吐

利，时气鬼魅瘴疟，赤白暴痢，淤血月闭，疬癣疔肿，小儿惊痫客忤，大人中风、中气、狐狸等病。用苏合油一两，安息香末二两，以无灰酒熬成膏，入苏合油内。白术、香附子、青木香、白檀香、沉香、丁香、麝香、荜茇、诃梨勒（煨，去核）、朱砂、乌犀角（镑）各

二两，龙脑、熏陆香各一两，为末，以香膏加炼蜜和成剂，蜡纸包收。每服旋丸梧子大，早朝取井华水，温冷任意，化服四丸。老人、小儿一丸。2.水气浮肿：苏合香、白粉、水银等份，捣匀，蜜丸小豆大。每服二丸，白水下，当下水出。

## 23 詹糖香主治什么病？

詹糖香，〔李时珍曰〕詹言其粘，糖言其状也。味苦，性微温，无毒。主治风水毒肿，去恶气伏尸。治恶核恶疮和胡桃、青皮捣，涂发令黑如漆。

## 24 龙脑香的哪些部位可入药？

龙脑香别名片脑、羯婆罗香，膏名婆律香。味辛、苦，性微寒，无毒。主治妇人难产，研末少许，新汲水服，立下。治心腹邪气、风湿积聚、耳聋，可明目，去目赤肤翳、内外障眼，镇心秘精，治三虫五痔，散心盛有热。入骨，治骨痛。治大肠脱。疗喉痹脑痛、鼻瘜齿痛、伤寒舌出、小儿痘陷，通诸窍，散郁火。

苍龙脑主治风疮野黵，入膏煎良。不可点眼，伤人。婆律香膏主治耳聋，摩一切风。

【附方】1.目生肤翳：龙脑末一两，日点三至五度。2.目赤目膜：龙脑、雄雀屎各八分，为末，以人乳汁一合调成膏。日日点之，无有不验。3.头目风热：

上攻。用龙脑末半两，南硼砂末一两，频嗅两鼻。

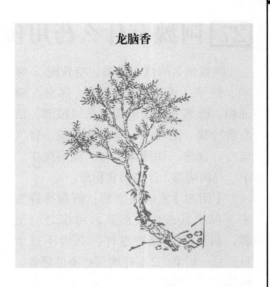

龙脑香

## 25 樟脑主治什么病？

樟脑别名韶脑。味辛，性热，无毒。能开通关窍，行散滞气，驱除秽浊

邪气。治疗霍乱心腹疼痛、寒湿脚气、疥癣瘙痒、龋齿，能杀虫。放置于鞋

中，能除脚的臭气。

【附方】1.小儿秃疮：韶脑一钱，花椒二钱，芝麻二两，为末，以退猪汤洗后，搽之。2.牙齿虫痛：一方：用韶

脑、朱砂等份，擦之神效。又方：用樟脑、黄丹、肥皂（去皮核）等份，研匀蜜丸，塞孔中。

## 26 芦荟主治什么病？

芦荟别名奴会、讷会、象胆。味苦，性寒，无毒。能治热风烦闷，消胸膈间热气，能明目镇心，治小儿癫痫、惊风、疳积，能杀虫，治痔瘘，解巴豆毒。能治小儿疳积发热。单独使用能驱蛔虫。吹入鼻中能治脑疳，止鼻痒。将其研成细末，治龋齿作用很好，并能治湿癣。

【附方】小儿脾疳：芦荟、使君子等份，为末。每米饮服一至二钱。

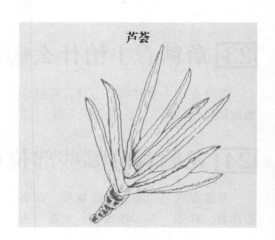
芦荟

## 27 阿魏有什么药用价值？

阿魏别名阿虞、熏渠、哈昔泥。味辛，性平，无毒。能杀虫，除臭。破证积，除恶气，祛邪毒。祛风散邪，治心腹冷痛。治疟疾、霍乱心腹痛、肾气瘟疫，预防一切蕈菜中毒。能解死牛、羊、马肉诸毒，能消肉食积滞。

【附方】1.辟鬼除邪：阿魏枣许为末，以牛乳或肉汁煎五六沸服之。至暮，以乳服安息香枣许。久者不过十日。忌一切菜。2.恶疰腹痛：不可忍者。阿魏末，热酒服一至二钱，立止。3.尸疰中恶：近死尸，恶气入腹，终身不愈。用阿魏三两，每用二钱，拌面裹作馄饨十余枚，煮熟食之，日三。服三至七日，永除。忌五辛、油物。

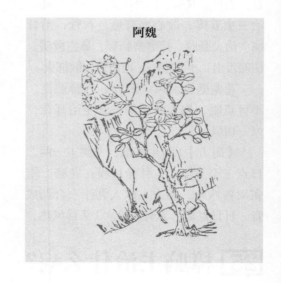
阿魏

# 28 檗木主治什么病?

檗木别名黄檗,根名檀桓。味苦,性寒,无毒。能泄五脏肠胃中的热邪,治黄疸、痔疮、痢疾、妇女崩漏、阴部疮疡。治肌肤红肿、目赤肿痛、口疮、热毒疮疡、疥疮、血痢、消渴,能杀虫。能治阳痿及阴茎疮、止血。能安心神、除劳疾、治骨蒸、清肝明目,治多泪、口干燥、心烦热、蛔心痛、鼻出血、肠风下血、肛门急热肿痛,杀虫。能泻膀胱火,补肾,壮骨髓,治下焦虚证、各种痿软瘫痪,能通利下窍,泻除热邪。能泄肾火,补肾水,治气逆不渴而小便不通、疮疡肿痛。与知母配伍能滋阴降火,与苍术配伍能燥湿清热,是治痿证的要药。与细辛配伍,能泻膀胱火,治口舌生疮。可外敷治疗小儿头疮。

【附方】1.阴火为病:大补丸。用黄檗去皮,盐、酒炒褐为末,水丸梧子大。血虚,四物汤下;气虚,四君子汤下。2.男女诸虚:坎离丸。治男子、妇人诸虚百损,小便淋漓、遗精白浊等症。黄檗(去皮,切)二斤,熟糯米一升(童子小便浸之,九浸九晒,蒸过晒研),为末,酒煮面糊丸梧桐子大,每服一百丸,温酒送下。3.上盛下虚:水火偏盛、消中等证。黄檗一斤,分作四份,用醇酒、蜜汤、盐水,童尿浸洗,晒炒为末,以知母一斤,去毛切捣熬膏和,丸梧桐子大,每服七十丸,白汤下。4.四治坎离诸丸:方见草部苍术下。5.脏毒痔漏:下血不止。一方:檗皮丸。用川黄檗皮(刮净)一斤,(分作四分,三分用酒、醋、童尿各浸七

日)洗晒焙,一分生炒黑色,为末,炼蜜丸梧子大。每空心温酒下五十丸。久服根除。另一方:百补丸。专治诸虚赤白浊。用川檗皮(刮净)黑色(分作四分,用酒、蜜、人乳、糯米泔各浸透),炙干切研,禀米饭丸,如上法服。又一方:峰檗皮丸。黄檗一斤(分作四份,三份用醇酒、盐汤、童尿各浸二日焙研,一份用酥炙研末),以猪脏一条去膜,入药在内扎,煮熟捣丸。如上法服之。6.下血数升:黄檗一两(去皮,鸡白涂炙),为末,水丸绿豆大,每服七丸,温水下。名"金虎丸"。7.小儿下血:或血痢。黄檗半斤,赤芍药四钱,为末,饭丸麻子大,每服十至二十丸,食前米饮下。8.妊娠下痢:白色,昼夜三十至五十行。根黄浓者,蜜炒令焦为末,大蒜煨熟,去皮捣烂作膏和丸梧桐子大。每空心,米饮下三十至五十丸,日三服。神妙不可述。

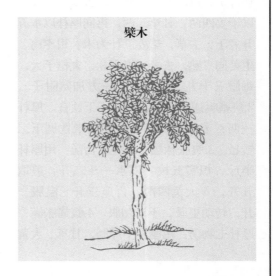

檗木

《本草纲目》秘方全书

学习中国式养生

# 29 厚朴的哪些部位可入药？

厚朴别名烈朴、赤朴、浓皮、重皮。皮味苦，性温，无毒。能治中风伤寒、头痛枣热、惊悸、气滞血淤、肌肤坏死，可驱虫。能温中益气，消痰下气，治霍乱、腹部胀痛、呕逆、痢疾、淋证，消除惊悸，除热解烦，调理肠胃。能健脾，治呕逆、霍乱转筋，行脏腑之气，治妇人分娩前后之腹部不适，杀虫，聪耳明目，调和关节。〔甄权曰〕能治素体虚塞、腹内水气游走激荡有声、消化不良，能行水，破血，消食，制酸止吐，温胃气止冷痛，治体虚尿白浊。〔王好古曰〕治肺气壅滞所致的喘咳证。

【附方】1.厚朴煎丸：一方：补肾不如补脾，脾胃气壮，则能饮食，饮食既进，则益营卫，养精血，滋骨髓。是以《素问》云：精不足者补之以味；形不足者，补之以气。此药大补脾胃虚损，温中降气，化痰进食，去冷饮、呕吐、泄泻等证。用厚朴（去皮锉片，用生姜二斤连皮切片），以水五升同煮干，去姜，焙朴。以干姜四两，甘草二两，再同厚朴以水五升煮干，去草，焙姜、朴为末。用枣肉、生姜同煮熟，去姜，捣枣和，丸梧子大，每服五十丸，米饮下。一方加熟附子。2.痰壅呕逆：心胸满闷，不下饮食。厚朴一两，姜汁炙黄为末，非时米饮调下二钱匕。3.腹胀脉数：厚朴二物汤：用厚朴半斤，枳实五枚，以水一斗二升，煎取五升，入大黄四两，再煎三升。温服一升，转动更服，不动勿服。4.腹痛胀满：厚朴七物汤：用厚朴半斤制，甘草、大黄各三两，枣十枚，大枳实五枚，桂二两，生姜五两，以水一斗，煎取四升。温服八合，日三。呕者，加半夏五合。5.男女气胀：心闷，饮食不下，冷热相攻，久患不愈。厚朴（姜汁炙焦黑）为末，以陈米饮调服二钱匕，日三服。6.小儿吐泻：胃虚及有惊痰。梓朴散：用梓州厚朴一两，半夏（汤泡七次，姜汁浸半日，晒干）一钱，以米泔三升同浸一百刻，水尽为度。如未尽，少加火熬干。去厚朴，只研半夏。每服半钱或一字，薄荷汤调下。7.霍乱腹痛：厚朴汤：用厚朴（炙）四两，桂心二两，枳实五枚，生姜二两，水六升，煎取二升，分三服。又方：用厚朴（姜汁炙），研末，新汲水服二钱，如神。8.下痢水谷：久不瘥者：厚朴三两，黄连三两，水三升，煎一升，空心细服。

逐折味甘，温，无毒。疗鼠瘘，明目益气。

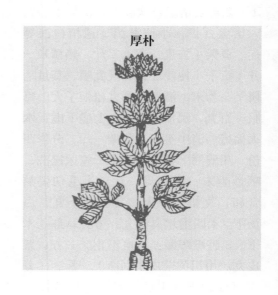

厚朴

典藏精品版

认识中国第一药典

# 30 檀桓、小檗分别有什么药用价值？

檀桓味苦，性寒，无毒。主治心腹百病，安魂魄，不饥渴。久服，轻身延年通神。长生神仙，去万病。为散，饮服方寸匕，尽一枚有验。

小檗别名子檗、山石榴。味苦，性大寒，无毒。主治口疮疳匿，杀诸虫，去心腹中热气。治血崩。

# 31 黄栌主治什么病？

黄栌，藏器曰："黄栌生商洛山谷，四川界甚有之。叶圆木黄，可染黄色。"

木味苦，性寒，无毒。能除烦热，解酒疸目黄，水煮服之。洗赤眼及汤火、漆疮。

【附方】大风癞疾：黄栌木五两（锉，用新汲水一斗浸二七日，焙研），苏方木五两，乌麻子一斗（九蒸九曝），天麻二两，丁香、乳香各一两，为末。以赤黍米一升淘净，用浸黄栌水煮米粥捣和，丸梧桐子大。每服二十至三十丸，食后浆水下，日二、夜一。

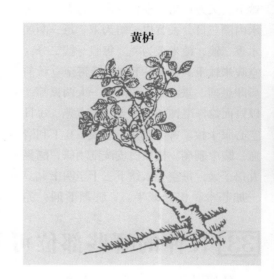

黄栌

# 32 椿樗的哪些部位可入药？

椿樗别名香者名椿、臭者名樗、山樗名栲、虎目树、大眼桐。

叶味苦，温，有小毒。煮水，洗疮疥风疽。樗木根、叶尤良。白秃不生发，取椿、桃、楸叶心捣汁，频涂之。嫩芽沦食，消风祛毒。

白皮及根皮味苦，性温，有小毒。主治疳匿，樗根尤良。去口鼻疳虫，杀蛔虫疳匿、鬼疰传尸、蛊毒下血，及赤白久痢。得地榆，止疳痢。止女子血崩、产后血不止、赤带、肠风泻血不住、肠滑泻，缩小便。蜜炙用，利溺涩。治精滑梦遗，燥下湿，去肺胃陈积之痰。

【附方】1.去鬼气：樗根皮一握细切，以童儿小便二升，豉一合，浸一宿，绞汁煎一沸。三至五日一度，服之。2.小儿疳疾：椿白皮（晒干）二两为末，以粟米淘净研浓汁和，丸梧桐子大。十岁三至四丸，米饮下，量人加减。仍以一丸纳竹筒中，吹入鼻内，三度良。3.小儿疳痢：困重者。用樗白皮捣粉，以水和枣作大馄饨子。日晒少时，

《本草纲目》秘方全书

学习中国式养生

又捣，如此三遍，以水煮熟，空肚吞七枚。重者不过七服。忌油腻、热面、毒物。又方：用樗根浓汁一蚬壳，和粟米泔等份，灌下部。再度即瘥，其验如神。大人亦宜。4.休息痢疾：日夜无度，腥臭不可近，脐腹撮痛。一方：用椿根白皮、诃黎勒各半两，母丁香三十个，为末，醋糊丸梧桐子大，每服五十丸，米饮下。又方：用椿根百皮东南行者，长流水内漂三日，去黄皮，焙为末。每一两加木香二钱，粳米饭为丸。每服一钱二分，空腹米饮下。5.水谷下利：及每至立秋前后即患痢，兼腰痛。取樗根一大两捣筛，以好面捻作馄饨如皂子大，水煮熟，每日空心服十枚。并无禁忌，神良。6.下利清血：腹中刺痛。椿根白皮洗刮晒研，醋糊丸梧子大，每空心米饮下三十至四十丸。一加苍术、枳壳减半。7.脏毒下痢：赤白。用香椿洗刮取皮，晒干为末，饮下一钱，立效。8.脏毒下血：温白丸：用椿根白皮去粗皮，酒浸晒研，枣肉和，丸梧桐子大。每淡酒服五十丸，或酒糊丸亦可。

荚别名凤眼草。主治大便下血。

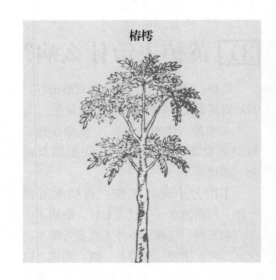

椿樗

## 33 杜仲的哪些部位可入药？

杜仲别名思仲、思仙、木棉。皮味辛，性平，无毒。能治腰膝痛，补中益气，强健筋骨，消除阴部湿痒，止小便淋沥。长期服用，能健身抗衰老。能治腰脚酸痛，不能落地。治肾劳所致的身体强直，腰部不利，可加用杜仲。能使筋骨相着。能补肝润燥。

【附方】1.青娥丸：方见补骨脂下。2.肾虚腰痛：一方：用杜仲去皮炙黄一大斤，分作十剂。每夜取一剂，以水一大升，浸至五更，煎三分减一，取汁，以羊肾三至四枚切下，再煮三至五沸，如作羹法，和以椒、盐，空腹顿服。又方：入薤白七茎。箧中方：加五味子半斤。

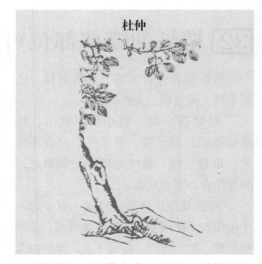

杜仲

3.风冷伤肾：腰背虚痛。杜仲一斤切炒，酒二升，渍十日，日服三合。此陶隐居得效方也。又方：为末，每旦以温酒服二钱。4.病后虚汗：及目中流汗。杜仲、牡蛎等份，为末，卧时水服五匕，不止更服。5.频惯堕胎：或三四月即堕者。于两月前，以杜仲八两（糯米煎汤浸透，炒去丝），续断二两（酒浸焙干），为末，以山药五至六两，为末作糊，丸梧子大。每

服五十丸，空心米饮下。又方：用杜仲焙研，枣肉为丸，糯米饮下。6.产后诸疾：及胎脏不安。杜仲去皮，瓦上焙干，木臼捣末，煮枣肉和，丸弹子大。每服一丸，糯米饮下，日二服。

棉芽作蔬，去风毒脚气、久积风冷、肠痔下血。亦可煎汤。

# 34 漆的哪些部位可入药？

漆别名桼。《名医别录》说：干漆生长在汉中山谷，夏至后采收，干后备用。现梁州漆最好，益州也有。广州漆性急易干燥。那些漆桶中自然干燥的，形状好像蜂房那样孔孔相隔的质量最好。漆树高二三丈，树皮白色，叶子像椿叶，花像槐花，子像牛李的子，树心黄色。六七月刻木皮取汁。液状的漆在药品中未见使用。凡使用的都是干漆。漆树人们经常种植，春分前移栽易成活。树身像柿树，叶像椿叶，以金州出产的最好，所以世称金漆。现在广、浙出产一种漆树，似小损树但更高大。六月份取汁漆物，漆色金黄，即《唐书》中所说的黄漆，入药仍当用黑漆。广南漆像饴糖一样稀软，黏附无力。

干漆味辛，性温，无毒。主治绝伤，补中，续筋骨，补益脑髓，安五脏，治五缓六急、风寒湿痹等病证。生漆去长虫。久服可以轻身延年。干漆可治疗咳嗽，消除淤血、痞结、腰痛，女子疝瘕，通利小肠，去蛔虫，杀三虫，治经脉不通。治传尸劳，除风。消除年深坚结积滞，破除日久凝结之淤血。

【附方】1.小儿虫病：胃寒危恶症，

与痫相似者。干漆（捣烧烟尽）、白芜荑等份，为末，米饮服一字至一钱。2.九种心痛：及腹胁积聚滞气。筒内干漆一两，捣炒烟尽，研末，醋煮面糊丸梧桐子大。每服五丸至九丸，热酒下。3.女人血气：妇人不曾生长、血气疼痛不可忍及治丈夫疝气、小肠气撮痛者，并宜服二圣丸。湿漆一两，熬一食顷，入干漆末一两，和丸梧子大，每服三至四丸，温酒下。怕漆人不可服。4.女人经闭：一方：万应丸：治女人月经淤闭不来、绕脐寒疝痛彻及产后血气不调、诸症瘕等病。用干漆一两（打碎，炒烟尽），牛膝末一两，以生地黄汁一升，入银、石器中慢熬，俟可丸，丸如梧桐子大，每服一丸，加至三至五丸，酒、饮任下，以通为度。又方：治女人月经不利、血气上攻、欲呕、不得睡。用当归四钱，干漆三钱（炒烟尽），为末，炼蜜丸梧桐子大，每服十五丸，空心温酒下。又方：治女人月水不通，脐下坚如杯，时发热往来，下痢羸瘦，此为血瘕。若生肉症，不可治也。干漆一斤（烧研），生地黄二十斤（取汁和），煎至可丸，丸梧子大，每服三丸，空心酒下。5.产后青肿：疼痛及血气水疾：干漆、大

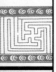

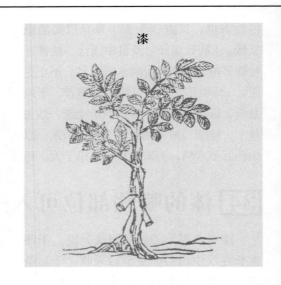

漆

麦芽等份，为末，新瓦罐相间铺满，盐泥固济，煅赤，放冷研散。每服一至二钱，热酒下。但是产后诸疾皆可服。6.五劳七伤：用干漆、柏子仁、山茱萸、酸枣仁各等份，为末，蜜丸梧子大。每服二至七丸，温酒下，日二服。7.喉痹欲绝：不可针药者。干漆烧烟，以筒吸之。8.解中蛊毒：平胃散末，以生漆和，丸梧子大。每空心温酒服下七十丸至百丸。

漆叶主治五尸劳疾，杀虫。曝干研末，日用酒服一钱匕。漆主治下血。漆花主治小儿解颅、腹胀、交胫不行。

## 35 梓的哪些部位可入药？

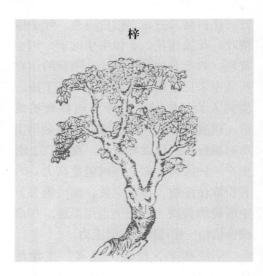

梓

梓别名木王。梓白皮味苦，性寒，无毒。主治热毒，去三虫。疗目中疾，主吐逆胃反。小儿热疮，身头热烦，蚀疮，煎汤浴之，并捣敷。煎汤洗小儿壮热、一切疮疥、皮肤瘙痒。治温病复感寒邪，变为胃哕，煮汁饮之。

【附方】时气温病：头痛壮热，初得一日。用生梓木削去黑皮，取里白者切一升，水二升五合煎汁，每服八合，取瘥。

叶捣敷猪疮。饲猪，肥大三倍。疗手脚火烂疮。

【附方】风癣疙瘩：梓叶、木绵子、羯羊屎、鼠屎等份，入瓶中合定，烧取汁涂之。

## 36 桐的哪些部位可入药？

桐别名白桐、黄桐、泡桐、椅桐、荣桐。桐叶味苦，性寒，无毒。主治恶蚀疮着阴。消肿毒，生发。

【附方】1.手足肿浮：桐叶煮汁渍之，并饮少许。或加小豆，尤妙。2.痈疽发背：大如盘，臭腐不可近。桐叶醋蒸粘贴。退热止痛，渐渐生肉收口，极验秘方也。3.发落不生：桐叶一把，麻子仁三升，米泔煮五至六沸，去滓，日日洗之则长。

木皮主治五痔，杀三虫，疗奔豚气病、五淋。沐发，去头风，生发滋润。治恶疮、小儿丹毒，煎汁涂之。

【附方】1.肿从脚起：削桐木煮汁，渍之，并饮少许。2.伤寒发狂：六至七日热极狂言，见鬼欲走。取桐皮（削去黑，擘断四寸）一束，以酒五合，水一升，煮半升，去滓顿服。当吐下青黄汁数升，即瘥。3.跌扑伤损：水桐树皮，去青留白，醋炒捣敷。

花敷猪疮。饲猪，肥大三倍。

【附方】眼见诸物：禽虫飞走，乃

肝胆之疾。青桐子花、酸枣仁、玄明粉、羌活各一两，为末。每服二钱，水煎和滓，日三服。

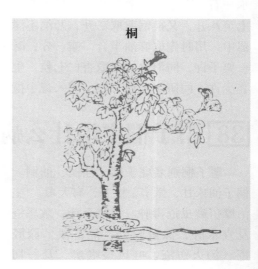

桐

# 37 楸的哪些部位可入药？

楸别名榎。木白皮味苦，性小寒，无毒。主治吐逆，杀三虫及皮肤虫。煎膏，粘敷恶疮疽瘘、痈肿疳痔。除脓血，生肌肤，长筋骨，消食涩肠下气，治上气咳嗽。亦入面药。口吻生疮，贴之，频易取效。

【附方】1.瘘疮：楸枝作煎，频洗取效。2.白癜风疮：楸白皮五斤，水五斗，煎五升，去滓，煎如稠膏。日三摩之。

叶性味同皮。捣敷疮肿。煮汤，洗脓血。冬取干叶用之。诸痈肿溃及内有刺不出者，取叶十重贴之。

【附方】1.上气咳嗽：腹满羸瘦者。楸叶三斗，水三斗，煮三十沸，去滓，煎至可，丸如枣大。以筒纳入下部中，立愈。2.一切毒肿：不问硬软。取楸叶

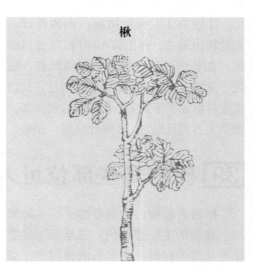

楸

十重敷肿上，旧帛裹之，日三易之。当重重有毒气为水，流在叶上。冬月取干叶，盐水浸软，或取根皮捣烂，敷之

皆效。止痛消肿，食脓血，胜于众药。

3.瘰疬瘘疮：一方：秋分前后早晚，令人持袋摘楸叶，纳袋中。秤取十五斤，以水一石，净釜中煎取三斗，又换锅煎取七至八升，又换锅煎取二升，乃纳不津器中。用时先取麻油半合，蜡一分，酥一栗子许，同消化。又取杏仁七粒，生姜少许，同研。米粉二钱，同入膏中搅

匀。先涂疮上，经二日来乃拭却，即以篦子匀涂楸煎满疮上，仍以软帛裹之。且日一拭，更上新药。不过五至六上，已破者即便生肌，未破者即内消。瘥后须将慎半年。采药及煎时，并禁孝子、妇人、僧道、鸡犬见之。4.灸疮不瘥：痒痛不瘥。楸叶及根皮为末，敷之。5.头痒生疮：楸叶捣汁，频涂。

# 38 罂子桐主治什么病？

罂子桐别名虎子桐、荏桐、油桐。桐子油味甘、微辛，性寒，有大毒。主治摩疥癣虫疮毒肿。毒鼠至死。敷恶疮及宣水肿，涂鼠咬处。能辟鼠。涂胫疮、汤火伤疮。吐风痰喉痹，及一切诸疾，以水和油，扫入喉中探吐；或以子研末，吹入喉中取吐。又点灯烧铜箸头，烙风热烂眼，疗效更好。

【附方】1.痈肿初起：桐油点灯，入竹筒内熏之，得出黄水即消。2.血风臁疮：胡粉煅过研，桐油调作隔纸膏，贴之。又方：用船上陈桐油石灰煅过，又以人发拌桐油炙干为末，仍以桐油调作膏，涂纸上，刺孔贴之。3.脚肚风疮：如癞。

桐油、人乳等份，扫之。数次即愈。

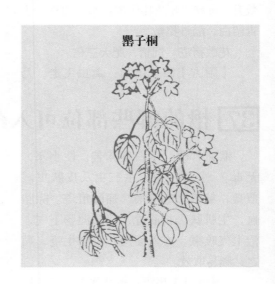

罂子桐

# 39 楝的哪些部位可入药？

楝别名苦楝，实名金铃子。[时珍曰]楝树的生长速度快，三至五年就能作为建房的材料。果实长的像圆枣，以产于四川的品质为好。

实味苦，性寒，有小毒。能治温疾伤寒、高热狂躁，杀虫，消疮，利小便。能治心烦胸闷，可煎汤洗浴，不入

汤剂内服。归心及小肠经，能止腹痛、泻膀胱热邪。能治疝气、虫证、痔疮。

【附方】1.热厥心痛：或发或止，身热足寒，久不愈者。先灸太溪、昆仑，引热下行。内服金铃散：用金铃子、玄胡索各一两，为末，每服三钱，温酒调下。2.小儿冷疝：气痛，肤囊浮肿。金

铃子（去核）五钱，吴茱萸二钱半，为末，酒糊丸黍米大，每盐汤下二十至三十丸。3.丈夫疝气：本脏气伤，膀胱连小肠等气。金铃子一百个，温汤浸过（去皮），巴豆二百个（微打破），以面二升，同于铜铛内炒至金铃子赤为度。放冷取出，去核为末，巴、面不用。每服三钱，热酒或醋汤调服。一方：入盐炒茴香半两。

根及木皮味苦，性微寒，微毒。主治蛔虫，利大肠。苦酒和，涂疥癣甚良。治游风热毒、风疹恶疮疥癞，小儿壮热，并煎汤浸洗。

【附方】1.消渴有虫：苦楝根白皮一握切焙，入麝香少许，水二碗，煎至一碗，空心饮之，虽困顿不妨。下虫如蛔而红色，其渴自止。消渴有虫，人所不知。2.小儿蛔虫：楝木皮削去苍皮，水煮汁，量大小饮之。一方：用为末，米饮服二钱。另一方：用根皮，同鸡卵煮熟，空心食之，次日虫下。另一方：用

楝根白皮（去粗）二斤切，水一斗，煮取汁三升，砂锅熬成膏。五更初，温酒服一匙，以虫下为度。3.小儿诸疮：恶疮、秃疮、蠼螋疮、浸淫疮，并宜楝树皮或枝烧灰敷之。干者猪脂调。

花主治热痱，焙末掺之。铺席下，杀蚤、虱。叶主治疝入囊痛，临发时煎酒饮。

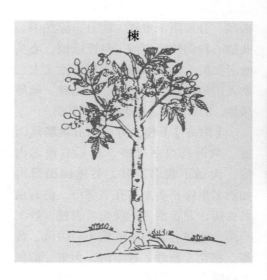

棟

# 40 海桐的哪些部位可入药？

海桐别名刺桐。木皮味苦，性平，无毒。主治霍乱中恶，赤白久痢，除疳蛋疥癣，牙齿虫痛，并煮服及含之。水浸洗目，除肤赤。主腰脚不遂、血脉顽痹、腿膝疼痛、赤白泻痢，可去风杀虫。煎汤，洗赤目。

【附方】1.风癣有虫：海桐皮、蛇床子等份，为末，以腊猪脂调，搽之。2.风虫牙痛：海桐皮煎水，漱之。3.中恶霍乱：海桐皮，煮汁服之。刺桐花止金疮血，殊效。

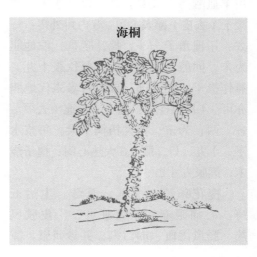

海桐

《本草纲目》秘方全书

学习中国式养生

# 41 槐的哪些部位可入药？

槐别名櫰。槐实味苦，性寒，无毒。主治五内邪气热，止涎唾，补绝伤，火疮，妇人乳瘕，子藏急痛。久服，明目益气，头不白，延年。治五痔疮瘘，以七月七日取之，捣汁铜器盛之，日煎令可，丸如鼠屎，纳窍中，日三易乃愈。又堕胎，治大热难产，杀虫去风。合房阴干煮饮，明目，除热泪、头脑心胸间热风烦闷、风眩欲倒、心头吐涎如醉、漾漾如肛车上者。治丈夫、女人阴疮湿痒。催屑生，吞七粒。疏导风热，治口齿风，凉大肠，润肝燥。

【附方】1.槐角丸：治五种肠风泻血。粪前有血名外痔，粪后有血名内痔，大肠不收名脱肛，谷道四面弩肉如奶名举痔，头上有孔名瘘疮，内有虫名虫痔，并皆治之。槐角（去梗，炒）一两，地榆、当归（酒焙）、防风、黄芩、枳壳（麸炒）各半两，为末，酒糊丸梧桐子大，每服五十丸，米饮下。2.大肠脱肛：槐角、槐花各等份，炒为末。用羊血蘸药，炙熟食之，以酒送下。猪腰子（去皮）蘸炙亦可。3.内痔外痔：一方：用槐角子一斗，捣汁晒稠，取地胆为末，同煎，丸梧子大，每饮服十丸，兼作挺子，纳下部；或以苦参末代地胆亦可。4.目热昏暗：槐子、黄连（去须）各二两，为末，蜜丸梧桐子大。每浆水下二十丸，日二服。5.大热心闷：槐子烧末，酒服方寸匕。

槐花味苦，性平，无毒。主治五痔、心痛眼赤，杀腹脏虫，治皮肤风热、肠风泻血、赤白痢，并炒研服。凉大肠。炒香频嚼，治失音及喉痹，又疗吐血衄血，崩中漏下。

【附方】1.出血不止：槐花、乌贼鱼骨等份，半生半炒为末，吹之。2.舌出血：槐花末，敷之即止。3.吐血不止：槐花烧存性，入麝香少许，研匀，糯米饮下三钱。

叶味苦，性平，无毒。煎汤，治小儿惊痫壮热、疥癣及疗肿。皮、茎同用（大明），治邪气产难绝伤及瘾疹牙齿诸风，采嫩叶食。

【附方】1.霍乱烦闷：槐叶、桑叶各一钱，炙甘草三分，水煎服之。2.肠风痔疾：用槐叶一斤，蒸熟晒干研末，煎饮代茶。久服明目。3.鼻气窒塞：以水五升煮槐叶，取三升，下葱、豉调和再煎，饮。

枝性味同叶。主治洗疮及阴囊下湿痒。八月断大枝，候生嫩，煮汁酿酒，疗大风痿痹甚效。炮热，熨蝎毒。青枝烧沥，涂癣。炼黑，揩牙去虫。煎汤，洗痔核。烧灰，沐头长发。治赤目、崩漏。

【附方】1.风热牙痛：槐枝烧热烙之。2.胎赤风眼：槐木枝如马鞭大，长二尺，作二段齐头。麻油一匙，置铜钵中。晨使童子一人，以其木研之，至瞑乃止。令仰卧，以涂目，日三度瘥。3.九种心痛：当太岁上取新生槐枝一握，去两头，用水三大升，煎取一升，顿服。4.崩中赤白：不问远近。取槐枝烧灰，食前酒下方寸匕，日二服。

木皮、根白皮味苦，性平，无毒。主治烂疮，喉痹寒热。煮汁，淋阴囊坠肿气痛。煮浆水，漱口齿风疳䘌血。治

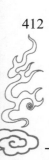

典藏精品版

认识中国第一药典

中风皮肤不仁，浴男子阴疝卵肿，浸洗五痔及一切恶疮，妇人产门痒痛及汤火疮。煎膏，止痛长肉，消痈肿。煮汁服，治下血。

【附方】1.中风身直：不得屈伸反复者。取槐皮黄白者切之，以酒或水六升，煮取二升，稍稍服之。2.破伤中风：避阴槐枝上皮，旋刻一片，安伤处，用艾灸皮上百壮。不痛者灸至痛，痛者灸至不痛，用手摩之。3.风虫牙痛：槐树白皮一握切，以酪一升煮，去滓，入盐少许，含漱。

槐胶味苦，性寒，无毒。主治一切风，化涎，肝脏风，筋脉抽掣及急风口噤，或四肢不收顽痹，或毒风周身如虫行，或破伤风、口眼偏斜、腰脊强硬。

# 42 秦皮主治什么病？

秦皮别名石檀、盆桂、苦树。皮味苦，性微寒，无毒。能治风寒湿痹，除热，祛眼睛翳膜。长期服用能乌发，强身健体。能治男子少精、妇女带下、小儿惊痫、发热。可煎汤洗眼，长期服用能使皮肤光泽，强壮身体，治疗不育。能清热明目，治目赤肿痛、迎风流泪。煎汤洗浴可治小儿发热。煎煮取澄清液洗眼，治疗红眼病效果很好。能治痢疾。［陈藏器曰］皮和叶一起煎汤外洗能治蛇咬伤，同时将两者研细末外敷。

【附方】1.赤眼生翳：秦皮一两，水一升半，煮七合，澄清。日日温洗。一方加滑石、黄连等份。2.眼暴肿痛：秦皮、黄连各一两，苦竹叶半升，水二升半，煮取八合，食后温服。此乃谢道人

任作汤、散、丸、煎，杂诸药用之。亦可水煮和药为丸。煨热，绵裹塞耳，治风热聋闭。

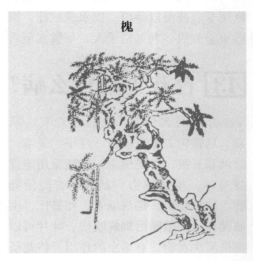

槐

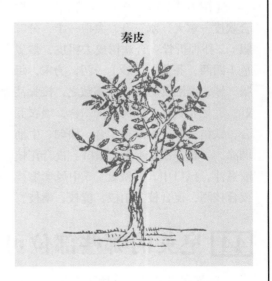

秦皮

方也。3.赤眼睛疮：秦皮一两，清水一升，白碗中浸，春夏一食顷以上，看碧色出，即以箸头缠绵，仰卧点令满眼，

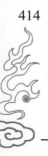

微痛勿畏，良久沥去热汁。日点十度以上，不过两日瘥也。4.眼弦挑针：乃肝脾积热。锉秦皮，夹沙糖，水煎，调大黄末一钱，微利佳。5.血痢连年：秦皮、鼠尾草、蔷薇根等份，以水煎取汁，铜器重釜煎成，丸如梧子大，每服五至六丸，日二服。稍增，以知为度。亦可煎饮。6.天蛇毒疮，似癞非癞：天蛇，乃草间黄花蜘蛛也。人被其螫，为露水所濡，乃成此疾。以秦皮煮汁一斗，饮之即瘥。

# 43 合欢主治什么病？

合欢别名合昏、夜合、青裳、萌葛、乌赖树。木皮味甘，性平，无毒。能调和五脏，舒畅情志。长期服用能强健身体，增强视力。制成药膏能治痈肿、跌打损伤。捣成细末，加墨汁、生油调和，外敷能治蜘蛛咬伤。叶片可以用采清洗衣物，有杀虫的作用。将花研细末，用温酒送服二钱匕，可以治跌打所致的肿痛。有活血消肿、止痛等功能。

【附方】1.肺痈唾浊：心胸甲错。取合欢皮一掌大，水三升，煮取一半，分二服。2.扑损折骨：合欢树皮去粗皮，炒黑色）四两，芥菜子（炒）一两，为末，每服二钱，温酒卧时服，以滓敷之，接骨甚妙。3.发落不生：合欢木灰二合，墙衣五合，铁精一合，水萍末二合，研匀，生油调涂，一夜一次。4.小儿撮口：夜合花枝浓煮汁，拭口中，并洗之。5.中风挛缩：夜合枝酒：夜合枝、柏枝、槐枝、桑枝、石榴枝各五两（并生锉），糯米五升，黑豆五升，羌活二两，防风五钱，细麹七斤半。先以水五斗煎五枝，取二斗五升，浸米、豆蒸熟，入麹与防风、羌活如常酿酒法，封三七日，压汁。每饮五合，勿过醉致吐，常令有酒气也。

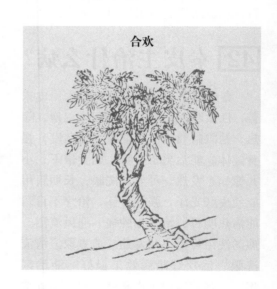

合欢

# 44 皂荚的哪些部位可入药？

皂荚别名皂角、鸡栖子、乌犀、悬刀。皂荚味辛、咸，性温，有小毒。能治风痹肌肉僵硬、眼见风流泪，通利九窍。能治腹部胀满，消食积，治咳嗽、妇人胞衣不下，能明目益精。可用于沐浴，但不入汤剂。能通利关节，消除头风，消痰杀虫，治疗骨蒸潮热，增进食欲，治疗中风牙关紧闭。能破证块，止腹痛，坠胎。若将其用酒浸泡，取浸液煎成膏状，涂于布块上，外敷可治疗一切肿痛。在夏季久雨之时，与苍术一起熏烤，能驱除暑湿疫邪。若将其烧烟熏烤患处，能治久痢脱肛。能祛肝风，泻肝气。能通利肺及大肠之气，治疗咽喉痹塞、喘咳、疬疮疥癣。

【附方】1.中风口噤：不开，涎潮壅上。皂角一挺（去皮），猪脂涂炙黄色，为末，每服一钱，温酒调下。气壮者二钱，以吐出风涎为度。2.中风口㖞：皂角五两，去皮为末，三年大醋和之，左㖞涂右，右㖞涂左，干更上之。3.中暑不省：皂荚一两（烧存性），甘草一两（微炒），为末，温水调一钱，灌之。4.鬼魇不寤：皂荚末刀圭，吹鼻中，能起死人。5.自缢将绝：皂角末吹鼻中。6.水溺卒死：一宿者，尚可活。纸裹皂荚末纳下部，须臾出水即活。7.急喉痹塞：逡巡不救。一方：皂荚生研末，每以少许点患处，外以醋调厚封项下。须臾便破，出血即愈。或捼水灌之，亦良。另一方：用皂角肉半截锉细，米醋半盏，煎七分，破出脓血即愈。8.咽喉肿痛：牙皂一挺（去皮，米醋浸炙七次，勿令太焦），为末，每吹少许入咽，吐涎即止。

子味辛，性温，无毒。炒后，除去外层红色的皮。用水浸泡至软，再煮熟，加糖腌渍后服食，能祛除五脏中的风热病邪。皂核中白色的肉质部分是治疗肺部疾病的药物；黄色部分经咀嚼内服，能治痰积胸膈、吞酸等证。其仁能和血润肠，能治大便秘结、瘰疬、肿毒、疮癣。

【附方】1.腰脚风痛：不能履地。皂角子一千二百个洗净，以少酥熬香为

末，蜜丸梧子大。每空心以蒺藜子、酸枣仁汤下三十丸。2.大肠虚秘：风人、虚人、脚气人，大肠或秘或利。用上方服至百丸，以通为度。3.下痢不止：诸药不效。服此三服，宿垢去尽，即变黄色，屡验。皂角子，瓦焙为末，米糊丸梧桐子大。每服四五十丸，陈茶下。4.肠风下血：皂荚子、槐实各一两，用粘谷糠炒香，去糠为末。陈粟米饮下一钱。名神效散。5.里急后重：不蛀皂角子（米糠炒过）、枳壳（炒）等份，为末，饭丸梧桐子大，每米饮下三十丸。6.小儿流涎：脾热有痰。皂荚子仁半两，半夏（姜汤泡七次）一钱二分，为末，姜汁丸麻子大，每温水下五丸。7.恶水入口：及皂荚水入口，热痛不止。以皂荚子（烧存性）一分，砂糖半两，和膏，含之。8.妇人难产：皂角子二枚，吞之。

刺味辛，性温，无毒。米醋熬嫩刺作煎，涂疮癣有奇效。治痈肿妒乳、风疬恶疮、胎衣不下，杀虫。

【附方】1.小儿重舌：皂角刺灰，入朴消或脑子少许，漱口，掺入舌下，涎出自消。2.小便淋闭：皂角刺（烧存性）、破故纸等份，为末。无灰酒服。3.肠风下血：便前近肾肝，便后近心肺。皂角刺灰二两，胡桃仁、破故纸（炒）、槐花（炒）各一两，为末，每服一钱，米饮下。4.伤风下痢：风伤久不已，而下痢脓血，日数十度。用皂角刺、枳实（麸炒）、槐花（生用）各半两，为末，炼蜜丸梧桐子大。每服三十丸，米汤下，日二服。5.胎衣不下：皂角棘烧为末，每服一钱，温酒调下。6.妇人乳痈：皂角刺（烧存性）一两，蚌粉

一钱，和研，每服一钱，温酒下。7.产后乳汁不泄，结毒：皂角刺、蔓荆子各（烧存性）等份为末，每温酒服二钱。8.腹内生疮：在肠脏不可药治者。取皂角刺不拘多少，好酒一碗，煎至七分，温服。其脓血悉从小便中出，极效。不饮酒者，水煎亦可。

木皮、根皮味辛，性温，无毒。主治风热痰气，杀虫。

【附方】1.肺风恶疮瘙痒：用木乳（即皂荚根皮，秋冬采如罗纹者，阴干炙黄）、白蒺藜（炒）、黄芪、人参、枳壳（炒）、甘草（炙）等份为末，沸汤每服一钱。2.产后肠脱不收：用皂角树皮半斤，皂角核一合，川楝树皮半斤，石莲子（炒，去心）一合，为粗末，以

水煎汤，乘热以物围定，坐熏洗之。挹干，便吃补气丸药一服，仰睡。

叶入洗风疮渫用。

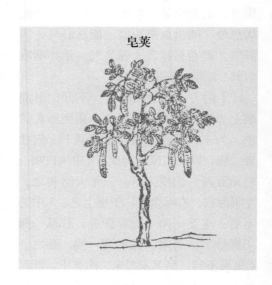

皂荚

## 45 肥皂荚的哪些部位可入药？

肥皂荚，［李时珍曰］肥皂荚生高山中。其树高硕，叶如檀及皂荚叶。五六月开白花，结荚长三四寸，状如云实之荚，而肥厚多肉。内有黑子数颗，大如指头，不正圆，其色如漆而甚坚。中有白仁如栗，煨熟可食。亦可种之。十月采荚煮熟，捣烂和白面及诸香作丸，澡身面，去垢而腻润，胜于皂荚也。

荚味辛，性温，微毒。去风湿下痢便血，疮癣肿毒。

【附方】1.肠风下血：独子肥皂（烧存性），一片为末，糕糊丸；一片为末，米饮调，吞下。2.下痢禁口：肥皂荚一枚，以盐实其内，烧存性，为末。以少许入白米粥内，食之即效。3.风虚牙肿：老人肾虚，或因凉药擦牙致痛。用

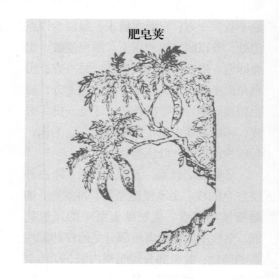

肥皂荚

独子肥皂，以青盐实之，烧存性，研末掺之。或入生樟脑十五文。4.头耳诸疮：眉癣、燕窝疮。并用肥皂（煅存性）一

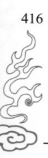

钱，枯矾一分，研匀，香油调，涂之。5.小儿头疮：因伤汤水成脓，出水不止。用肥皂烧存性，入腻粉，麻油调搽。6.腊梨头疮：不拘大人、小儿。用独核肥皂（去核，填入沙糖，入巴豆二枚扎定，盐泥包，煅存性），入槟榔、轻粉五至七分，研匀，香油调搽。先以灰汁洗过，温水再洗，拭干乃搽。一宿见效，不需再洗。7.癣疮不愈：以川槿皮煎汤，用肥皂（去核及内膜）浸汤时时搽之。8.便毒初起：肥皂捣烂敷之，甚效。

核味甘，腥，性温，无毒。除风气。

# 46 无患子的哪些部位可入药？

无患子别名桓、木患子、肥珠子、油珠子、菩提子、鬼见愁。子皮味微苦，性平，有小毒。主治浣垢，去面䵟。喉痹，研纳喉中，立开。又主飞尸。

【附方】1.洗头，去风明目：用䵟子皮、皂角、胡饼、菖蒲同捶碎，浆水调作弹子大。每用泡汤洗头良。2.洗面去䵟：槵子肉皮，捣烂，入白面和，做大丸。每日用于洗面，去垢及䵟甚良。

子中仁味辛，性平，无毒。烧之，辟邪恶气。煨食，辟恶，去口臭。

【附方】牙齿肿痛：肥珠子一两，大黄、香附各一两，青盐半两，泥固煅研。日用擦牙。

无患子

# 47 诃黎勒的哪些部位可入药？

诃黎勒 别名诃子。味苦，性温，无毒。主治冷气，心腹胀满，下食。破胸膈结气，通利津液，止水道，黑髭发。下宿物，止肠澼久泄、赤白痢。消痰下气，化食开胃，除烦治水，调中，止呕吐霍乱、心腹虚痛、奔豚肾气、肺气喘急、五膈气、肠风泻血、崩中带下、怀孕漏胎及胎动欲生、胀闷气喘，并患痢人肛门急痛、产妇阴痛，和蜡烧烟熏之，及煎汤熏洗。治痰嗽咽喉不利，含三数枚殊胜。实大肠，敛肺降火。

【附方】1.下气消食：诃黎一枚为末，瓦器中水一大升，煎两三沸，下药更煎三至五沸，如曲尘色，入少盐，饮之。2.一切气疾：宿食不消。诃黎一枚，入夜含之，至明嚼咽。又方：诃黎三枚，湿纸包，煨熟去核，细嚼，以牛乳下。3.气嗽日久：生诃黎一枚，含之咽汁。瘥后口爽，不知食味，却煎槟榔汤一碗服，立便有味。此知连州成密方也。4.呕逆不食：诃黎勒皮二两，炒研，糊丸梧子大。空心汤服二十丸，日三服。5.风痰霍乱：食不消，大便涩。诃黎三枚，取皮为末，和酒顿服，三五次妙。6.小儿霍乱：诃黎一枚，为末，沸汤服一半，未止再服。7.风热冲顶：热闷。诃黎二枚（为末），芒硝一钱，同入醋中，搅令消，摩涂热处。

核磨白蜜注目，去风赤涩痛，神良。止咳及痢。叶下气消痰，止渴及泄痢，煎饮服，功同诃黎。

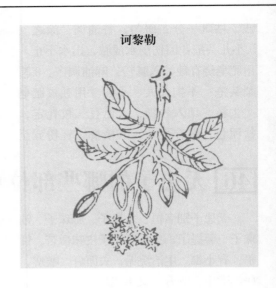

诃黎勒

# 48 无食子有什么药用价值？

无食子别名没石子、墨石子、麻荼泽。子味苦，性温，无毒。主治赤白痢、肠滑，生肌肉，治肠虚冷痢，益血生精，和气安神，乌髭发，治阴毒痿，烧灰用。温中，治阴疮阴汗、小儿疳䘌、冷滑不禁。

【附方】1.血痢不止：无食子一两为末，饮丸小豆大，每食前米饮下五十丸。2.小儿久痢：无食子二个，熬黄研末，作馄饨食之。3.产后下痢：没石子一个，烧存性，研末，冷即酒服，热即用饮下，日二。4.牙齿疼痛：绵裹无食子末一钱咬之，涎出吐去。5.鼻面酒齄：南方无食子有孔者，水磨成膏，夜夜涂之，甚妙。6.口鼻急疳：无食子末，吹下部，即瘥。7.大小口疮：没石子（炮）三分，甘草一分，研末掺之。月内小儿生者，少许置乳上吮之，入口即啼，不过三次。8.足趾肉刺：无食子三枚，肥皂荚一挺，烧存性，为末。醋和敷之，立效。

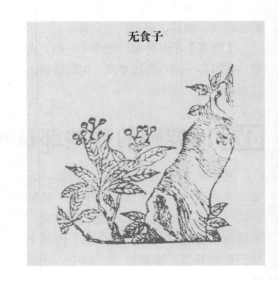

无食子

## 49 榉的哪些部位可入药？

榉别名榉柳、鬼柳。木皮味苦，性大寒，无毒。主治时行头痛，热结在肠胃。夏日煎饮，去热。俗用煮汁服，疗水气，断痢。安胎，止妊妇腹痛。山榉皮：性平，治热毒风癣肿痛。

【附方】1.通身水肿：榉树皮煮汁，日饮。2.毒气攻腹：手足肿痛。榉树皮和榈皮煮汁，煎如饴糖，以桦皮煮浓汁化饮。3.蛊毒下血：榉皮一尺，芦根五寸，水二升，煮一升，顿服，当下蛊出。

叶味苦，性冷，无毒。贴火烂疮，有效。治肿烂恶疮，盐捣罨之。

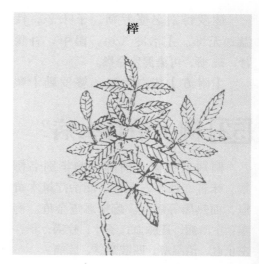

榉

## 50 柽柳的哪些部位可入药？

柽柳别名赤柽、赤杨、河柳、雨师、垂丝柳、人柳、三眠柳、观音柳。木味甘、咸，性温，无毒。剥驴马血入肉毒，取木片火炙熨之，并煮汁浸之。枝叶：消痞，解酒毒，利小便。

【附方】1.腹中痞积：柽柳煎汤，露一夜，五更空心饮数次，痞自消。2.一切诸风：不问远近。柽叶半斤（切，枝亦可），荆芥半斤，水五升，煮二升，澄清，入白蜜五合，竹沥五合，新瓶盛之，油纸封，入重汤煮一伏时，每服一小盏，日三服。3.酒多致病：柽柳晒干为末，每服一钱，温酒服下。

柽乳（即脂汁）合质汗药，治金疮。

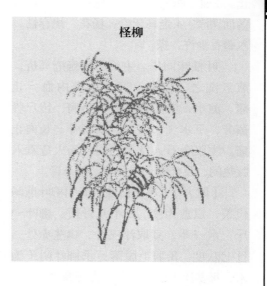

柽柳

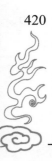

# 51 婆罗得主治什么病?

婆罗得别名婆罗勒。子味辛,性温,无毒。主治冷气块,温中,补腰肾,破癖,可染髭发令黑。

【附方】拔白生黑:婆罗勒十颗(去皮,取汁),熊脂二两,白马鬐膏(炼过)一两,生姜(炒)一两,母丁香半两,二味为末,和匀。每拔白点之,揩令入肉,即生黑者。

# 52 柳主治什么病?

柳别名小杨、杨柳。柳华别名柳絮。味苦,性寒,无毒。能治疗风水黄疸,面热黑等病症。痂疥恶疮金疮。柳实:主溃痈,逐脓血;子汁:疗渴;华:主止血,治湿痹、四肢挛急、膝痛。

【附方】1.吐血咯血:柳絮焙研,米饮服一钱。2.金疮血出:柳絮封之,即可止。3.面上脓疮:柳絮、腻粉等份,以灯盏油调涂。4.走马牙疳:杨花,烧存性,入麝香少许,搽。

叶性味同华。主治恶疥痂疮马疥,煎煮洗之,立愈。又疗心腹内血,止痛。煎水,洗漆疮。天行热病,传尸骨蒸劳,下水气。煎膏,续筋骨,长肉止痛。主服金石人发大热闷,汤火疮毒入腹热闷,及疔疮。疗白浊,解丹毒。

【附方】1.小便白浊:清明柳叶煎汤代茶,以愈为度。2.小儿丹烦:柳叶一斤,水一斗,煮取汁三升,揾洗赤处,日七八度。3.眉毛脱落:垂柳叶阴干为末,每姜汁于铁器中调,夜夜摩之。

枝及根白皮性味同华。主治痰热淋疾。可为浴汤,洗风肿瘙痒。煮酒,漱齿痛。小儿一日、五日寒热,煎枝浴之。煎服,治黄疸白浊。酒煮,熨诸痛肿,去风止痛消肿。

【附方】1.黄胆初起:柳枝煮浓汁半升,顿服。2.脾胃虚弱:不思饮食,食下不化,病似翻胃噎膈。清明日取柳枝一大把熬汤,煮小米作饭,洒面滚成珠子,晒干,袋悬风处。每用烧滚水随意下米,米沉住火,少时米浮,取看无硬心则熟,可顿食之。久则面散不粘矣,名曰"络索米"。3.走注气痛:气痛之病,忽有一处如打扑之状,不可忍,走注不定,静时,其处冷如霜雪,此皆暴寒伤之也。以白酒煮杨柳白皮,暖熨之。有赤点处,去血妙。凡诸猝肿急痛,熨之皆即止。

柳胶主治恶疮,及结砂子。

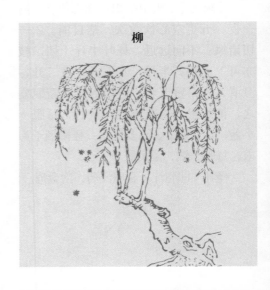

柳

# 53 白杨的哪些部位可入药？

白杨别名独摇。木皮味苦，性寒，无毒。主治毒风脚气肿，四肢缓弱不随，毒气游易在皮肤中，痰癖等，酒渍服之。去风痹宿血，折伤，血沥在骨肉间，痛不可忍，及皮肤风瘙肿，杂五木为汤，浸损处治扑损淤血，并煎酒服。煎膏，可续筋骨。煎汤日饮，煎浆水入盐含漱，治口疮。煎水酿酒，消瘿气。

【附方】1.妊娠下痢：白杨皮一斤，水一斗，煮取二升，分三服。2.项下瘿气：秫米三斗炊熟，取圆叶白杨皮十两，勿令见风，切，水五升，煮取二升，渍麹末五两，如常酿酒。每旦一盏，日再服。

枝能消腹痛，治吻疮。

【附方】1.口吻烂疮：白杨嫩枝，铁上烧灰，和脂敷之。2.腹满癖坚：如石，积年不损者：用白杨木东南枝（去粗皮，辟风细锉）五升。熬黄，以酒五升淋讫，用绢袋盛滓，还纳酒中，密封再宿。每服一合，日三服。3.面色不白：白杨皮十八两，桃花一两，白瓜子仁三两，为末，每服方寸匕，日三服。五十日，面及手足皆白。

叶主治龋齿，煎水含漱。又治骨疽久发，骨从中出，频捣敷之。

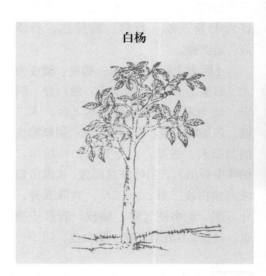

白杨

# 54 水杨的哪些部位可入药？

水杨别名青杨、蒲柳、蒲杨。枝叶味苦，性平，无毒。主治久痢赤白，捣汁一升服，日二，大效。主要治疗痈肿痘毒等。

木白皮及根味同华。主治金疮痛楚、乳痈诸肿、痘疮。

【附方】金疮苦痛：杨木白皮，熬燥碾末，水服方寸匕，仍敷之，日三次。千金方。

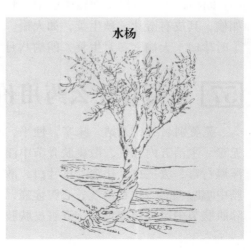

水杨

《本草纲目》秘方全书　学习中国式养生

## 55 榆的哪些部位可入药？

榆别名零榆。白皮味甘，性平，滑利，无毒。治大小便不通，利水道，除邪气。久服，断谷轻身不饥。其实尤良，疗肠胃邪热气，消肿，治小儿头疮痂疕，通经脉。捣涎，敷癣疮。滑胎，利五淋，治齁喘，疗不眠。生皮捣，和三年醋滓，封暴患赤肿、女人妒乳肿，日六七易，效。利窍，渗湿热，行津液，消痈肿。

【附方】1.断谷不饥：榆皮、檀皮为末，日服数合。2.齁喘不止：榆白皮，阴干，焙为末，每日旦夜用水五合，末二钱，煎如胶，服。3.久嗽欲死：用厚榆皮削如指大，去黑，刻令如锯，长尺余，纳喉中频出入，当吐脓血而愈。4.虚劳白浊：榆白皮二升，水二斗，煮取五升，分五服。5.小便气淋：榆枝、石燕子煎水，日服。6.五淋涩痛：榆白皮，阴干，焙研，每以二钱，水五合，煎如胶，日二服。7.渴而尿多：非淋也。用榆皮二斤，去黑皮，以水一斗，煮取五升，一服三合，日三服。8.身体暴肿：榆皮捣末，同米作粥食之，小便利即消。

叶性味同上。嫩叶作羹及炸食，消水肿，利小便，下石淋，压丹石。［时珍曰］曝干为末，淡盐水拌，或炙、或晒干，拌菜食之，亦辛滑下水气。煎汁，洗酒齇鼻。同酸枣仁等份蜜丸，日服，治胆热虚劳不眠。

花主治小儿痫、小便不利、伤热。荚仁味微辛，性平，无毒。作糜羹食，令人多睡。主妇人带下，和牛肉作羹食。子酱，似芜荑，能助肺，杀诸虫，下气，令人能食，消心腹间恶气、卒心痛，涂诸疮癣，以陈者良。

## 56 朗榆主治什么病？

朗榆，［藏器曰］朗榆生山中，状如榆，其皮有滑汁，秋生荚，如大榆。［时珍曰］大榆，二月生荚，朗榆八月生荚，可分别。 皮味甘，性寒，无毒。主治下热淋，利水道，令人睡。治小儿解颅。

## 57 芜荑有什么药用价值？

芜荑别名荑、无姑。味辛，性平，无毒。主治五内邪气，散皮肤骨节中淫淫温行毒，去三虫，化食。逐寸白，散肠中嗢嗢喘息。主积冷气、心腹症痛，除肌肤节中风淫淫如虫行，五脏皮肤肢节邪气。长食，治五痔，杀中恶虫毒，诸病不生。治肠风痔瘘，恶疮疥癣。杀虫止痛，治妇人子宫风虚，孩子疳泻冷痢。得诃子、豆蔻良。和猪胆，捣，涂热疮。和蜜，治湿癣。和沙牛酪或马酪,治一切疮。

【附方】痹热有虫:瘦悴,久服充肥。用榆仁一两,黄连一两,为末,猪胆汁七枚和,入碗内,饭上蒸之,一日蒸一次,九蒸乃入麝香半钱,汤浸蒸饼和,丸绿豆大,每服五、七丸至一二十丸,米饮下。

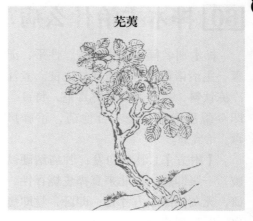

芜荑

# 58 苏方木有什么药用价值?

苏方木别名苏木。味甘、咸,性平,无毒。能破血,治产后淤血内阻、患者痛苦欲死,可用苏木五两,浓煎取汁内服。治妇人血气阻滞所致心腹痛、月经不调,能排脓止痛,消痈肿,疗损伤淤肿,治妇人音哑口噤、痢疾。治虚劳血气阻滞、产后恶露不尽心腹搅痛、经络不通、中风口噤,用酒煎苏方木取汁调服乳香末方寸匕,立刻吐出病邪,即痊愈。能治霍乱呕吐,用水煎服。治疮疡,产后败血留滞。

【附方】1.产后血晕:苏方木三两,水五升,煎取二升,分再服。2.产后气喘:面黑欲死,乃血入肺也。用苏木二两,水两碗,煮一碗,入人参末一两服。

随时加减,神效不可言。3.破伤风病:苏方木三钱,酒服立效。名独圣散。

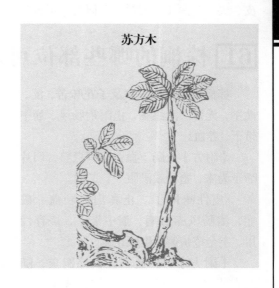

苏方木

# 59 櫟木、柯树分别有什么药用价值?

櫟木别名木覃木。木灰味甘,性温,小毒。主治卒心腹症瘕,坚满癖。淋汁八升,酿米一斗,待酒熟,每温饮半合,渐增至一二盏,即愈。

柯树别名木奴。白皮味辛,性平,有小毒。主治大腹水病。采皮煮汁去滓,煎令可,丸如梧桐子大。平旦空心饮下三丸,须臾又一丸,气、水并从小便出也。

# 60 桦木主治什么病？

桦木别名櫃。木皮味苦，性平，无毒。主治诸黄疸，浓煮汁饮之良。煮汁冷冻饮料，主伤寒时行热毒疮，特良。即今豌豆疮也。烧灰合他药，治肺风毒。治乳痈。

【附方】1.乳痈初发：肿痛结硬欲破，一服即瘥。以北来真桦皮烧存性，研，无灰酒温服方寸匕，即卧，觉即瘥也。2..肺风毒疮：遍身疮疥如疠，及瘾疹瘙痒，面上风刺，妇人粉刺，并用桦皮散主之。桦皮（烧灰）四两，枳壳（去穑，烧）四两，荆芥穗二两，炙甘草半两，各为末，杏仁（水煮过，去皮、尖）二两（研泥烂），研匀。每服二钱，食后温酒调下。疮疥甚者，日三服。脂烧之，辟鬼邪。

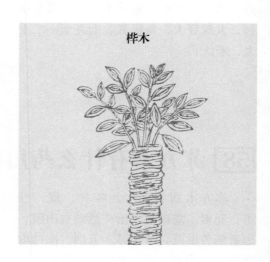

桦木

# 61 棕榈的哪些部位可入药？

棕榈别名栟榈。笋及子花味苦，涩，性平，无毒。治涩肠，止泻痢肠风、崩中带下，养血。

【附方】大肠下血：棕笋煮熟，切片晒干为末，蜜汤或酒服一、二钱。

皮性味同子。止鼻出血吐血、破症，治肠风赤白痢、崩中带下，烧存性用。主金疮疥癣，生肌止血。

【附方】1.鼻血不止：棕榈灰，随左右吹之。2.血崩不止：棕榈皮（烧存性，）空心淡酒服三钱。一方：加煅白矾等份。3.血流不止：棕榈皮（半烧半炒）为末，每服二钱，甚效。

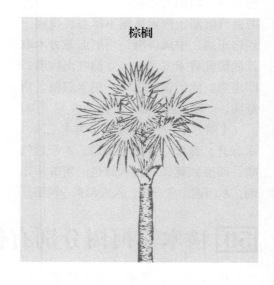

棕榈

## 62 乌桕木的哪些部位可入药？

乌桕木别名亚乌臼。根白皮味苦，性微温，有毒。主治暴水、症结积聚。疗头风，通大小便，解蛇毒。

【附方】1.小便不通：乌桕根皮煎汤，饮之。2.大便不通：乌桕木根方长一寸，劈破，水煎半盏，服之立通。不用多吃。其功神圣，兼能取水。3.二便关格：二三日则杀人。乌桕东南根白皮，干为末，热水服二钱。先以芒消二两，煎汤服，取吐甚效。4.水气虚肿：小便涩。乌桕皮二两，槟榔、木通各一两，为末，每服二钱，米饮下。5.脚气湿疮：极痒有虫。乌桕根，为末敷之，少时有涎出良。

叶，性味同根。食牛马六畜肉，生疔肿欲死者。捣自然汁一二碗，顿服得大利，去毒即愈。未利再服。冬用根。

桕油，味甘，性凉，无毒。涂头，变白为黑。服一合，令人下利，去阴下水气。炒子作汤亦可。涂一切肿毒疮疥。

【附方】1.脓疱疥疮：桕油二两，水银二钱，樟脑五钱，同研，频入唾津，不见星乃止。以温汤洗净疮，以药填入。2.小儿虫疮：用旧绢作衣，化桕油涂之，与儿穿着。次日虫皆出油上，取下爁之有声是也。别以油衣与穿，以虫尽为度。

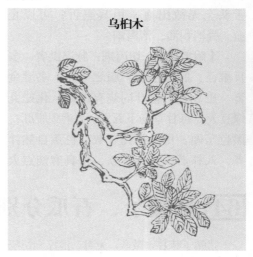

乌桕木

## 63 巴豆的哪些部位可入药？

巴豆别名巴菽、刚子、老阳子。味辛，性温，有毒。治伤寒温疟，破症瘕积聚，消痰饮内停、大腹水胀，能荡涤五脏六腑，开通闭塞，通利大肠，腐蚀死肉，消除病邪，杀虫。治妇女月经闭止、金疮流脓血，解斑蝥、蛇毒。经炼制后服用能补益血脉，使人的颜色变好。能治十种水肿、痿证、痹证，能堕胎。泄壅滞，健脾开胃，消痰破血，排脓消肿毒，杀虫，治恶疮息肉、疥疮、癞疮、疔肿。［张元素曰］能导气消积，驱脏腑中寒邪，治因生冷硬物所致的损伤。［时珍曰］能治痢疾、惊痫心腹疼痛、疝气、口眼㖞斜、耳聋、喉痹、牙痛，能利关窍。

【附方】1.一切积滞：巴豆一两，蛤粉二两，黄檗三两，为末，水丸绿豆大。每水下五丸。2.寒宿食久：饮不消，大便闭塞。巴豆仁一升，清酒五升，煮三日三夜，研熟，合酒微火煎令可，丸如豌豆

Bencao Gangmu Mifang Quanshu
《本草纲目》秘方全书

第十一章

典藏精品版

认识中国第一药典

426

大。每服一丸，水下。欲吐者，二丸。

3.水蛊大腹：动摇水声，皮肤色黑。巴豆九十枚（去心、皮，熬黄）。杏仁六十枚（去皮、尖，熬黄），捣丸小豆大。水下一丸，以利为度。勿饮酒。

油治中风痰厥气厥、中恶喉痹、一切急病，咽喉不通及牙关紧闭。将巴豆用绵纸包裹，压取其油做成油捻，点燃将烟熏入鼻中，或将热烟熏入喉内，马上流出痰涎或淤血，患者就会苏醒。若舌头上无故出血，用其熏舌；可以止血。壳消积滞，治泻痢。

【附方】1.一切泻痢：脉浮洪者，多日难已；脉微小者，服之立止。名胜金膏。巴豆壳、楮叶同烧存性研，化蜡丸绿豆大。每甘草汤下五丸。2.痢频脱肛：黑色坚硬。用巴豆壳烧灰，芭蕉自然汁煮，入朴消少许，洗软，用真麻油点火

滴于上，以枯矾、龙骨少许为末，掺肛头上，以芭蕉叶托入。

树根治痈疽发背、头部疽疮。将树根挖出洗净捣烂，敷于疮上，将痈疽的头部留出，效果很好。将根采集后阴干，临时加水捣烂敷疮也行。

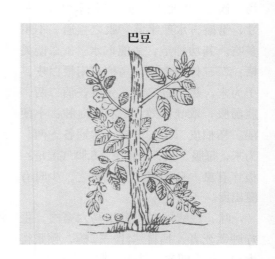

巴豆

# 64 猪腰子、石瓜分别有什么药用价值？

猪腰子味甘、微辛，无毒。治疗一切疮毒及毒箭伤，研细，酒服一二钱，并涂之。

石瓜味苦，性平，微毒。主治心痛。煎汁，洗风痹。

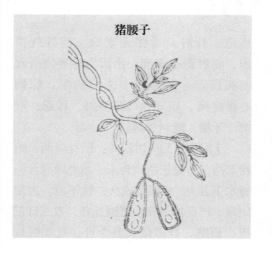

猪腰子

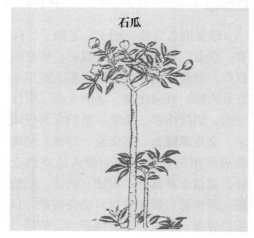

石瓜

## 65 相思子有什么药用价值？

相思子别名红豆。味苦，性平，有小毒，吐人。可通九窍，去心腹邪气，止热闷头捕，治风痰疟瘴，杀灭腹脏及皮肤内一切虫。并除蛊毒。取二至七枚，研末服，即可吐出。

【附方】1.瘴疟寒热：相思子十四枚，水研服，取吐立瘥。2.猫鬼野道：眼见猫鬼及耳有所闻。用相思子、蓖麻子、巴豆各一枚，朱砂（末）、蜡各四铢，合捣丸如麻子大，含之。即以灰围患人，面前着一斗灰火，吐药入火中，沸即画十字于火上，其猫鬼者死也。3.解中蛊毒：用未钻相思子十四枚，杵碎为末。温水半盏，和服。欲吐抑之勿吐，少顷当大吐，轻者但服七枚。非常神效。

## 66 桑的哪些部位可入药？

桑别名子名"葚"。桑白皮味甘，性寒，无毒。能治疗虚劳内伤、妇女崩漏脉细弱等病证，有补虚益气的作用。能泄肺中水气，治肺气喘满、水肿腹满腹，有调中下气、消痰止渴、开胃下食、杀虫、止霍乱吐泻、疏利水道、内补五脏等功效。将本品捣烂后，取汁液，可治小儿高热惊风，外搽治疗鹅口疮效佳。本品有泻肺热、利大小肠、降气散血之功。

【附方】1.咳嗽吐血：甚者殷鲜。桑根白皮一斤，米泔浸三宿，刮去黄皮，锉细，入糯米四两，焙干为末。每服一钱，米饮下。2.消渴尿多：入地三尺桑根，剥取白皮，炙黄黑，锉。以水煮浓汁，随意饮之。亦可入少米，勿用盐。3.产后下血：炙桑白皮，煮水饮之。

皮中白汁主治小儿口腔溃烂，可用桑白皮中的白汁涂搽治疗。涂搽还可治金刃刀伤，有止痛止血的功效。治蛇、蜈蚣等咬伤有效。将桑枝在火上烧烤，沥出的白汁可以治疗麻风疮疥，有生眉长发的作用。

【附方】1.小儿鹅口：桑白皮汁，和胡粉涂之。2.小儿唇肿：桑木汁涂之，即愈。3.解百毒气：桑白汁一合，服之，须臾吐利自出。4.破伤中风：桑汁、好酒，对和温服，以醉为度。醒服消风散。

桑（一名文武实）单味服用桑葚可治疗消渴病。能补五脏，利关节，通血气，安神定志，明目乌发。既解酒毒，又酿酒服用，有利水消肿之功。

【附方】1.水肿胀满：水不下则满溢，水下则虚竭还胀，十无一活，宜用桑酒治之。桑心皮切，以水二斗，煮汁一斗，入桑葚再煮，取五升，以糯饭五升，酿酒饮。2.瘰疬结核：文武膏：用桑葚二斗（黑熟者），以布取汁，银、石器熬成薄膏。每白汤调服一匙，日三服。

叶味苦、甘，性寒，有小毒。桑叶能疏散风热，治风痛、出汗、口渴及外伤淤血。取汁外涂可解蜈蚣、蛇、虫毒。煎浓汁服能治疗脚气水肿，能通利大小肠。研汁外涂治刀伤溃烂。煎汁服，可治霍乱腹痛吐泻。用鸡桑叶煮汁熬膏服，可治中风导致的陈旧性淤血。能治虚劳发热咳嗽，并有明目生发的作用。

【附方】1.青盲洗法：昔武胜军宋仲孚患此二十年，用此法，二年目明如故。新采青桑叶阴干，逐月按日就地上烧存性。每以一合，于瓷器内煎减二分，倾出澄清，温热洗目，至百度，屡试有验。正月初八，二月初八，三月初六，四月初四，五月初五，六月初二，七月初七，八月二十，九月十二，十月十七，十一月初二，十二月三十洗之。2.风眼下泪：腊月不落桑叶煎汤，日日温洗；或入芒消。

枝味苦，性平。主治遍体风痒干燥，水气、脚气、风气，四肢拘挛，上气眼晕，肺气咳嗽，消食利小便。久服轻身，聪明耳目，令人光泽。疗口干及痈疽后渴，用嫩条细切一升，熬香煎饮，亦无禁忌。久服，终身不患偏风。

【附方】1.服食变白：久服通血气，利五脏。鸡桑嫩枝，阴干为末，蜜和作丸。每日酒服六十丸。2.水气脚气：桑条二两，炒香，以水一升，煎二合。每日空心服之，亦无禁忌。3.风热臂痛：桑枝一小升切炒，水三升，煎二升，一日服尽。［许叔微云］尝病臂痛，诸药不效，服此数剂寻愈。观《本草切用》及《图经》言其不冷不热，可以常服，《抱朴子》言：一切仙药，不得桑枝煎不可服，可知矣。

桑柴灰味辛，性寒，有小毒。蒸淋取汁为煎，与冬灰等份，同灭痣疵黑子，蚀恶肉。煮小豆食，大下水胀。敷金疮，止血生肌。桑霜，治噎食积块。

【附方】1.目赤肿痛：桑灰一两。

黄连半两，为末。每以一钱泡汤，澄清洗之。2.洗青盲眼：正月八，二月八，三月六，四月四，五月五，六月二，七月七，八月二十，九月十二，十月十七，十一月二十六，十二月三十日。每遇上件神日，用桑柴灰一合，煎汤沃之，于瓷器中，澄取极清，稍热洗之。如冷即重汤顿温，不住手洗。久久视物如鹰鹘也。一法以桑灰、童子小便和作丸。每用一丸，泡汤澄洗。3.尸疰鬼疰：其病变动，乃有三十六至九十九种，使人寒热淋沥，恍惚默默，不得知所苦，累年积月，以至于死，复传亲人，宜急治之。用桑树白皮曝干，烧灰二斗，着甑中蒸透，以釜中汤三至四斗，淋之又淋，凡三度极浓，澄清只取二斗，以渍赤小豆二斗，一宿，曝干复渍，灰汁尽乃止，以豆蒸熟。以羊肉或鹿肉作羹，进此豆饭，初食一升至二升，取饱。微者，三四斗愈；极者七八斗愈。病去时，体中自觉疼痒淫淫。若根本不尽，再为之。神效方也。

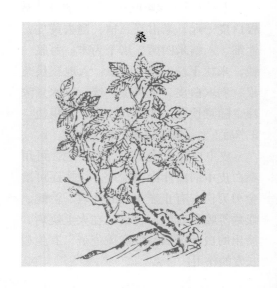

桑

# 67 柘主治什么病?

柘木白皮、东行根白皮味甘，性温，无毒。主治妇人崩中、血结，疟疾。煮汁酿酒服，主风虚耳聋，补劳损虚羸、腰肾冷、梦与人交接泄精者。

【附方】1.飞丝入目：柘浆点之，以绵蘸水拭去。2.洗目令明：柘木煎汤，按日温洗，自寅至亥乃止，无不效者。正月初二，二月初二，三月不洗，四月初五，五月十五，六月十一，七月初七，八月初二，九月初二，十月十九，十一月不洗，十二月十四日。徐神翁方也。3.小儿鹅口：重舌。柘根五斤（锉），水五升，煮二升，去滓，煎取五合，频涂之。无根，弓材亦可。

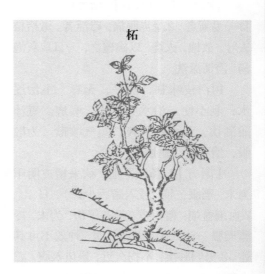

柘

# 68 楮的哪些部位可入药?

楮别名縠桑。楮实亦名縠实、楮桃。味甘，性寒，无毒。主治阴痿水肿，益气充肌明目。久服，不饥不老，轻身。壮筋骨，助阳气，补虚劳，健腰膝，益颜色。

【附方】1.水气蛊胀：楮实子丸，以洁净府，用楮实子一斗（水二斗，熬成膏），茯苓三两，白丁香一两半，为末，以膏和，丸梧子大。从少至多，服至小便清利，胀减为度，后服治中汤养之。忌甘苦峻补及发动之物。2.肝热生翳：楮实子研细，食后蜜汤服一钱，日再服。3.喉痹喉风：五月五日（或六月六日、七月七日），采楮桃阴干。每用一个为末，以井华水服之。重者以两个。

叶味甘，性凉，无毒。主治小儿身热、食不生肌，可作浴汤。又主恶疮生肉，治刺风身痒、鼻出血数升不断者，捣汁三升，再三服之，良久即止。嫩芽茹之，去四肢风痹、赤白下痢。炒研搜面作食之，主水痢。利小便，去风湿肿胀，白浊、疝气、癣疮。

【附方】1.老少瘴痢：日夜百余度者。取干楮叶三两（熬），捣为末，每服方寸匕，乌梅汤下，日再服。取羊肉裹末，纳肛中，利出即止。2.小儿下痢：赤白，作渴，得水又呕逆者。楮叶炙香，以饮浆半升浸至水绿，去叶。以木瓜一个，切，纳汁中，煮二三沸，去木瓜，细细饮之。3.脱肛不收：五花楮叶阴干为末，每服二钱，米饮调下。兼涂肠头。

枝茎主治瘾疹痒，煮汤洗浴。捣浓

《本草纲目》秘方全书

学习中国式养生

汁饮半升，治小便不通。

【附方】1.头风白屑：楮木作枕，六十日一易新者。2.暴赤眼痛：碜涩者。嫩楮枝去叶，放地，火烧，以碗覆之，一日取灰泡汤，澄清温洗。

树白皮味甘，性平，无毒。主治逐水，利小便。治水肿气满、喉痹。煮汁酿酒饮，治水肿入腹，短气咳嗽。为散服，治下血、血崩。

【附方】1.肠风下血：秋采楮皮阴干为末，酒服三钱（或入麝香少许），日二。2.血痢血崩：楮树皮、荆芥等份，为末，冷醋调服一钱，血崩以煎匕服，神效不可具述。3.男妇肿疾：不拘久近，暴风入腹。妇人新产上圊，风入脏内，腹中如马鞭，短气。楮皮枝叶一大束（切）煮汁酿酒，不断饮之，不过三四日即退，可常服之。

皮间白汁别名构胶、五金胶漆。味甘，性平，无毒。主治癣，敷蛇、虫、蜂、蝎、犬咬。

【附方】天行病后，胀满，两胁刺胀，脐下如水肿：以构树枝汁，随意服之小便利即消。

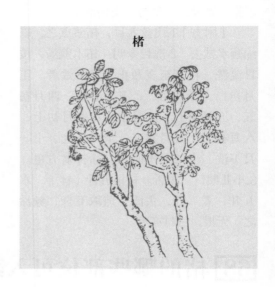

楮

# 69 枳的哪些部位可入药？

枳，子名枳实、枳壳。枳实味苦，性寒，无毒。能除胸胁痰水热结，治痢泄胀满痞痛，有消食破积、安胃气、利五脏等作用。能解伤寒结胸，治气逆喘咳。

【附方】1.卒胸痹痛：枳实捣末。汤服方寸匕，日三、夜一。2.胸痹结胸：胸痹，心中痞坚，留气结胸，胸满，胁下逆气抢心，枳实薤白汤主之。陈枳实四枚，厚朴四两，薤白半斤，栝蒌一枚，桂一两，以水五升，先煎枳、朴，取二升去滓，纳余药，煎两三沸，分温三服，当愈。

枳壳味苦、酸，性微寒，无毒。能散胸膈痰滞，消大肠胀满，安胃，逐水，治咳嗽，利关节，止风痛，疗风痒麻痹。能治遍身风痒，肌中恶痒，肠风痔疮，胸胁壅塞。能健脾开胃，降逆消痰、消食，治反胃霍乱泻痢，调五脏，肃肺下气利水，破证瘕积聚。能泄肺气，除胸痞。

【附方】1.伤寒呃噫：枳壳半两，木香一钱，为末，每白汤服一钱，未知再服。2.老幼腹胀：血气凝滞，用此宽肠顺气，名四炒丸。商州枳壳（浓而绿背者，去穰）四两，分作四份：一两用苍术一两同炒，一两用萝卜子一两同炒，一两用干漆一两同炒，一两用茴香一两同炒黄。去四味，只取枳壳为末。以四味煎汁，煮面糊和丸梧子大。每食后，米饮下五十丸。

枳茹别名树皮也，或云"枳壳上刮下皮也"。主治中风身直，不得屈伸反复及口僻眼斜。刮皮一升，酒三升，渍一宿，每温服五合，酒尽再作。树茎：主水胀暴风，骨节疼急。

根皮浸酒，漱齿痛。煮汁服，治大便下血。末服，治野鸡病有血。嫩叶煎汤代茶，去风。

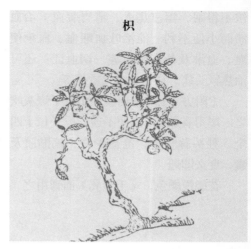

枳

## 70 枸橘的哪些部位可入药？

枸橘别名臭橘。叶味辛，性温，无毒。主治下痢脓血后重，同草薢等份炒存性研，每茶调二钱服。又治喉瘘，消肿导毒。

【附方】咽喉怪症：咽喉生疮，层层如叠，不痛，日久有窍出臭气，废饮食。用臭橘叶煎汤连服，必愈。

刺主治风虫牙痛，每以一合煎汁含之。橘核主治肠风下血不止。同于樗根白皮等份炒研，每服一钱，皂荚子煎汤调服。

【附方】白疹瘙痒遍身者：小枸橘细切，麦麸炒黄为末。每服二钱，酒浸少时，饮酒。初以枸橘煎汤洗患处。

树皮主治中风强直，不得屈伸。细切一升，酒二升，浸一宿。每日温服半升。酒尽再作。

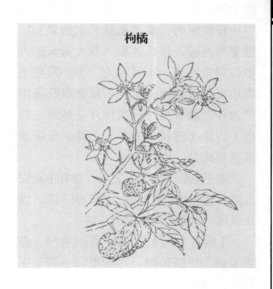

枸橘

## 71 厄子的哪些部位可入药？

厄子别名木丹、越桃、鲜支。味苦，性寒，无毒。能治胃热、面赤、酒渣鼻、白癫病、疮疡等，能疗目赤热痛、心胸烦闷、大小肠大热。能除热毒利小便，通五淋，疗消渴，治黄疸病，解䗪虫毒。能解热郁，行气，治心烦懊侬不得眠，泻三焦火，清胃脘血，治血滞而小便不利。能治吐血衄血、血痢便血、血淋及外伤淤血等一切血证。还可治热厥头痛、疝气、水火烫伤等。

【附方】1.鼻中出血：山厄子烧灰吹之。屡用有效。2.小便不通：厄子仁十四个，独头蒜一个，沧盐少许，捣贴脐及囊，良久即通。

花能悦颜色，《千金翼》面膏用之。

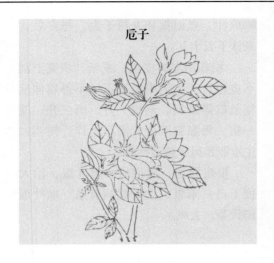

厄子

# 72 酸枣主治什么病？

酸枣别名山枣。《名医别录》：酸枣生河东川泽，八月采摘果实，阴干四十日入药。［马志认为］酸枣不是大枣中带酸味的，酸枣是棘长出的果实。酸枣小而圆，核仁微扁，与大而长的大枣仁完全不同，不可混为一类。只要土质适宜，各地皆有生长。以陕西临潼出产为佳。棘长至三尺高便开花结果（酸枣），果小时枝上刺多，名棘；至果长成则刺减少，名酸枣。

酸枣味酸，性平，无毒。能补中而安五脏、益肝气、强筋骨，治心烦不眠、虚汗烦渴、腹疼久泻、湿痹肢痛等。

【附方】1.胆风沉睡：胆风毒气，虚实不调，昏沉多睡。用酸枣仁一两（生用），金挺蜡茶二两（以生姜汁涂，炙微焦），为散，每服二钱，水七分，煎六分，温服。2.胆虚不眠：心多惊悸。一方：用酸枣仁一两炒香，捣为散，每服二钱，竹叶汤调下。又方：加人参一两，辰砂半两，乳香二钱半，炼蜜丸服。又方：

酸枣仁汤：用酸枣仁二升，茯苓、白术、人参、甘草各二两，生姜六两，水八升，煮三升，分服。3.虚烦不眠：一方：酸枣仁汤：用酸枣仁二升，蝭母、干姜、茯苓、芎劳各二两，甘草（炙）一两，以水一斗，先煮枣仁，减三升，乃同煮取三升，分服。4.骨蒸不眠：心烦。用酸枣仁二两，水二盏研绞取汁，下粳米二合，煮粥候熟，下地黄汁一合，再煮匀食。

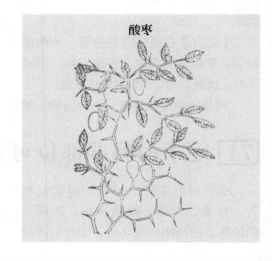

酸枣

## 73 白棘的哪些部位可入药？

白棘别名棘刺、棘针、赤龙爪，花名刺原、马朐。味辛，性寒，无毒。主治心腹痛，痈肿溃脓，止痛。决刺结，疗丈夫虚损、阴痿精自出，补肾气，益精髓。枣针：疗腰痛，喉痹不通。

【附方】1.小便尿血：白棘三升，水五升，煮二升，分三服。2.脐腹疼痛：因肾脏虚冷，拘撮甚者。白棘钩子一合（焙），槟榔二钱半，水一盏，煎五分，入好酒半盏，更煎三至五沸，分二服。3.头风疼痛：倒钩白棘四十九个（烧存性），丁香一个，麝香一皂子，为末，随左右鼻。

枝烧油涂发，解垢腻。棘刺花味苦，性平，无毒。主治金疮内漏。实主治心腹痿痹，除热，利小便。叶主治胫臁疮，捣敷之。亦可晒研，麻油调敷。

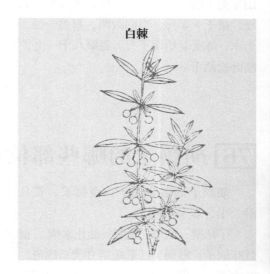

白棘

## 74 蕤核主治什么病？

蕤核别名白桵。仁味甘，性温，无毒。主治心腹邪结气、目赤痛伤泪出、目肿眦烂。久服，轻身益气不饥。强志，明耳目。破心下结痰痞气，齆鼻，治鼻出血。生治足睡，熟治不眠。

【附方】1.春雪膏：治肝虚，风热上攻，眼目昏暗，痒痛隐涩，赤肿羞明，不能远视，迎风有泪，多见黑花。用蕤仁（去皮，压去油）二两，脑子二钱半，研匀，生蜜六钱和收，点眼。2.百点膏：治一切眼疾。蕤仁（去油）三钱，甘草、防风各六钱，黄连五钱，以三味熬取浓汁，次下蕤仁膏，日点。

## 75 山茱萸主治什么病？

山茱萸别名蜀酸枣、肉枣、鸡足、鼠矢。实味酸，性平，无毒。主治心下邪气寒热、寒温痹痛，能温中，杀虫。久服轻身健体，去胃肠风邪、寒热疝瘕，疗头风、鼻塞、目黄、耳聋面疱、下部出汗。有强阴益精、安五脏、通九窍的作用，久服可明目、强健体魄、延年益寿。[甄权曰]能治头痛耳鸣、面部长疮、老人遗尿、阳痿等，有补肾气、添精髓、发汗、调月经的作用，能补肾而暖腰膝，除逐一切风气，破证结，治酒渣鼻。能暖肝。

【附方】草还丹：益元阳，补元气，固元精，壮元神，乃延年续嗣之至药也。山茱萸（酒浸，取肉）一斤，破故纸（酒浸，焙干）半斤，当归四两，麝香一钱，为末，炼蜜丸梧桐子大。每服八十一丸，临卧盐酒下。

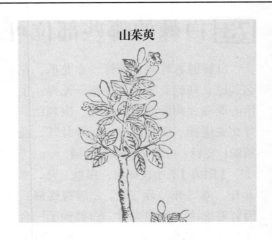

山茱萸

## 76 胡颓子的哪些部位可入药？

胡颓子别名蒲颓子、卢都子、雀儿酥、半含春、黄婆奶。

子味酸，性平，无毒。能止水痢。根性味同子。煎汤，洗恶疮疥并犬马病疮。吐血不止，煎水饮之；喉痹痛塞，煎酒灌之，皆效。叶性味同子。主治肺虚短气喘咳剧者，取叶焙研，米饮服二钱。

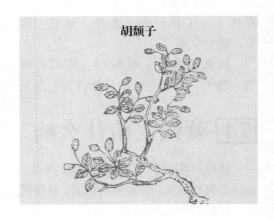

胡颓子

## 77 金樱子的哪些部位可入药？

金樱子别名刺梨子、山石榴、山鸡头子。〔时珍曰〕金樱子生于山林，开白花，果实大如手指头，形似石榴但较长。果核细碎有白毛，外形像营实核，味道很涩。

子味酸，涩，性平，无毒。主治脾泄下痢，止小便利，涩精气。久服，令人耐寒轻身。

【附方】1.金樱子煎：霜后用竹夹子摘取，入木臼中杵去刺，擘去核。以水淘洗过，捣烂。入大锅，水煎，不得绝火。煎减半，滤过，仍煎似稀饧。每服一匙，用暖酒一盏调服。活血驻颜，其功不可备述。2.补血益精：金樱子（去刺及子，焙）四两，缩砂二两，为末，炼蜜和丸梧桐子大，每服五十丸，空心温酒服。3.久痢不止：严紧绝妙。方：罂粟壳（醋炒）、金樱（花、叶及子）等份，为末，蜜丸芡子大。每服五至七丸，陈皮煎汤化下。

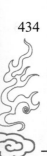

花性味同子。主治止冷热痢，杀寸白、蛔虫等。和铁粉研匀，拔白发涂之，即生黑者。亦可染须。

叶主治痈肿，嫩叶研烂，入少盐涂之，留头泄气。又金疮出血，五月五日采，同桑叶、苎叶等份，阴干研末敷之，血止口合，名军中一捻金。

东行根性味同子。主治寸白虫，锉二两，入糯米三十粒，水二升，煎五合，空心服，须臾泻下，神验。其皮炒用，止泻血及崩中带下。止滑痢，煎醋服，化骨鲠。

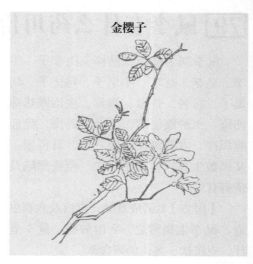

金樱子

# 78 郁李主治什么病？

郁李别名郁李、车下李、爵李、雀梅、常棣。核仁味酸，性平，无毒。能利小便，治疗大腹水肿，面目四肢浮肿。行肠中结气，疗关格不通。通利五脏，利尿，解膀胱急痛，宣腰胯冷脓，下气消宿食。破癖气，去四肢水肿。用酒冲服四十九粒，能行气散结、破血润燥，专治大肠气滞、燥涩不通。取郁李仁研末与龙脑调和，外用点眼，治疗赤眼病。

【附方】1.小儿多热：熟汤研郁李仁如杏酪，一日服二合。2.小儿闭结：襁褓小儿，大小便不通，并惊热痰实，欲得溏动者。大黄（酒浸，炒）、郁李仁（去皮，研）各一钱，滑石末一两，捣和丸黍米大。二岁小儿三丸，量人加减，白汤下。3.肿满气急：不得卧。用郁李仁一大合，捣末，和面作饼。吃入口即大便通，泄气便愈。

根味酸，性凉，无毒。能坚固牙齿，治疗齿龈肿痛以及龋齿。能杀白虫，治疗风虫牙痛，宜浓煎含漱。煎汤外洗可治小儿身热。能行气散结，破积聚。

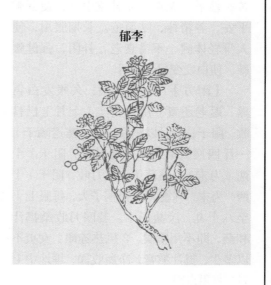

郁李

《本草纲目》秘方全书

学习中国式养生

# 79 鼠李有什么药用价值?

鼠李别名楮李、鼠梓、山李子、牛李、皂李、赵李、牛皂子、乌槎子、乌巢子。味苦,性凉,微毒。主治寒热瘰疬疮。水肿腹胀满。下血及碎肉,除疝瘕积冷,九蒸酒渍,服三合,日再服。又捣敷牛马六畜疮中生虫、痘疮黑陷及疥癣有虫。

【附方】1.诸疮寒热:毒痹及六畜虫疮。鼠李生捣敷之。2.齿肿痛:鼠李煮汁,空腹饮一盏,仍频含漱。

皮,味苦,性微寒,无毒。主治身皮热毒、风痹、诸疮寒热毒痹。口疮龋齿,及疳虫蚀人脊骨者,煮浓汁灌之,神良。

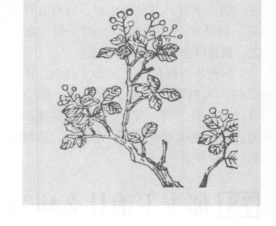

鼠李

# 80 女贞主治什么病?

女贞别名贞木、冬青、蜡树。实味苦,性平,无毒。能补益中气,使五脏平安,养精神,祛面疮。长期服用,使人身轻体健,不易衰老。补阴,强健腰膝,使白发变黑,明目。

【附方】1.虚损百病:久服发白再黑,返老还童。用女贞实(十月上巳日收,阴干,用时以酒浸一日,蒸透晒干)一斤四两,旱莲草(五月收,阴干)十两(为末),桑葚子(三月收,阴干)十两,为末,炼蜜丸如梧桐子大,每服七十至八十丸,淡盐汤下。若四月收桑捣汁和药,即不用蜜矣。2.风热赤眼:女贞不以多少,捣汁熬膏,净瓶收固,埋地中七日,每用点眼。

叶微苦,性平,无毒。能除风散血,消肿定痛,治头目昏痛。诸恶疮

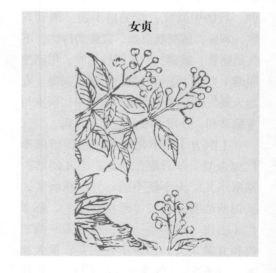

女贞

肿、脐疮溃烂久者,以水煮乘热贴之,频频换易,米醋煮亦可。口舌生疮,舌肿胀出,捣汁含浸吐涎。

【附方】1.风热赤眼:一方:用冬青叶五

斗捣汁，浸新砖数片，五日掘坑，架砖于内盖之，日久生霜，刮下，入脑子少许，点之。又方：用雅州黄连二两，冬青叶五斗捣汁，浸新砖数片，夜，熬成膏收，点眼。2.一切眼疾：冬青叶研烂，入朴消贴之。

# 81 五加有什么药用价值？

五加别名五佳、五花、文章草、白刺、追风使、木骨、金盐、豺漆、豺节。

根皮（同茎）味辛，性温，无毒。可益气，治双足不能行走、小儿行迟、痛疽疮疡及阴部溃烂。能治男子阳痿、阴囊湿冷、小便淋沥不尽、女子阴痒及腰背疼痛、两脚疼痛、五缓（坐迟、行迟、发迟、齿迟、语迟）虚羸，能补中气，益精气，强健筋骨，使人意志坚强。长期服用，可使人身轻体健。可延缓衰老，能破血祛风化淤，疗四肢活动不便、虚邪贼风伤人而致的寒湿痹病。能明目，降气，治中风而致的骨关节挛急。五加的叶作为疏菜食用可除皮肤风湿。饮用由五加皮酿的酒，可治风湿痹痛四肢挛急。五加皮研末泡酒，能治口眼斜。

【附方】1.虚劳不足：五加皮、枸杞根白皮各一斗，水一石五斗，煮汁七斗，分取四斗，浸麹一斗，以三斗拌饭，如常酿酒法，待熟任饮。2.男妇脚气：骨节皮肤肿湿疼痛，服此进饮食，健气力，不忘事，名"五加皮丸"。五加皮四两（酒浸），远志（去心）四两（酒浸，并春秋三日，夏二日，冬四日），晒干为末，以浸酒为糊，丸梧子大，每服四五十丸，空心温酒下。药酒坏，别用酒为糊。3.小儿行迟：三岁不能行者，用此便走。五加皮五钱，牛膝、木瓜二钱半，为末，每服五分，米饮入酒二三点调服。4.五劳七伤：五月五日采五加茎，七月七日采叶，九月九日取根，治下筛，每酒服方寸匕，日三服。久服去风劳。5.目中肉：五加皮（不闻水声者，捣末）一升，和酒二升，浸七日，一日服二次，禁醋。二至七日，遍身生疮，是毒出。不出，以生熟汤浴之，取疮愈。

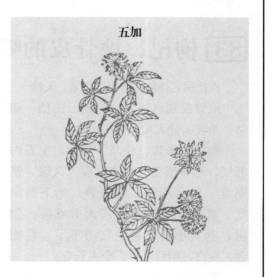

五加

# 82 枸骨、山矾分别有什么药用价值？

枸骨别名猫儿刺。木皮味微苦，性凉，无毒。浸酒，补腰脚令健。枝叶性味同皮。烧灰淋汁或煎膏，涂白癜风。

山矾别名芸香。叶味酸、涩、微甘，无毒。主治久痢，止渴，杀蚤、蠹。用三十片，同老姜三片，浸水蒸热，洗烂弦风眼。

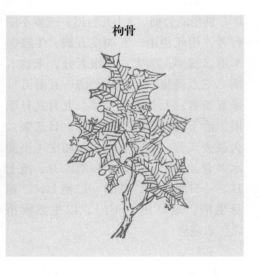

枸骨

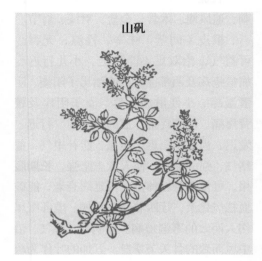

山矾

# 83 枸杞、地骨皮的哪些部位可入药？

枸杞别名枸棘、苦杞、甜菜、天精。

地骨皮别名地骨、地辅、地仙、却暑、羊乳、仙人杖、西王木杖。

枸杞，味苦，性寒，无毒。主五内邪气，热中消渴，周痹风湿。久服，坚筋骨，轻身不老，耐寒暑。治下胸胁气、客热头痛，补内伤大劳嘘吸，强阴，利大小肠。补精气诸不足，易颜色，变白，明目安神，令人长寿。

苗味苦，性寒。能清热除烦益心志，补五劳七伤，壮心气，去除皮肤及骨节间的风邪，解热毒，消疮肿。与羊肉做成羹，对人有补益作用，能除风明目。代茶饮可止渴，消除烦热，助阳，解颜面部邪毒。与乳酪相恶，用它榨出的汁点眼，能除风障，治目赤肿痛。能去上焦心肺的热邪。

地骨皮，味苦，性寒。锉成细末，掺和在面中煮熟后食用，能去肾的风邪，补益精气。清除骨蒸烦热，治消渴。能除风湿痹病，强筋骨，凉血。治在表游窜的风邪、传染性疾病，有汗之骨蒸。能泻肾火，清肺中的伏火，除宫胞中的火邪，退热，补正气。治上焦热盛大吐血，煎汤漱口，能止齿龈出血、骨槽风。治疗金疮有奇效，善治下焦肝肾虚热。

枸杞子，味苦，性寒。能强筋骨，防衰老，祛风邪，除虚劳，补精气。主治心痛、口干渴而喜饮。有滋肾润肺作用。榨油点灯，能明目。

【附方】1.枸杞煎：治虚劳，退虚热，轻身益气，令一切痛疽永不发。用枸杞三十斤（春夏用茎、叶，秋冬用根、实），以水一石，煮取五斗，以滓再煮取五斗，澄清去滓，再煎取二斗，入锅煎如饧收之。每早酒服一合。2.金髓煎：枸杞子逐日摘红熟者，不拘多少，以无灰酒浸之，蜡纸封固，勿令泄气。两月足，取入沙盆中擂烂，滤取汁，同浸酒入银锅内，慢火熬之不住手搅，恐粘住不匀。候成膏如饧，净瓶密收。每早温酒服二大匙，夜卧再服。百日身轻气壮，积年不辍，可以羽化也。3.枸杞酒：一方：补虚，去劳热，长肌肉，益颜色，肥健人，治肝虚冲感下泪。用生枸杞子五升，捣破，绢袋盛，浸好酒二斗中，密封勿泄气，二至七日。服之任性，勿醉。又方：枸杞酒：变白，耐老轻身。用枸杞子二升（十月壬癸日，面东采之），以好酒二升，瓷瓶内浸三至七日，乃添生地黄汁三升，搅匀密封。至立春前三十日，开瓶。每空心暖饮一盏，至立春后髭发却黑。勿食芜荑、葱、蒜。4.四神丸：治肾经虚损、眼目昏花或云翳遮睛。甘州枸杞子一斤（好酒润透，分作四份：四两用蜀椒一两炒，四两用小茴香一两炒，四两用芝麻一两炒，四两用川楝肉一两炒，拣出枸杞），加熟地黄、白术、白茯苓各一两，为末，炼蜜丸，日服。5.肝虚下泪：枸杞子二升，绢袋盛，浸一斗酒中（密封）三七日，饮之。6.目赤生翳：枸杞子捣汁，日点三至五次，神验。7.面疮：枸杞子十斤，生地黄三斤，为末，每服方寸匕，温酒下，日三服，久则童颜。8.注夏虚病：枸杞子、五味子，研细，滚水泡，封三日，代茶饮效。

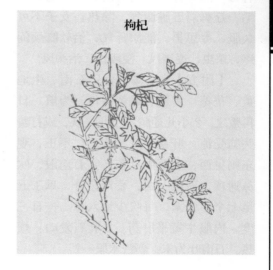

枸杞

# 84 南烛主治什么病？

南烛别名南天烛、南烛草木、男续、染菽、猴菽草、草木之王、惟那木、牛筋、乌饭草、墨饭草、杨桐、赤者名文烛。

枝叶味苦，性平，无毒。能止泄除睡，强筋益气力。久服，轻身长年，令人不饥，变白却老。

【附方】1.一切风疾：久服轻身明目，黑发驻颜。用南烛树（春夏取枝叶，秋冬取根皮，细锉）五斤，水五斗，慢火煎取二斗，去滓，净锅慢火煎如稀饧，瓷瓶盛之。每温酒服一匙，日三服。一方：入童子小便同煎。2.误吞铜铁不下：用南烛根烧研，熟水调服一钱，即下。

子味酸、甘，性平，无毒。能强筋骨，益气力，固精驻颜。

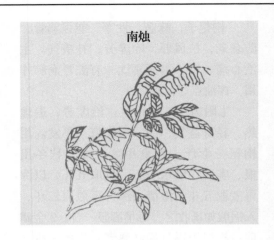

南烛

# 85 石南主治什么病？

石南别名风药。叶味辛、苦，平，有毒。能养肾气，内伤阴衰，利筋骨皮毛。疗脚弱五脏谢气，除热。女子不可久服，令思男。能添肾气，治软脚烦闷疼，杀虫，逐诸风。浸酒饮，治头风。

【附方】1.鼠瘘不合：石南、生地黄、茯苓、黄连、雌黄等份，为散。日再敷之。2.小儿通睛：小儿误跌，或打着头脑受惊，肝系受风，致瞳仁不正，观东则见西，观西则见东。宜石南散，吹鼻通顶。石南一两，藜芦三分，瓜丁五至七个，为末，每吹少许入鼻，一日三度。内服牛黄平肝药。3.乳石发动：烦热。石南叶为末，新汲水服一钱。

实（一名鬼目）杀蛊毒，破积聚，逐风痹。

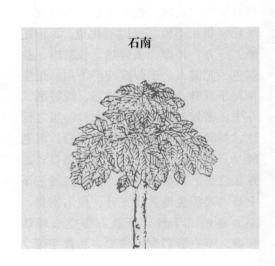

石南

# 86 牡荆的哪些部位可入药？

牡荆别名黄荆、小荆、楚。实味苦，性温，无毒。除骨间寒热，通利胃气，止咳逆，下气。得柏实、青葙、术，疗风。炒焦为末，饮服，治心痛及妇人白带。用半升炒熟，入酒一盏，煎一沸，热服，治

小肠疝气甚效。浸酒饮，治耳聋。

【附方】湿痰白浊：牡荆子炒为末，每酒服二钱。

叶，味苦，性寒，无毒。主治久痢、霍乱转筋、血淋、下部疮、湿蜃薄

脚、主脚气肿满。

【附方】1.九窍出血：荆叶，捣汁，酒和，服二合。2.小便尿血：荆叶汁，酒服二合。

根，味甘、苦，性平，无毒。水煮服，治心风头风、肢体诸风，解肌发汗。荆茎治灼疮及热焱疮，有效。同荆芥、荜拨煎水，漱风牙痛。

【附方】青盲内障：春初取黄荆嫩头（九蒸九曝）半斤，用乌鸡一只，以米饲五日，安净板上，饲以大麻子，二三日，收粪曝干，入瓶内熬黄，和荆头为末，炼蜜丸梧子大。每服十五至二十丸，陈米饮下，日二。

荆沥味甘，性平，无毒。饮之，去心闷烦热、头风旋晕目眩、心头漾漾欲吐、卒失音、小儿心热惊痫，止消渴，

除痰唾，令人不嗜睡。除风热，开经络，导痰涎，行血气，解热痢。

【附方】1.中风口噤：荆沥，每服一升。2.头风头痛：荆沥日日服之。

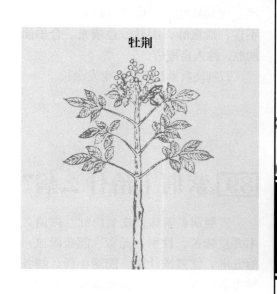

牡荆

## 87 蔓荆有什么药用价值？

蔓荆实味苦，性微寒，无毒。主治筋骨间寒热、湿痹、拘挛，有明目坚齿、利九窍、驱虫等作用，久服可以健体，防衰老。小荆实与此相同。治头风痛、脑鸣、流泪，益气，具令人容颜光泽的功效。［甄权曰］治贼风，长须发，利关节，治癫疾，疗赤眼。治太阳头痛、头昏闷，除目暗，散风，凉血，止眼下疼痛。［王好古曰］能疏肝熄风。

【附方】1.令发长黑：蔓荆子、熊脂等份，醋调涂之。2.头风作痛：蔓荆子一升，为末，绢袋盛，浸一斗酒中七日。温饮三合，日三次。3.乳痈初起：蔓荆子，炒，为末，酒服方寸匕，渣敷之。

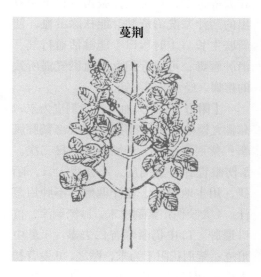

蔓荆

## [88] 栾荆、石荆分别有什么药用价值？

栾荆别名顽荆。子味辛、苦，性温，有小毒。主治大风、头面手足诸风、癫痫狂痉、湿痹寒冷疼痛。治四肢不遂，通血脉，明目，益精光。合柏油同熬，涂人畜疮疥。

石荆烧灰淋汁浴头，生发令长。

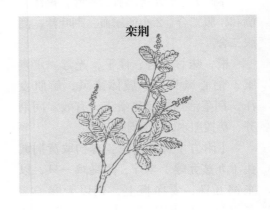

栾荆

## [89] 紫荆主治什么病？

紫荆别名紫珠，皮名肉红、内消。木并皮味苦，性平，无毒。能破淤血，治五淋，宜煮浓汁服。能通小肠，解各种毒物的毒素，治疗痈疽喉痹，除尸虫蛊毒，治肿下瘘，解蛇、虺、虫、蚕、狂犬等毒素，都可煮汁服用。也可用煮出的药汁来洗治疮肿。能祛除淤血，使新肤生长。［时珍曰］能够活血行气，消肿解毒，可治疗妇女因血淤气滞所致的疼痛、经水凝滞不畅。

【附方】1.妇人血气：紫荆皮为末，醋糊丸樱桃大。每酒化服一丸。2.鹤膝风挛：紫荆皮三钱，老酒煎服，日二次。3.伤眼青肿：紫荆皮，小便浸七日，晒研，用生地黄汁、姜汁调敷。不肿用葱汁。4.犬咬伤：紫荆皮末，砂糖调涂，留口退肿。口中仍嚼咽杏仁去毒。5.鼻中疳疮：紫荆花阴干为末，贴之。6.发背初生：一切痈疽皆治。单用紫荆皮为末，

酒调箍住，自然撮小不开。内服柞木饮子，乃救贫良剂也。7.痈疽未成：用白芷、紫荆皮等份，为末，酒调服。外用紫荆皮、木蜡、赤芍药等份，为末，酒调作箍药。8.痔疮肿痛：紫荆皮五钱，新水食前煎服。

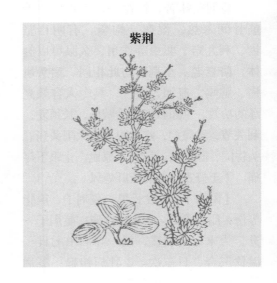

紫荆

# 90 扶桑、山茶分别有什么药用价值？

扶桑别名佛桑、朱槿、赤槿、日及。叶及花味甘，性平，无毒。主治痈疽腮肿，用扶桑叶或花，加白芙蓉叶、牛蒡叶、白蜜共同研制成膏外敷，痈疽即可消散。

山茶，其叶类茗，又可作饮，故得茶名。花主治吐血出血、肠风下血，并用红者为末，入童溺、姜汁及酒调服，可代郁金。汤火伤灼，研末，麻油调涂。子主治妇人发脂，研末掺之。

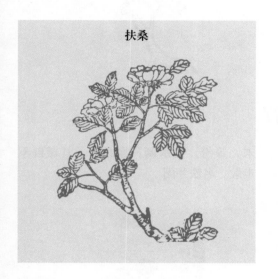

扶桑

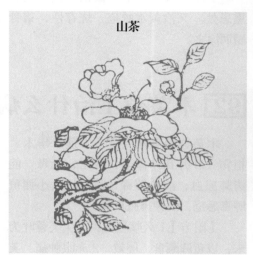

山茶

# 91 木槿主治什么病？

木槿别名椴、榇、日及、朝开暮落花、藩篱草、花奴、王蒸。皮并根味甘，性平，滑，无毒。能止肠风泻血、痢后热渴，作饮服之，令人得睡，并炒用。治赤白带下、肿痛疥癣，洗目令明，润燥活血。

【附方】1.赤白带下：槿根皮二两（切），以白酒一碗半，煎一碗，空心服之。白带用红酒甚妙。2.头面钱癣：槿树皮为末，醋调，重汤顿如胶，内敷之。3.牛皮风癣：川槿皮一两，大风子仁十五个，半夏五钱，锉，河水、井水各一碗，浸露七宿，入轻粉一钱，入水中，秃笔扫涂，覆以青衣，数日有臭涎出，妙。忌浴澡。夏月用尤妙。4.癣疮有虫：川槿皮煎，入肥皂浸水，频频擦之。或以槿皮浸汁磨雄黄，尤妙。5.痔疮肿痛：藩蔾草根煎汤，先熏后洗。6.大肠脱肛：槿皮或叶，煎汤熏洗，后以白矾、五倍末敷之。

花性味同皮。主治肠风泻血、赤白痢疾，并焙入药。用花代茶饮，能治风疟。能消疮肿，利小便，祛除湿热。

【附方】1.下痢噤口：红木槿花去蒂，阴干为末。先煎面饼二个，蘸末食之。2.风痰拥逆：木槿花晒干焙研，每服一二匙，空心沸汤下。白花尤良。3.反胃吐食：千叶白槿花，阴干为末，陈糯米汤调送三至五口。不转再服。

子性味同皮。主治偏正头风，烧烟熏患处。又治黄水脓疮，烧存性，猪骨髓调涂之。

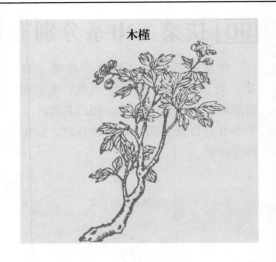
木槿

## 92 木芙蓉主治什么病？

木芙蓉别名地芙蓉、木莲、华木、拒霜。叶并花味微辛，性平，无毒。能清肺凉血，散热解毒，治一切大小痈疽肿毒恶疮，消肿排脓止痛。

【附方】1.久咳羸弱：九尖芙蓉叶为末，以鱼鲊蘸食，屡效。2.赤眼肿痛：芙蓉叶末，水和，贴太阳穴。名清凉膏。3.经血不止：芙蓉花、莲蓬壳等份，为末，每用米饮下二钱。4.偏坠作痛：芙蓉叶、黄檗各三钱，为末，以木鳖子仁一个磨醋，调涂阴囊，其痛自止。5.杖疮肿痛：芙蓉花叶研末，入皂角末少许，鸡子清调，涂之。6.痈疽肿毒：重阳前取芙蓉叶研末，端午前取苍耳烧存性研末，等份，蜜水调，涂四围，其毒自不走散。名铁井阑。

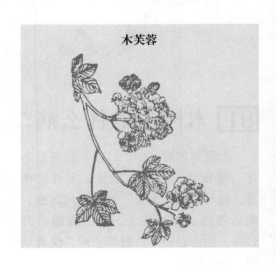
木芙蓉

## 93 腊梅、伏牛花分别有什么药用价值？

腊梅别名黄梅花。花味辛，性温，无毒。能解暑生津。

伏牛花别名隔虎刺花。花味苦、甘，性平，无毒。主治久风湿痹、四肢拘挛、骨肉疼痛。作汤，治风眩头痛，五痔下血。根、叶、枝主治一切肿痛风疾，细锉焙研，每服一钱匕，用温酒调下。

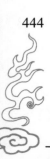

## 94 密蒙花、木棉分别有什么药用价值?

　　密蒙花别名水锦花。花味甘，性平、微寒，无毒。主治青盲肤翳，赤涩多眵泪，消目中赤脉，小儿麸豆及疳气攻眼。羞明怕日。入肝经气、血分，润肝燥。

　　木棉别名古贝、古终。白棉及布味甘，性温，无毒。主治血崩金疮，烧灰用。子油（用两瓶合烧取沥）味辛，性热，微毒。主治恶疮疥癣。

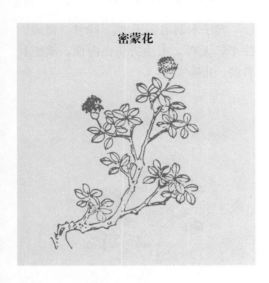

密蒙花

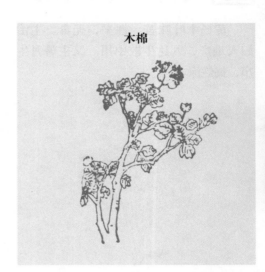

木棉

## 95 柞木的哪些部位可入药?

　　柞木别名凿子木。木皮味苦，性平，无毒。主治黄疸病，烧末，水服方寸匕，日三。治鼠瘘难产，催生利窍。

　　【附方】1.鼠瘘：柞木皮五升，水一斗，煮汁二升服，当有宿肉出而愈。乃张子仁方也。2.妇人难产：催生柞木饮：不拘横生倒产，胎死腹中，用此屡效，乃上蔡张不愚方也。用大柞木枝一大握（长一尺，洗净），大甘草五寸，并寸折，以新汲水三升半，同入新沙瓶内，以纸三重紧封，文武火煎至一升半，待腰腹重痛，欲坐草时，温饮一小盏，便

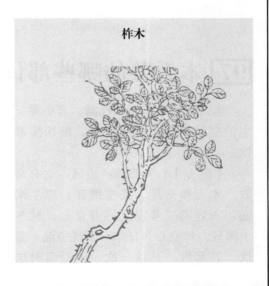

柞木

445

觉心下开豁。如渴，又饮一盏，至三、四盏，觉下重便生，更无诸苦。切不可坐草太早，及坐婆乱为也。

叶主治肿毒痈疽。

【附方】柞木饮：治诸般痈肿发背。用干柞木叶四两、干荷叶中心蒂、干萱草根、甘草节、地榆各一两，细锉，每用半两，水二碗，煎一碗，早晚各一服。已成者其脓血自渐干涸，未成者其毒自消散也。忌一切饮食毒物。

# 96 黄杨、卖子木分别有什么药用价值？

黄杨木叶味苦，性平，无毒。主治妇人难产，入达生散中用。又主暑月生疖，捣烂涂之。

卖子木别名买子木。味甘、微咸，性平，无毒。主治折伤血内溜，续绝补骨髓，止痛安胎。

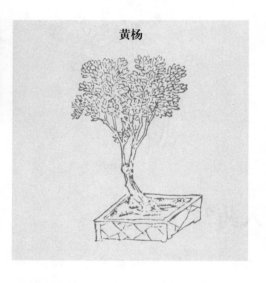

黄杨

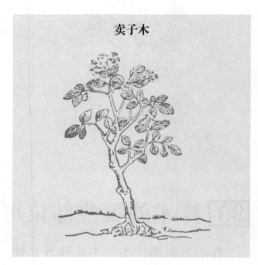

卖子木

# 97 木天蓼的哪些部位可入药？

木天蓼枝叶味辛，性温，有小毒。主治症结积聚，风劳虚冷，细切酿酒饮。

【附方】1.天蓼酒：治风，立有奇效。木天蓼一斤，去皮细锉，以生绢盛，入好酒三斗浸之，春夏七，秋冬十四日，每空心、日午、下晚各温一盏饮。若常服，只饮一次。老幼临时加减。2.气痢不止：寒食一百五日，采木蓼曝干。用时为末，粥饮服一钱。3.大风白癞：天蓼（刮去粗皮，锉）四两，水一斗，煎汁一升，煮糯米作粥，空心食之。病在上吐出，在中汗出，在下泄出。避风。又方：天蓼三斤，天麻一斤半，生锉，以水三斗五升，煎一斗，去滓，石器慢煎如饧。每服半匙，荆芥、

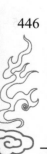

薄荷酒下，日二夜一，一月见效。

小天蓼，味甘，性温，无毒。主治一切风虚羸冷，手足疼痹，无论老幼轻重，浸酒及煮汁服之。十许日，觉皮肤间风出如虫行。

子，味苦、辛，性微热，无毒。主治贼风口面喝斜，冷痃癖气块，女子虚劳。

根，主治风虫牙痛，捣丸塞之，连易四五次除根。勿咽汁。

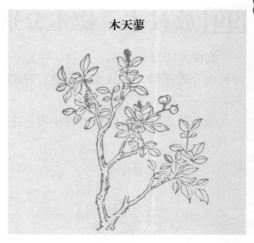
木天蓼

# 98 接骨木有什么药用价值?

接骨木别名续骨木、木蒴藋。味甘、苦，性平，无毒。治筋骨折伤，能续筋骨，并可除因风邪而致的瘙痒及治龋齿，水煮汁液可为沐浴汤液。〔陈藏器曰〕接骨木的根、皮主治痰饮。能使水湿下行而治水肿及痰饮。煮汁服用，能致下泻及呕吐，不能多服。跌打损伤的淤血及产后不下的恶血。总之，一切原因的血淤或出血，都可用接骨木煮汤服用。

【附方】1.折伤筋骨：接骨木半两，乳香半钱，芍药、当归、芎劳、自然铜各一两，为末。化黄蜡四两，投药搅匀，众手丸如芡子大。若止伤损，酒化一丸。若碎折筋骨，先用此敷贴，乃服。2.产后血晕：五心烦热，气力欲绝，及寒热不禁。以接骨木（破如筹子）一握，用水一升，煎取半升，分服。或小

便频数，恶血不止，服之即瘥。此木煮之三次，其力一般。乃起死妙方。

叶主治痎疟，大人七叶，小儿三叶，生捣汁服，取吐。

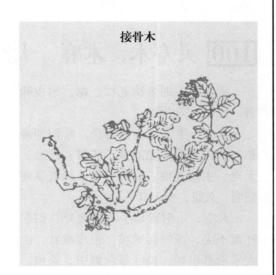
接骨木

# 99 放杖木、棇木分别有什么药用价值？

放杖木味甘，性温，无毒。主治一切风血，理腰脚，轻身变白不老，浸酒服之。

棇木白皮味辛，性平，有小毒。主治水瘌，煮汁服一盏，当下水。如病已困，取根捣碎，坐之取气，水自下。又能烂人牙齿，有虫者取片许内孔中，当自烂落。

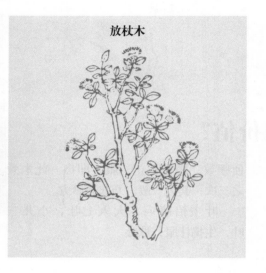

放杖木

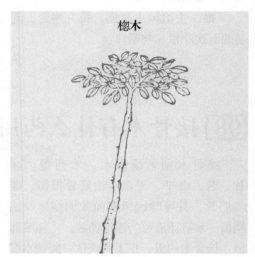

棇木

# 100 灵寿木、木麻、大空分别有什么药用价值？

灵寿木，别名扶老杖、椐。根皮味苦，性平。能止水。

木麻，生江南山谷林泽。叶似胡麻相对，山人取以酿酒饮。味甘，性温，无毒。主治老血、妇人月闭、风气羸瘦症瘕。久服，令人有子。

大空，〔时珍曰〕小树大叶，似桐叶而不尖，深绿而皱纹。根皮虚软，山人采杀虱极妙。捣叶筛蔬圃中，杀虫。根皮味辛、苦，性平，有小毒。能杀三虫。作末和油涂发，虮虱皆死。

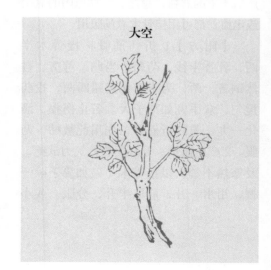

大空

# [101] 茯苓的哪些部位可入药？

茯苓别名伏灵、伏菟、松腴、不死面、抱根者名伏神。味甘，性平，无毒。伏苓可以补脾胃、和中益气、不饥延年、补阴益气力、调脏腑、治五劳七伤、暖腰膝。安胎，安魂养神，止健忘，生津开胃，止呕逆，止泄泻，除虚热，开腠理，伐肾邪，泻膀胱利小便，除湿益燥。本品可以治疗心腹胀满、胸胁逆气、肺痿痰壅、膈中痰水、寒热烦满咳逆、水肿淋结、肾积奔豚，以及忧恐惊邪、口焦舌干、小儿惊痫等证。赤茯苓还可以清心，让小肠、膀胱湿热及利窍行水之功。茯苓皮能利水，开腠理，可治水肿肤胀。

赤茯苓破结气。泻心、小肠、膀胱热湿，利窍行水。茯苓皮主治水肿肤胀，开水道，开腠理。

茯神味甘，性平，无毒。有辟邪气、止惊悸开心窍、增智，安魂魄、养精神、补虚乏的功效，能疗风邪所致眩晕、虚证、易怒健忘、虚劳口干，下急痛胀满。对体虚而小便不利的病人，可以加倍应用。

神木（即伏神心内木也，又名黄松节）主治偏风、口面㖞斜、毒风、筋挛不语、心神惊掣、虚而健忘。治脚气痹痛、诸筋牵缩。

【附方】1.服茯苓法：颂曰：《集仙方》多单饵茯苓。其法：取白茯苓五斤，去黑皮，捣筛，以熟绢囊盛，于二斗米下蒸之，米熟即止，曝干又蒸，如此三遍。乃取牛乳二斗和合，着铜器中，微火煮如膏，收之。每食，以竹刀

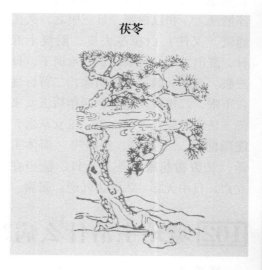

茯苓

割，随性饱食，辟谷不饥也。如欲食谷，先煮葵汁饮之。又茯苓酥法：白茯苓三十斤（山之阳者甘美，山之阴者味苦），去皮薄切，曝干蒸之。以汤淋去苦味，淋之不止，其汁当甜。乃曝干筛末，用酒三石、蜜三升相和，置大瓮中，搅之百匝，密封勿泄气。冬五十日，夏二十五日，酥自浮出酒上。掠取，其味极甘美。作掌大块，空室中阴干，色赤如枣。饥时食一枚，酒送之，终日不食，名神仙度世之法。又服食法：以茯苓合白菊花（或合桂心，或合术）为散、丸自任。皆可常服，补益殊胜。又方：用茯苓四两，头白面二两，水调作饼，以黄蜡三两煎熟。饱食一顿，便绝食辟谷。至三日觉难受，以后气力渐生也。又方：用华山挺子茯苓，削如枣大方块，安新瓮内，好酒浸之，纸封三重，百日乃开，其色当如饧糖。可日食一块，至百日肌体润泽，一年可

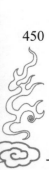

夜视物，久久肠化为筋，延年耐老，面若童颜。又方：用茯苓、松脂各二斤，淳酒浸之，和以白蜜，日三服之，久久通灵。又法：白茯苓去皮，酒浸十五日，漉出为散。每服三钱，水调下，日三服。茯苓久服，百日病除，二百日昼夜不眠，二年役使鬼神，四年后玉女来侍。任子季服茯苓十八年，玉女从之，能隐能彰，不食谷，灸瘢灭，面体玉泽。又黄初起服茯苓五万日，能坐在立亡，日中无影。2.胸胁气逆：胀满。

茯苓一两，人参半两。每服三钱，水煎服，日三。3.养心安神：朱雀丸：治心神不定，恍惚健忘不乐，火不下降，水不上升，时复振跳。常服，消阴养火，全心气。茯神二两（去皮），沉香半两，为末，炼蜜丸小豆大，每服三十丸，食后人参汤下。4.血虚心汗：别处无汗，独心孔有汗，思虑多则汗亦多，宜养心血。以艾汤调茯苓末，日服一钱。5.心虚梦泄：或白浊。白茯苓末二钱，米汤调下，日二服。苏东坡方也。

# 102 琥珀主治什么病？

琥珀别名江珠。味甘，性平，无毒。具有安五脏、定魂魄、驱邪气、消淤血破等病症、强心神、清肺、利尿通淋、明目除翳、止血生肌的功效，治疗心痛、癫痫、蛊毒、产后血淤少腹疼痛、刀疮等病症。

【附方】1.琥珀散：止血生肌，镇心明目，破症瘕气块、产后血晕闷绝、儿枕痛，并宜饵此方。琥珀一两，鳖甲一两，京三棱一两，延胡索半两，没药半两，大黄六铢，熬捣为散。空心酒服三钱匕，日再服。神验莫及。产后即减大黄。2.小儿胎惊：琥珀、防风各一钱，朱砂半钱，为末，猪乳调一字，入口中，

最妙。3.小儿胎痫：琥珀、朱砂各少许，全蝎一枚，为末，麦门冬汤调一字服。

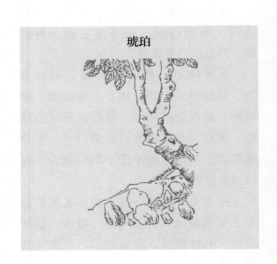

琥珀

# 103 猪苓有什么药用价值？

猪苓别名豕橐、地乌桃。味甘，性平，无毒。治疟疾，利小便，久服轻身、防老。治伤寒温疫高热、发汗、肿胀、满腹急痛。能治口渴，祛湿邪，疗

胸中烦闷。能渗泄膀胱水湿，开腠理，治小便淋沥涩痛、水肿脚气、白浊带下、妊娠水肿、小便不利等证。

【附方】1.伤寒口渴：邪在脏也，猪

苓汤主之。猪苓、茯苓、泽泻、滑石、阿胶各一两，以水四升，煮取二升。每服七合，日三服。呕而思水者，亦主之。2.小儿秘结：猪苓一两，以水少许，煮鸡屎白一钱，调服，立通。3.通身肿满，小便不利：猪苓五两，为末，熟水服方寸匕，日三服。

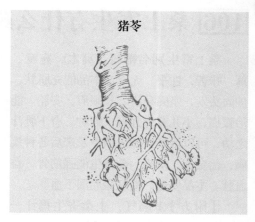

猪苓

# 104 雷丸主治什么病？

雷丸别名雷实、雷矢、竹苓。味苦，性寒，有小毒。杀三虫，逐毒气胃中热。利丈夫，不利女子。作摩膏，除小儿百病，逐邪气恶风汗出，除皮中热结积蛊毒，白虫寸白自出不止。久服，令人阴痿。逐风，主癫痫狂走。

【附方】1.小儿出汗：有热。雷丸四两，粉半斤，为末扑之。2.下寸白虫：雷丸，水浸去皮，切焙为末。五更初，食炙肉少许，以稀粥饮服一钱匕。须上半月服，虫乃下。

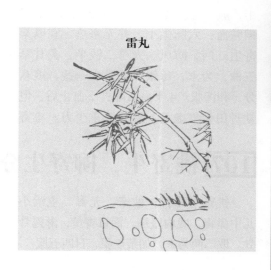

雷丸

# 105 松萝、枫柳分别有什么药用价值？

松萝别名女萝、松上寄生。味苦、甘，性平，无毒。治嗔怒邪气，止虚汗头风、女子阴寒肿痛之证。疗痰热温疟，可为吐汤，利水道。治寒热，吐胸中客痰涎，去头疮、脖子上的瘤瘿，可令人得以安眠。

枫柳皮味辛，性大热，有毒。主治风龋齿痛。积年痛风不可忍，久治无效者。细锉焙，不限多少，入脑、麝浸酒常服，以醉为度。

## 106 桑上寄生有什么药用价值？

桑上寄生别名寄屑、寓木、宛童、茑。味苦，性平，无毒。本品能充肌肤，护固头发，坚固牙齿，长须眉，安胎。能治腰痛、小儿背脊强直、痈肿。有下乳汁之功，可以治妇女体虚崩中及产后各种疾病，治金疮、痹痛。桑寄生能强筋骨，益血脉。本品安胎，治妊娠胎漏下血。

【附方】1.膈气：生桑寄生捣汁一盏，服之。2.胎动腹痛：桑寄生一两半，阿胶（炒）半两，艾叶半两，水一盏半，煎一盏，去滓温服。或去艾叶。3.毒痢脓血：六脉微小，并无寒热。宜以桑寄生二两，防风、大芎二钱半，炙甘草三株，为末，每服二钱，水一盏，煎八分，和滓服。4.下血后虚：下血止后，但觉丹田元气虚乏，腰膝沉重少力。桑寄

生为末，每服一钱，非时白汤点服。

实味甘，性平，无毒。能明目，轻身，通神。

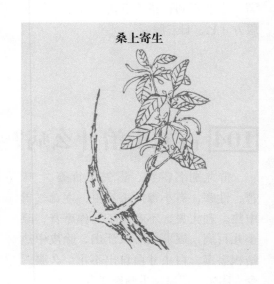

桑上寄生

## 107 桃寄生、柳寄生分别有什么药用价值？

桃寄生味苦，性辛，无毒。主治小儿中蛊毒，腹内坚痛，面目青黄，淋露骨立。取二两为末，如茶点服，日四五服。

柳寄生，此即寄生之生柳上者。味苦，性平，无毒。主治膈气刺痛，捣汁服一杯。

## 108 占斯主治什么病？

占斯别名炭皮、良无极。味苦，性温，无毒。能治疗邪气湿痹、寒热疽疮等病症，除水坚积血症，月闭无子，小儿止腹痛，令女人有子。主脾热，洗手足水烂伤。解狼毒毒。

【附方】木占斯散：治发背肠痈疽痔、妇人乳痈、诸产症瘕，无有不疗。服之肿去痛止脓消，已溃者便早愈也。

木占斯、甘草（炙）、浓朴（炙）、细辛、栝楼、防风、干姜、人参、桔梗、败酱各一两，为散，酒服方寸匕，昼七、夜四，以多为善。此药入咽，当觉流入疮中，令化为水也。痈疽灸不发败坏者，尤可服之。内痈在上者，当吐脓血；在下者，当下脓血。其疮未坏及长服者，去败酱。一方加桂心。

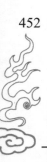

# 109 石刺木有什么药用价值?

石刺木乃木上寄生也，生南方林间。其树江西人呼为靳刺，亦种为篱院，树似棘而大，枝上有逆钩。

根皮味苦，性平，无毒。主治破血、产后余血结瘕。煮汁服，神验不可言。

# 110 竹主治什么病?

竹，长江、黄河以南竹子最多，北方很少见，而南方则生长茂盛。多数竹是由土中的笋芽，按时节生长冒出土外，十天后笋壳逐渐脱落而成竹子。

箽竹叶味苦，性平，无毒。主治咳逆上气、溢筋、急恶疡，杀小虫。除烦热风痉，喉痹呕吐。煎汤，熨霍乱转筋。

淡竹叶味辛，性平、大寒，无毒。淡竹叶能消痰除热，清心除烦，止惊悸，止消渴，杀小虫，解丹石毒，缓脾气益元气，治胸中痰热、中风失语、咳嗽气逆、吐血、瘟疫、热邪炽盛大发狂、烦闷、高热、头痛头风、妊娠头晕倒地、小儿惊痫、双目上翻等证。〔时珍曰〕：淡竹叶煎浓汁，漱口治牙齿出血，外洗治脱肛。

苦竹叶味苦，性冷，无毒。主治口疮目痛，明目利九窍。治不睡，止消渴，解酒毒，除烦热，发汗，疗中风喑哑。杀虫。烧末，和猪胆，涂小儿头疮耳疮疥癣；和鸡子白，涂一切恶疮，频用取效。

【附方】1.上气发热：因趁马奔走后，饮冷水所致者。竹叶三斤，橘皮三两，水一斗，煮五升，细服。三日一剂。2.时行发黄：竹叶五升（切），小麦七升，石膏三两，水一斗半，煮取七升，细服，尽剂愈。

箽竹根作汤，益气止渴，补虚下气，消毒。淡竹根能除烦热，缓解因服丹石之药后引起的发热、口渴，能消痰，祛风热。治疗惊悸、小儿惊痫。淡竹叶与淡竹根同煎煮，取汁外洗，治妇女子宫下垂。

苦竹根主治下心肺五脏热毒气。锉一斤，水五升，煮汁一升，分三服。甘竹根煮汁服，安胎，止产后烦热。

【附方】产后烦热：逆气。用甘竹根（切）一斗五升，煮取七升，去滓，入小麦二升，复煮麦熟三四沸，入甘草一两，麦门冬一升，再煎至二升。每服五合。

淡竹茹味甘，微寒，无毒。淡竹茹治呕吐噎膈、感受外邪所致寒热、肺痿、吐血、鼻出血、妇女血崩、筋脉弛缓、各种痔疮。本品治伤寒病后劳累复发、小儿发热惊痫、妇人妊娠胎动不安等。

苦竹茹主治下热壅。水煎服，止尿血。箽竹茹主治劳热。

【附方】1.伤寒劳复：伤寒后交接劳复，卵肿腹痛。竹皮一升，水三升，煮五沸，服汁。2.妇人劳复：病初愈，有所劳动，致热气冲胸，手足搐搦拘急，如中风状。淡竹青茹半斤，栝楼二两，水二升，煎一升，分二服。3.产后烦热：内虚短气。甘竹茹汤：用甘竹茹一升，人参、茯苓、甘草各二两，黄芩二两。水六升，煎二升，分服，日三服。

淡竹沥，味甘，性大寒，无毒。本品止烦闷，治消渴病劳累后复发，亦治突然中风，以及风痹、胸中大热。竹沥有养血清热化痰之功。能疗中风失音失语、风痰、虚痰壅于胸膈致人癫狂。经络、四肢及皮里膜外之痰，非竹沥不能奏效。治妇女妊娠痫证，解乌头毒。

篁竹沥，主治风痓。

苦竹沥，主治口疮目痛，明目，利九窍，治牙疼。功同淡竹。慈竹沥主治热风，和粥饮服。

【附方】1.中风口噤：竹沥、姜汁等份，日日饮之。2.小儿口噤：体热。用竹沥二合，暖饮，分三四服。3.产后中风：口噤，身直面青，手足反张。竹沥饮一二升，即苏。

慈竹箨主治小儿头身恶疮，烧散和油涂之。或入轻粉少许。竹实能通神明，轻身益气。山白竹（即山间小白竹也）烧灰，入腐烂痈疽药。爆竹能辟妖气山魈。

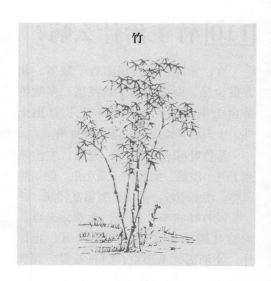

竹

# 111 竹黄、仙人杖分别有什么药用价值？

竹黄别名竹膏。味甘，性寒，无毒。能祛风热，镇心安神，明目，滋养五脏，治小儿惊风、金疮出血。能治中风痰涎壅盛、突然不能说话、小儿痫疾，还治服丹石药后中毒发热。

仙人杖味咸，性平，无毒。主治哕气呕逆。小儿吐乳，大人吐食反胃。痓痫，并水煮服之。小儿惊痫及夜啼，置身伴睡良。又烧为末，水服方寸匕，主痔病。忌牛肉。煮汁服，下鱼骨鲠。

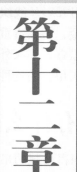

# 第十二章

## 服器部

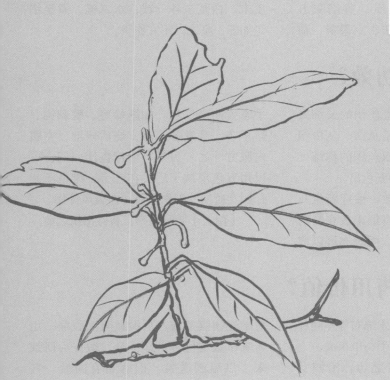

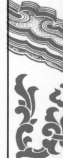

# ① 锦有什么功效？

锦是用五彩丝线织成的。"锦字"从帛、从金，言其贵重。陈旧的锦煮汁服可以治蛊毒；烧灰外敷治小儿口舌生疮。锦烧灰用，治各种出血证以及小儿肚脐生疮、红肿流水。

【附方】1.吐血不止：红锦三寸烧灰，水服。2.上气喘急：故锦一寸烧灰，茶服神效。

# ② 绢有什么药用价值？

绢，织得稀疏的帛叫绢，一般生丝织的称绢，熟丝织的叫练。作为药用，多以未经过染色的丝织的黄丝绢为好。

黄丝绢煮汁服，能治消渴证以及妇女产后小便淋沥不断；煎水外洗能治痘溃烂；若烧成灰，可治疗便血、血痢、吐血、妇女崩漏下血。绯绢烧灰后，多用治疟疾。

【附方】1.妇人血崩：黄绢灰五份，棕榈灰一钱，贯众灰、京墨灰、荷叶灰各五份，水、酒调服，即止。2.产妇脬损：小便淋沥不断。一方：黄丝绢三尺，以炭灰淋汁，煮至极烂，清水洗净。入黄蜡半两，蜜一两，茅根二钱，马勃末二钱，水一升，煎一盏，空心频服。服时勿作声，作声即不效，名固脬散。又方：产时伤脬，终日不小便，只淋湿不断。用生丝黄绢一尺，白牡丹根皮末、白芨末各一钱，水二碗，煮至绢烂如饧，服之。不宜作声。

# ③ 帛有什么功效？

帛是由没有染色的素丝织的又细又长的布巾，故"帛"字是从白、从巾组成的。其中厚帛叫缯，双丝织的称缣。后世将染色丝织的帛名为五色帛。

绯帛烧灰研细末外敷，治疗新生儿脐带未掉且红肿疼痛；将细末放在膏药上外敷，治疗疔疮肿毒；同时亦可以取手掌大的帛一片，加露蜂房、棘刺钩、烂草节、乱发各等份，烧后研细，空腹内服方寸匕。另外，治疗盗汗一证，可以用五色帛拭干后丢在道旁。绯帛还能疗妇女血崩、刀伤出血、白驳风等病。

【附方】肥脉瘾疹：曹姓帛拭之愈。

# ④ 布有什么药用价值？

布分为麻布、丝布、木绵布等不同种类。"布"为会意字，由手与巾组成。

新麻布有活血逐淤之功，治妇女血淤经闭腹痛或产后淤血阻滞腹痛，用新麻布数层包裹白盐一合，煅烧后研细末，以温酒送服。旧麻布有固齿、乌须、黑发作用，取旧麻布、旱莲草各等份，放瓶内用黄泥包裹煅烧研细末，每日用本品细末擦牙。白布卷成大炷放在刀斧上烧出油，用油涂抹口唇，每日三至五次，治口唇缩小、不能张口进食。同时取青布烧灰与酒同服，治嘴唇裂口、口臭，亦可用青布烧灰与油脂调和涂搽，功效与蓝靛相同。青布有解各种毒的作用。以水浸泡取汁服，治流行性邪毒、小儿丹毒寒热；浸汁与生姜汁调和内服，治霍乱；青布烧灰外敷，治长年不愈的毒疮、烧伤出血；若将青布烧烟熏蒸，则有止咳、杀虫、出水毒的作用，可以治疗虎狼咬疮；若加到各种膏药中，能疗疮肿毒或因接触螳卿等昆虫分泌物后引起的皮肤病，即所谓"狐尿刺"等毒疮。

【附方】1.恶疮防水：青布和蜡烧烟筒中熏之，入水不烂。2.疮伤风水：青布烧烟于器中，以器口熏疮，得恶汁出，知痛痒，瘥。3.臁疮溃烂：陈艾五钱，雄黄二钱，青布卷作大炷，点火熏之，热水流数次愈。4.霍乱转筋：入腹，无可奈何者。以酢煮青布，冷则易。5.伤寒阳毒：狂乱甚者。青布一尺，浸冷水，贴其胸前。6.目痛碜涩：不得瞑。用青布炙热，以时熨之，仍蒸大豆作枕。7.病后目赤：用冷水渍青布掩之，数易。

# 5 绵有什么药用价值？

绵治痔疮，用新绵烧灰，每次用酒调服二钱，衣中的旧绵絮能治便血、刀伤出血不止，用一把旧的棉絮煮汁服即可。绵灰能治吐血、出血、便血、妇女崩漏出血、赤白带下、痔疾脐疮、聘耳。

【附方】1.霍乱转筋：腹痛。以苦酒煮絮裹之。2.吐血咯血：新绵一两（烧灰），白胶（切片，炙黄）一两。每服一钱，米饮下。3.吐血出血：好绵烧灰，打面糊，入清酒调服之。4.肠风泻血：破絮（烧灰）、枳壳（麸炒）等份，麝香少许，为末，每服一钱，米饮下。5.血崩不止：好绵及妇人头发共烧存性，百草霜等份，为末，每服三钱，温酒下。或加棕灰。又方：用白绵子、莲花心、当归、茅花、红花各一两，以白纸裹定，黄泥固济，烧存性，为末，每服一钱，入麝香少许，食前好酒服。又繁复：用旧绵絮（去灰土）一斤，新蚕丝一斤，陈莲房十个，旧炊箅一枚，各取一钱，空心热酒下，日三服。6.气结淋病：不通。用好绵四两（烧灰），麝香半份，每服二钱，温葱酒连进三服。7.脐疮不干：绵子烧灰，敷之。8.耳出汁：故绵烧灰，绵裹塞之。

# 6 裈裆有什么功效？

裈裆别名裤、犊鼻、触衣、小衣。洗浑汁：解毒箭并女劳复。阴阳易病，烧灰服之，并取所交女人衣裳覆之。主女劳疸及中恶鬼忤。

【附方】1.金疮伤重：被惊者。以女人中衣旧者，炙裆熨之。2.胞衣不下：以本妇裈覆井上，或以所着衣笼灶上。3.房劳黄病：体重不眠，眼赤如朱，心下块起若瘕，十死一生。宜先烙上脘及心俞，次烙舌下，灸关元，下廉百壮。以妇人内衣烧灰，酒服二钱。4.中鬼昏厥：四肢拳冷，口鼻出血。用久污溺衣烧灰。每服二钱，沸汤下。男用女，女用男。

# ⑦ 汗衫有什么功效？

汗衫别名中单、羞袒。主治卒中忤恶鬼气，卒倒不知人，逆冷，口鼻出清血，或胸胁腹内绞急切痛，如鬼击之状，不可按摩，或吐血、出血。用久垢汗衫烧灰，百沸汤或酒服二钱。男用女，女用男。中衬衣亦可。

【附方】小儿夜啼：用本儿初穿毛衫儿，放瓶内，自不哭也。

# ⑧ 缴脚布有什么功效？

缴脚布，即裹脚布也，李斯书云"天下之士裹足不入秦"是矣。古名"行縢"。

【性味】无毒，主天行劳复、马骏风黑汗出者，洗汁服之。多垢者佳。妇人欲回乳，用男字裹足布勒住，经缩即止。

# ⑨ 毡屈有什么功效？

毡屈主治瘰疬。烧灰五匕，酒一升和，平旦向日服，取吐良。

【附方】1.痔疮初起：痒痛不止。用毡袜烘热熨之。冷又易。2.一切心痛：毡袜后跟一对，烧灰酒服。男用女，女用男。3.断酒不饮：以酒渍毡屈一宿，平旦饮，得吐即止也。

# ⑩ 皮靴主治什么病？

皮靴别名靴。主治癣疮，取旧牛皮靴底烧灰，同皂矾来混合，用葱、椒烧水洗净癣疮，外敷。

【附方】1.牛皮癣疮：旧皮鞋底烧灰，入轻粉少许，麻油调抹。2.小儿头疮：一方：用皮鞋底洗净煮烂，洗讫敷之。又方：旧皮鞋面烧灰，入轻粉少许，生油调敷。3.瘰疬已溃：牛皮油靴底烧灰，麻油调敷之。4.身项粉瘤：旧皮鞋底洗净，煮烂成冻子，常食之。瘤自破如豆腐，极臭。5.肠风下血：皮鞋底、蚕茧蜕、核桃壳、红鸡冠花等份，烧灰。每酒服一钱。

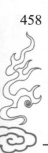

# 11 麻鞋有什么功效?

麻鞋别名履。旧底洗净煮汁服，止霍乱、吐下不止，及食牛马肉毒、腹胀吐利不止，又解紫石英发毒。煮汁服，止消渴。

【附方】1.霍乱转筋：故麻鞋底烧赤，投酒中，煮取汁服。2.疟疾不止：故鞋底去两头烧灰，井华水服之。3.鼻塞不通：麻鞋烧灰吹之，立通。4.鼻中出血：鞋靸烧灰吹之，立效。5.小便遗床：麻鞋尖头二七枚，烧灰，岁朝井华水服之。6.大肠脱肛：炙麻鞋底，频按入。仍以故麻鞋底、鳖头各一枚，烧鳖头，研敷之，将履底按入，即不出也。7.子死腹中：取本妇鞋底炙热，熨腹上下，二至七次即下。8.胎衣不下：方同上。

# 12 草鞋有什么药用价值?

草鞋别名草屦。破草鞋，和人乱发烧灰，醋调，敷小儿热毒游肿。催生，治霍乱。

【附方】1.产妇催生：路旁破草鞋一只，洗净烧灰，酒服二钱。如得左足生男，右足生女，覆者儿死，侧者有惊，自然之理也。2.霍乱吐泻：出路在家应急方。用路旁破草鞋，去两头，洗三四次，水煎汤一碗，滚服之，即愈。3.浑身骨痛：破草鞋烧灰，香油和，贴痛处，即止。4.行路足肿：被石垫伤者。草鞋浸尿缸内半日，以砖一块烧红，置鞋于上，将足踏之，令热气入皮里即消。5.臁疮溃烂：《海上方》诗云：左脚草鞋将棒挑，水中洗净火中烧，细研为末加轻粉，洗以盐汤敷即消。

# 13 屧屝鼻绳有什么功效?

屧屝鼻绳别名木屧。主治哽咽、心痛、胸满，烧灰水服。

【附方】1.妇人难产：路旁破草鞋鼻子，烧灰，酒服。2.睡中尿床：麻鞋纲带及鼻根等（惟不用底）七两，以水七升，煮二升，分再服。3.尸咽痛痒：声音不出。履鼻绳烧灰，水服之。4.燕口吻疮：木履尾，火中煨热，取拄两吻，各二至七遍。5.小儿头疮：草鞋鼻子烧灰，香油调，敷之。6.狐尿刺疮：麻鞋纲绳如枣大，妇人内衣（有血者）手大一片，钩头棘针二至七枚，并烧研。以猪脂调敷，当有虫出。

459

## 14 纸有什么功效？

纸，古时候，是将竹片编结并烤青用来写字，叫作"汗青"，故简、策都从竹。到秦汉时期，用缯帛写字，称幡纸，故"纸"字从系，或从巾。"纸"字从"氏"，是谐声。诸纸：味甘，性平，无毒。

竹纸包犬毛烧后研末，用酒送服，可以止疟。楮纸烧灰服，可以止吐血、出血、妇女血崩、外伤出血。藤纸烧灰外敷，治外伤出血。大人小孩内热壅盛致出血不止，用旧藤纸（瓶中烧存性）二钱，加麝香少许，用酒送服，同时纸包麝香卷捻，点燃烧烟熏鼻。草纸做药捻，引流痈疽，拔脓效果好；草纸蘸油点燃，熏烤各种恶疮湿烂流水，使患部烤出黄水，反复多次有效。麻纸烧灰用，止各种出血。纸钱治痈疽将溃，将它放筒中烧，趁热吸在患处。纸钱灰可以止血，但烧的烟闻久了对人肺部不利。

【附方】1.吐血不止：白薄纸五张烧灰，水服。效不可言。2.出血不止：屏风上故纸烧灰，酒服一钱，即止。3.皮肤血溅：出者。以煮酒坛上纸，扯碎如杨花，摊在出血处，按之即止。4.血痢不止：白纸三张，裹盐一匙，烧赤研末。分三服，米饮下。5.月经不绝：来无时者。案纸三十张烧灰，清酒半升和服，顿定。冬月用暖酒服之。

## 15 青纸、印纸分别有什么药用价值？

青纸主治妒精疮，以唾粘贴，数日即愈，且护痛也。弥久者良。上有青黛，杀虫解毒。

印纸主治令妇人断产无子，剪有印处烧灰，水服一钱匕效。

## 16 桐油伞纸主治什么病？

桐油伞纸主治蚀干阴疮。烧灰，出火毒一夜，敷之，便结痂。

【附方】疔疮发汗：千年石灰（炒）十份，旧黑伞纸烧灰一份，每用一小匙，先以齑水些少，次倾香油些少，入末搅匀。沸汤一盏，调下。厚被盖之，一时大汗出也。

## 17 针线袋有什么功效？

针线袋主治痔疮，用二十年者，取袋口烧灰，水服。又妇人产后肠中痒不可忍，密安所卧褥下，勿令知之。凡人在牢狱日，经赦得出，就于囚枷上取线为囚缝衣，令人犯罪经恩也。

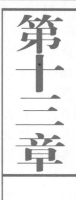

# 第十三章

## 虫部

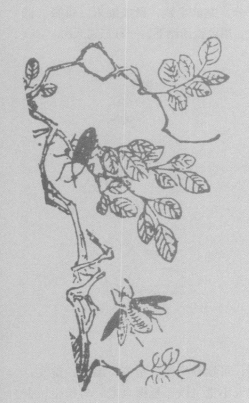

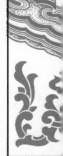
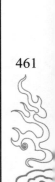

# ① 蜂蜜有什么药用价值?

蜂蜜别名蜂糖、石蜜、石饴、岩蜜。味甘,性平,无毒。

蜂蜜可祛除心腹间的邪气,治疗惊风、痫证、痉挛,使五脏安定,补其不足,并能益气补中、止痛解毒,除多种疾病,调和百药。久服可坚强意志,轻身健体,使人不觉饥饿,益寿延年。可调养脾气,除心烦,治疗饮食不下,能聪耳明目。蜂蜜可治疗牙疳齿龋、唇口生疮、眼睑赤烂、能杀虫。能治疗突然心痛及赤白痢疾,用水调蜜为浆,顿服一碗即止;或者用姜汁同蜜各一合,用水调和后顿服,经常服用,可使面色红润如花。蜂蜜主治心腹淤血刺痛及赤白痢疾,同生地黄汁各用一匙,服后即愈。蜂蜜同薤白捣,可涂敷烫伤、烧伤,能止疼痛。用白蜜涂伤处,贴以竹膜,一日三次。蜂蜜的功能是调和营卫、滋润脏腑、疏通三焦、调理脾胃。

# ② 蜜蜂有什么药用价值?

蜜蜂别名蜡蜂。蜂子味甘,性平、微寒,无毒。

蜂子能治疗头风病,除蛊毒,补益虚弱受伤的身体。久服使人面色光泽美好,延缓衰老。浸入酒中敷面,使人面色白净。可使身体轻捷、增加气力,治疗心腹痛、面色黄、大人小儿虫证吐虫。主治丹毒、风疹、腹内积热,能通利大小便,下乳汁,去浮血,对妇女带下病证有疗效,还治疗麻风病。

【附方】治疗大麻:风病须眉掉落,皮肉烂疮。用蜜蜂子、胡蜂子、黄蜂子各一分(炒),白花蛇、乌蛇(一并酒浸,去皮、骨,炙干),全蝎、白僵蚕(一并炒)各一两,地龙、蝎虎、赤足蜈蚣各十五枚(炒),丹砂一两,雄黄(醋熬)一分,龙脑半钱,研成细末。每服一钱匕,用温蜜汤调下,一日三到五次。

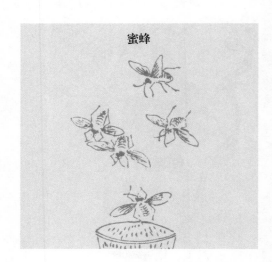

蜜蜂

# ③ 蜜蜡有什么特殊功效?

蜜蜡别名生于蜜中,所以叫蜜蜡。味甘,性微温,无毒。蜜蜡治下痢脓血便,可续补绝伤、金疮,温中,益气,使人不觉饥饿,延缓衰老。与松脂、杏仁、枣肉、茯苓等份合成丸剂，进食后服五十丸，便不饥。古人在荒年多食蜜蜡以充饥。同大枣一起咀嚼，就容易嚼烂。白蜡：治疗久泻、下痢自脓、肛门重坠，可补绝伤，利于小儿服用，久服身健、不饥。孕妇胎动、下血，用鸡蛋大的白蜜煎沸，加美酒半升，服后见效。又能主治白发，可将白发镊去，滴蜡于发孔中，即生黑发。

# 4 土蜂有什么功效？

土蜂别名蜚零。今江东呼大蜂在地中作房者为土蜂，即马蜂也。蜂烧末，油和，敷蜘蛛咬疮。此物能食蜘蛛，取其相伏也。蜂子味甘，性平，有毒。治痈肿、嗌痛，利大小便，治妇人带下，功同蜜蜂子。酒浸敷面，令人悦白。

【附方】面黑令白：土蜂子未成头翅者，炒食，并以酒浸敷面。

房主治痈肿不消。为末，醋调涂之，干更易之。不入服食。

【附方】疗肿疮毒：已笃者。二服即愈，轻者一服立效。用土蜂房一个，蛇蜕一条，黄存性，为末，每服一钱，空心好酒下。少顷腹中大痛，痛止，其疮已化为黄水矣。

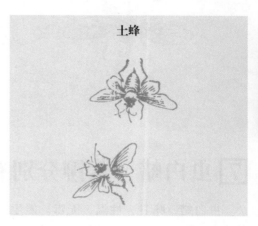

土蜂

# 5 露蜂房有什么药用价值？

露蜂房别名蜂肠、蜂勃勒、百穿、紫金沙。味苦，性平，有毒。能治疗惊痫、肢体抽搐、发作寒热、癫疾、鬼疰、蛊毒肠痔等证，用火熬用为佳。治疗蜂毒、毒肿，同乱发、蛇皮烧灰，每天服方寸匕，用酒送下。可治疗恶疽、附骨痈、根在脏腑的周身关节肿胀恶毒，都能治愈。能治疗咳喘、脓血痢疾、遗尿失禁。烧成灰用酒服，主治阳痿；用水煮，可洗狐尿刺疮；服汁，解乳石毒；煎水，对于热病后毒气冲目之证可洗治；炙烤后研成末，调和猪脂，可涂敷瘰疬颈疮形成的瘘管上；煎水漱口，可止牙齿风虫疼痛，又可洗治乳痈、蜂叮、恶疮。

【附方】1.小儿突然发作痫病：用大蜂房一枚，水三升，煮浓汁汤浴，每天浴三四次为佳。2.阴寒痿弱：夜间用蜂房灰敷在阴器上。3.蜂螫肿疼：用蜂房末和猪膏外敷或煎水洗。

463

## ⑥ 赤翅蜂、细腰蜂分别有什么药用价值?

赤翅蜂，有毒。疗蜘蛛咬及疔肿疽病，烧黑和油涂之。或取蜂窠土，以酢和涂之，蜘蛛咬处，当得丝出。

细腰蜂，味辛，性平，无毒。主治久聋、咳逆毒气、出刺出汗。疗能竹木刺。

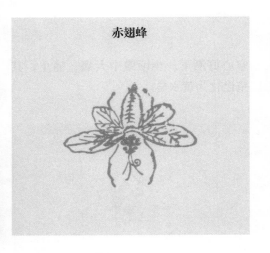

赤翅蜂

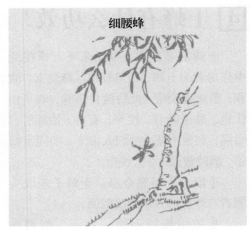

细腰蜂

## ⑦ 虫白蜡、紫铆分别有什么药用价值?

虫白蜡，味甘，性温，无毒。能生肌止血，定痛，补虚续筋接骨。入丸。

紫铆，别名赤胶、紫梗。味甘、咸，性平，有小毒。治五脏邪气、金疮带下、破积血，生肌止痛，与骐竭疮疥。宜入膏用。

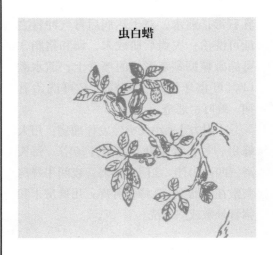

虫白蜡

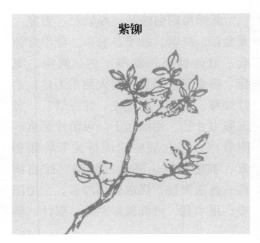

紫铆

# ⑥ 五倍子能主治哪些病症？

五倍子别名文蛤、百虫仓。法酿过的叫"百药煎"。味酸，性平，无毒。

五倍子能主治牙痛，如牙疳、虫牙、齿根外露等证，对于肺脏风毒流溢皮肤所致的风湿癣疮、瘙痒流脓水、痔疮下血不止、小儿面鼻部疳疮有治疗作用。能治疗肠虚下痢，可研成细末，用开水调服。可生津液、消酒毒，治疗蛊毒，能解药毒。治疗口疮，可掺之，即能进饮食。具有敛肺降火、化痰止咳的作用，还可治疗消渴、盗汗、呕吐、失血、久痢、黄疸、心腹痛、小儿夜啼等多种病证，以及眼赤湿烂、肿毒、喉痹、疮疡，并能乌须黑发，收摄脱肛、子宫坠下。

【附方】1.虚劳梦遗：尿浊。五倍子一斤，白茯苓四两，龙骨二两，为末，水糊丸如梧子大，每次七十丸，饭前用盐汤送下，每日三次。2.睡中盗汗：用五倍子末、荞麦面等份，水和做饼，煨熟。夜卧待饥时，干吃二三个，勿饮茶水。3.自汗或盗汗：可用五倍子研末，津液调填脐中，缚定，一夜即止。

百药煎味酸、咸、微甘，无毒。能清肺化痰定嗽，解热生津止渴，收湿消酒，乌须发，止下血、久痢、脱肛以及牙齿宣露虫蛀、面鼻疳蚀、口舌靡烂、风湿诸疮。

【附方】1.敛肺止嗽：可用百药煎、诃黎勒、荆芥穗等份，为末，将姜汁加入蜜中，调和诸药，做成芡子大的丸，时时含服。2.定嗽化痰：可用百药煎、片黄芩、橘红、甘草等份，共为细末，蒸饼丸如绿豆大，时时含咽几丸，疗效好。3.清气化痰：可用百药煎、细茶各一两，荆芥穗五钱，海螵蛸一钱，用蜜和丸如芡子大。时时含服一丸。

五倍子内虫能治赤眼烂弦，同炉甘石末乳细，点之。

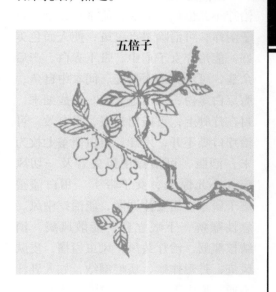

五倍子

# ⑨ 雀瓮有什么药用价值？

雀瓮别名雀儿饭瓮、天浆子。毛虫作茧，形如瓮，故名雀瓮。俗呼雀痈，声相近也。味甘，性平，无毒。主治寒热结气、蛊毒鬼疰、小儿惊痫。今医家治小儿慢惊。用雀瓮（有虫者）、白僵蚕、干蝎三物各三枚，微炒捣末，煎麻黄汤，调服一字，日三服。随儿大小加减，大有效也。雀瓮打破取汁，与小儿饮，令无疾。小儿病撮口者，渐渐口撮不得饮乳。但先口傍见血，以瓮研汁涂之。或同鼠者，盖厌禳之也。

【附方】1.撮口噤风：用棘科上雀儿饭瓮子未开口者，取内物和乳汁研，灌之。又方：棘刚子五枚，赤足蜈蚣一条，烧存性，研匀，饭丸麻子大，每服三至五丸，乳汁下。亦可末服一字。2.小儿脐风：用雀瓮（有虫者）一枚，真僵蚕（炒）一枚，腻粉少许，研匀，以薄荷自然汁调，灌之。取下毒物神效。3.急慢惊风：口眼斜，搐搦痰盛。用雀瓮房（去皮，生用）三枚，干蝎（生用）七枚，朱砂一钱，研匀，饭丸粟大。每服二丸，荆芥汤送下。4.乳蛾喉痹：用雀瓮（即红姑娘），徐徐嚼咽。

## 10 蚕有什么药用价值？

蚕别名自死者叫做"白僵蚕"。蚕从，像其头身之形。

白僵蚕味咸、辛，性平，无毒。能治疗小儿惊痫、夜啼，能杀虫，治疗男子阴痒，可消除黑点黑斑，使人面色美好。能治疗女子崩中、带下赤白、产后余痛，可消灭疮瘢痕迹。同衣中自鱼、鹰屎白等份，可治疮灭痕。研成细末，封在疔肿上，可拔出疔根，很有效。可治疗口噤不开，发汗。用白僵蚕七枚为末，酒服，可治疗中风失音及一切风疾、小儿惊风、女子带下。用白僵蚕焙干研末，用姜汁调灌，能治疗中风、急性喉痹，下喉立愈。能散风痰，消结核瘰疬，治疗头风，风虫齿痛，皮肤风疮，丹毒作痒，痰疟癫结，妇人乳汁不通、崩中下血，小儿疳疾、皮肤如鳞甲，一切金疮，疔肿风痔。

【附方】1.一切风痰：用白僵蚕七个(直条的)，细研成末，姜汁一茶脚，用温水调灌之。2.小儿惊风：用白僵蚕、蝎梢等份，天雄尖、附子尖共一钱，微炮为末。每服一字，或半钱，以姜汤调灌。3.风痰咳嗽：用白僵蚕、好茶各一两，为末，每月五钱，卧时泡沸汤服。

乌烂死蚕有小毒。主治捉蚀疮有根者及外野鸡病，并敷之。白死者主白淤疹，赤死者主赤淤疹。

蚕蛹炒食，能治疗风疾、虚劳消瘦。研末，可敷病疮、恶疮。研末饮服，能治疗小儿疳瘦，可长肌肉，退热，除蛔虫。煎汁饮，可止消渴。

【附方】1.消渴烦乱：用蚕蛹二两，无灰酒一中盏，水一大盏，煮取一中盏，澄清，去蚕蛹，温服。

2.茧卤汁：［藏器曰］此是茧中蛹汁，非碱卤也。于盐茧瓮下收之。

蚕卤汁，主治百虫入肉，蚀瘙疥，及牛马虫疮。为汤浴小儿，去疮疥，杀虫。以竹筒盛之，浸山蜍、山蛭入肉，蚊子诸虫咬毒。亦可预带一筒，取一蛭入中，并持干海苔一片，亦辟诸蛭。

蚕连，主治吐血鼻洪、肠风泻血、崩中带下、赤白、牙宣牙痛、牙痛牙疳、头疮喉痹、风癫狂祟、蛊毒

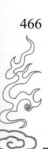

药毒、沙证腹痛、小便淋、妇人难产及吹乳疼痛。

蚕蜕，别名马明退、佛退。味甘，性平，无毒。能治血风病，对妇女有益。可治疗妇人血风。还能够治疗目中翳障及疳疮等病症。

【附方】1.吐血不止：蚕蜕纸烧存性，蜜和，丸如芡实大，含化咽津。2.牙宣牙痛及口疮：并用蚕蜕纸烧灰，干敷。3.风虫牙痛：蚕纸烧灰擦之。良久，盐汤漱口。4.走马牙疳：用蚕蜕纸灰，入麝香少许，贴之。又方：加白僵蚕等份。5.一切疳疮：蚕蜕（烧灰）三钱，轻粉、乳香少许，以温浆水洗净，敷之。6.小儿头疮：蚕蜕纸烧存性，入轻粉少许，麻油调敷。7.缠喉风疾：用蚕蜕纸烧存性，炼蜜和，丸如芡实大，含化咽津。8.熏耳治聋：蚕蜕纸作捻，入麝香二钱，入笔筒烧烟熏之，三次即开。

蚕茧味甘，性温，无毒。烧灰酒服，治痈肿无头，次日即破。又疗诸疳疮及下血、血淋、血崩汁饮，止消渴反胃，除蛔虫。

【附方】1.痘疮疳蚀：脓水不绝。用出了蚕蛾茧，以生白矾末填满，枯为末，擦之甚效。2.口舌生疮：蚕茧五个，包硼砂，瓦上焙焦为末，抹之。3.大小便血：治肠风，大小便血，淋沥疼痛。用茧黄、蚕蜕纸（并烧存性）、晚蚕砂、白僵蚕（并炒）等份为末，入麝香少许，每服二钱。4.妇人血崩：方法同上。5.反胃吐食：蚕茧十个煮汁，烹鸡子三枚食之，以无灰酒下，日二服，神效。也可以缫丝汤煮粟米粥食之。

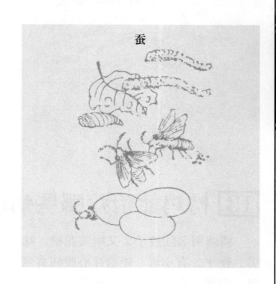

蚕

# 11 海蚕、枸杞虫分别有什么药用价值？

海蚕生南海石间，状如蚕，大如拇指。其沙甚白，如玉粉状。每有节，难得真者，彼人以水搜葛粉、锻石，以梳齿印成伪充之。纵服无益，反能损人，宜慎之。

沙味咸，性大温，无毒。主治虚劳冷气，诸风不遂。久服补虚羸，令人光泽，轻身延年不老。

枸杞虫别名蝴。味咸，性温，无毒。能壮阳益精，使人光润悦目，生殖力强。将枸杞虫炙黄，为末，和以地黄末服之，有大效。能治疗肾病风虚。

# 12 石蚕、九香虫分别有什么功效？

石蚕别名沙虱、石蠹虫。味咸，性寒，有毒。主治五癃，破石淋堕胎。其肉：解结气，利水道，除热。蠹虫：主石癃、小便不利。

九香虫别名黑兜虫。味咸，性温，无毒。能治疗膈间胃脘部位气机郁滞、脾肾亏损，具有壮元阳的作用。

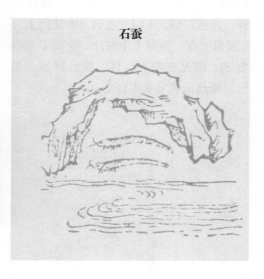

石蚕

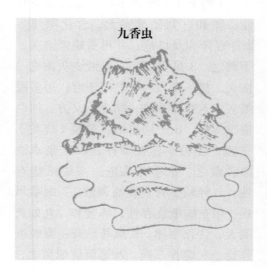

九香虫

# 13 樗鸡能治疗哪些病症？

樗鸡别名红娘子，又叫灰花蛾。味苦，性平，有小毒。能治疗心腹间有邪气、阳痿，有益精强肾、使能生育的功效。并能补中，使人颜色美好，身体轻捷。能治疗腰痛、下气，可益精、壮阳。可活血化淤，治疗闭经、颈项瘰疬结核，消散目中结翳，辟除邪气，治疗狂犬所伤。

**【附方】**1.子宫虚寒：不孕。用红娘子六十枚，大黄、皂荚、葶苈各一两，巴豆一百二十枚，为末，枣肉为丸如弹子大，用绵裹通过竹筒送入阴户，外面留下可拉出来的线头，三天后取出。病人先有发热口渴，可喝白开水，后有发寒现象，要静卧安睡。每天空腹用鸡蛋三枚，胡椒末二分，炒食，用酒送下，以补身子，日久子宫便温暖了。2.瘰疬结核：用红娘子十四枚，乳香、砒霜各一钱，硇砂一钱半，黄丹五分，为末，糯米粥和做饼，贴之。不过一月，结核自然脱下。

# 14 青蚨、蛱蝶、蜻蛉分别有什么功效？

青蚨，别名蚨蝉、蚨蜗、蒲虻、鱼父、鱼伯。味辛，性温，无毒。青蚨能补中、助阳、散寒，使人肌肤润泽；有闿摄精液、秘缩小便的功用。

蛱蝶，别名蛱蝶轻薄，夹翅而飞，然也。蝶美于须，蛾美于眉，故又名蝴蝶，俗谓"须"为"胡"也。主治小儿脱肛。阴干为末，唾调半钱涂手心，以瘥为度。

蜻蛉，别名蜻、蜻蜓、灯蛭、负劳。性微寒，无毒。主治壮阳温肾，止精。

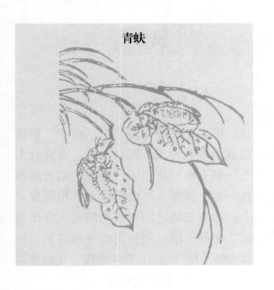

青蚨

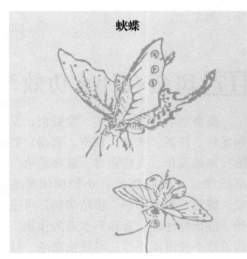

蛱蝶

# 15 枣猫主治什么病症？

枣猫主治小儿脐风。小儿初生，以绵裹脐带，离脐五六寸扎定，咬断。以鹅翎筒送药一二分，入脐大孔，轻轻揉散，以艾炷灸脐头三壮。结住勿打动，候其自落，永无脐风之患，万不失一。脐硬者用之；软者无病，不必用也。其法用阴干枣猫儿（研末）三个，真珠（槌研）四十九粒，炒黄丹、白枯矾、蛤粉、血竭各五分，研匀，如上法用。脐有三孔，一大二小也。

# 16 芫青能治疗哪些病症？

芫青别名青娘子。此虫居在芫花上而色青，所以叫芫青。世俗忌讳，称它为青娘子，与红娘子(樗鸡)相对照。味辛，性微温，有毒。主治蛊毒、风疰、鬼疰等传染病，能堕胎，治疗鼠瘘疮、疝气，利小便，消瘰疬，下瘀结，以及

第十三章

《本草纲目》秘方全书

学习中国式养生

耳聋、目翳、狂犬伤、中毒。其他的功效与斑蝥相同。

【附方】1.偏坠疼痛：用青娘子、红娘子各十枚，白面拌炒黄后，去掉前二味药，用开水调服。立刻见效。2.目中顽翳：用发背膏点翳膜，每天点五六次，配合使用春雨膏点(此方见黄连条下)。发背膏方用青娘子、红娘子、斑蝥各二个，蓬砂一钱，蕤仁(去油)五个，为末。

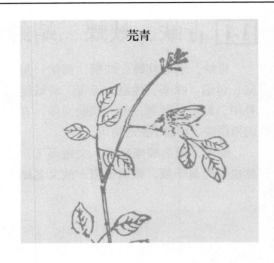

芫青

# 17 斑蝥有什么功效？

斑蝥别名斑猫、龙尾、螫斑虫，又叫龙蚝、斑蚝。味辛，性寒，有毒。能治疗寒热发作、鬼疰蛊毒、鼠瘘恶疮、疽疮蚀疮、肌肤坏死、小便癃闭等病症。能治疗淤血伤损、疥疮癣病，可堕胎。能治疗瘰疬，有通利水道的作用。能治疗小便淋涩不尽，可敷治恶疮、接管流脓。能治疗疝瘕，解疔毒、狂犬毒、沙虱毒、蛊毒、轻粉毒等病症。

【附方】1.内消瘰疬：用斑蝥一两(去翅、足)，同粟米一升炒至米焦，去米不用，加入干薄荷四两；为末，用乌鸡蛋清做丸如绿豆大，空腹用蜡茶送下一丸，渐加至五丸，然后每天每次减去一丸。减至一丸后，每天服五丸，直到瘰疬消除。或者按如下方法：空腹用浆水一盏吞服斑蝥一枚，浆水也可用蜜水代替，最多服至七枚可愈。2.妊娠胎死腹中：用斑蝥一枚，烧烟研末，用水服下，可下死胎。3.痈疽拔脓：疔肿（划破）拔根。可用斑蝥研末敷贴。4.瘘疮有

虫：可用苦酒浸斑蝥半天，晒干，用斑蝥五个炒熟为末，巴豆一粒，黄犬背上毛二到七根炒研，朱砂五分，同苦酒和在一起，顿服。5.血疝便毒：用斑蝥三个，滑石三钱，同时研为细末。分作三服，每日一服，空腹用白开水送下，使毒会随小便排出。6.积年癣疮：用斑蝥调蜜，或浸醋，外敷或外搽。

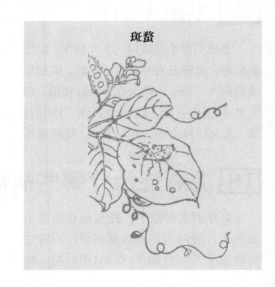

斑蝥

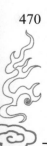

# 18 葛上亭有什么特殊功效？

葛上亭别名此虫黑身赤头，如亭长之着玄衣赤帻，故名也。味辛，性微温，有毒。能治疗蛊毒鬼疰，破淋结积聚，堕胎，还能治疗通血闭症块鬼胎。余功同斑蝥。

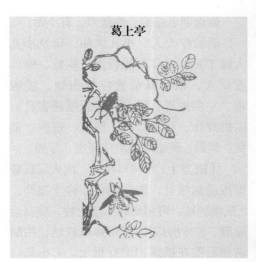

葛上亭

【附方】1.经脉不通：妇人经脉不通，症块胀满，腹有鬼胎。用葛上亭长五枚，以糙米和炒，去翅、足，研末，分三服。2.肺风白癞：葛上亭长四至七枚（去翅、足，与糯米同炒，米熟为度，不用米），干蝮蛇一枚（头尾全者，炙黄，去鳞及腹中物），共捣罗，生绢袋贮。以酒五升，瓷瓶中慢火煮。酒及一升以下，将绵囊蘸药汁，摩涂癞上，日二夜一。如不急痛，日夜可五七次涂之。

# 19 地胆可以主治哪些病症？

地胆别名地胆是芫青所化，故亦名青。地胆者，居地中，其色如胆也。盖味辛，性寒，有毒。可治鬼疰寒热、鼠恶疮死肌、破症瘕、堕胎蚀疮中恶肉、鼻中息肉，散结气石淋。去子，服一刀圭即下宣拔瘰根，从小便中出，上亦吐出。又治鼻。

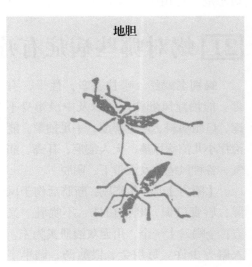

地胆

【附方】1.小肠气痛：地胆（去翅、足、头，微炒）、朱砂各半两，滑石一两，为末，每苦杖酒食前调服二钱，即愈。2.鼻中息肉：地胆，生研汁，灌之。干者，酒煮取汁。又方：细辛、白芷等份，为末，以生地胆汁和成膏。每用少许点之，取消为度。

## 20 蜘蛛有什么药用价值?

蜘蛛别名蠾蝓。性微寒,有小毒。

能治疗大人、小儿癫疝,以及小儿大腹丁奚、三年不能行走。蜈蚣、蜂、虿螫人,取蜘蛛放置在咬伤处,能吸毒。主治蛇毒、温疟,能止呕逆霍乱。取蜘蛛汁,可涂口喎、脱肛、疮肿、胡臭、齿䘌。斑蜘蛛能治疗疟疾、疔肿。

【附方】1.中风口喎斜:向火取蜘蛛摩擦患侧颊上,使口端正即停止擦摩。2.鼠瘘肿核:可用蜘蛛二至七枚,烧研后涂敷。3.疔肿拔根:可用蜘蛛杵烂,用醋调和后敷在挑露出的疔根上。4.小儿口噤:可用立圣散一字,调乳汁时灌入小儿口中。方用蜘蛛一枚(去足,用竹沥浸一宿,炙焦),蝎梢七个,腻粉少许,杵均匀,外擦。如无蜘蛛可用壳代替。5.一切恶疮:可用蜘蛛晒干研末,加入少许轻粉,调以麻油外涂。6.小儿十日内口噤不能吮乳:用蜘蛛一枚研末,入猪乳一合,和匀,分作三服,徐徐灌之。7.瘰疬结核:用大蜘蛛五枚晒干,去足细研,酥油调涂之。

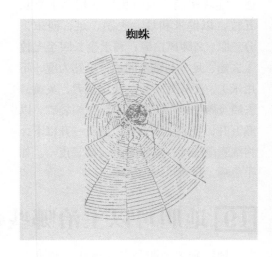

蜘蛛

## 21 蝎对哪些病症有疗效?

蝎别名虿尾。味甘、辛,性平,有毒。能治疗风邪瘾疹,以及中风半身不遂、口眼喎斜、语言謇涩、手足抽掣。能治疗小儿惊痫风搐,大人疟疾、耳聋、疝气、各种风疮、女人带下、阴脱。

【附方】1.小儿脐风:断脐后伤于风湿,唇青口撮,吐出白沫,不吮乳。又方:全蝎二十一个,用无灰酒研炙为末,入麝香少许。每用金、银煎汤,调半字服。2.小儿风痫:可取蝎五枚放入剜空的大石榴中盖好,用黄泥封裹,在火中炙干、煅赤,然后取中间焦黑的部分研细,用乳汁调半钱灌下,较大的小儿可用防风汤调服。3.慢脾惊风:可用蝎梢一两为

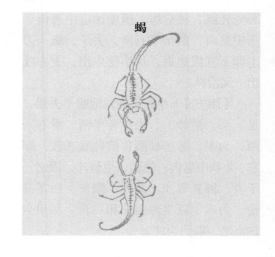

蝎

末，用无灰酒调末，填入剜空的大石榴中盖好，坐在文武火上，时时搅动熬膏，每次用金、银、薄荷汤送服，二岁以下服一字，三岁以上服半钱。4.小儿惊风：用

蝎一个，以薄荷四叶裹定，在火上炙焦，同研为末，分用四服，白汤下。5.大人风涎：同上方，作一服。

# 22 壁钱主治哪些病症？

壁钱别名壁镜。主治鼻出血及金疮出血不止，捺取虫汁，注鼻中及点疮上。亦疗外野鸡病下血。治大人、小儿急疳，牙蚀腐臭，以壁虫同人中白等份出。

【附方】喉痹乳蛾：已死者复活。用墙上壁钱七个，内要活蛛二枚，捻作一处，以白矾七分一块，化开，以壁钱惹矾，烧存性，出火。

窠幕可治疗小儿呕逆，取二至七枚煮汁饮之产后咳逆，三至五日不止欲死者，取三至五个煎汁，呷之，良。又止金疮、诸疮出止，及治疮口不敛，取茧频贴之。还可止虫牙痛。

【附方】虫牙疼痛：以壁上白丸

之，纳入牙中甚效。又以乳香入耳，左痛塞右，右痛塞左手。

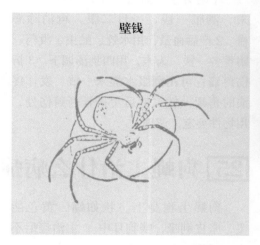

壁钱

# 23 蛆有什么药用价值？

蛆别名蛆行趑趄，故谓之蛆。或云沮洳则生，亦通。性寒，无毒。粪中蛆：治小儿诸疳积疳疮，热病谵妄，毒痢作吐。泥中蛆：治目赤，洗净晒研贴之。马肉蛆：治针、箭入肉中，取虫牙。蛤蟆肉蛆：治小儿诸疳。

【附方】1.一切疳疾：六月取粪坑中

蛆淘净，入竹筒中封之，待干研末。每服一二钱，入麝香，米饮服之。又方：用蛆分，以猪胆汁和丸黍米大，每服三四十丸，米饮下，神效。2.小儿热疳：尿如米泔，大便不调。粪蛆，烧灰，杂物与食之。

## 24 水蛭有什么药用价值?

水蛭别名蚑(与蜞同,作虮)、至掌。味咸、苦,性平,有毒。能逐除淤恶之血,治疗闭经、血瘕积聚、不孕证,有通利水道的作用。能堕胎,能治疗女子经闭、欲成血劳。能吮吸赤白游疹以及游肿、毒肿,可治疗跌打损伤,有去除淤血的功效。

【附方】1.漏血不止:用水蛭炒为末,酒服一钱,一日二服,可消除恶血。2.产后血晕:用水蛭、虻虫、没药、麝香各一钱,为末,用四物汤调下。3.折伤疼痛:可用酒服水蛭末一钱。发作疼痛时再用一钱。然后用折骨药封伤处,用物件夹定,调理。

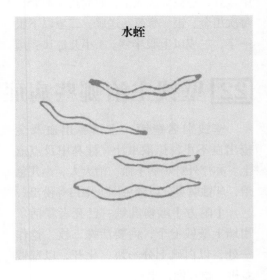

水蛭

## 25 狗蝇主治什么病症?

狗蝇生狗身上,状如蝇,黄色能飞,坚皮利喙,啄狗耳中。主治痰疟不止,活取一枚,去翅、足,面裹为丸,衣以黄丹。发日早,得吐即止。或以蜡丸酒服亦可。又擂酒服,治痘疮倒。

## 26 牛虱有什么特殊功效?

牛虱别名蜱。牛虱生牛身上,状如蓖麻子,有白、黑二色。啮血满腹时,自坠落也。入药用白色者。预解小儿痘疹毒,焙研服之。

【附方】预解痘毒:用白水牛虱一岁一枚,和米粉作饼,与儿空腹食之,取下恶粪,终身可免痘疮之患。又一方:用白牛虱四十九枚(焙),绿豆四十九粒,朱砂四分九厘,研末,炼蜜丸小豆大,以绿豆汤下。

## 27 人虱有什么功效?

人虱别名虮。味咸,平,微毒。主治人大发头热者,令脑缝裂开,取黑虱三五百捣敷之。又治疔肿,用荻箔绳作炷,灸虱上,即根出也。又治脚指间肉刺疣，以黑虱敷之，根亦出也。眼毛倒睫者，拔去毛，以虱血点上，数次即愈。

【附方】脚指鸡眼：先挑破。取黑、白虱各一枚置于上缚之，数用自愈也。

## 28 蛴螬有什么功效?

蛴螬别名蟦蛴、蛴。味咸，微温，有毒。能去除淤恶之血，通痹行气，治疗折跌伤、血淤胁下坚满疼痛、月经闭止、目肤淫烂、目中生青翳白膜。能治疗吐血、胸腹淤血、骨折淤血、金疮不通、产后受寒，并能通下乳汁。取汁滴目，可去翳障，并有活血止痛的作用。可以涂敷恶疮。汁能主治赤白游疹，疹擦破后涂汁。取汁点喉，能开喉痹。主治唇紧口疮、丹疹、破伤风疮，以及竹木刺入肉中、异物迷蒙眼睛。

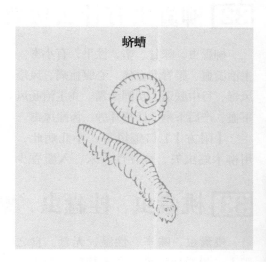

蛴螬

## 29 木蠹虫可以主治哪些病症?

木蠹虫别名蝎、蛣蜣、蛣蚍、蛀虫。味辛，性平，有小毒。主治血淤劳损、月经不调或闭经、腰脊痛及胸腹疾患。

## 30 桑蠹虫有什么功效?

桑蠹虫别名桑蝎。味甘，性温，无毒。能治疗突发心痛、金疮，可生肌长肉，补益不足。主治胸下坚满，目生翳障、淤肿，并治风疹。治疗眼疾有好的疗效。可祛邪气、补不足，治疗小儿乳食不化的吐泻。能治小儿惊风、口疮、疳积，妇女崩中漏下、堕胎下血、产后下痢。

【附方】崩中漏下、堕胎下血：都可用桑蝎烧灰或烧末，酒服方寸匕，每天两次。

## 31 竹蠹虫有什么特殊功效?

竹蠹虫主治小儿蜡梨头疮。取慈竹内者，捣和牛溺涂之。蛀末主治耳出脓水，汤火伤疮。

【附方】1.聤耳出水：苦竹蛀屑、野狼牙、白蔹等份，为末和匀，频掺之。2.耳出臭脓：用竹蛀虫末、胭脂坯

《本草纲目》秘方全书

学习中国式养生

子等份，麝香少许，为末吹之。3.耳脓作痛：因水入耳内者。如圣散：用箭杆内蛀末一钱，腻粉一钱，麝香半钱，为末，以绵杖缴尽，送药入耳，以绵塞定，有恶物放令流出，甚者三度必愈。

# 32 柳蠹虫有什么功效?

柳蠹虫，味甘、辛，性平，有小毒。主治淤血、腰脊沥血痛、心腹血痛、风疹风毒、目中肤翳、功同桑蠹。粪主治肠风下血、产后下痢、口疮耳肿、齿龈风毒。

【附方】1.口疮风疳：小儿病此，用柳木蛀虫矢，烧存性为末，入麝香少许，搽之。杂木亦可。2.齿龈风肿：用柳蠹末半合，赤小豆（炒）、黑豆（炒）各一合，柳枝一握，地骨皮一两，每用三钱，煎水热漱。3.耳肿风毒：肿起出血。取柳虫粪化水，取清汁，调白矾末少许，滴之。

# 33 桃蠹虫、桂蠹虫、枣蠹虫分别有什么功效?

桃蠹虫，味辛，性温，无毒。食之肥人。悦粪辟温疫，令不相染。为末，水服方寸匕。

桂蠹虫，味辛，性温，无毒。能去冷气，除寒痰。粪主治兽骨哽，煎醋漱咽。

枣蠹虫，此即蝤蛴之在枣树中者。屎主治耳出脓水。

# 34 苍耳蠹虫有什么功效?

苍耳蠹虫，别名麻虫。治疗疗肿恶毒，将小虫烧存性，研成细末，用油调和后外涂，即见效。或用麻油浸死收藏，每次用一二枚捣烂外敷，散毒疗疔很有效。

【附方】治疗一切疗肿：以及无名肿毒恶疮。用苍耳草梗中虫一条，白梅肉三四分，捣成泥状，贴敷见效。又方：用麻虫(炒成黄色)、白僵蚕、江茶各等份，研末用蜜调和，外涂。还可采用苍耳节内虫四十九条捶碎，加入少许砒石，捶成碎块。将疮刺破后外敷，一会儿用手撮取疗毒的根，即能治愈。

# 35 芦蠹虫、青蒿蠹虫、茶蛀虫分别有什么功效?

芦蠹虫，味甘，性寒，无毒。主治小儿饮乳后，吐逆不入腹，取虫二枚煮汁饮之。呕逆与者。

青蒿蠹虫，主治急慢惊风。用虫捣，和朱砂、汞粉各五分，丸粟粒大。一岁一丸，乳汁服。

茶蛀虫，蛀屑主治耳出汁。研末，日日缴净掺之。

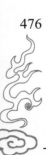

# 36 蚱蝉有什么特殊功效?

蚱蝉别名蜩、齐女。蚱蝉味咸、甘，性寒，无毒。能治疗小儿惊痫、夜啼、癫病、寒热症状。能治疗惊悸及妇女生产困难、生产后胞衣不下，有堕胎的作用。能治疗小儿痫疾、口不能言、惊哭不止，有杀疳虫、退高热的作用，可治疗腹中肠鸣。

【附方】1.百日内小儿发惊：用蚱蝉(去翅、足，炙)三分，赤芍药三分，黄芩二分，加水二盏，煎取一盏，温服。2.破伤风病：角弓反张。用秋蝉一个，地肤子(炒)八分，麝香少许，研成细末，用酒送服二钱。3.头风疼痛：用蚱蝉二枚生研，加入乳香、朱砂各半分，做成小豆大的丸子。每次一丸，纳入患侧鼻中，有黄水流出即见效。

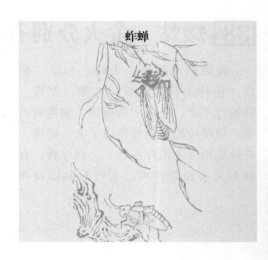

蚱蝉

# 37 蜣螂有什么功效?

蜣螂别名蛣蜣、夜游将军。味咸，性寒，有毒。能治疗小儿惊痫、手足抽搐、腹胀、发作寒热、大人癫狂病。能治疗手足寒冷、肢体烦满不舒、气从少腹上逆心下。做成丸子塞入肛门，能治疗痔疮，杀痔虫，使痊愈。能治小儿疳积虫蚀。能堕胎，治疗慢性传染病肺痨等。可与干姜调敷恶疮，拔出箭头。蜣螂烧末和醋，可敷蜂瘘疮。能去大肠风热，可治疗大小便不通，下痢脓血便、脱肛，一切痔、瘘疮及疔肿、附骨疽、疬疡风；灸疮出血不止。治鼻中长息肉、小儿重舌。

【附方】1.小儿急惊风、慢惊风：可用蜣螂一枚杵烂，化入一小盏水中，然后在沸水中荡热，去掉渣滓，饮服。

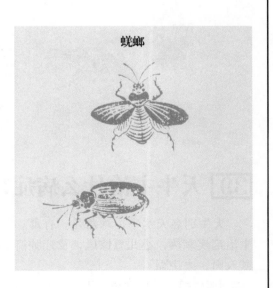

蜣螂

2.小儿疳疾：可用土裹蜣螂煨熟，给小儿吃。治疗小儿重舌可用蜣螂烧成末，用唾液调后敷在舌上。另用死蜣螂杵汁，可涂治无名恶疮。3.噎膈病：呕吐食物。用地牛儿二个，蜣螂一公一母，放入罐中，待蜣螂吃了地牛儿，就用泥裹虫煨存性；另用去白陈皮二钱同巴豆一

起炒过，将陈皮与蜣螂研成细末，每次用一二分药末吹入咽中。病人吐痰三四次，即愈。

## 38 蝼蛄、萤火分别有什么功效？

蝼蛄别名蟪姑、天蝼、石鼠、梧鼠，俗称土狗。味咸，性寒，无毒。能治疗难产，使肉中刺得出，使痈肿得溃，使哽噎的食物等得以下去，解毒，并除恶疮。能治疗水肿、头面浮肿。有通利大小便的作用，治疗石淋以及瘰

疬、骨鲠等。治疗口疮很有效。

萤火，别名夜光。飞萤味辛，性微温，无毒。能明目，治疗小儿火疮伤，清除热邪，以及蛊毒、鬼疰等传染病，使神清气爽。可治疗青盲视物不见。

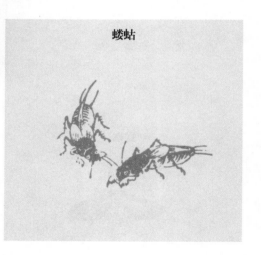

蝼蛄

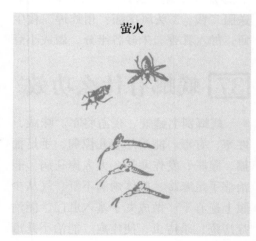

萤火

## 39 天牛主治什么病症？

天牛别名天水牛、八角儿。有毒。主治疟疾寒热，小儿急惊风，及疔肿箭镞入肉，去痣靥。

【附方】1.疔肿恶毒：用八角儿（杨柳上者，阴干去壳）四个（如冬月无此，用其窠代之），蟾酥半钱，巴豆仁一个，粉霜、雄黄、麝香少许。先以八角儿研如

泥，入熔化黄蜡少许，同众药末和作膏子，密收。每以针刺疮头破出血，用榆条送膏子（麦粒大）入疮中，以雀粪二个放疮口。疮回即止，不必再用也。忌冷水。如针破无血，系是着骨疔。即男左女右中指甲末，刺出血糊药。2.又无血，即刺足箭镞入肉：用天水牛（取一角者），小瓶

盛之，入砂一钱，同水数滴在内。待自然化水，取滴伤处，即出也。3.寒热疟疾：治疟疾发渴，往来不定。腊猪膏二两，独角仙一枚，独头蒜一个，楼葱一握，五月五日三家粽尖。于五月五日五更时，净处露头赤脚，舌拄上，回面向北，捣一千杵，丸皂子大。每以新绵裹一丸，系臂上，男左女右。

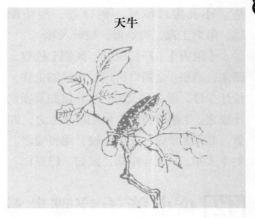

天牛

《本草纲目》秘方全书

学习中国式养生

## 40 衣鱼有什么药用价值？

衣鱼别名白鱼、蠹鱼。衣鱼生久藏衣帛中，及书纸中。其形稍似鱼，其尾又分二岐，故得鱼名。味咸，性温，无毒。主治妇人疝瘕，小便不利，小儿中风项强，背起，摩之。疗淋涂疮，灭瘢堕。

【附方】1.小儿胎寒：腹痛汗出。用衣中白鱼二七枚，绢包，于儿腹上回转摩之，以愈为度。2.小儿撮口：壁鱼儿研末，每以少许涂乳，令儿吮之。小儿客忤，项强欲死：衣鱼十枚，研敷乳上，吮之入咽，立愈。或以二枚涂母手中，掩儿脐，得吐下愈，外仍以摩儿顶及项强处。3.小儿天吊：目睛上视。并口手掣动用壁鱼儿干者十个，湿者五个，用乳汁和研，灌之。4.小儿痫疾：用衣中白鱼七枚，竹茹一握，酒一升，煎二合，温服之。5.偏风口㖞：取衣鱼摩耳下，左摩右，右摩左，正乃已。6.小儿重舌：衣鱼烧灰，敷舌上。7.目中浮翳：书中白鱼末，注少许于翳上，日二。8.沙尘入目：不出者。杵白鱼，以乳汁和，滴目中，即出；或为末，点之。

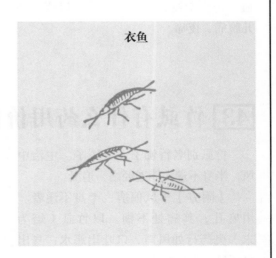

衣鱼

479

## 41 鼠妇有什么功效？

鼠妇别名鼠负、负蟠、湿生虫、地鸡。味酸，性温，无毒。主治气癃不得小便、妇人月闭血瘕、痫寒热，可利水道。堕胎，治久疟寒热、风虫牙齿疼痛、小儿撮口惊风、鹅口疮、痘疮倒靥、解射工毒、蜘蛛毒、蚰蜒入耳。

【附方】1.产妇尿秘：鼠妇七枚熬，研末，酒服。2.撮口脐风：用鼠妇虫杵，绞汁少许，灌之。又方：生杵鼠妇及雀瓮汁服之。3.鹅口白疮：鼠妇研水涂之，即愈。4.风虫牙痛：鼠妇一枚，绵裹咬之。勿令人知。5.风牙疼痛：鼠妇、巴豆仁、

胡椒各一枚，研匀，饭丸绿豆大。绵裹一丸咬之，良久涎出吐去，效不可言。6.痘疮倒：鼠妇为末，酒服一字，即起。7.蚰蜒入耳：鼠妇，研烂，涂耳边自出。或摊纸上作捻，安入耳中亦出。8.射工溪毒：鼠妇、豆豉各七合、巴豆（去心）三枚，脂和，涂之。

## 42 䗪虫能治疗哪些病症？

䗪虫别名地鳖、土鳖、地蜱虫、蚵虫、簸箕虫，也叫过街。味咸，性寒，有毒。能治疗心腹血积癥瘕、恶寒发热，可破除肿物，通下经闭，使怀孕生子。治疗月经不通，破除留血积聚，可通乳脉。用一枚研磨于半合水中，过滤后服下，不要让人知道。可治产后积血、折伤淤血、重舌、木舌、口疮、小儿腹痛、夜啼。

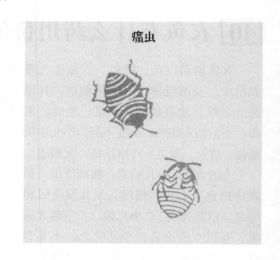

䗪虫

## 43 竹虱有什么药用价值？

竹虱别名竹佛子、天厌子。主治中风，半身不遂，能透经络，追涎。

【附方】中风偏痹：半身不遂者。用麻孔，其病处不糊。以竹虱（焙为末）臾药行如风声，口吐出恶水，身出臭汗日，手足如故也。

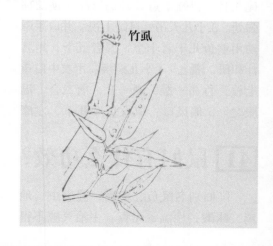

竹虱

# 44 蜚蠊、行夜、灶马分别有什么功效？

蜚蠊，别名石姜、卢、香娘子。味咸，性寒，有毒。主治淤血症坚寒热，破积聚、喉咽闭，内寒无子。通利血脉，食之下气。

行夜，别名负盘、屁盘虫、屁。味辛，性温，有小毒。主治腹痛寒热，利血。

灶马，别名灶鸡。主治竹刺入肉，取一枚捣敷。

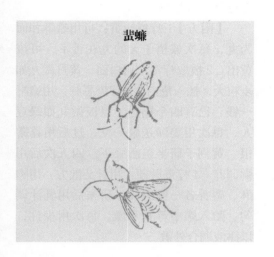

蜚蠊

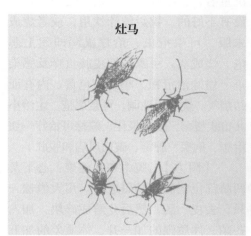

灶马

# 45 木虻、蜚虻分别有什么功效？

木虻，别名魂常。虻以翼鸣，其声"虻虻"，故名。蚊害民，故曰"蚊"；虻害通。味苦，性平，有毒。主治目赤痛、伤泪出、淤血血闭、寒热酸。

蜚虻，别名虻虫。味苦，性微寒，有毒。能逐淤血，破血积，坚痞症瘕、寒热，通利血脉及女子月水不通，积聚，除贼血在胸腹五脏及喉痹结塞堕胎。

【附方】1.蛇螫血出：九窍皆有者病笃去胎。虻虫十枚，炙，捣为末，酒服，胎即下。2.扑坠淤血：虻虫二十枚，牡丹皮一两，为末，酒服方寸匕，血化为水也。若久宿血在骨节中者，二味等份。

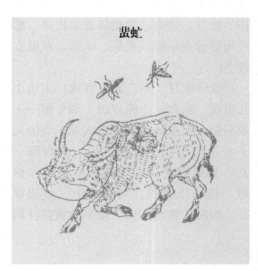

蜚虻

# 46 蟾蜍有什么药用价值?

蟾蜍别名蚵蚾、癞蛤蟆。味辛,性凉,微毒。可治阴蚀疮,疽、痧、恶疮,狂犬咬伤疮,能化合玉石。蟾蜍烧成灰敷疮口,马上见效。又治温病发癍沉重者,去除内脏后生捣,吃一二枚,没有不好的。捣烂绞汁饮用,或者烧成末服,可杀疳虫,治疗鼠漏即颈上恶疮。烧成灰,可敷一切皮肤虫痒及感染疮。蟾蜍治疳积、小儿面色黄、内有证结瘀气。烧灰用油调,可敷恶疮。主治小儿疳疾瘦弱,效果最佳。蟾蜍可治疗一切疳病、痢疾、肿毒、破伤风病和脱肛。

【附方】1.腹中寒水停聚:心下及两胁部位痞满,妨碍进食。用大蟾蜍一只,去皮、肠,然后分解成碎块,加入芒硝,体质强的加一升,体质差的加五合,用水七升,煮取四升,一次服下,大便通即止。2.阴蚀疮:用蛤蟆灰、兔屎等份为末,外敷。3.破伤风病、狂犬咬伤、脱肛、痔疮、骨折以及疟疾等:都可用蟾蜍或蛤蟆,或服、或敷、或戴在臂上。

蟾酥味甘、辛,温,有毒。主治小儿疳疾、脑疳。[甄权曰]端午那一天取眉脂,用朱砂、麝香做成麻子大的丸子,治疗小孩的疳疾肌瘦,空腹服一丸。如果疳疾患儿头部生疮,称作脑疳,用奶汁调和,滴入鼻中,效果很好。蟾酥与牛酥相同,用吴茱萸苗汁调

和、摩腰眼、阴囊,可治疗腰肾部位感觉寒冷,并可助长阳气,又疗虫牙。能治疗齿缝出血及牙疼,用纸蘸少许蟾酥按住患处,马上见效。能治疗背部疽、疔疮及一切恶肿。

【附方】1.疔疮走黄:可用蟾酥和面为丸,每次放梧子大的丸在舌下,可拔黄出。2.拔取疔毒:用白面、黄丹做丸如麦粒大,插入疮内。3.疔疮恶肿:用蟾酥一钱、巴豆四个捣烂,以饭做丸如绿豆大,每次用姜汤送服一丸,过后用篇蓄根、黄荆子研半碗酒服下。四五次后用粥调养。4.疔疮肿硬:用针头散方:用蟾酥、麝香各一钱组成,研末后用乳汁调匀,贮入罐中等其干燥。每次用少许,以津液调合外敷。

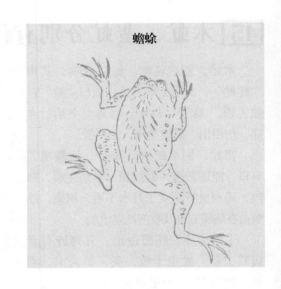

蟾蜍

典藏精品版

认识中国第一药典

# 47 蛤蟆有什么药用价值?

蛤蟆别名蟆。味辛，性寒，有毒。主治邪气、破症坚血、痈肿阴疮。服之不患热病。主辟百邪鬼魅，涂痈肿及热结肿。

【附方】1.风邪为病：蛤蟆（烧灰）、朱砂等份，为末，每服一钱，水调下，日三四服，甚有神验。2.狂言鬼语猝死：用蛤蟆烧末，酒服方寸匕，日三。3.噎膈吐食：用蛇含蛤蟆，泥包，存性，研末，每服一钱，酒下。4.瘰溃烂：用黑色蛤蟆一枚，去肠焙研，油调敷之。忌铁器。

肝主治蛇螫人，牙入肉中，痛不可堪。捣敷之，立出。

胆主治小儿失音不语，取汁点舌上，立愈。脑主治青盲，明目。

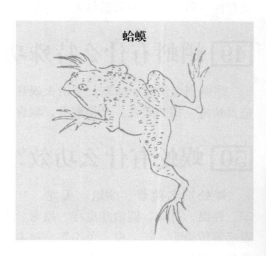

蛤蟆

# 48 蛙有什么特殊功效?

蛙别名长股、田鸡、青鸡、坐鱼，又叫蛤鱼。味甘，性寒，无毒。能治疗小儿赤气、肌疮、脐伤低等病症，可止痛，补不足之气。能治疗小儿热疮，杀灭尸痊病虫，治疗瘰病，解热毒。吃蛙可解除劳热，有利水消肿的作用。烧灰可涂月蚀疮。日常饮食，可调养疳瘦，补益虚损，尤其适合于产妇。捣汁服，能治疗蛤蟆瘟病。

【附方】1.水肿：用活蛙三个，每个口内放一铜钱，钱上涂黄连末少许；另取猪肚一个，以茶油洗净后，包蛙在其中，扎好，煮一宿取出，去掉蛙的皮、肠，只吃蛙肉和猪肚，酒送下。忌食酸、咸、鱼、面、鸡、鹅、羊肉，宜吃猪、鸭。此方名"蛤馔"。2. 水蛊腹

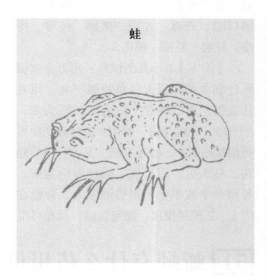

蛙

大(动有水声，皮肤变黑)：用干青蛙二个，以油炒干；蝼蛄七枚，炒过；苦壶芦半两，炒过，共研为末，每服二钱，

空心服，温酒送下。三服可愈。3.毒痢噤口：用青蛙一个，连肠肚捣碎，瓦上烘热，加麝香五分，作饼贴脐上，气通后即能进食。4.诸痔疼痛：用青蛙一个，烧存性，研为末，加米糕作丸，如梧子

大，每空腹时，先吃饭二匙，再服药十五丸，枳壳汤送下。5.恶疮如眼(上高下深，颗颗累垂如瞖眼，顶上露出舌状物，毒孔透里)：用生蛙皮烧存性，研为末，蜜水调匀敷患处。

# 49 蝌蚪有什么特殊功效？

蝌蚪别名活师、活东。主治火飙热疮及疥疮，捣碎敷之。又染髭发，取青胡桃子上皮，和捣为泥染之，一染。卵主治明目。

# 50 蜈蚣有什么功效？

蜈蚣别名蒺藜、蝍蛆、天龙。味辛，性温，有毒。能治疗鬼疰、蛊毒、温疟等传染病，蛇、虫、鱼毒等，神志谵妄，精神失常，去蛔、赤、蛲三虫。能治疗心腹寒热积聚，能堕胎，去恶血。能治疗瘕积癖、小儿惊痫风搐、脐风口噤、丹毒、秃疮、瘰疬、便毒、痔瘘、蛇瘕、蛇瘴、蛇伤。

【附方】1.小儿急惊风：用万金散调乳汁和丸如绿豆大，每岁服一丸，用乳汁送服。方用蜈蚣一条(去足，炙)为末，加丹砂、轻粉等份，研匀；治疗破伤中风可用蜈蚣研末，擦牙去涎。又方：用蜈蚣头、乌头尖、附子底、蝎梢等份为末，每服一字或半字，用热酒灌之，并贴在疮上。2.天吊惊风：眼见白睛，及角弓反

张。又方：用双金散吹鼻。方用大蜈蚣一条劈作两半边，麝香一钱分作两包，研末，分左、右鼻孔吹少许，不可吹多。

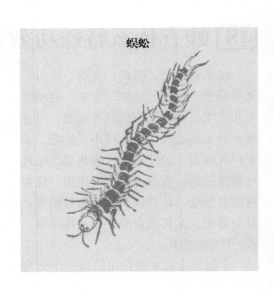

蜈蚣

# 51 蚯蚓有什么药用价值？

蚯蚓别名蜿蟺、朐肕、土龙。味咸，性寒，无毒。能杀虫解毒，治疗蛇瘕及伏尸、鬼疰、蛊毒等传染病，能去长虫。化为水能治疗伤寒伏热发狂、神志谵妄及大腹黄疸；饮汁能治疗温病高热狂言；炒屑能去除蛔虫；去泥用盐化

水，主治各种传染性热病、小儿热病癫痫，可涂丹毒、敷漆疮；用葱化为汁，能疗耳聋，可治疗中风、痫疾、喉痹，可解射罔毒；干蚓炒为末，主治蛇伤毒。能治疗脚风，主治伤寒疟疾、大热狂烦，以及大人及小儿小便不通、急慢惊风、历节风痛、肾脏风注、头风齿痛、风热赤眼、木舌喉痹、鼻息肉、聤耳、秃疮、瘰疬、卵肿、脱肛，可解蜘蛛毒及蚰蜒入耳。

【附方】1.伤寒热结：用大蚯蚓半斤，去泥，以人尿煮汁饮服。或以生蚯蚓绞汁服亦可。2.诸疟烦热：用生蚯蚓四条，洗净，研如泥，加生姜汁少许，薄荷汁少许，蜜一匙，水调服。3.小便不通：蚯蚓捣烂，浸水中，滤取浓汁牛碗服下，立通。4.老人尿闭：用蚯蚓、茴香

等份，捣汁饮服，即愈。5.小儿急惊：用生蚯蚓一条研烂，加五福化毒丹一丸，同研。以薄荷汤少许化下。此方名"五福丸"。

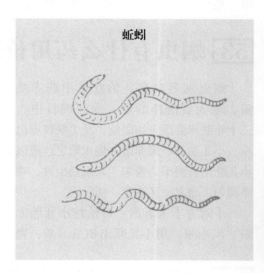

蚯蚓

# 52 蜗牛有什么药用价值？

蜗牛别名蠡牛、蚹蠃、蜗。味咸，性寒，有小毒。能治疗贼风喝僻、跌伤扭曲、大肠脱肛、筋脉拘急及惊痫等病症。生用研汁饮，能止消渴。能治疗小儿脐风、撮口，利小便，消喉痹，止鼻出血，通耳聋，以及治疗各种肿毒、痔瘘，能制蜈蚣、蝎虿毒，可研烂涂敷。

【附方】1.小便不通：用蜗牛捣贴脐下，以手摩腹；加麝香少许更妙。2.大肠脱肛：用蜗牛一两烧灰，和猪脂敷，能使肛缩。还可用干蜗牛一百枚，炒研细末，每用一钱，以磁石末(飞过赤汁)五钱，水一盏，煎半盏调服，日三服，对痢后脱肛也有效。3.喉痹肿塞：可用蜗牛以绵裹住，以水浸之，含咽，一会儿就

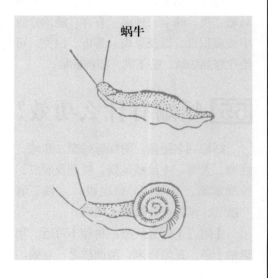

蜗牛

通。还可用蜗牛七枚，白梅肉三枚，研烂，绵裹含咽，立刻见效。4.眼睛生赤：

白翳膜。可用生蜗牛一枚，将丹砂末捣入壳肉内，在火上炙沸，以绵染汁敷眼眦上，每天二次。治疗撮口脐风，由于胎热而成可用蜗牛五枚去壳，研汁涂口。还可用蜗牛十枚去壳研烂，加入茵

萝末半分研匀，涂之。5.耳聋耳闭：可用蜗牛膏油调一字，滴入耳中。方用蜗牛一两，石胆、钟乳粉各二钱半，为末，装在瓷盒内，用火煅赤，研匀，加入片脑一字。

## 53 蛔虫有什么药用价值？

蛔虫别名虫有。治疗目中肤赤热痛，取大者洗净断之，令汁滴目中，三十年肤赤亦瘥一切眼疾，及生肤翳赤白膜，小儿胎赤、风赤眼，烧末敷之。或以小儿吐出者阴干为粉末，入汞粉少许，唾津调匀，涂之。又治疗一切冷病。

【附方】玉箸煎：可治疗小儿胎赤眼、风赤眼。用小儿吐出蛔虫二条，瓷

盒盛之，纸封埋湿地，五日取出，化为水，瓷瓶收。每日以铜干为末，腻粉一钱，石胆半钱，为蛔虫，烧灰。先以甘草汤洗净，涂之，无不瘥者。慎口味。

风驴肚内虫可治疗目中肤翳。取三至七枚曝干，入石胆半钱同研，瓷盒收盛，勿令见风。每日点三至五次，其翳自动消失。

## 54 马陆、山蛩虫分别有什么功效？

马陆，别名百足、百节、千足，又叫马蚿、蛆。味辛，性温，有毒。能治疗腹中疲瘕积聚，以及息肉、恶疮、白秃。可治疗寒热痞结、胁下满，能辟邪疟。

山蛩虫，有大毒。主治人嗜酒不已，取一节烧灰，水服，便不喜闻酒气。过一节则毒人至死。又烧黑敷恶疮，亦治蚕病白僵，烧灰粉之。

## 55 蛞蝓有什么功效？

蛞蝓别名陵蠡、附蜗蜓蚰螺。味咸，性寒，无毒。主治贼风㖞僻，轶筋及脱肛，惊痫挛缩，苦乖切，口戾也。"轶"音"跌"，车转也。蜈蚣、蝎毒。

【附方】脚胫烂疮：臭秽不可近。用蜒蚰十条，瓦焙研末，油调敷之，立效。

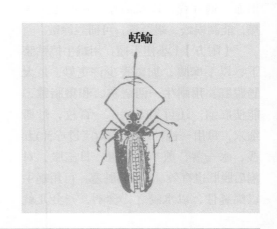
蛞蝓

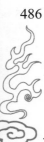

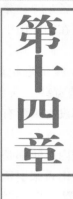

# 第十四章

## 鳞部

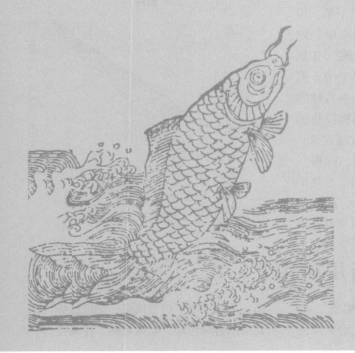

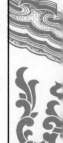

# ①鲮鲤有什么药用价值?

鲮鲤别名龙鲤、穿山甲、石鲮鱼。鲮鲤就是现在的穿山甲,产在湖广、岭南,以及金、商、均、房诸州,深山大谷都有它。鲮鱼形状像鼍但是小些,背像鲤但是宽些,头像老鼠但是没有牙齿,腹部没有鳞而有毛,长舌头尖嘴巴,尾与身一样长。尾部鳞尖而厚,呈三角型,腹内脏腑都是齐全的,只是特别大,常伸出舌来引诱蚂蚁吃。有人曾经剖开它的胃,里面有蚂蚁将近一升。

甲味咸,性微寒,有毒。主治五邪、惊啼悲伤,烧灰,酒服方寸匕。疗蚁瘘、小儿惊邪、妇人鬼魅悲泣及疥癣痔漏。疗疮癞及诸痊疾。烧灰敷恶疮,又治山岚瘴疟。除痰疟寒热,风痹强直疼痛,通经脉,下乳汁,消痈肿,排脓血,通窍杀虫。

【附方】1.中风瘫痪:手足不举。用穿山甲(左瘫用右甲,右痪用左甲,炮熟)、大川乌头(炮熟)、红海蛤(如棋子大者)各二两,为末,每用半两,捣葱白汁和成浓饼,径寸半,随左右贴脚心,缚定。密室安坐,以贴药脚浸热汤盆中,待身麻汗出,急去药。宜谨避风,自然手足可举。半月再行一次,除根。忌口,远色,调养。亦治诸风疾。2.热疟不寒:穿山甲一两,干枣十个,同烧存性,为末,每服二钱,发日,五更井花水服。3.下痢里急:穿山甲、蛤粉等份,同炒研末,每服一钱,空心温酒下。4.肠痔气痔:出脓血。用穿山甲(烧存性)一两,肉豆蔻三枚,为末,每米饮服二钱。甚者加皮灰一两,中病即止。5.鼠痔成疮:肿痛。用穿山甲尾尖处一两(炙存性)、鳖甲(酒炙酥)一两、麝香半钱,为末,每服一钱半,真茶汤服,取效。6.蚁瘘不愈:鲮鲤甲二七枚烧灰,猪脂调敷。7.妇人阴:硬如卵状。随病之左右,取穿山甲之左右边五钱,以沙炒焦黄,为末,每服二钱,酒下。8.乳汁不通:用穿山甲炮研末,酒服方寸匕,日二服。外以油梳梳乳,即通。

肉味甘,涩,温,有毒。

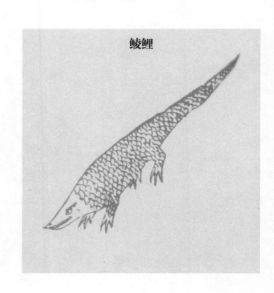

**鲮鲤**

# ②守宫有什么药用价值?

守宫别名壁宫、壁虎、蝎虎、蝘蜓。味咸,性寒,有小毒。主治中风瘫痪、手足不举、历节风痛、抽风惊痫、小儿疳痢血癥包块、疠风瘰疬、疗蝎螫伤。

【附方】1.小儿脐风：用壁虎后半截焙为末，男用女乳，女用男乳，调匀，入稀鸡矢少许，掺舌根及牙关。仍以手蘸摩儿，取汗出，甚妙。2.久年惊痫：用守宫一个（剪去四足，连血研烂），入珍珠、麝香、龙脑香各一字，研匀，以薄荷汤调服。仍先或吐或下去痰涎，而后用此，大有神效。3.小儿撮口：用朱砂末安小瓶内，捕活蝎虎一只入瓶中，食砂末月余，待体赤，阴干为末。每薄荷汤服三四分。4.心虚惊痫：用褐色壁虎一枚，连血研烂，入朱砂、麝香末少许，薄荷汤调服，继服二陈汤，神效。5.瘫痪走痛：用蝎虎（即蝘蜓）一枚（炙黄），陈皮五分，罂粟壳（蜜炒）一钱，甘草、乳香、没药各二钱半，为末，每服三钱，水煎服。6.历节风痛：不可忍者。用壁虎三枚（生研），蛴螬三枚（湿纸包，煨研），地龙五条（生研），草乌头三枚（生研），木香五钱，乳香末二钱，麝香一钱，龙脑五

分，合研成膏，入酒糊捣，丸如梧子大，每日空心乳香酒服三十丸，取效。

【附方】胎赤烂眼：用蝎虎数枚，以罐盛黄土按实，入蝎虎在内，勿令损伤。以纸封口，穿数孔出气。候有粪数粒，去粪上一点黑者，只取一头白者，唾津研成膏，涂眼睫周回，不得揩拭。来早以温浆水洗三次，甚效。

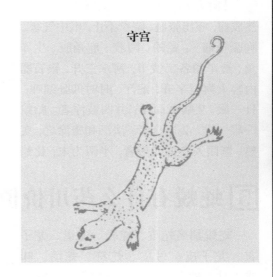

守宫

## ③ 石龙子有什么特殊功效？

石龙子别名山龙子、泉龙、石蜴、蜥蜴、猪婆蛇、守宫。味咸，性寒，有小毒。主治五癃邪结气、利小便水道、破石淋下血、消水饮阴溃、滑窍破血。娠妇忌用。

【附方】1.小儿阴㿉：用蜥蜴一枚烧灰，酒服。2.诸瘘不愈：用蜥蜴（炙）三枚、地胆（炒）三十枚、斑蝥（炒）四十枚，为末，蜜丸小豆大，每服二丸，白汤下。

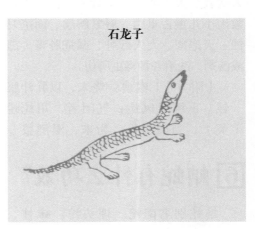

石龙子

《本草纲目》秘方全书

学习中国式养生

## ④ 蛤蚧有什么特殊功效？

蛤蚧别名蛤蟹、仙蟾。味咸，性平，有小毒。主治长久咳嗽、肺痨传尸、杀鬼物邪气、下淋沥、通水道、下石淋、通月经，治肺气、咳血、肺痿咳血、咳嗽喘气、跌打损伤，补肺气，益精血，定喘止咳，疗肺痈消渴，助阳道。

【附方】1.久嗽肺痈（久嗽不愈，肺积热成痈，咳出脓血，晓夕不止，喉中气塞，胸膈噎痛）：蛤蚧、阿胶、鹿角胶、生犀角、羚羊角各二钱半，河水三升，银石器内容火熬至半升，滤汁，时时仰卧细呷，日一服。2.喘嗽面浮：并四肢浮者。蛤蚧一雌一雄，头尾全者，法酒和蜜涂之，炙熟，紫团人参似人形者，半两为末，化蜡四两，和作六饼，每煮糯米薄粥一盏，投入一饼搅化，细细热呷之。

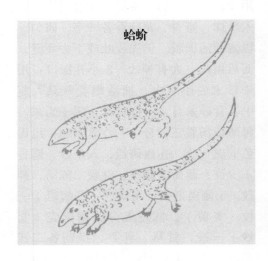

蛤蚧

## ⑤ 蛇蜕有什么药用价值？

蛇蜕别名蛇皮、蛇壳、龙退、龙子衣、龙子皮、弓皮、蛇符、蛇筋。味咸、甘，性平，无毒。火熬之良。蛇蜕可以辟恶，去风杀虫，烧成末服可治妇人吹乳、大人喉风，退目翳，消木舌。敷治小儿重舌重腭、唇紧解颅、面疮月蚀、天泡疮、大人疔肿、漏疮肿毒。煎成汤剂，洗治各种毒虫所伤。

【附方】1.喉痹：烧末，以乳汁服一钱。2.缠喉风疾：气闭者。用蛇蜕（炙）、当归等份，为末，温酒服一钱，取吐。又方：用蛇皮揉碎烧烟，竹筒吸入即破。另一方：蛇皮裹白梅一枚，噙咽。3.大小口疮：蛇蜕皮水浸软，拭口内，一二遍，即愈。仍以药贴足心。4.小儿木舌：蛇蜕烧灰，乳和服少许。5.小而重腭：并用蛇蜕灰，醋调敷之。6.小儿口紧：不能开合饮食，不语即死。蛇蜕烧灰，拭净敷之。7.小儿月蚀：并用蛇蜕烧灰，醋猪脂和，敷之。8.小儿吐血：蛇蜕灰，乳汁调，服按钱。

## ⑥ 蚺蛇有什么功效？

蚺蛇别名南蛇、埋头蛇。味甘、苦，性寒，有小毒。主治目肿痛、心腹蟨痛、下部蟨疮、小儿八痫。杀五疳，水化灌鼻中，除小儿脑热、疳疮蟨漏。灌下部，治小儿疳痢。同麝香，傅齿疳宣露。破血，止血痢、虫蛊下血。明目，去翳膜，疗大风。

【附方】1.小儿急疳疮：水调蚺蛇胆，敷之。2.小儿疳痢：赢瘦多睡，坐则闭目，食不下。用蚺蛇胆豆许二枚，煮通草汁研化，随意饮之。并涂五心，下部。3.痔疮肿痛：蚺蛇胆研，香油调涂，立效。

肉，味甘，性温，有小毒。四月勿食。主治飞尸游蛊，喉中有物，吞吐不出。除疳疮，辟瘟疫瘴气。除手足风痛，杀三虫，去死肌、皮肤风毒疬风、疮癣恶疮。

【附方】1.蚺蛇酒：治诸风瘫痪、筋挛骨痛、痹木瘙痒、杀虫辟瘴及疬风疥癣恶疮。用蚺蛇肉一斤，羌活一两，绢袋盛之，用糯米二斗蒸熟。安曲于缸底，置蛇于曲上，乃下饭密盖，待熟取酒。以蛇焙研和药，其酒每随量温饮数杯。忌风及欲事。亦可袋盛浸酒饮。2.急疳蚀烂：蚺蛇肉作脍食之。3.狂犬啮人：蛇脯为末，水服五分，日三服。

膏，味甘，性平，有小毒。主治皮肤风毒，妇人产后腹痛余疾。多入药用，亦疗伯牛疾。绵裹塞耳聋。牙佩之，辟不祥，利远行。

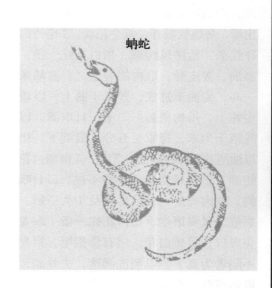

蚺蛇

# 7 白花蛇有什么特殊功效？

白花蛇别名蕲蛇、褰鼻蛇。肉味甘、咸，性温，有毒。主治中风及湿痹出现麻木不仁、筋脉拘急、口眼㖞斜、半身不遂、骨节疼痛、脚弱不能久立，或突然感受风邪全身瘙痒、麻风病疥疮癞疮。白花蛇治疗风证，比其他各种蛇见效快，贵州地方的人用它治疗全身疥疮癞疮。取新鲜白花蛇的中间部分，将砖烧红，把醋浇在砖上产生蒸气，再把蛇放在上面，用盆扣一夜。反复三次，去骨取肉，择取五味煮烂，一顿吃完。昏昏沉沉睡一晚上，醒了，疮疾随皮脱去，病就好了。白花蛇能治疗肺风鼻塞、浮风瘾疹、白癜风、疬疡斑点。白花蛇通治各种风证、破伤风、小儿风热、急慢惊风抽搐、瘰疬漏疾、杨梅疮、痘疮倒陷。

【附方】1.驱风膏：治风瘫疬风，遍身疥癣。用白花蛇肉四两（酒炙），天麻七钱半，薄荷、荆芥各二钱半，为末，好酒二升，蜜四两，石器熬成膏。每服一盏，温汤服，日三服。急于暖处出汗，十日效。2.世传白花蛇酒：治诸风无新久、手足换满弱、口眼㖞斜、语言蹇涩或筋脉挛急、肌肉顽痹、皮肤燥

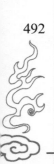
典藏精品版

认识中国第一药典

痒、骨节疼痛，或生恶疮、疥癞等疾。用白花蛇一条，温水洗净，头尾各去三寸，浸酒，去骨刺，取净肉一两，入全蝎（炒）、当归、防风、羌活各一钱，独活、白芷、天麻、赤芍药、甘草、升麻各五钱，锉碎，以绢袋盛贮，用糯米二斗蒸熟。如常造酒，以袋置缸中，待成，取酒同袋密封，煮熟，置阴地七日出毒。每温饮数杯，常令相续。3.瑞竹白花蛇酒：治诸风疬癣。用白花蛇一条，酒润，去皮骨，取肉绢袋盛之。蒸糯米一斗，安曲于缸底，置蛇于曲上，以饭安蛇上，用物密盖。二十一日取酒，以蛇晒干为末，每服三五分，温酒下。仍以浊酒并糟作饼食之，尤佳。4.濒湖白花蛇酒：治中风伤湿、半身不遂、口目㖞斜、肤肉痛痹、骨节疼痛及年久疥癣、恶疮、风癞诸症。用白花蛇一条（取龙头虎口，黑质白花，尾有佛指甲，目光不陷者为真），以酒洗润透，去骨刺，取肉四两，真羌活二两，当归身二两，真天麻二两，真秦艽二两，五加皮二两，防风一两，各锉匀，以生绢袋盛之，入金华酒坛内，悬胎安置。入糯米生酒醅五壶浸袋，箬叶密封。安坛于大锅内，水煮一日，取起，埋阴地七日取出。每饮一两杯。仍以滓日干碾末，酒糊丸梧子大。每服五十丸，用煮酒吞下。切忌见风犯欲，及鱼、羊、鹅、面发风之物。5.鸡峰白花蛇膏：治营卫不和、阳少阴多、手足举动不快。用白花蛇酒煮，去皮、骨，瓦焙，取肉一两，天麻、狗脊各二两，为细末，以银盂盛无灰酒一升浸之，重汤煮稠如膏，银匙搅之，入生姜汁半杯，同熬匀，瓶收。每服半匙头，用好酒或白汤化服，日二次神效极佳。6.治癞白花蛇膏：白花蛇五寸（酒浸，去皮、骨，炙干），雄黄一两（水飞研匀），以白沙蜜一斤、杏仁一斤，去皮研烂，同炼为膏。每服一钱，温酒化下，日三。须先服通天再造散，下虫去物，乃服此，除根。

头有毒。主治瘫风毒癞。

【附方】紫癜风：以白花蛇头二枚（酒浸，炙），蝎梢一两（炒），防风一两，研为末，每服一钱，温酒下，日一服。

目睛主治小儿夜啼，以一只为末，竹沥调少许灌之。

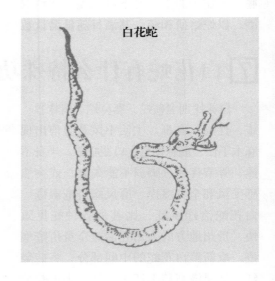
白花蛇

# ⑧ 乌蛇有什么特殊功效?

乌蛇别名乌梢蛇、黑花蛇。主治各种风证顽痹、肢体麻木不仁、风瘙瘾疹、疥癣。治热毒邪风、皮肌生癞、眉毛胡须脱落、疬疥诸疮。功用与白花蛇相同，但药性平和，无毒。

【附方】1.大风：一方：商州有人患大风，家人恶之，山中为起茅屋。有乌蛇堕酒罂中，病人不知，饮酒渐瘥。罂底见有蛇骨，始知其由。又方：治大风。用乌蛇三条蒸熟，取肉焙研末，蒸饼丸米粒大，以喂乌鸡。待尽杀鸡烹熟，取肉焙研末，酒服一钱。或蒸饼丸服，不过三五鸡即愈。又方：用大乌蛇一条，打死盛之。待烂，以水二碗浸七日，去皮骨，入糙米一升，浸一日晒干。用白鸡一只，饿一日，以米饲之。待毛羽脱去，杀鸡煮熟食，以酒下之。吃尽，以热汤一盆，浸洗大半日，其病自愈。2.紫白癜风：乌蛇肉（酒炙）六两，枳壳（麸炒）、牛膝、天麻各三两，熟地黄四两，白蒺藜（炒）、五加皮、防风、桂心各二两，锉片。以绢袋盛，于无灰酒二斗中浸之，密封七日。每日服一小盏。忌鸡、鹅、鱼肉、发物。圣惠。3.面疮疱：乌蛇肉二两，烧灰，腊猪脂调敷。4.婴儿撮口：不能乳者。乌蛇（酒浸，去皮骨，炙）半两，麝香一分，为末，每用半分，荆芥煎汤调灌之。5.破伤中风：用白花蛇、乌蛇并取项后二寸，酒洗润取肉，蜈蚣一条（全者），并酒炙，研为末，每服三钱，温酒调服。

膏，主治耳聋，绵裹豆许塞之，神效。胆主治大风疬疾、木舌胀塞。

【附方】1.大风龙胆膏：治大风疾神效。用冬瓜一个，截去五寸长，去瓤，掘地坑深三尺，令净，安瓜于内。以乌蛇胆一个，消梨一个，置于瓜上，以土隔盖之。至二十一日，看一度，瓜未甚坏。候四十九日，三物俱化为水，在瓜皮内，取出。每用一茶脚，以酒和服之，三两次立愈。小可风疾，每服一匙头。2.木舌塞胀：不治杀人。用蛇胆一枚，焙干为末，敷舌上，有涎吐去。

皮，主治风毒气，眼生翳，唇紧唇疮。

【附方】小儿紧唇：脾热唇疮。并用乌蛇皮烧灰，酥和敷之。

卵，主治大风癞疾。

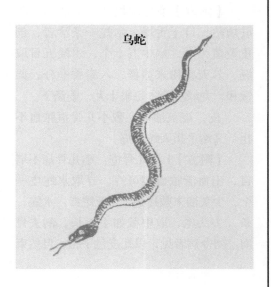

乌蛇

## 9 金蛇有什么特殊功效?

金蛇别名金星地鳝。金蛇生宾州、澄州,大如中指,长尺许,常登木饮露,体作金色,照日有光。白者名银蛇。近皆少捕。信州上饶县灵山乡,出一种金星地鳝,酷似此蛇。冬月收捕,亦能解毒。

金蛇肉味咸,性平,无毒。能解中金药毒(令人肉作鸡脚裂,夜含银,至晓变为金色者,是也)取蛇四寸炙黄,煮汁频饮,以瘥为度。银蛇解银药毒,解众毒,止泄泻,除邪热,疗久痢。

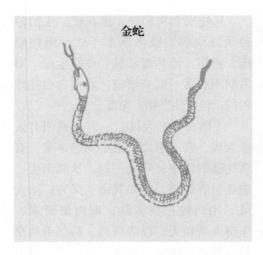

金蛇

## 10 水蛇有什么药用价值?

水蛇别名公蛎蛇。[时珍曰]"水蛇所在有之,生水中,大如鳝,黄黑色,有缬纹,啮人不甚毒。"肉味甘、咸,性寒,无毒。主治消渴,烦热,毒痢。

【附方】圣惠水蛇丸:治消渴,四肢烦热,口干舌燥。水蛇一条活者,剖皮炙黄为末,蜗牛五十个,水浸五日取涎,入天花粉末煎稠,入麝香一分,栗饭和,丸绿豆大,每服十丸,姜汤下。

皮,烧灰油调,敷小儿骨疽脓血不止。又治手指天蛇毒疮。

【附方】1.小儿骨疮:小儿骨痛不堪言,出血流脓血实可怜。寻取水蛇皮一个,少灰油末敷疼边。2.天蛇毒:水蛇一条,去头尾,取中截如手指长,剖去骨肉。勿令病者见,以蛇皮包手指,自然束紧,以纸外裹之。顿觉遍身皆凉,其病即愈。数日后解视,手指有一沟如小绳,蛇皮内宛然有一小蛇,头目俱全也。

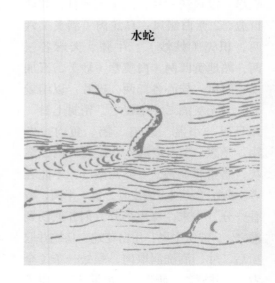

水蛇

# 11 黄颔蛇可以主治哪些病症？

黄颔蛇别名黄喉蛇、赤楝蛇、桑根蛇。肉味甘，性温，有小毒。酿酒，或入丸散，主治风癞顽癣恶疮。自死蛇渍汁，涂大疥。煮汁，浸臂腕作痛。烧灰，同猪脂，治风癣漏疮、妇人妒乳、猘犬咬伤。

【附方】1.犬啮伤：死蛇一条，烧焦为末，纳入疮孔中。2.恶疮似癞：及马疥大如钱者：自死蛇一条，水渍至烂，去骨取汁涂之，随手瘥。

蛇头，烧灰，主治疟及小肠痛，入丸散用。

【附方】1.发背肿毒：蛇头烧灰，醋和敷之，日三易。2.蛤蟆瘘疮：五月五日蛇头，及野猪脂同水衣封之，佳。

骨，主治久疟劳疟，炙，入丸散用。

【附方】一切冷漏：死蛇，取骨为末封之。大痛，以杏仁膏摩之，即止。涎有大毒。［思邈曰］江南山间人有一种蛊毒，以蛇涎合药着饮食中，使人病瘕，积年乃死。但以雄黄、蜈蚣之药治之乃佳。

蛇吞鼠，主治鼠瘘、蚁瘘有细孔如针者。以腊月猪脂煎焦，去滓涂之。蛇吞蛙主治噎膈，劳嗽，蛇瘘。

【附方】1.噎膈：用蛇含蛤蟆，泥包烧存性，研末，米饮服。2.久劳咳嗽：吐臭痰者。寻水边蛇吞青蛙未咽者，连蛇打死，黄泥固济，煅研，空心酒服一二钱，至效。忌生冷五七日，永不发也。3.蛙瘘不愈：蛇腹蛙，烧灰封之。

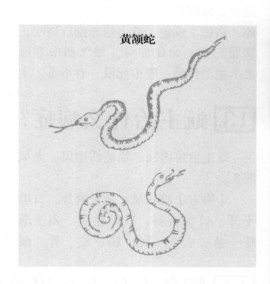

黄颔蛇

# 12 蝮蛇有什么药用价值？

蝮蛇别名反鼻蛇。蝮蛇，色黄黑如土，白色斑纹，黄颔尖口，毒性剧烈。虺，形体短而扁，毒性与蚖相同。蛇的种类很多，只有这两种蛇及青蝰蛇毒性最猛，被咬着的人不及时治疗，往往会死。

胆，味苦，性微寒，有毒。主治妇女前阴生疮，杀下部虫。治疗各种瘘疾，研末敷患处。如果疼痛，把杏仁捣碎摩擦患处。

肉，味甘，性温，有毒。酿成酒可治疗癞疾、各种瘘证、心腹痛、下结气，可消除虫毒。治疗五痔、肠风下血。主治麻风、各种恶风、恶疮瘰疬、皮肤顽痹，及半身萎缩、手足脏腑间的重病。取活蛇一条，放入容器中，加入醇酒一半，封定，埋在马溺处，过一年后取出、打开，蛇已溶化，酒味犹存。

495

患有上述各种病证的人，服一升酒左右，自然感到全身像风轻轻吹过似的，之后痊愈。但是此蛇有小毒，不能一次喝完。如果喝其他的药，就没有这个药力强。又说生癞疮的，取一块蝮蛇肉（其他蛇肉也可以），烧热坐上，当有红色虫子出来时，再取蛇肉塞在鼻中。

【附方】白癜：大蝮蛇一条，勿令伤，以酒一斗渍之，糠火温令稍热。取蛇一寸，和腊月猪脂捣敷。

脂，绵裹，塞耳聋，亦敷肿毒。皮烧灰，疗疔肿、恶疮、骨疽。蜕主治身痒、疥癣、痫疮。骨主治赤痢。烧灰，饮服三钱。杂蛇亦可。屎（器中养取之）主治痔瘘。腹中死鼠，有小毒。主

治鼠瘘。《千金》云：烧末，酒服方寸匕，日二，不过三日大验。

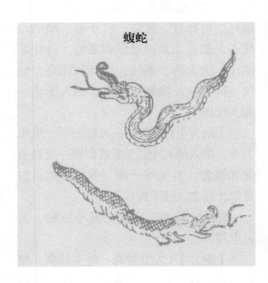

蝮蛇

# 13 蚖主治什么病症？

蚖主治痹内漏。治破伤中风、大风恶疾。

【附方】破伤风：牙关紧急，口噤不开，口面蚖斜，肢体弛缓。用土虺蛇一条（去头、尾、肠、皮、骨，醋炙），地龙五条（去泥，醋炙），天南星（八钱重）一枚（炮），研为末，醋煮面糊如绿豆大。每服三丸至五丸，生姜酒下，仍食稀葱白粥，取汗即瘥。

# 14 鲤鱼有什么药用价值？

鲤鱼鳞有十字形纹理，所以叫鲤。虽死，鳞不发白。肉味甘，性平，无毒。煮食鲤鱼可治疗咳逆上气、黄疸，可以止渴。生用可治疗水肿脚满，下气。治疗怀孕身肿、胎气不安。煮鲤鱼吃可以下水气，利小便。做成鱼块吃，温补，去冷气、痃癖气块、横关伏梁、结在心腹。治上气、咳嗽喘促。将鲤鱼烧焦研末，能发汗、平喘止咳、通乳、

消肿。米饮调服治大人小儿暴痢。用童便浸煨，止反胃及恶风入腹。

【附方】1.水肿：一方：用大鲤鱼一条，醋三升，煮干食，一日一作。另一方：用大鲤一尾，赤小豆一升，水二斗，煮食饮汁，一顿服尽，当下痢尽即瘥。2.妊娠水肿：方同上。3.水肿胀满：赤尾鲤鱼（一斤）破开，不见水及盐，以生矾五钱研末，入腹内，火纸包裹，

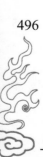

外以黄土泥包，放灶内煨熟取出，去纸、泥，送粥。食头者上消，食身、尾者下消，一日用尽。4.妊娠感寒：用鲤鱼一条烧末，酒服方寸匕，令汗出。5.胎气不长：用鲤鱼肉同盐、枣煮汁，饮之。6.胎动不安：及妇人数伤胎，下血不止。鲤鱼一斤（治净），阿胶（炒）一两，糯米二合，水二升，入葱、姜、橘皮、盐各少许，煮臛食，五七日效。7.乳汁不通：用鲤鱼一条烧末，每服一钱，酒调下。8.咳嗽气喘：用鲤鱼一条去鳞，纸裹炮熟，去刺研末，同糯米煮粥，空心食。

鲊，味咸，性平，无毒。能杀虫。

【附方】聤耳有虫：脓血夜不止。用鲤鱼鲊三斤，鲤鱼脑一枚，鲤鱼肠一具（洗切），乌麻子（炒研）一升，同捣，入器中，微火炙暖，布裹贴耳。两食顷，有白虫出，尽则愈。慎风寒。

胆，味苦，性寒，无毒。主治目热赤痛，青盲，明目。久服强悍，益志气。点眼，治赤肿翳痛。涂小儿热肿。点雀目，燥痛即明。

【附方】1.小儿咽肿：喉痹者。用鲤鱼胆二七枚，和灶底土，以涂咽外，立效。2.大人阴痿：鲤鱼胆、雄鸡肝各一枚为末，雀卵和，丸小豆大，每吞一丸。3.睛上生晕：不问久新。鲤鱼长一尺二寸者，取胆滴铜镜上，阴干，竹刀刮下，每点少许。4.赤眼肿痛：一方：用鲤鱼胆十枚，腻粉一钱，和匀瓶收，日点。又方：用鲤胆五枚，黄连末半两，和匀，入蜂蜜少许，瓶盛，安饭上蒸熟。每用贴目眦，日五七度。亦治飞血赤脉。脂食之，治小儿惊忤诸痫。

脑髓，主治诸痫。煮粥食，治暴聋。和胆等份，频点目眦，治青盲。

【附方】1.耳卒聋：竹筒盛鲤鱼脑，于饭上蒸过，注入耳中。2.耳脓有虫：鲤鱼脑和桂末捣匀，绵裹塞之。

血，主治小儿火疮、丹肿疮毒，涂之立瘥。

肠，主治小儿肌疮。聤耳有虫，同酢捣烂，帛裹塞之。痔瘘有虫，切断炙熟，帛裹坐之。俱以虫尽为度。子合猪肝食，害人。目主治刺疮伤风、伤水作肿，烧灰敷之，汁出即愈。齿主治石淋。骨主治女子赤白带下，阴疮不出。皮主治瘾疹。烧灰水服，治鱼鲠六七日不出者，日二服。鳞主治产妇滞血腹痛，烧灰酒服。亦治血气。烧灰，治吐血、崩中漏下、带下痔瘘、鱼鲠。

【附方】1.痔漏疼痛：鲤鱼鳞二三片，绵裹如枣形，纳入坐之，其痛即止。2.诸鱼骨鲠：鲤脊三十六鳞，凉水服之，其刺自跳出，神妙。3.鼻出血不止：鲤鱼鳞炒成灰，每冷水服二钱。

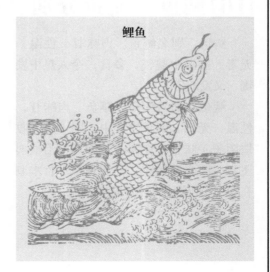

鲤鱼

# 15 青鱼有什么药用价值?

青鱼别名青亦作鲭,以色名也。大者名鲩鱼。肉味甘,性平,无毒。主治香港脚湿痹。同韭白煮食,治脚气脚弱烦闷,益气力。

鲊性味与服石人相反。头中枕,水磨服,主心腹卒气痛。治血气心痛,平水气。作饮器,解蛊毒。

眼睛汁注目,能夜视。胆(腊月收取阴干。)味苦,性寒,无毒。点暗目,涂热疮。消赤目肿痛,吐喉痹痰涎及鱼骨鲠,疗恶疮。

【附方】1.乳蛾喉痹:青鱼胆含咽。一方:用汁灌鼻中,取吐。万氏:用胆矾盛青鱼胆中,阴干,每用少许,吹喉取吐。一方:用朴硝代胆矾。2.赤目障翳:青鱼胆频频点之。一方:加黄连、海螵蛸末等份。又方:用黄连切片,井水熬浓,去滓待成膏,入大青鱼胆汁和就,入片脑少许,瓶收密封,每日点之,甚妙。3.一切障翳:鱼胆丸:用青鱼胆、鲤鱼胆、青羊胆各七个、牛胆半两,熊胆二钱半,麝香少许,石决明一两。为末,糊丸梧子大。每空心茶下十丸。

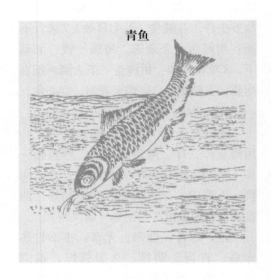

青鱼

# 16 鲀鱼、鲩鱼分别有什么功效?

鲀鱼,别名鲢鱼。肉味甘,性温,无毒。能温中益气,多食,令人热中发渴,又发疮疥。

鲩鱼,别名鳗鱼、草鱼。肉味甘,性温,无毒。能暖胃和中。胆(腊月收取阴干)味苦,性寒,无毒。主治喉痹飞尸,暖水和搅服。一切骨鲠、竹木刺在喉中,以酒化二枚,温呷取吐。

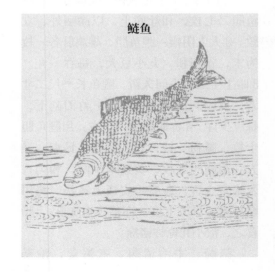

鲢鱼

## 17 鲻鱼、白鱼分别有什么功效？

鲻鱼，别名子鱼。鲻鱼生江河浅水中。似鲤，身圆头扁，骨软，性喜食泥。肉味甘，性平，无毒。开胃，通利五脏。久食，令人肥健。与百药无忌。

白鱼，别名鳔鱼。鲌形窄，腹扁，鳞细，头尾俱向上，肉中有细刺。武王白鱼入舟即此。肉味甘，性平，无毒。开胃下食，去水气，令人肥健。助脾气，调五脏，理十二经络，舒展不相及气。治肝气不足，补肝明目，助血脉。炙疮不发者，作鲙食之，良。患疮疖人食之，发脓。

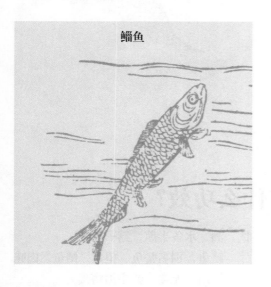

鲻鱼

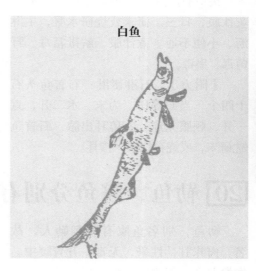

白鱼

## 18 鳙鱼、鳟鱼分别有什么功效？

鳙鱼，别名鳝鱼。肉味甘，性温，无毒。能暖胃益人，食之已疣，多食，动风热，发疮疖。

鳟鱼，别名鮅鱼、赤眼鱼。肉味甘，性温，无毒。能暖胃和中，多食，动风热，发疥癣。

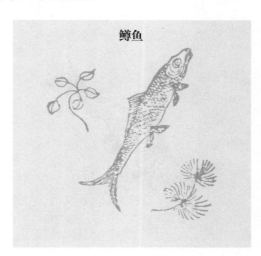

鳟鱼

《本草纲目》秘方全书 学习中国式养生

## 19 石首鱼可以主治什么病症？

石首鱼别名石头鱼、鲵鱼、江鱼、黄花鱼，干者名鲞鱼。肉味甘，性平，无毒。合莼菜作羹，开胃益气。鲞，炙食，能消瓜成水，治暴下痢及卒腹胀、食不消。消宿食，主中恶。鲜者不及。

【附方】蜈蚣咬伤：白鲞皮贴之。

头中石鱿主治石淋，水磨服，亦烧灰饮服，日三。研末或烧研水服，主淋沥、小便不通。煮汁服，解砒霜毒、野菌毒、蛊毒。

【附方】1.石淋诸淋：石首鱼头石十四个，当归等份，为末。水二升，煮一升，顿服立愈。2.聤耳出脓：石首鱼鱿研末，或烧存性研，掺耳。

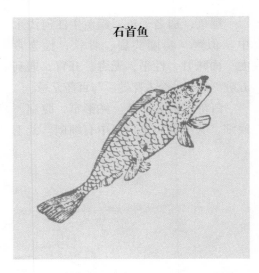
石首鱼

## 20 勒鱼、鲚鱼分别有什么功效？

勒鱼，别名鱼腹有硬刺勒人，故名。肉味甘，性平，无毒。开胃暖中。作鲞尤良。鳃主治疟疾。以一寸入七宝饮，酒、水各半煎，露一夜服。

鲚鱼，别名鮆鱼、望鱼、鳠鱼。肉味甘，性温，无毒。鲊主治痔瘘。

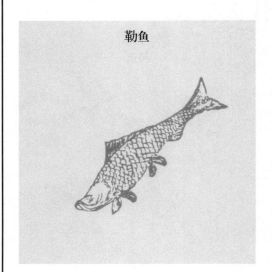
勒鱼

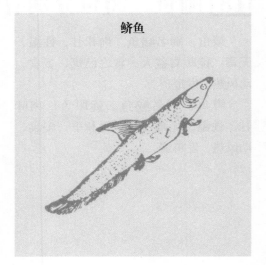
鲚鱼

# 21 鲫鱼有什么药用价值？

鲫鱼别名鲋鱼。肉味甘，性温，无毒。合五味一起煮食，治疗身体虚弱消瘦的病症。可以温中下气，治下痢、肠痔，夏天热痢有效，冬天不宜。同莼菜一起做羹，主治胃虚、消化不好，可以调中益五脏。合茭白做羹，主治丹石发热。生鲫鱼捣烂，涂摩患处治疗恶核肿毒不散及疗疮。同小豆捣烂，涂治丹毒。烧灰和酱汁，涂治各种长期不愈的疮疡。以猪油煎灰服，治肠痈。用小豆煮汁服，可以消水肿。炙油涂摩妇女阴部，治疗阴疮和各种疮，能杀虫止痛。酿白矾烧研饮服，治肠风血痢。酿硫磺煅研，酿五倍子煅研，酒服，治疗下血。酿茗叶煨服，治疗消渴。酿胡蒜煨研饮服，治膈气。酿绿矾煅研饮服，治反胃。酿盐花烧研，掺齿疼。酿当归烧研，揩牙可以乌须止血。酿砒烧研，治急疳疮。酿白盐烧研，搽骨疽。酿附子炙焦同油涂头，治头白秃。

【附方】1.鹘突羹：治脾胃虚冷不下食。以鲫鱼半斤切碎，用沸豉汁投之，入胡椒、莳萝、干姜、橘皮等末，空心食之。2.卒病水肿：用鲫鱼三尾，去肠留鳞，以商陆、赤小豆等份，填满扎定，水三升，煮糜去鱼，食豆饮汁。二日一作，不过三次，小便利，愈。3.消渴饮水：用鲫鱼一枚，去肠留鳞，以茶叶填满，纸包煨熟食之。不过数枚即愈。

鲙，主治久痢赤白、肠澼大人小儿丹毒风眩。治脚风及上气，温脾胃，去寒结气。鲊主治瘑疮。批片贴之，或同桃叶捣敷，杀其虫。

【附方】赤痢不止：鲫鱼鲊二脔（切），秫米一把，薤白一虎口（切）。合煮粥，食之。 头主治小儿头疮口疮、重舌目臀。烧研饮服，疗咳嗽。烧研饮服，治下痢。酒服，治脱肛及女人阴脱，仍以油调搽之。酱汁和，涂小儿面上黄水疮。

子（忌猪肝），能调中，益肝气。骨主治瘑疮。烧灰敷，数次即愈。胆，取汁，涂疗疮、阴蚀疮，杀虫止痛。点喉中，治骨鲠竹刺不出。

【附方】1.小儿脑疳：鼻痒，毛发作穗，黄瘦。用鲫鱼胆滴鼻中，三五日甚效。2.消渴饮水：用浮石、蛤蚧、蝉蜕等份，为末。以鲫鱼胆七枚，调服三钱，神效。3.滴耳治聋：鲫鱼胆一枚，乌驴脂少许，生麻油半两，和匀，纳入楼葱管中，七日取滴耳中，日二次。 脑主治耳聋。以竹筒蒸过，滴之。

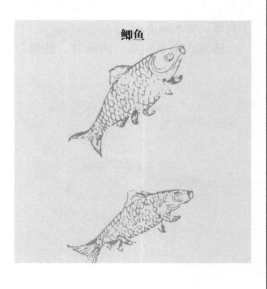

鲫鱼

《本草纲目》秘方全书　学习中国式养生

## 22 鲥鱼、嘉鱼分别有什么功效?

鲥鱼,别名初夏时有,余月则无,故名。肉味甘,性平,无毒。能补虚劳。蒸下油,以瓶盛埋土中,取涂汤火伤,甚效。

嘉鱼,别名拙鱼、丙穴鱼。肉味甘,性平,无毒。主治令人肥健悦泽。煮食,治肾虚消渴、劳瘦虚损。

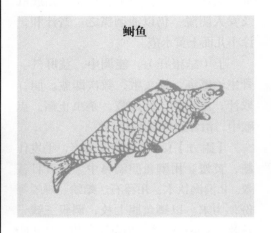

鲥鱼

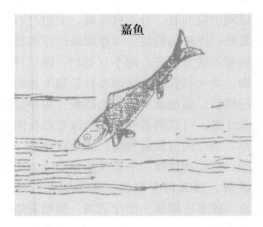

嘉鱼

## 23 鲳鱼、鲂鱼分别有什么功效?

鲳鱼,别名鲶鱼、昌鼠。肉味甘,性平,无毒。令人肥健,益气力。腹中子有毒,令人痢下。

鲂鱼,别名鳊鱼。肉味甘,性温,

无毒。能调胃气,利五脏。和芥食之,能助肺气,去胃风,消谷。作鲙食之,助脾气,令人能食。作羹鲊食,宜人,功与鲫同。患疳痢人勿食。

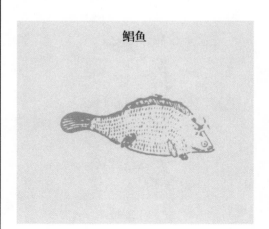

鲳鱼

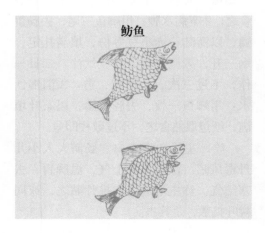

鲂鱼

# [24] 鲈鱼、杜父鱼分别有什么功效？

鲈鱼，别名四鳃鱼。肉味甘，性平，有小毒。能补五脏，益筋骨，和肠胃，治水气。多食宜人，作鲊尤良。曝干甚香美。益肝肾。安胎补中。作脍尤佳。

杜父鱼，别名渡父鱼、黄鲋鱼、船碇鱼、伏念鱼。味甘，性温，无毒。主治小儿差颓。用此鱼擘开，口咬之，七下即消。

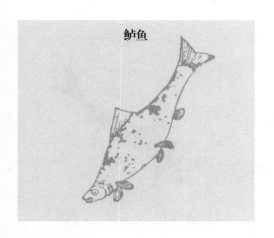

鲈鱼

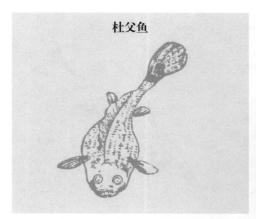

杜父鱼

# [25] 鳜鱼有什么药用价值？

鳜鱼别名石桂鱼、水豚。肉味甘，性平，无毒。主治腹内恶血，去腹内小虫，益气力，令人肥健。补虚劳，益脾胃，治肠风泻血。

尾主治小儿软疖，贴之良。胆味苦，性寒，无毒。主治骨鲠，不拘久近。

【附方】骨鲠竹木刺入咽喉：不拘大人、小儿，日久或入脏腑，痛刺黄瘦甚者，服之皆出。腊月收鳜鱼胆，悬北檐下令干。每用一皂子许，煎酒温呷。得吐，则鲠随涎出。未吐再服，以吐为度。酒随量饮，无不出者。蠡、鲩、鲫胆皆可。

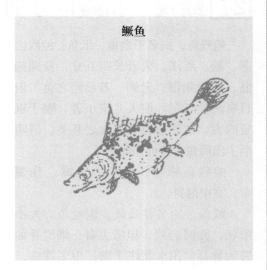

鳜鱼

《本草纲目》秘方全书　学习中国式养生

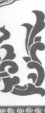

## 26 食用石斑鱼需要注意什么？石鮅鱼有什么功效？

石斑鱼，别名石矾鱼、高鱼。石斑鱼生活在南方溪涧水里有石头的地方。数寸长，白鳞黑斑，浮游在水面，听到响声突然沉到水底。子及肠有毒，令人吐泻。

石鮅鱼，生南方溪涧中。长一寸，背黑腹下赤。南人以作鲊，云甚美。味甘，性平，有小毒。主治疮疥癣。

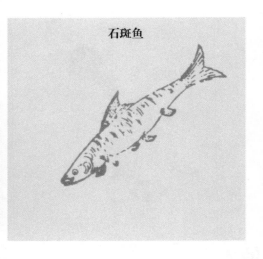

石斑鱼

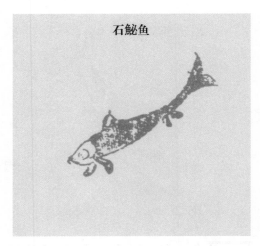

石鮅鱼

## 27 鲙残鱼和鱵鱼分别有什么功效？

鲙残鱼，别名王余鱼、纸鱼。鲙残出苏、淞、浙江。大者长四五寸，身圆如筋，洁白如银，无鳞。若已鲙之鱼，但目有两黑点尔。彼人尤重小者，曝干以货四方。清明前有子，食之甚美。清明后子出而瘦，但可作鲊腊耳。

鲙残鱼味甘，性平，无毒。作羹食，宽中健胃。

鱵鱼，别名姜公鱼、铜唲鱼。大小形状，并同鲙残，但喙尖有一细黑骨如针为异耳。汊水北注于湖，中多箴鱼，状如鲦，其喙如针，即此。鱵鱼味甘，性平，无毒。食之无疫。

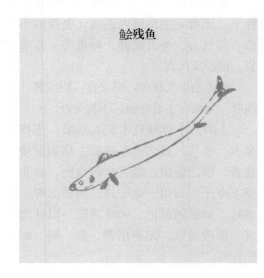

鲙残鱼

504

# 28 黄鲴鱼有什么药用价值?

黄鲴鱼别名黄骨鱼。生江湖中小鱼也。状似白鱼，而头尾不昂，扁身细鳞，白色。阔不逾寸，长不近尺。可作鲊菹，煎炙甚美。肉味甘，性温，无毒。白煮汁饮，止胃寒泄泻。油主治疮癣有虫，燃灯，昏人目。

# 29 金鱼有什么药用价值?

金鱼肉味甘、咸，性平，无毒。主治久痢。

【附方】久痢噤口：病势欲死。用金丝鲤鱼一尾，重一二斤者，如常治净，用盐、酱、葱，必入胡椒末三四钱，煮熟，置病患前嗅之，欲吃随意。连汤食一饱，病即除根，屡治有效。

# 30 鳢鱼的不同部位分别有什么功效?

鳢鱼别名蠡鱼、黑鳢、玄鳢、乌鳢、文鱼。鳢鱼形长体圆，头尾相等，细鳞黑色，有斑点花纹，很像蝮蛇，有舌、有齿、有肚，背部腹部有鬣连接尾巴，尾巴不分支，形状可憎，气息腥恶。

肉，味甘，性寒，无毒。主治五痔、湿痹、面目浮肿、腹水。合小豆煮治疗肿满很有效。可下大小便，疏理壅气。作鱼鲙，治脚气、风气有效。

【附方】1.十种水气：垂死。鳢鱼（一斤重者）煮汁，和冬瓜、葱白作羹食。2.下一切气：洗曰：用大鳢一头开肚，入胡椒末半两，大蒜三两颗，缝合，同小豆一升煮熟，下萝卜三至五块，葱一握，俱切碎，煮熟，空腹食之至饱，并饮汁。至夜，泄恶气无限也。三至五日更一作。3.肠痔下血：鳢鱼作鲙，以蒜齑食之。忌冷、毒物。4.一切风疮：顽癣疥癞。年久不愈者，不过二三服必愈。用黑火柴头鱼一个（即乌鳢也），去肠肚，以苍耳叶填满。外以苍耳安锅底，置鱼于上，少少着水，慢火煨熟，去皮骨淡食。勿入盐酱，功效甚大。

肠及肝，主治冷败疮中生虫。肠以五味炙香，贴痔瘘及蛀骨干疮，引虫尽为度。胆味甘，性平。主治喉痹将死者，点入少许即瘥，病深者水调灌之。

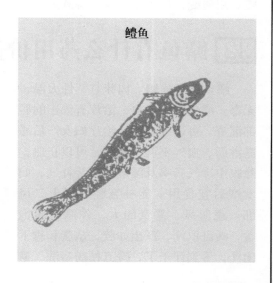

鳢鱼

# 31 鳗鲡鱼可主治哪些病症？

鳗鲡鱼别名白鳝、蛇鱼，干者名风鳗。鳗鲡，其状如蛇，背有肉鬣连尾，无鳞有舌，腹白。大者长数尺，脂膏最多。背有黄脉者，名金丝鳗鲡。此鱼善穿深穴，非若蛟蜃攻岸也。或云鳀亦产鳗，或云鳗与蛇通。

肉味甘，性平，有毒。能治五痔疮漏，杀诸虫。用此鱼熏痔瘘，里面的虫就死了。用来杀死各种虫，将鳗鲡烧炙研为末，空腹吃下，三至五次就好了。治恶疮、女人阴疮虫痒、传尸疰气劳损，还有暖腰膝、壮阳的作用。治疗湿脚气、腰肾间湿风痹，常常像水洗样感觉，用五味煮食，补益作用强。患诸疮瘘疬疡风的病人，宜长期食用这种鱼。治小儿疳劳及虫引起的心痛、妇人带下和一切风邪引起的瘙痒，还可以解各种草石药毒，使它对人不产生毒害。

【附方】1.诸虫心痛：多吐清水。鳗鲡淡煮，饱食三至五度，即瘥。2.骨蒸劳瘦：用鳗鲡二斤治净，酒二盏煮熟，入盐、醋食之。3.肠风下虫：同上。

膏主治诸瘘疮、耳中虫痛。曝干微炙取油，涂白驳风，即时色转，五至七度便瘥。骨及头，炙研入药，治疳痢肠风崩带。烧灰敷恶疮。烧熏痔瘘，杀诸虫。

【附方】一切恶疮：用蛇鱼骨炙为末，入诸色膏药中贴之，外以纸护之。血主治疮疹入眼生翳，以少许点之。

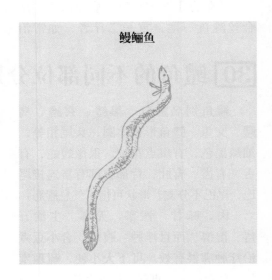

鳗鲡鱼

# 32 鳝鱼有什么药用价值？

鳝鱼别名黄鮑。肉味甘，性大温，无毒。鳝鱼补中益血，治疗有渗出的唇部湿疮。可以补虚损，治疗妇女产后恶露淋沥、血气不调、羸瘦，可以止血，除腹中冷气肠鸣及湿痹气。善补气，妇女产后宜食用。能补五脏，逐十二风邪。患湿风、恶气的人，作臛空腹饱食，暖卧取汗，汗出如胶，从腰和脚下出汗，等到汗干了，暖五枝汤浴洗，避风，三至五天再做一次，效果很好。专贴一切冷漏、痔瘘、臁疮引虫。

【附方】1.臁疮蛀烂：用黄鳝鱼数条打死，香油抹腹，蟠疮上系定，顷则痛不可忍，然后取下看，腹有针眼皆虫也。未尽更作，后以人胫骨灰，油调搽之。2.肉痔出血：鳝鱼煮食，其性凉也。

血，涂治癣及瘘。治疗口眼㖞斜，加入麝香少许同用。向左㖞就涂治右侧，向右喎就涂治左侧，恢复到正常后就洗去。治疗耳痛，滴数滴入耳。治疗鼻衄，滴数滴入鼻。治麻疹后生翳，滴少许到眼睛里。治疗赤疵，同蒜汁、墨汁频频涂涂患处。还涂治赤游风。

头，味甘，性平，无毒。烧服，止痢，主消渴，去冷气，除痞症，食不消。同蛇头、地龙头烧灰酒服，治小肠痛有效。百虫入耳，烧研，绵裹塞之，立出。

皮，主治妇人乳核硬疼，烧灰空心温酒服。

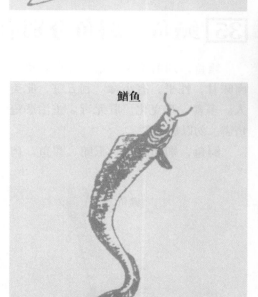

鳝鱼

# [33] 鳅鱼有什么功效？

鳅鱼别名泥鳅。味甘，性平，无毒。能暖中益气，醒酒，解消渴。同米粉煮羹食，调中收痔。

【附方】1.消渴饮水：用泥鳅鱼（十头阴干，去头、尾，烧灰）、干荷叶等份，为末，每服二钱，新汲水调下，日三。名"沃焦散"。2.喉中物哽：用生鳅鱼，线牢缚其头，以尾先入喉中，牵拽出之。3.揩牙乌髭：泥鳅鱼一枚，槐蕊、狼把草各一两，雄燕子一个，酸石榴皮半两，捣成团，入瓦罐内，盐泥固济，先文后武，烧炭十斤，取研，日用。一月以来，白者皆黑。

鳅鱼

# [34] 黄颡鱼对哪些病症有疗效？

黄颡鱼别名黄鱼尝鱼、黄颊鱼、黄魤。味甘，性平，微毒。肉，至能醒酒、祛风。煮食，消水肿、利小便。烧灰，治瘰疬久溃不收敛及诸恶疮。

【附方】1.水气浮肿：用黄颡三尾，绿豆一合，大蒜三瓣，水煮烂，去鱼食豆，以汁调商陆末一钱服。其水化为清气而消。诗云：一头黄颡八须鱼，绿豆同煎一合余。白煮作羹成顿服，管教水肿自消除。2.瘰疬溃坏：用黄鱼破开，入蓖麻子二十粒，扎定，安厕坑中，冬三日，春秋一日，夏半日，取出洗净，黄泥固济，煅存性研，香油调敷。3.臁疮浸淫：方同上。

涎（翅下取之）主治消渴。

【附方】生津丸：治消渴饮水无度。以黄颡鱼涎和青蛤粉、滑石末等份，丸梧子大，每陈粟米汤下三十丸。

颊骨主治喉痹肿痛，烧研，茶服三钱。

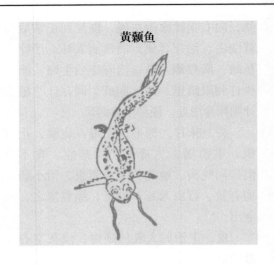

黄颡鱼

# 35 鳡鱼、鲟鱼分别有什么功效？

鳡鱼，别名黄鱼、蜡鱼、玉版鱼。肉味甘，性平，有小毒。利五脏，肥美人。多食，难克化。肝无毒。主治恶疮疥癣。勿以盐炙食。

鲟鱼，别名鲔鱼、王鲔、碧鱼。肉味甘，性平，无毒。能补虚益气，使人肥健。煮汤喝能治血淋。鼻肉作脯名鹿头，亦名鹿肉，言美也。能补虚下气。子（状如小豆）食之肥美，杀腹内小虫。

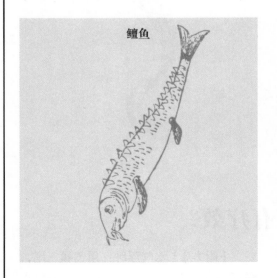

鳡鱼

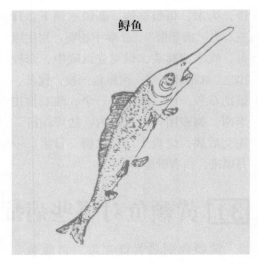

鲟鱼

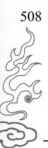

# 36 河豚、海豚鱼分别有什么药用价值?

河豚,别名嗔鱼、吹肚鱼、气包鱼。味甘,性温,无毒。能补虚、去湿气、理腰脚、去痔疾、杀虫、伏硇砂。

肝及子有大毒。主治疥癣虫疮。用子同蜈蚣烧研,香油调,搽之。

海豚鱼,别名海狶、生江中者名江豚。江猪、暨鱼、馋鱼。肉味咸,腥,味如水牛肉,无毒。主治飞尸、蛊毒、瘴疟,作脯食之。肪主治摩恶疮、疥癣、痔瘘,犬马病疥,杀虫。

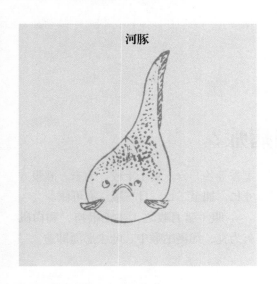

河豚

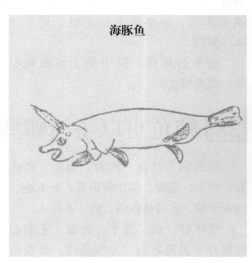

海豚鱼

# 37 乌贼鱼有什么特殊功效?

乌贼鱼别名乌鱼则、墨鱼、缆鱼,干者名鲞、骨名海螵蛸。肉味酸,性平,无毒。能益气强志。益人,通月经。

骨味咸,性微温,无毒。主治女子赤白漏下、血滞经闭、阴蚀肿痛、寒热症瘕,无子。主治惊气入腹、腹痛环脐、男人阴中寒肿、令人有子,又能治疗疮多脓汁不燥。可以疗血崩、杀虫。炙研饮服治疗妇人血瘕、大人小儿下痢,杀小虫。把墨鱼骨投到井里,水里的虫子全死。研末和蜜点眼可治眼中有热泪,及一切浮翳,久服可以补益精

气,也可治疗牛马目疾。主治女子血枯病、伤肝唾血下血,治疟消瘿。研末可敷治小儿疳疮、痘疮臭烂、男人阴疮、汤火伤、跌打损伤出血。烧存性,酒冲服,治妇人阴户小、性交痛。同鸡蛋黄治小儿重舌、鹅口。同蒲黄末敷舌肿,出血如泉。同槐花末吹鼻,可以防治鼻出血。同银珠吹鼻治喉痹,同白矾末吹鼻治蝎螫疼痛,同麝香吹耳治聤耳有脓及耳聋。

【附方】1.女子血枯:见上。2.赤白目翳:一方:治伤寒热毒攻眼,生赤白

翳。用乌鱼则鱼骨一两，去皮为末，入龙脑少许点之，日三。3.治诸目翳：用乌鱼则骨、五灵脂等份为末，熟猪肝切片，蘸食，日二。4.赤翳攀睛：照水丹：治眼翳（惟浓者尤效）及赤翳攀睛贯瞳人。用海螵蛸一钱，辰砂半钱，乳细水飞澄取，以黄蜡少许，化和成剂收之。临卧时，火上旋丸黍米大，揉入眦中。睡至天明，温水洗下。未退，更用一次，即效。

血主治耳聋。腹中墨主治血刺心痛，醋磨服之。

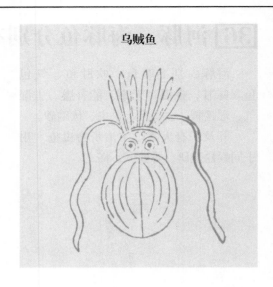

乌贼鱼

# 38 鲛鱼可以主治哪些病症？

鲛鱼别名沙鱼、鰒鱼、溜鱼。肉味甘，性平，无毒。主治作鱼昔，补五脏，功亚于鲫，亦可作鱼肃、鲊，甚益人。

皮味甘、咸，性平，无毒。主治心气鬼疰、蛊毒吐血、蛊气蛊疰。烧灰水服，主食鱼中毒。烧研水服，解鱼侯鱼夷鱼毒，治食鱼会鱼成积不消。

【附方】治疰鲛鱼皮散：〔颂曰〕胡洽治五尸鬼疰，百毒恶气。鲛鱼皮（炙）、朱砂、雄黄、金牙、蜀椒、细辛、鬼臼、干姜、莽草、天雄、麝香、鸡舌香、桂心各一两，贝母半两，蜈蚣、蛴螬各（炙）二枚，为末，每服半钱，温酒服，日二。亦可佩之。〔李时珍曰〕《千金》鲛鱼皮散：治鬼疰。用鲛鱼皮（炙）、龙骨、鹿角、犀角、麝香、蜈蚣、雄黄、朱砂、干姜、蜀椒、蘘荷根、丁香等各一分，贝子十枚，为末，酒服方寸匕，加至二匕，日三服。亦可佩。

胆（腊月收之）主治喉痹，和白矾灰为丸，绵裹纳喉中，吐去恶涎即愈。

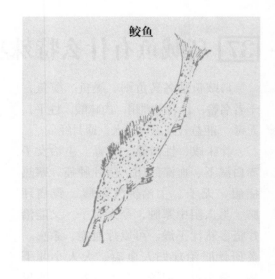

鲛鱼

## 39 海鹞鱼、文鳐鱼分别有什么功效?

海鹞鱼,别名邵阳鱼、荷鱼、蕃踏鱼、石蛎。肉味甘、咸,性平,无毒。不益人。男子白浊膏淋,玉茎涩痛。齿无毒。主治瘴疟,烧黑研末,酒服二钱匕。尾有毒。主治齿痛。

文鳐鱼,别名飞鱼。肉味甘,性酸,无毒。主治妇人难产,烧黑研末,酒服一钱,临月带之,令人易产。已狂已痔。

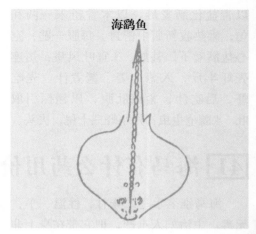

海鹞鱼

## 40 虾有什么药用价值?

虾,音霞(俗作虾),入汤则红色如霞也。江湖中的虾个大色白,溪流池塘出的虾,个小色青。头上的须四散,鼻子像刀,背部一节一节可以活动,尾巴有硬鳞,脚很多,善跳动。它的肠连结到脑,它的子在腹外。虾有多种:米虾、糠虾,是以精粗而命名的;青虾、白虾,是以颜色命名的;梅虾是梅雨季节有的;泥虾、海虾是根据产地命名的。岭南有天虾,这种虾像蚂蚁那么大,秋初后,成群地落入水里变为虾,人们把它做成鲊吃。凡是大虾,蒸熟晒干以后去壳,就叫虾米,用姜醋拌吃,是食品中的珍品。

味甘,性温,有小毒。主治五野鸡病、小儿赤白游肿疼痛,捣碎敷患处。做羹治疗鳖证,托痘疮,下乳汁。法制壮阳道,煮汁可以吐风痰,捣膏敷治虫疽。

【附方】1.鳖症疼痛:一方:景陈

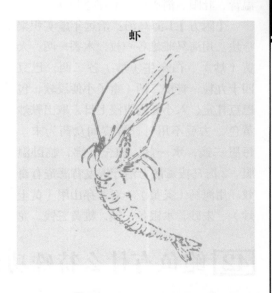

虾

弟长子拱病鳖症,隐隐见皮内,痛不可忍。[外医洪氏曰]可以鲜虾作羹食之。下腹未久痛即止。[喜曰]此真鳖症也。吾求其所好,以尝试之尔。乃合一药如疗脾胃者,而碾附子末二钱投之,数服而消。明年又作,再如前治而愈，遂绝根本。2.补肾兴阳：用虾米一斤，蛤蚧二枚，茴香、蜀椒各四两。并以青盐化酒炙炒，以木香粗末一两和匀，乘热收新瓶中密封。每服一匙，空心盐酒嚼下，甚妙。3.宣吐风痰：用连壳虾半斤，入葱、姜、酱煮汁。先吃虾，后吃汁，紧束肚腹，以翎探引取吐。4.臁疮生虫：用小虾三十尾，去头、足、壳，同糯米饭研烂，隔纱贴疮上，别以纱罩之。一夜解下，挂看皆是小赤虫。即以葱、椒汤洗净，用旧茶笼内白竹叶，随大小剪贴，一日二换。待汁出尽，逐日煎苦楝根汤洗之，以好膏贴之。将生肉，勿换膏药。忌发物。5.血风臁疮：生虾、黄丹捣和贴之，日一换。

## 41 海马有什么药用价值？

海马别名水马。味甘，性温、平，无毒。主治妇人难产，把它带在身上非常灵验。临产烧末饮服，同时用手握着海马，就容易生产。主难产及血气痛，可以温肾、壮阳、消瘕块、治疗疮肿毒。

【附方】1.海马汤：治远年虚实积聚症块。用海马雌雄各一枚，木香一两，大黄（炒）、白牵牛（炒）各二两，巴豆四十九粒，青皮二两（童子小便浸软，包巴豆扎定，入小便内再浸七日，取出麸炒黄色，去豆不用），取皮同众药为末。每服二钱，水一盏，煎三五沸，临卧温服。2.海马拔毒散：治疗疮发背恶疮有奇效。用海马（炙黄）一对，穿山甲（黄土炒）、朱砂、水银各一钱，雄黄三钱，龙脑、麝香各少许为末，入水银研不见星。每以少许点之，一日一点，毒自出也。

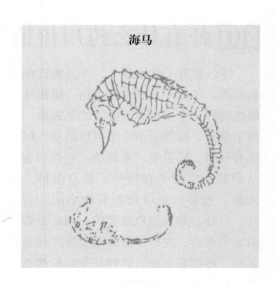

海马

## 42 鲍鱼有什么特殊功效？

鲍鱼别名萧折鱼、干鱼。肉味辛，臭，性温，无毒。主治跌摔折伤腿腕，淤血在四肢不散，女子崩中血不止。［时珍曰］煮汁治女子血枯病伤肝，通利肠中。同麻仁、葱、豉煮羹，能通乳汁。

【附方】妊娠感寒腹痛：干鱼一枚烧灰，酒服方寸匕，取汗瘥。头，煮汁，治眯目。烧灰，疗疔肿瘟气。

【附方】1.杂物眯目：鲍鱼头二枚，地肤子半合，水煮烂，取汁注目中，即出。2.鱼脐疔疮：似新火针疮，四边赤，中央黑。可针刺之，若不大痛，即杀人也。用腊月鱼头灰、发灰等份，以鸡溏屎和，涂之。3.预辟瘟疫：鲍鱼头烧灰方寸匕，合小豆七枚末，米饮服之，令瘟疫气不相染也。

## 43 鳔鱼有什么功效？

鳔鱼别名鳔。作胶名鳔胶。鳔味甘，性平，无毒。主治竹木入肉，经久不出者。取白敷疮上四边，肉烂即出。止折伤血出不止。烧灰，敷阴疮、瘘疮、月蚀疮。

【附方】折伤出血但不透膜者：以海味中咸白鳔，大片色白有红丝者，成片铺在伤处，以帛缚之，即止。

鳔胶，味甘、咸，性平，无毒。烧存性，治妇人产难、产后风搐、破伤风痉，止呕血，散淤血，消肿毒。伏硇砂。

【附方】1.产难：鱼胶五寸，烧存性为末，温酒服。2.产后搐搦：强直者。不可便作风中，乃风入子脏，与破伤风同。用鳔胶一两，以螺粉炒焦，去粉为末，分三次服，煎蝉蜕汤下。3.产后血晕：鳔胶烧存性，酒和童子小便调服三五钱良。4.经血逆行：鱼胶切炒，新绵烧灰。每服二钱，米饮调下，即愈。5.破伤风搐：口噤强直者。危氏香胶散。用鱼胶（烧存性）一两，麝香少许，为末，每服二钱，苏木煎酒调下。仍煮一钱封疮口。又方：治破伤风，有表证未解者。用江鳔半两（炒焦），蜈蚣一对（炙研），为末，以防风、羌活、川芎等份煎汤，调服一钱。6.呕血不止：鳔胶长八寸，广二寸，炙黄，刮二钱，以甘蔗节三十五个，取汁调下。7.便毒肿痛：已大而软者。一方：用鱼鳔胶，热汤或醋煮软，乘热研烂贴之。又方：治露痕（即羊核）。用石首胶一两，烧存性，研末酒服。外以石菖蒲生研盦之，有效。

## 44 鱼鳞有什么特殊功效？

鱼鳞，[李时珍曰]鳞者，邻也。鱼产于水，故鳞似邻。鸟产于林，故羽似叶。兽产于山，故毛似草。鱼行上水，鸟飞上风，恐乱鳞、羽也。主治食鱼中毒，烦乱或成症积，烧灰水服二钱。诸鱼鳞烧灰，主鱼骨鲠。

## 45 鱼鲙有什么药用价值？

鱼鲙别名鱼生。味甘，性温，无毒。温补，去冷气湿痹，除膀胱水、腹内伏梁气块、冷疬结癖疝气、喉中气结、心下酸水，开胃口，利大小肠，补腰脚，起阳道。宜脚气风气人，治上气喘咳。鲫鱼鲙：主久痢肠澼痔疾，大人小儿丹毒目眩。

《本草纲目》秘方全书　　学习中国式养生

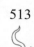

## 46 鱼子主治什么病症?

鱼子别名鱼米、鱼义。主治目中障翳。

【附方】决明散:治一切远年障翳、眦生弩肉、赤肿疼痛。用鱼子(活水中生下者)半两(以硫黄水温温洗净),石决明、草决明、青葙子、谷精草、枸杞子、黄连、炙甘草、枳实(麸炒)、牡蛎粉、蛇蜕(烧灰)、白芷、龙骨、黄檗各一两,白附子(炮)、白蒺藜(炒)、蝉蜕、黄芩(炒)、羌活各半两,虎睛一只(切作七片,文武火炙干,每一料用一片),右通为末。每服三钱,五更时茶服,午、夜再服。赤白翳膜,七日减去。弩肉赤肿痛不可忍者,三五日见效。忌猪、鱼、酒、面、辛辣、色欲。凡遇恼怒酒色风热即疼痛,是活眼,尚可医治;如不疼,不必医也。

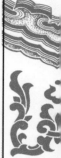

# 第十五章

## 介部

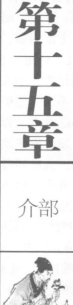

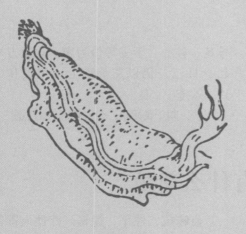

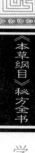

## 1 水龟有什么特殊功效？

水龟别名玄衣督邮。龟甲别名神屋、败龟板、败将、漏天机。味甘，性平，有毒。主治崩漏、赤白带下、癥瘕痞块、疟疾、痔疮、阴疮、湿痹、四肢重着痿弱无力、小儿囟门不合。长期服用能轻身不饥。龟甲治惊恐忿怒、胸腹疼痛、不能久立、骨蒸潮热，及伤寒劳复、肌体发冷发热欲死等证，用龟甲煮汤服有效。久服能益气增智，增进食欲。若烧灰外用，治小儿头疮、女子阴疮。龟壳能治久咳、疟疾，若炙后研末用酒冲服，可治风证腿脚无力。龟板治血痹，龟板烧灰治脱肛。龟下甲有补阴、活血祛淤、续筋接骨、止血痢之功，主治阴血不足、劳倦肢软无力。能补心肾，益大肠，止泻痢，消痈肿，可以治腰膝酸痛、难产等。烧灰外用治臁疮。

龟肉，味甘、酸，性温，无毒。酿酒服，能治风证四肢挛急或久瘫，煮食治风湿痹痛、浮肿及筋骨折伤。龟肉能治筋骨疼痛、年久寒咳、泻血、血痢等。

龟血，味咸，性寒，无毒。用龟血外涂治脱肛，用龟血与酒同饮，治跌仆损伤；同时取生龟肉捣烂外敷。

龟胆汁，味苦，性寒，无毒。主治痘疹后眼疾、双眼肿胀月余睁不开。用龟胆汁点眼疗效好。

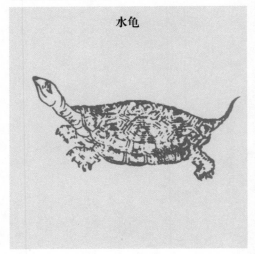

水龟

## 2 秦龟有什么功效？

秦龟别名山龟。甲味苦，性温，无毒。除湿痹气、身重、四肢关节不可动、赤白带下，破积症。补心，治鼠。

【附方】鼠瘘：刘涓子用山龟壳（炙）、狸骨（炙）、甘草（炙）、雄黄、桂心、干姜等份为末，饮服方寸匕，日三。仍以艾灸疮上，用蜜和少许，入疮中，良。

头，阴干炙研服，令人长远入山不迷。

## 3 蟕龟、绿毛龟分别有什么功效？

蟕龟，别名龟筒。味甘，性平，无毒。去风热，利肠胃。

血味咸，性平，微毒。疗俚人毒箭伤。中刀箭闷绝者，刺饮便安。

龟筒皮。味甘、咸，性平，无毒。主治血疾及中刀箭毒，煎汁饮。解药毒、蛊毒。

绿毛龟，别名绿衣使者。味甘、酸，性平，无毒。有通任脉、助阳、补益精血的作用，能治痿弱。将绿毛龟放在额头上，能防邪疟。若收藏在书简中，可防虫蛀。

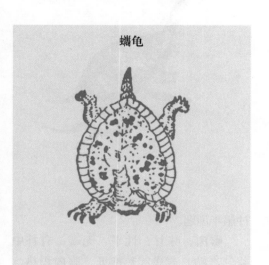

蠵龟

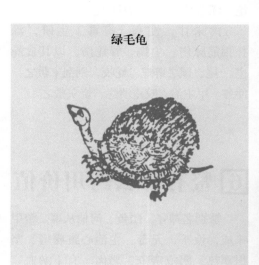

绿毛龟

## 4 玳瑁有什么药用价值?

玳瑁别名瑇瑁。甲味甘，性寒，无毒。能解岭南百药毒。破症结，消痈毒，止惊痫。疗心风，解烦热，行气血，利大小肠，功与肉同。磨汁服，解蛊毒，生佩之，镇心神，急惊客忤，伤寒热结狂言。

【附方】1.解蛊毒：生瑇瑁磨浓汁，水服一盏即消。2.痘疮黑陷：乃心热血凝也。用生瑇瑁、生犀角同磨汁一合，入猪心血少许，紫草汤五匙，和匀，温服。3.迎风目泪：乃心肾虚热也。用生瑇瑁、羚羊角各一两，石燕子一双，为末。每服一钱，薄荷汤下，日一服。

肉，味甘，性平，无毒。能祛诸风毒，逐邪热，去胸膈风痰，行气血，镇心神，利大小肠，通妇人经脉。血能解诸药毒，刺血饮之。

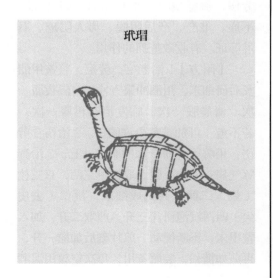

玳瑁

517

## ⑤ 摄龟有什么特殊功效?

摄龟别名呷蛇龟、陵龟。鸯龟腹折，见蛇则呷而食之，故楚人呼呷蛇龟。江东呼陵龟，居丘陵也。

肉味甘，性寒，有毒。生研，涂扑损筋脉伤。生捣，罨蛇伤，以其食蛇也。尾，佩之辟蛇。蛇咬，则刮末敷之，便愈。甲主治人咬疮溃烂，烧灰敷之。

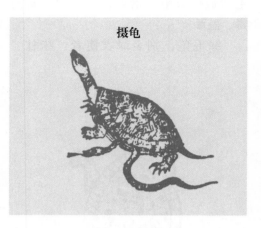

摄龟

## ⑥ 鳖有什么药用价值?

鳖别名神守、团鱼、河伯从事。鳖甲味咸，性平，无毒。主治心腹癥瘕、坚积寒热、阴疮痔疮、恶肉。有下淤血、堕胎、消疮肿、肠痈之功。能治温疟、癥瘕、腰痛、宿食壅塞、小儿胁下痞坚、妇女血漏、赤白带下。还能治虚劳消瘦、骨蒸潮热。有补阴益气的作用。鳖甲可以治老疟疟母、阴毒腹痛、食积劳伤、癥痘烦喘、小儿惊痫、妇女经脉不通、难产、产后阴脱、男人阴疮、石淋等证。有收敛疮痈的作用。

【附方】1.治老疟、劳疟：将鳖甲醋炙后研细末，用酒冲服方寸匕，隔夜服一次，清晨服一次，临发疟时再服一次。若不愈，可加雄黄少许同用。2.治伤食劳伤：用鳖甲烧研，水冲服方寸匕。3.治奔豚气痛：上冲心腹。取鳖甲三两，京三棱（煨）二两，共捣成细末，桃仁（去皮尖）四两浸泡研汁三升，煎取二升，加入鳖甲末，不断搅动。煎片刻后加醋一升，再煎如糖稀，装瓶备用，每次空腹用温酒冲服半汤匙。

鳖肉，味甘，性平，无毒。有补中益气之功。若患湿热痹证，腹内积热，和五味煮服，微有腹泻。本品治妇女赤白带下、癥瘕腰痛。鳖肉有补虚、去血热的作用，常食导致性冷。补阴。将鳖肉做羹食用治久痢，长胡须；做丸服，治虚劳、疬辟、脚气。

鳖头血，本品外涂治脱肛。鳖头血治中风口眼㖞斜、小儿疳热。

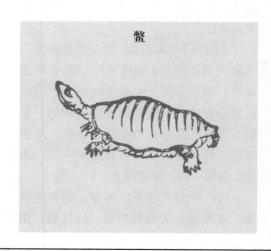

鳖

# ⑦ 鼋有什么特殊功效?

鼋别名鼋，大鳖也。甲虫中唯鼋最大，故也。

甲味甘，性平，无毒。炙黄酒浸，治瘰，杀虫逐风，恶疮痔、风顽疥瘙，功同鳖甲。消五脏邪气，杀百虫毒、百药毒，续筋骨。

肉味甘，性平，微毒。主治湿气、邪气，诸虫。

脂主治摩风及恶疮。胆味苦，性寒，有毒。主治喉痹，以生姜、薄荷汁化少许服，取吐。

# ⑧ 蟹、鲨鱼分别有什么药用价值?

蟹，别名螃蟹、横行介士、郭索、无肠公子。味咸，性寒，有小毒。能治胸中邪气、热结疼痛、口眼㖞斜、面部浮肿，可解漆毒。烧蟹能引鼠出来。能化漆为水，所以用涂漆疮。蟹夹烧烟，可将鼠全部引出来。有活血散结、消食、益气养筋、利关节、解热之功。可以治胃气不畅、漆疮。蘸醋食去五脏中烦闷；和酒食用，治产后淤血腹痛；去

壳同黄生捣、微炒，外敷治骨伤筋断；前夹与白及末同捣外涂，治小儿囟门不合。解莨菪毒、鳝鱼毒、漆毒，治疟疾、黄疸。捣烂外涂治疥癣，捣汁滴耳治耳聋。

鲨鱼，别名候意。鲨鱼肉味辛、咸，性平，微毒。鲨鱼肉能杀虫，治痔疮。鲨鱼尾，烧焦后，能治肠风下血，妇女崩中带下、产后下痢。

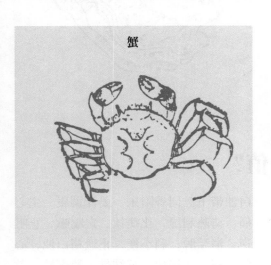

蟹

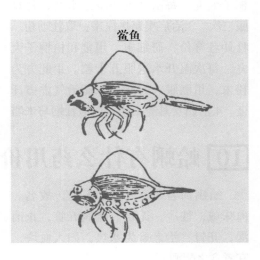

鲨鱼

《本草纲目》秘方全书

学习中国式养生

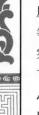
## ⑨ 牡蛎有什么药用价值?

牡蛎别名牡蛤、蛎蛤、古贲、蠔。味咸,性平,微寒,无毒。能消除筋脉拘挛弛缓,祛除留滞于经络、关节及营卫的邪热,有止汗止渴、涩肠止泻、缩尿止遗、逐淤血、止痛以及补肾、安神等功效。能治疗伤寒、寒热往来、温疟寒战、惊恐忿怒、鼠瘘、妇女赤白带下、崩漏下血、男子虚劳、胸中气结、心下痞热、烦满疼痛、小儿惊痫、咽喉肿痛、咳嗽及一切疮肿等证。研粉擦身能止盗汗,与麻黄根、蛇床子、干姜同研粉,可以治阴虚盗汗。牡蛎软坚散结,清热化痰除湿,止心腹疼痛。治下痢便脓血、男子白浊、症瘕积聚、瘿瘤痰核等证。

【附方】1.治气滞痰阻之心、脾气痛:取牡蛎煅烧研末,每次用酒送服二钱。2.治梦遗及便溏:用牡蛎粉醋糊如梧桐子大丸,每次米汤送服三十九,每日服三次。3.治疟疾寒热往来:取牡蛎粉、杜仲各等份,研细末,用蜜和梧桐子大丸,每次温开水送服五十粒。用此方为粉末,用酒服一方寸匕,能治气虚盗汗证。4.治妇女月经不止:取煅牡蛎与米醋共捣后,再煅烧研细末,加米醋、艾叶末熬成膏状后,做梧桐子大丸,每次用醋艾煎汤送服四五十丸。治面色黧黑用牡蛎粉研末,炼蜜为梧桐子大丸,每次用温开水送服三十丸,每日一次,同时食用牡蛎肉。

牡蛎肉,味甘,性温,无毒。将牡蛎肉煮食,可以补虚和中、解丹毒、调妇女气血。若拌姜、醋调味生食,能治丹毒、酒后烦热口渴。炙后食用,味道鲜美,能嫩肤美容。

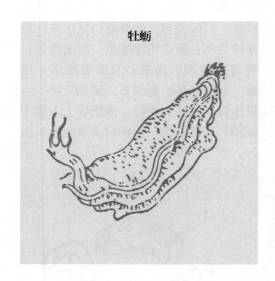

牡蛎

## ⑩ 蛤蜊有什么药用价值?

蛤蜊别名蛤类之利于人者,故名。肉味咸,性冷,无毒。能润五脏,止消渴,开胃,治老癖为寒热,妇人血块,宜煮食之醒酒。

蛤蜊粉别名海蛤粉。味咸,性寒,无毒。主治热痰湿痰、老痰顽痰、疝气白浊带下。同香附末、姜汁调服,主心痛。清热利湿,化痰饮,定喘嗽,止呕逆,消浮肿,利小便,止遗精白浊,心脾疼痛,化积块,解结气,消瘿核,散肿毒,治妇人血病。油调,涂汤火伤。

【附方】1.气虚水肿:昔滁州酒库

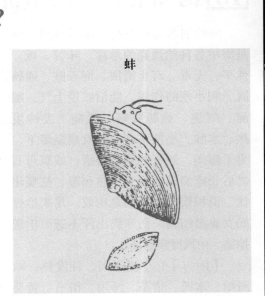

蛤蜊

攒司陈通，患水肿垂死，诸医不治。一妪令以大蒜十个捣如泥，入蛤粉，丸梧子大。每食前，白汤下二十丸。服尽，小便下数桶而愈。2.心气疼痛：真蛤粉沙过白，佐以香附末等份，白汤淬服。3.白浊遗精：洁古云：阳盛阴虚，故精泄也，真珠粉丸主之。用蛤粉一斤，黄柏一斤，为细末，白水丸如梧子大。每服一百丸，空心用温酒下，日二次。蛤粉味咸而且能补肾阴，黄柏苦而降心火也。4.雀目夜盲：真蛤粉炒黄为末，以油蜡化和，丸皂子大，内于猪腰子中，麻扎定，蒸食之。一日一服。

# [11] 蚌有什么药用价值？

蚌别名蜌与蛤属同类，但为外形各异的两种生物，通常较长的称蚌，圆形的叫蛤。蚌肉味甘、咸，性冷，无毒。能解热毒、酒毒、药毒，除烦止渴、明目祛湿，治妇女崩漏带下、痔瘘等证。加入黄连末取汁点眼，治目赤肿痛、视物不清。

蚌粉，味咸，性寒，无毒。有止泻痢、止呕逆的作用，能治各种疳积。加醋调外用治痈肿。烂壳粉用米汤送服治反胃、胸腹痰饮。有清热燥湿、化痰消积、明目之功，治妇女带下、男子白浊、痢疾、水肿、痰饮咳嗽，外治阴疮、皮肤湿疹瘙痒等证。

蚌

# [12] 蚬有什么功效？

蚬别名扁螺。肉味甘、咸，性冷，无毒。主治时气，开胃，压丹石药毒及疗疮，下湿气，通乳，糟煮食良。生浸取汁，洗疗疮。

烂壳味咸，性温，无毒。能止痢，治阴疮食，除心胸痰水。化痰止呕，治

第
十
五
章

吞酸心痛及暴嗽。

【附方】1.卒嗽不止：用白蚬壳捣为细末，以熟米饮调，每服一钱，日三服，甚效。2.痰喘咳嗽：用白蚬壳烧过存性，为极细末。以米饮调服一钱，日三服。3.反胃吐食：用黄蚬壳并田螺壳各炒成白灰。每田螺壳灰二两，黄蚬壳灰一两，入白梅肉四个，同搜拌令匀作团。再入砂盒子内，盖定泥固。存性，研细末，每服二钱，用人参、缩砂汤调下。不然，用陈米饮调服亦可。凡觉心腹胀痛，将发反胃，即以此药治之。

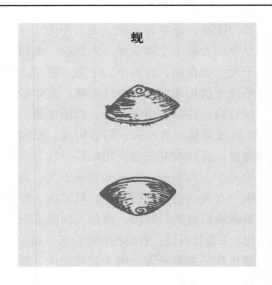

蚬

典
藏
精
品
版

认
识
中
国
第
一
药
典

# 13 海蛤有什么药用价值？

海蛤别名海蛤不是专指某种蛤，而是海中各种蛤烂壳的总称。味苦、咸，性平，无毒。有止消渴、润五脏、通膀胱、利小便的作用。能治咳逆上气、喘满、呕逆、胸胁胀痛、腰痛、发冷发热、水肿、小便不利、妇女崩漏带下、男子阳痿、颈下瘿瘤、痔疮，或服丹石之后长疮痛等证，有清热利湿、祛痰化饮、消积聚、止血痢之功效。用来治疗妇女血淤结胸、伤寒病出汗不透而出现抽搐、中风瘫痪等证。

【附方】1.小便不利，伴发热：取海蛤、木通、猪苓、泽泻、滑石、黄葵子、桑白皮各一钱，灯心三分，水煎服，每日二次。2.治水肿、腹水肿胀、四肢纤瘦：取海蛤（煅后研细末）、防己

各七钱半，葶苈子、赤茯苓、桑白皮各一两，陈皮、郁李仁各半两，共研成细末，用蜜和做梧桐子大丸，每次用米汤送服五十九，每日二次。

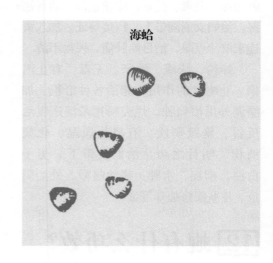

海蛤

# 14 石决明有什么功效？

石决明别名九孔螺、千里光。石决明壳味咸，性平，无毒。有明目磨障、补肝益精、除肝肺风热之功。能治眼生翳障、视物模糊不清、青盲内障、劳热骨蒸等病证。能通淋。

【附方】1.治眼羞明怕光：用石决明、黄菊花、甘草各一钱，水煎后冷服。2.治青盲雀目：取石决明一两（煅烧存性），苍术三两（去粗皮），共研细末，每次取药末三钱放入剖开的猪肝内扎紧，放砂罐内煮熟，用蒸气熏眼，等药冷却后，吃猪肝饮药汤。

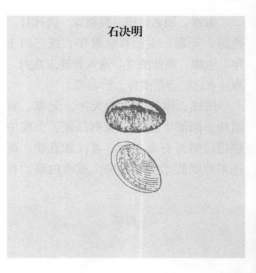

石决明

# 15 贝子有什么药用价值？

贝子别名贝齿、白贝。味咸，性平，有毒。贝子煅烧后研细，点眼能明目退翳，还可以利小便，治癃闭、浮肿。本品能解肌，散热结，祛淤血，治伤寒发冷发热、虫毒、腹痛便血，以及小儿疳疾、吐乳。可解诸毒，治鼻流脓出血、下痢、男子阴疮。

【附方】1.目生翳障：取贝子一两，煅烧后研成细末，加龙脑香少许点眼。若有息肉，加真珠粉等份点眼。2.箭毒：取贝齿煅研，每次用水冲服三钱，一日三次。3.鼻渊脓血：将贝子煅后研细末，每次用生酒送服二钱，一日三次。4.大小便不通：腹闷胀难忍。取贝齿三枚，甘遂二铢，共研细末，用浆水调后服用，服后大小便即通。

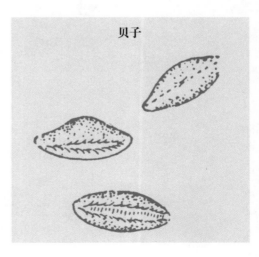

贝子

《本草纲目》秘方全书　学习中国式养生

# [13] 海螺、田螺分别有什么药用价值？

海螺，别名流螺、假猪螺。肉味甘，性冷，无毒。主治目痛累年，或三四十年。生螺，取汁洗之。或入黄连末在内，取汁点之。合菜煮食，治心痛。

田螺，肉味甘，性大寒，无毒。有清热、醒酒、止渴、通利二便、去腹中热结、解丹石毒之功。煮汁加真珠、黄连末点眼能治目赤肿痛。煮水内服治目黄、脚气肿冲心、小腹拘急、小便短涩痛、手足浮肿等病证。生用治消渴。其肉捣烂外敷可治热毒疮疡。清热利湿，能治黄疸。捣烂贴脐部可以引热下行，治噤口痢，还能利尿、治淋证或小便癃闭。取汁外涂，治痔疮、狐臭。煅烧研末外抹，治瘰疬、癣疮。

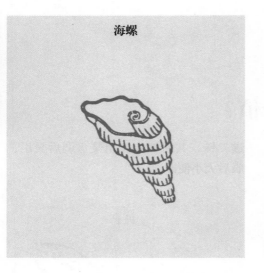

海螺

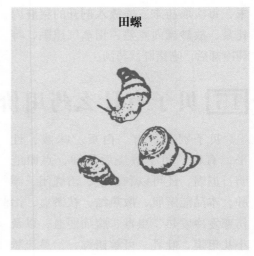

田螺

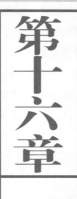

# 第十六章

禽部

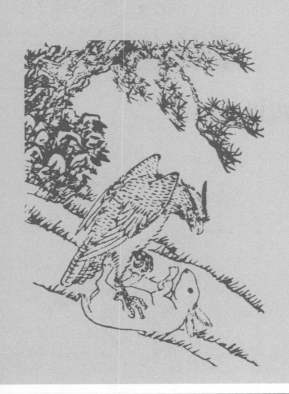

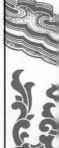

# 1 鹤、鹳分别有什么药用价值？

鹤，别名仙禽、胎禽。白鹤血味咸，性平，无毒。鹤血能补虚益气，去风养肺。

鹳，别名皂君、负釜、黑尻。鹳骨味甘，性大寒，无毒。可治鬼蛊诸疰毒，五尸心腹痛。可单用，炙黄研末后，用暖酒空腹服方寸匕。治尸疰病，有鹳骨丸。脚骨及嘴主治喉痹飞尸，蛇虺咬，及小儿闪癖，大腹痞满，并煮汁。卵，预解痘毒，水煮一枚，与小儿啖之，令不出痘，或出亦稀书。屎主治小儿天钓惊风，发歇不定。炒研半钱，入牛黄、麝香各半钱，炒蝎五枚，为末。每服半钱，新汲水服。

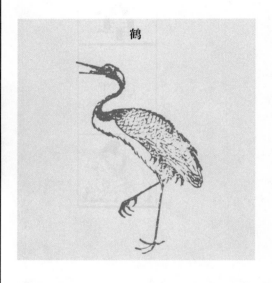

鹤

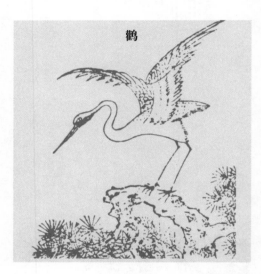

鹳

# 2 鹅、雁分别有什么药用价值？

鹅，别名家雁、舒雁。鹅肉味甘，性平，无毒。能通利五脏。解五脏热，服食丹石的人适宜吃鹅肉。煮汤汁能止消渴。鹅血味咸，性平，微毒。白鹅血主治射工中毒，可饮用，并用鹅血涂抹全身。

雁，别名鸿。雁肉味甘，性平，无毒。久服雁肉能补气壮筋骨，治风湿痹痛，麻木不仁。能利五脏、解丹石中毒。

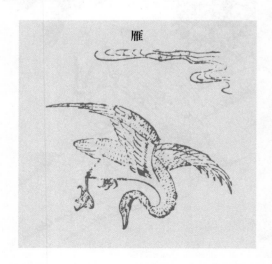

雁

典藏精品版

认识中国第一药典

# 3 鹄、鸧分别有什么药用价值？

鹄，别名天鹅。天鹅肉味甘，性平，无毒。天鹅肉腌炙食用，能补益气力，通利脏腑。

鸧，别名独豹。肉味甘，性平，无毒。能补益虚人，去风痹气。肪能长毛发，泽肌肤，涂痈肿。

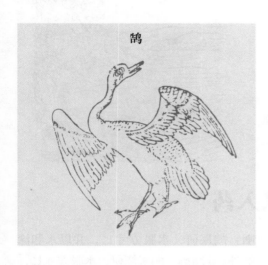

鹄

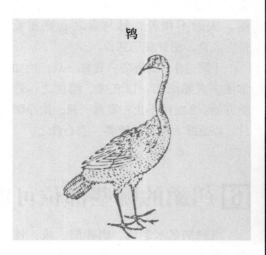

鸧

# 4 凫、鹭分别有什么药用价值？

凫，别名野鸭。肉味甘，性凉，无毒。补中益气，平胃消食，除十二种虫。身上有诸小热疮，年久不愈者，但多食之，即瘥。解挑生蛊毒，热饮探吐。

鹭，别名鹭鸶、丝禽、雪客、春锄、白鸟。肉味咸，性平，无毒。主治虚瘦，益脾补气，炙熟食之。头主治破伤风，肢强口紧，连尾烧研，以腊猪脂调敷疮口。

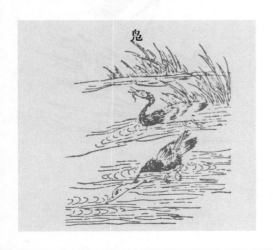

凫

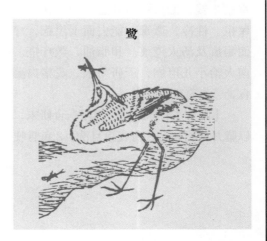

鹭

# 5 鸳鸯有什么药用价值？

鸳鸯别名黄鸭、匹鸟。鸳鸯肉味咸，性平，有小毒。主治瘘疮疥癣，用酒浸泡炙热外敷，冷后即换。清酒炙食，治瘘疮。作肉羹食，令人丰润俏丽。夫妇不和者，私与食之，则相爱怜。炙食，治梦寐思慕者。

【附方】1.五痔疮：鸳鸯一只，治如常法，炙熟细切，以五味、醋食之。作羹亦妙。2.血痔不止：鸳鸯一只，治净切片，以五味、椒、盐腌炙，空心食之。

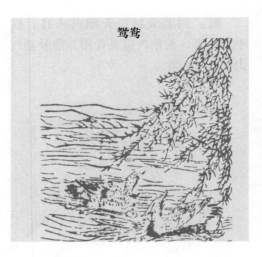

鸳鸯

# 6 鸬鹚的哪些部位可以入药？

鸬鹚别名水老鸦、肉味酸、咸，性冷，微毒。主治大腹鼓胀，利水道。头性微寒。主治哽及噎，烧研，酒服。骨，烧灰水服，下鱼骨哽。

【附方】雀卵面斑：鸬骨烧研，入白芷末，猪脂和，夜涂旦洗。

喙，主治噎病，发即衔之，便安。嗉主治鱼哽，吞之最效。翅羽，烧灰，水服半钱，治鱼哽噎即愈。蜀水花，鸬屎也。性冷，微毒。能去面上黑痣，疗面瘢疵及汤火疮痕。和脂油，敷疔疮。南人治小儿疳蛔，干研为末，炙猪肉蘸食，云有奇效。杀虫。

【附方】1.鼻面酒：鸬屎一合研末，以腊月猪脂和之，每夜涂旦洗。2.鱼骨哽咽：鸬屎研，水服方寸匕，并以水和涂喉外。3.断酒：鸬屎烧研，水服方寸匕，日一服。

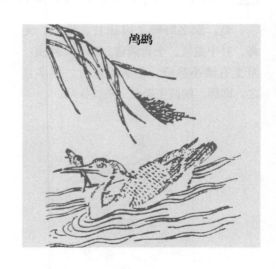

鸬鹚

# 7 鸡有什么药用价值?

鸡别名又称烛夜。乌骨鸡味甘,性平,无毒。能补虚强身,治一切虚衰疾病,又治消渴及噤口痢,以及胸胁脘腹绞痛,也能治产后虚损、崩中带下。

【附方】1.赤白带下:用白果、莲肉、江米各五钱,胡椒一钱,研为末;乌骨鸡一只,洗治干净,将药末装入鸡腹内煮熟,空腹服食。2.下元虚惫:遗精白浊按上法食用,效果亦佳。3.脾虚气陷:泻下不止。乌骨母鸡一只,洗治干净,用豆蔻一两,草果二枚,烧存性,装入鸡腹内,用绳扎捆,煮熟,空腹食用。

鸡冠血,味咸,性平,无毒。(三年的雄鸡为好)能催生,治难产。眼睛流泪不止,用鸡冠血点眼,效果好。用鸡冠血点眼,还可治暴发性红眼病,能祛除经络间的风热。涂在颊部,治口眼㖞斜;涂在面部,治中恶;快速饮用,可治自缢将死、小儿急惊风、疮癣;蜈蚣、蜂、蛛、马咬伤形成的疮毒,都可用本品涂搽;点耳还可治百虫入耳。丹鸡,治白癜风。

鸡血,味咸,性平,无毒。(乌鸡、白鸡的鸡血较好)能治筋骨折伤疼痛,四肢痿软,痹阻不通,中恶腹痛、难产。用热鸡血涂抹患处,治疗驴马蹄伤和马咬伤。取雄鸡翅下的血可治白癜风、疬疡风。鸡血乘热饮用,可治小儿便血和惊风。清解丹毒、蛊毒、阴毒。安神定志,治疗忽受惊吓、精神失常、神志恍惚。

鸡肝,味甘、苦,性温,无毒。(雄鸡鸡肝较好)能促使阴茎勃起,能补肾,治心腹痛、胎漏出血,用一具鸡肝,切细,加酒五合服。可治肝虚引起的视力减退。把鸡肝切碎,纳入阴道内,引虫出,治妇女阴痒和外阴糜烂的阴蚀疮,效果好。

【附方】1.阳痿不起:用雄鸡肝三具,菟丝子一升,研为细末,与雀蛋相合,制成小豆大的药丸。每次服一百丸,每日二次,酒送服。2.老人肝虚:视力减退。用乌雄鸡肝一具切碎,再加豆豉和匀,做成羹粥食用。

腺胵里黄皮别名又名鸡内金。近人避讳,故称肫内黄皮为鸡内金。腺胵即鸡肫,男患者宜用雌鸡内金,女患者宜用雄鸡内金。味甘,性平,无毒。能治泄泻痢疾、小便频数,可清热除烦。能治遗精、血尿、崩漏带下、肠风下血、小儿疟疾,疗大人小便淋漓不尽,止反胃,去酒积,治乳娥闭喉,消一切口腔溃疡及牙龈红肿疼痛、溃烂流腐臭血水的牙疳等病。

【附方】1.小便失禁:鸡内金一具,与鸡肠一起烧后存性,研细为末,用酒送服。男患者宜用雌鸡,女患者宜用雄鸡。2.小便淋沥不畅,痛不可忍:鸡内金五钱,阴干后烧存性,一次服完,开水送下,立即痊愈。3.上消口渴:鸡内金(洗后晒干)、天花粉(炒后)各五两,研末,米糊丸如桐子大。每次服三十丸,每日三次,用温水送下。4.肛门生疮:经久不愈。用鸡肫烧后存性,研为细末,以干药敷患处,疗效如神。腮痛,初如米豆,久则穿蚀:用焙干的鸡内金、郁金等份,研为细末。先用盐开

水将患处清洗干净，然后敷上药末。忌
米食。

　　鸡子（即鸡蛋，黄雌鸡的最好，
乌雌鸡的次之），味甘，性平，无毒。
能清热，去火毒，治烧伤溃疡，又可治
惊痫抽搐。可镇心、安五脏、止惊安
胎。治孕妇急性热病、神志异常、语无
伦次、狂走不休及男子阴囊湿痒、声音
嘶哑。醋煮后食用，可治慢性痢疾及产
后虚痢；与粉一起炒干，可治疳证合并
痢疾，治妇女外阴溃烂；和豆浸酒服，
可治风邪引起的四肢麻痹、体虚乏力；
醋浸使蛋变质后外搽，可治疵点、去黑
斑、美容颜；作酒服，可止产后血晕、
可温肾、缩小便、止耳鸣；和蜡共炒，
能治耳鸣耳聋及疳证合并痢疾。能益
气，用浊水煮一枚鸡蛋，连水一起服
食，可治产后痢。和蜡煎服，能止小儿

痢疾。大人或小儿发烧，用白蜜一合和
三枚鸡蛋，搅后服，可立即退烧。正月
初一吞服乌鸡蛋一枚，可万事如意。八
月月末夜半时分，面向北，吞服乌鸡蛋
一枚，可消灾祛邪。

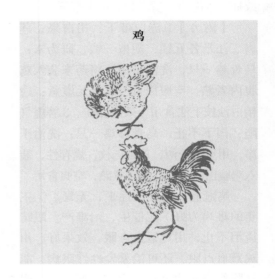

鸡

## 8 鸽有什么药用价值?

　　鸽别名鹁鸽，飞奴。白鸽肉味咸，
性平，无毒。能解诸药毒，治疗人、马
经久不愈的疥疮。能调经益气，治恶疮
疥癣、风疹瘙痒、白癜风、疬疡风，炒
熟后用酒送服。此物虽对人体有益，但
过食恐怕会影响药物的疗效。

　　鸽屎（又名左盘龙）味辛，性温，
微毒。能治疥疮，炒后研末外敷。将本品
调在草料中喂驴马，可治疗驴马疥疮。能
消肿，治疗腹中痞块。能消瘰疬、诸疮，
治疗破伤风和阴毒，亦能杀虫。

　　【附方】1.能治带下病，亦可排
脓：用野鸽屎一两（炒微黑），白米、
麝香各一分，赤芍药、青木香各半两，

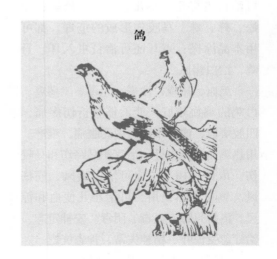

鸽

玄胡索（炒赤）一两；柴胡三分，共
为细末，空腹时用无灰酒送服一钱，脓

即止。以后可服补子脏的药。2.治破伤风：用左盘龙、江鳔、白僵蚕各半钱，雄黄一钱，共研为末，蒸饼制丸如梧桐子大。每次服十五丸，温酒送下。3.治阴证腹痛，面青：用鸽子屎一大把，研成末，加极热的酒一杯，和匀澄清，取汁顿服，即可治愈。

# ⑨ 雉、鹧鸪分别有什么特殊功效？

雉，别名又称野鸡。野鸡肉味酸，性微寒，无毒。能补中益气，止泄泻痢疾，除蚁瘘。

鹧鸪，别名越雉。鹧鸪肉味甘，性温，无毒。解野葛、菌子、生金的毒，治温瘴长期不愈，用鹧鸪肉和毛一起熬，然后用酒浸泡，取汁服。生捣取汁服，效果更好。与酒同服，主治蛊毒欲死。能补五脏，益心气，使人聪明。

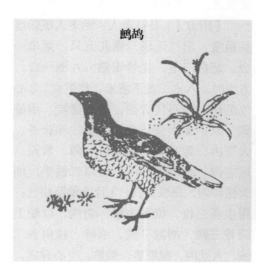

鹧鸪

# ⑩ 竹鸡、鹑分别有什么特殊功效？

竹鸡，别名山菌子、鸡头鹘，也称泥滑滑。竹鸡肉味甘，性平，无毒。竹鸡肉煮炙后食用能杀虫。

鹑，性格淳朴，喜欢单独活动，在行动中遇到小草也要躲避。往往潜伏在浅草中，随遇而安。庄子所说圣人鹑居，就是这个意思。其子称为鸡。味甘，性平，无毒。能补五脏，益中气，壮筋骨，耐寒暑，消热结。和小豆、生姜一同煮着吃，能止泄泻和痢疾。酥煎后食，会令人下焦肥。能治小儿疳积及下利脓血或见多种颜色，每日服食有效。

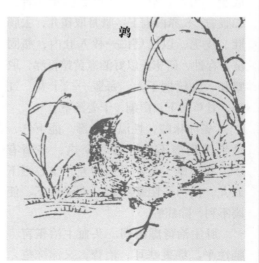

鹑

531

# 11 雀的哪些部位可以入药？

雀别名瓦雀、宾雀。肉味甘，性温，无毒。冬三月食之，起阳道，令人有子。壮阳益气，暖腰膝，缩小便，治血崩带下。益精髓，续五脏不足气。宜常食之，不可停辍。

【附方】1.补益老人：治老人脏腑虚损羸瘦、阳气乏弱。雀儿五只，粟米一合，葱白三茎，先炒雀熟，入酒一合，煮少时，入水二盏下葱米，作粥食。2.心气劳伤：治心气劳伤，因变诸疾。用雄雀一只，赤小豆一合，人参、赤茯苓、大枣肉、紫石英、小麦各一两，紫菀、远志肉、丹参各半两，甘草二钱半，细欠锉拌匀，每服三钱。3.肾冷偏坠疝气：用生雀三枚，燎毛去肠，勿洗，以舶上茴香三钱，胡椒一钱，缩砂、桂肉各二钱，入肚内，湿纸裹，煨熟，空心食之，酒下，良。4.小肠疝气：用带毛雀儿一枚去肠，入金丝矾末五钱缝合，以桑柴火煨成炭，为末。空心无灰酒服。年深者，二服愈。5.赤白痢下：腊月取雀儿，去肠肚、皮毛，以巴豆仁一枚入肚内，瓶固济，存性，研末。以好酒煮黄蜡百沸，取蜡和，丸梧桐子大，每服一二十丸。红痢，甘草汤下；白痢，干姜汤下。

雀卵味酸，性温，无毒。能下气，治男子阴痿不起，强之令热，多精有子。和天雄、菟丝子末为丸，空心酒下五丸，治男子阴痿不起、女子带下、便溺不利，除疝瘕。

肝主治肾虚阳弱。头血主治雀盲。脑性平。绵裹塞耳，治聋，又涂冻疮。

喙及脚胫骨主治小儿乳癖，每用一具煮汁服。或烧灰，米饮调服。

雄雀屎味苦，性温，微毒。能疗目痛，决痈疖、女子带下，溺不利，除疝瘕。疗龋齿。和首生男子乳点目中，肉、赤脉贯瞳子者即消，神效。和蜜丸服，治症瘕久痼冷病。和少干姜服之，大肥悦人。痈苦不溃者，点涂即溃。急黄欲死者，汤化服之立苏。腹中癖、诸块、伏梁者，和干姜、桂心、艾叶为丸服之，能令消烂。和天雄、干姜丸服，能强阴。消积除胀，通咽塞口噤，治女人乳肿、疮疡中风、风虫牙痛。

【附方】1.霍乱不通：胀闷欲死，因伤饱取凉。用雄雀粪二十一粒，炒研末，温酒半盏调服。未效，再服。2.目中翳膜：治目热生赤白膜。以雄雀屎和人乳点上，自烂。3.风虫牙痛：雄雀屎，绵裹塞孔中，日二易之，效。

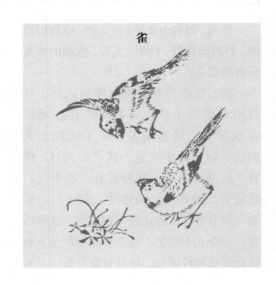

雀

# [12] 燕有什么药用价值？

燕别名乙鸟、玄鸟、鸶鸟、鹠、游波、天女。肉味酸，性平，有毒。主治痔虫、疮虫。胡燕卵黄主治卒水浮肿，每吞十枚。秦燕毛解诸药毒。取二至七枚烧灰，水服。

屎味辛，性平，有毒。主治蛊毒鬼疰，逐不祥邪气，破五癃，利小便。本经熬香用之。胡治治疰病，青羊脂丸中用之。疗痔，杀虫，去目翳，治口疮、疟疾。作汤，浴小儿惊痫。

【附方】1.解蛊毒：取燕屎三合，独蒜十枚和捣，丸梧桐子大。每服三丸，蛊当随利而出。2.厌疟疾：燕屎方寸匕，发日平旦和酒一升，令病患两手捧住吸气。慎勿入口。3.害下石淋：用燕屎末，以冷水服五钱。旦服，至食时，当尿石水下。4.通小便：用燕屎、豆豉各一合，糊丸梧桐子大，每白汤下三丸，日三服。5.止牙痛：用燕子屎，丸梧桐子大。于疼处咬之。丸化即疼止。6.小儿猝惊：似有痛处而不知。用燕窠中粪，煎汤洗浴之。

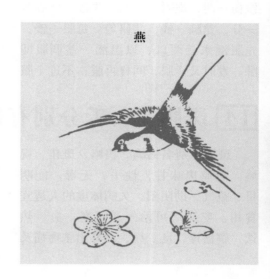

燕

# [13] 啄木鸟有什么药用价值？

啄木鸟别名䴕斫木。肉味甘、酸，性平，无毒。能治痔瘘以及龋齿虫牙。将啄木鸟肉煅烧存性，研成细末，放入龋齿洞中，一般不超过三次即有效。能治蛲虫、风痫病。

【附方】1.疮脓水不止，不合：用啄木一只，盐泥固济，存性研末，酒下二钱匕。2.追劳取虫：用啄木禽一只，朱砂四两，精猪肉四两。饿令一昼夜，将二味和匀，喂之至尽。以盐泥固济，一夜，五更取出，勿打破，连泥埋入土中二尺。次日取出破开，入银、石器内研末，以无灰酒入麝香少许，作一服。须

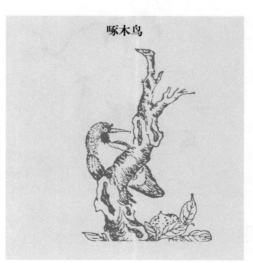

啄木鸟

学习中国式养生

谨候安排，待虫出，速钳入油锅煎之，后服嘉禾散一剂。3.多年痫病：取腊月啄木鸟一个，无灰酒三升。先以瓦罐铺荆芥穗一寸浓，安鸟于上，再以穗盖一寸，倾酒入内，盐泥固济，炭火之，酒干为度。放冷取出为末，入石膏二两，铁粉一两，炮附子一两，朱砂、麝香各一分，龙脑一钱，共研匀。每服一钱，先服温水三两口，以温酒一盏调服即卧。发时又一服，间日再服，不过十服即愈。

舌，主治龋齿作痛，以绵裹尖，咬之。

【附方】啄木散：治虫牙。啄木舌一枚，巴豆一枚，研匀，每以猪鬃一茎，点少许于牙根上，立瘥。

血，庚日向西热饮，令人面色如朱，光彩射人。脑，三月三日取啄木，以丹砂、大青拌肉饵之，一年取脑，和雄黄半钱，作十丸。每日向东水服一丸。久能变形，怒则如神鬼，喜则常人也。

# 14 斑鸠、百舌分别有什么药用价值？

斑鸠，别名锦鸠、鹁鸠、斑佳、祝鸠。斑鸠肉味甘，性平，无毒。能明目、益气、助阴阳，久病体虚的人适宜食用。吃斑鸠可治气逆噎塞。血，热饮，解蛊毒，良。屎，治耳出脓疼痛及耳中生耵聍，同夜明沙末等份，吹之。

百舌，别名反舌、害鸟。肉，炙食，治小儿久不语，杀虫。窠及粪主治诸虫咬，研末涂之。

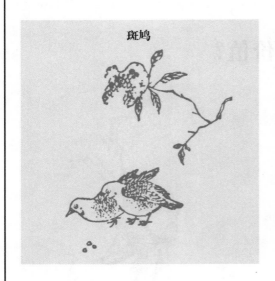

斑鸠

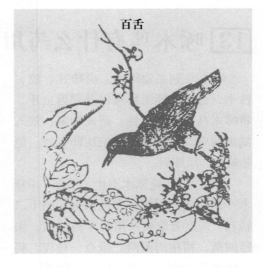

百舌

# 15 乌鸦有什么药用价值？

乌鸦别名鸦乌、老雅、鸒、楚乌、大觜乌。肉味酸、涩，性平，无毒。主治瘦病咳嗽，骨蒸劳疾。腊月以瓦瓶泥固烧存性，为末，每饮服一钱。又治小儿痫疾及鬼魅。治暗风痫疾及五劳七伤、吐血咳嗽，杀虫。

【附方】1.五劳七伤：吐血咳嗽。乌鸦一枚，栝蒌瓤一枚，白矾少许，入鸦肚中，缝扎煮熟，作四服。2.暗风痫疾：用腊月乌鸦一个，盐泥固济，于瓶中过，放冷取出为末，入朱砂末半两，每服一钱，酒下，日三服，不过十日愈。又方：用浑乌鸦一个，胡桃七枚，苍耳心子七枚，为末，每服一钱，空心热酒下。3.疝气偏坠：即前胡桃、苍耳方，加入新生儿胎衣一副，研入之。

目，吞之，令人见诸魅。或研汁注目中，夜能见鬼。头主治土蜂，烧灰敷之。心主治猝得咳嗽，炙熟食之。胆，点风眼红烂。翅羽主治从高坠下，淤血抢心、面青气短者，取右翅七枚，烧研酒服，当吐血便愈。治针刺入肉，以三五枚，炙焦研末，醋调敷之，数次即出，甚效。又治小儿痘疮不出复入。

【附方】痘疮复陷：十二月取老鸦左翅，辰日烧灰，用猪血和，丸芡子大，每服一丸，以猪尾血同温水化服，当出也。

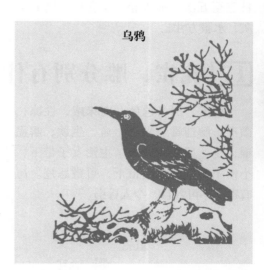

乌鸦

# 16 鹰有什么药用价值？

鹰别名角鹰、鸠爽鸟。肉，食之治野狐邪魅。头主治五痔，烧灰饮服。治痔，烧灰，入麝香少许，酥酒服之。治头风眩晕，一枚烧灰，酒服。

【附方】头目虚晕：车风一个，川芎一两，为末，酒服三钱。

嘴及爪，主治五痔狐魅，烧灰水服。睛，和乳汁研之，日三注眼中，三日见碧霄中物。忌烟熏。骨主治伤损接骨，烧灰，每服二钱，酒服。随病上、下，食前、后。毛主治断酒。水煮汁饮，即止酒也。屎白性微寒，有小毒。主治伤挞灭痕。烧灰酒服，治中恶。烧灰，酒服方寸匕，主恶酒，勿令饮人知。消虚积，杀劳虫，去面。

【附方】1.奶癖：凡小儿胁下硬如有物，乃俗名"奶癖"者也，只服温脾化积丸药，不可转泻。用黄鹰屎白一钱，密陀僧一两，舶上硫黄一分，丁香二十一个，为末，每服一字，三岁以上半钱，用乳汁或白面汤调下。并不转泄，一复时取下青黑物。后服补药：以醋石榴皮半两，蚰蜒一份，木香一分，麝香半钱，为末。每服一字，薄酒调下，连吃二服。又方：鹰屎白二份，胡粉一分，蜜和敷之。2.灭痕：用鹰屎白和人精敷，日三。又方：用鹰屎二两，僵蚕一两半，为末，蜜和敷。又方：用鹰屎白、白附子各一两，为末，醋和敷，日三至五次，痕灭止。3.食哽：鹰粪烧灰，水服方寸匕。

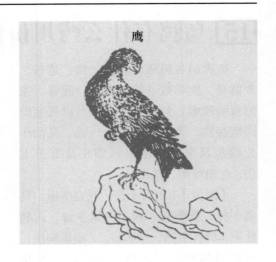

鹰

## [17] 孔雀、雕分别有什么药用价值？

孔雀，别名越鸟。肉味咸，性凉，微毒。解药毒、蛊毒。血，生饮，解蛊毒，良。屎性味微寒。主治女子带下，小便不利。治崩中带下，可敷恶疮。尾有毒。不可入目，令人昏翳。

雕，别名鹫。骨主治折伤断骨。烧灰，每服二钱，酒下，在上食后，在下食前，骨即接如初。屎主治诸鸟兽骨鲠。烧灰，酒服方寸匕。

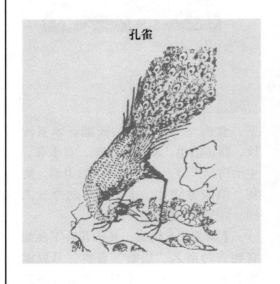

孔雀

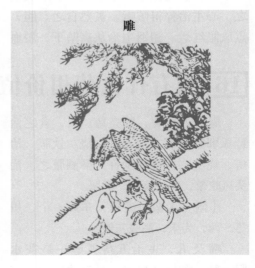

雕

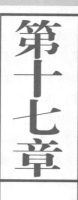

# 第十七章

## 兽部

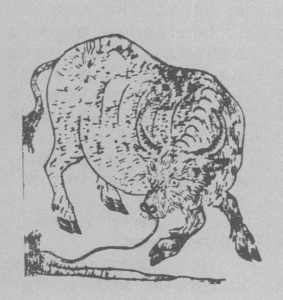

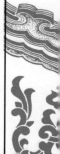

# ① 豕有什么药用价值？

豕别名猪、豚、豲。羖猪肉，味酸，性冷，无毒。凡猪肉味苦，性微寒，有小毒。江猪肉味酸，性平，有小毒。月豕肉味辛，性平，有小毒。主治狂病久不愈，压丹石，解热毒，补肾气虚竭，疗水银风，并中土坑恶气。

【附方】1.噤口痢疾：腊肉脯，煨熟食之，妙。2.小儿刮肠痢疾，噤口闭目至重者：精猪肉一两，薄切炙香，以腻粉末半钱，铺上令食，或置鼻头闻香，自然要食也。3.上气咳嗽：烦满气喘。用猪肉切作子，猪脂煎熟食之。

羖猪头肉有毒。主治寒热五癃鬼毒。同五味煮食，补虚乏气力，去惊痫五痔，下丹石，亦发风气。腊猪头，烧灰，治鱼脐疮。项肉 俗名槽头肉，肥脆，能动风。主治酒积，面黄腹胀。以一两切如泥，合甘遂末一钱作丸，纸裹煨香食之，酒下，当利出酒布袋也。脂膏味甘，性微寒，无毒。煎膏药，解斑蝥、芫青毒，解地胆、亭长、野葛、硫黄毒、诸肝毒，利肠胃，通小便，除五疸水肿，生毛发，破冷结，散宿血，利血脉，散风热，润肺。入膏药，主诸疮，杀虫，治皮肤风，涂恶疮，治痈疽，悦皮肤。作手膏，不皲裂。胎产衣不下，以酒多服，佳。

脂膏:生发悦面。

【附方】1.伤寒时气：猪膏如弹丸，温水化服，日三次。2.五种疸疾（黄疸、谷疸、酒疸、黑疸、女劳疸，黄汗如黄柏汁）：用猪脂一斤，温热服，日三，当利乃愈。3.赤白带下：炼猪脂三合，酒

五合，煎沸顿服。

脑，味甘，性寒，有毒。主治风眩脑鸣，冻疮。主痈肿，涂纸上贴之，干则易。治手足皲裂出血，以酒化洗，并涂之。

【附方】喉痹已破，疮口痛者：猪脑髓蒸熟，入姜、醋吃之，即愈。

髓，味甘，性寒，无毒。主治扑损恶疮。涂小儿解颅、头疮，及脐肿、眉疮、疥，服之，补骨髓，益虚劳。

【附方】1.骨蒸劳伤：猪脊髓一条，猪胆汁一枚，童便一盏，柴胡、前胡、胡黄连、乌梅各一钱，韭白七根，同煎七分，温服，不过三服，其效如神。2.小儿解颅：猪牙车骨煎取髓敷，日三。3.小儿脐肿：猪颊车髓十八铢，杏仁半两，研敷。

血，味咸，性平，无毒。主治贲豚暴气及海外瘴气、中风绝伤、头风眩晕及淋沥。猝下血不止，清酒和炒食之，清油炒食，治嘈杂有虫，压丹石，解诸毒。

【附方】1.交接阴毒：腹痛欲死。猪血乘热和酒饮之。2.中满腹胀：旦食不能暮食。用不着盐水猪血，漉去水，晒干为末，酒服取泄，甚效。3.杖疮血出：猪血一升，锻石七升，和剂烧灰，再以水和丸，又烧，凡三次，为末敷之，效。4.中射罔毒：猪血饮之即解。5.蜈蚣入腹：猪血灌之，或饱食，少顷饮桐油，当吐出。

心血，调朱砂末服，治惊痫癫疾，治猝恶死及痘疮倒靥。

【附方】1.心病邪热：用猪心一个取血，靛花末一匙，朱砂末一两，同研，

丸梧桐子大，每酒服二十丸。2.痘疮黑陷：腊月收猪心血，瓶盛挂风处干之，每用一钱，入龙脑少许，研匀，温酒调服，须臾红活，神效。无干血，用生血。3.妇人催生：用猪心血和乳香末，丸梧桐子大，朱砂为衣，面东酒吞一丸，未下再服。

尾血，主治痘疮倒靥，用一匙，调龙脑少许，新汲水服。又治猝中恶死。

【附方】1.猝中恶死：断猪尾取血饮，并缚豚枕之，即活。2.蛇入七孔：割母猪尾血，滴入即出也。

心，味甘、咸，性平，无毒。主治惊邪忧恚，虚悸气逆、妇人产后中风、血气惊恐，补血不足，虚劣。

【附方】1.心虚自汗：不睡者。用猪心一个，带血破开，入人参、当归各二两，煮熟去药食之，不过数服，即愈。2.心虚嗽血：沉香末一钱，半夏七枚，入猪心中，以小便湿纸包煨熟，去半夏食之。3.产后风邪：心虚惊悸。用猪心一枚，五味，豉汁煮食之。

肝，味苦，性温，无毒。主治小儿惊痫。切作生，以姜、醋食，主脚气，当微泄。若先利，即勿服。治冷劳脏虚，冷泄久滑赤白，乳妇赤白带下，以一叶薄批，搵着诃子末炙之，再搵再炙，尽末半两，空腹细嚼，陈米饮送下，补肝明目，疗肝虚水肿。

【附方】1.休息痢疾：猪肝一具，杏仁一两，于净锅内，一重肝，一重杏仁，入童子小便二升，文火煎干，取食，日一次。2.水肿胀满不下食，心闷：猪肝一具，着葱、豉、姜、椒炙食之，或单煮羹亦可。3.身面猝肿：生猪肝一具

细切，醋洗，入蒜、醋食之，勿用盐。

脾，味涩，性平，无毒。主治脾胃虚热，同陈橘红、人参、生姜、葱白、陈米煮羹食之。

【附方】1.脾积痞块：猪脾七个，每个用新针一个刺烂，以皮消一钱擦之，七个并同，以瓷器盛七日，铁器焙干，又用水红花子七钱，同捣为末，以无灰酒空心调下，一年以下者，一服可愈；五年以下者，二服；十年以下者，三服。2.疟发无时：胡椒、吴茱萸、高良姜各二钱，为末，以猪脾一条，一半不滚，以墨记定，并作馄饨煮熟，有药者吞之，无药者嚼下，一服效。

肺，味甘，性微寒，无毒。补肺，疗肺虚咳嗽，以一具肺，竹刀切片，麻油炒熟，同粥食。又治肺虚嗽血，煮蘸薏苡仁末食之。

肾，味咸，性冷，无毒。理肾气，通膀胱。补膀胱水脏，暖腰膝，治耳聋。补虚壮气，消积滞。除冷利。止消渴，治产劳虚汗，下痢崩中。

【附方】1.肾虚遗精：多汗，夜梦鬼交。用猪肾一枚，切开去膜，入附子末一钱，湿纸裹煨熟，空心食之，饮酒一杯，不过三五服，效。2.肾虚阴痿：羸瘦，精衰少力。用猪肾一对，枸杞叶半斤，以豉汁二盏半相和，同椒、盐、葱煮羹，空腹食。3.肾虚腰痛：用猪肾一枚切片，以椒、盐淹去腥水，入杜仲末三钱在内，荷叶包煨食之，酒下。

【附方】1.猪胰酒：治冷痢久不瘥。此是脾气不足，暴冷入脾，舌上生疮，饮食无味，或食下还吐，小腹雷鸣，时时心闷，干皮细起，膝胫酸痛，羸瘦，

渐成鬼气，及妇人血气不通，逆饭忧烦，四肢无力，丈夫癖，两肋虚胀，变为水气，服之皆效。取猪胰一具细切，与青蒿叶相和，以无灰酒一大升，微火温之，乘热纳胰中，暖使消尽，又取桂心末一小两，纳酒中，每旦温服一小盏，午夜个再一服。2.膜内气块：猪胰一具炙，戳玄胡索末食之。3.肺气咳嗽：猪胰一具薄切，苦酒煮食，不过二服。

肚味甘，性微温，无毒。补中益气止渴，断暴痢虚弱。补虚损，杀劳虫。酿黄糯米蒸捣为丸，治劳气，并小儿疳蛔黄瘦病。主骨蒸热劳，血脉不行，补赢助气，四季宜食，消积聚症。

【附方】1.补益虚赢：用猪肚一具，入人参五两，蜀椒一两，干姜一两半，葱白七个，粳米半升在内，密缝，煮熟食。2.水泻不止：用猪肚一枚，入蒜煮烂捣膏，丸梧桐子大。每盐汤或米饮服三十丸，丸服，遂安。3.消渴饮水：日夜饮水数斗者。用雄猪肚一枚，煮取汁，入少豉，渴即饮之，肚亦可食，煮粥亦可。

肠，味甘，性微寒，无毒。主治虚渴，小便数，补下焦虚竭。止小便，去大小肠风热，宜食之。润肠治燥，调血痢脏毒。治人洞肠挺出，血多。

【附方】1.肠风脏毒：用猪大肠一条，入芫荽在内，煮食。又方：用猪脏，入黄连末在内，煮烂，捣丸梧桐子大，每服五十丸，温酒下。2.胁热血痢：方法同上。3.脏寒泄泻：体倦食减。用猪大肠一条去脂膜洗净，以吴茱萸末填满，缚定蒸熟，捣丸梧桐子大，每服五十丸。

脬，味甘、咸，性寒，无毒。主治梦中遗溺，疝气坠痛，阴囊湿痒，玉茎生疮。

【附方】1.梦中遗溺：用猪脬洗炙食之。2.产后遗尿：猪胞、猪肚各一个，糯米半升，入脬内，更以脬入肚内，同五味煮食。

胆，味苦，性寒，无毒。主治伤寒热渴，骨热劳极，消渴，小儿五疳，杀虫，敷小儿头疮，治大便不通，以苇筒纳入下部三寸灌之，立下。通小便，敷恶疮，杀痔虫，治目赤目翳，明目，清心脏，凉肝脾。入汤沐发，去腻光泽。

【附方】1.少阴下利不止：厥逆无脉，干呕烦者，以白通汤加猪胆汁主之。葱白四茎，干姜一两，生附子一枚，水三升，煮一升，入人尿五合，猪胆汁一合，分温再服。2.或泻或止，久而不愈：用黄连、黄柏末各一两，以猪胆煮熟和，丸如绿豆大，量儿大小，每米饮服之。

胆皮，主治目翳如重者，取皮曝干，作两股绳如箸大，烧灰出火毒，点之，不过三五度瘥。肤味甘，性寒，无毒。主治少阴下痢，咽痛。耳垢，蛇伤狗咬，涂之。鼻唇味甘、咸，性微寒，无毒。上唇：治冻疮痛痒。煎汤，调蜀椒目末半钱，夜服治盗汗。鼻：治目中风翳，烧灰水服方寸匕，日二服。舌，健脾补不足，令人能食，和五味煮汁食。靥 俗名咽舌是矣，又名猪气子。[王玺曰]在猪喉系下，肉团一枚，如大枣，微扁色红。主治项下瘰气，瓦焙研末，每夜酒服一钱。

【附方】瘰气：用猪靥七枚，酒熬三钱，入水瓶中露一夜，取出炙食，二服效。又方：猪靥四十九枚，沉香二

疮。

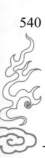

钱，真珠四十九粒，沉香二钱，橘红四钱，为末，临卧冷酒徐徐服二钱，五服见效，重者一料愈，以除日合之。忌酸、咸、油腻、涩气之物。

骨，中马肝、漏脯、果、菜诸毒，烧灰，水服方寸匕，日三服。颊骨烧灰，治痘陷；煎汁服，解丹药毒。

【附方】1.三消渴疾：用猪脊骨一尺二寸，大枣四十九枚，新莲肉四十九粒，炙甘草二两，西木香一钱半，水五碗，同煎取汁一碗，渴则饮之。2.浸淫诸疮：猪牙车骨椎破，烧令脂出，乘热涂之。

豚卵，别名豚颠、猪石子。味甘，性温，无毒。主治惊痫癫疾，鬼疰蛊毒，除寒热，贲豚五癃，邪气挛缩，除阴茎中痛，治阴蒗蓿子散中用之。

【附方】惊痫中风：壮热掣，吐舌出沫。用豚卵一双，当归二分，以醇升，分服。小儿天吊，大人猪、鸡痫病。

蹄，味甘、咸，性小寒，无毒。煮汁服，下乳汁，解百药毒，洗伤挞诸败疮。滑肌肤，去寒热。煮羹，通乳脉，托痈疽，压丹石。煮清汁，洗痈疽，溃热毒，消毒气，去恶肉，有效。

【附方】1.妇人无乳：用母猪蹄一具，水二斗，煮五六升，饮之，或加通草六分。又方：用母猪蹄四枚，水二斗，煮葱、豉作粥或羹食之，或身体微热，有少汗出佳，未通再作。2.痈疽发背：母猪蹄一双，通草六分，绵裹煮羹食之。3.乳发初起：方同上。

悬蹄甲，味咸，性平，无毒。主治五痔，伏热在腹中，肠痈内蚀。同赤木烧烟熏，辟一切恶疮。

【附方】1.定喘化痰：用猪蹄甲四十九个，洗净控干，每甲纳半夏、白矾各一字，罐盛固济，赤为末。2.久咳喘急：猪蹄甲四十九枚，以瓶子盛之，上以天南星锉匀盖之，盐泥固济，烟出为度，取出，入款冬花末半两，麝香一分，龙脑少许，研匀。每服一钱，食后煎桑根白皮汤下。名黑金散。

尾，腊月者，烧灰水服，治喉痹。和猪脂，涂赤秃发落。毛，烧灰，麻油调，涂汤火伤，留窍出毒则无痕。

【附方】赤白崩中：猪毛烧灰三钱，以黑豆一碗，好酒一碗半，煮一碗，调服。

屎，性寒，无毒。主治寒热黄胆湿痹。主蛊毒，天行热病。并取一升浸汁，顿服。烧灰，发痘疮，治惊痫，除热解毒，治疮。血溜出血不止，取新屎压之。

【附方】1.小儿夜啼：猪屎烧灰，淋汁浴儿，并以少许服之。2.小儿阴肿：猪屎五升，煮热袋盛，安肿上。

火寻猪汤，解诸毒虫魇良。猪窠中草主治小儿夜啼，密安席下，勿令母知。缚猪绳主治小儿惊啼，发歇不定，

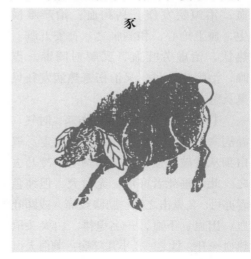

豕

# ② 狗有什么药用价值?

狗别名犬、地羊。肉味咸、酸，性温，无毒。安五脏，补绝伤，轻身益气，宜肾，补胃气，壮阳道，暖腰膝，益气力，补五劳七伤，益阳事，补血脉，浓肠胃，实下焦，填精髓，和五味煮，空心食之。凡食犬若去血，则力少不益者。

【附方】1.戊戌酒：大补元气。用黄犬肉一块，煮一伏时，捣如泥，和汁拌炊糯米三斗，入曲如常酿酒，候熟，每旦空心饮之。2.戊戌丸：治男子、妇人一应诸虚不足，骨蒸潮热等症。用黄童子狗一只，去皮毛肠肚同外肾，于砂锅内用酒醋八分，水二升，入地骨皮一斤，前胡、黄芪、肉苁蓉各四两，同煮一日，去药，再煮一夜去骨，再煮肉如泥，擂滤，入当归末四两，莲肉、苍术末各一斤，浓朴、橘皮末十两，甘草末八两，和杵千下，丸梧桐子大，每空腹服。3.虚寒疟疾：黄狗肉煮，入五味，食之。

蹄肉，味酸，性平。煮汁饮之，能下乳汁。血味咸，性温，无毒。白狗血：治癫疾发作。乌狗血：治产难横生，血上抢心，和酒服之。补安五脏，热饮，治虚劳吐血，又解射罔毒。点眼，治痘疮入目。又治伤寒热病发狂见鬼及鬼击病，辟诸邪魅。

【附方】1.热病发狂：伤寒、时气、温病六七日，热极发狂，见鬼欲走。取白狗从背破取血，乘热摊胸上，冷乃去之。此治垂死者亦活。无白犬，但纯色者亦可。2.鬼击之病：胁腹绞痛，或即吐血、出血、下血，一名鬼排。白犬头取热血一升，饮之。3.小儿猝痫：刺白犬血

一升，含之，并涂身上。

心血，主治心痹心痛。取和蜀椒末，丸梧桐子大，每服五丸，日五服。乳汁主治十年青盲。取白犬生子目未开时乳，频点之。狗子目开即瘥。赤秃发落，频涂甚妙。

【附方】1.拔白：白犬乳涂之。2.断酒：白犬乳，酒服。

脂并胰，主治手足皲皴。入面脂，去黚黯，柔五金。脑主治头风痹，鼻中息肉，下部蟨疮。猘犬咬伤，取本犬脑敷之，后不复发。

【附方】眉发火瘢不生者：蒲灰，以正月狗脑和敷，日三，则生。

涎，主治诸骨哽、脱肛，及误吞水蛭。

【附方】1.诸骨鲠咽：狗涎频滴骨上，自下。2.大肠脱肛：狗涎抹之，自上也。3.误吞水蛭：以蒸饼半个，绞出狗涎，吃之，连食二三，其物自散。心主治忧恚气，除邪。治风痹鼻衄，及下部疮，狂犬咬。

肾，性平，微毒。主治妇人产后肾劳如疟者。妇人体热用猪肾，体冷用犬肾。肝同心捣，涂狂犬咬。又治脚气攻心，作生，以姜、醋进之，取泄。先泄者勿用。

【附方】1.下痢腹痛：狗肝一具切，入米一升煮粥，合五味食。2.心风发狂：用狗肝一具批开，以黄丹、消石各一钱半，研匀擦在肝内，用麻缚定，水一升煮熟，细嚼，以本汁送下。

胆，味苦，性平，有小毒。能明目。敷痂疡恶疮。疗鼻鼻衄，酒服半个，淤血

尽下，治刀箭疮，去肠中脓水。

【附方】1.眼赤涩痒：犬胆汁注目中，效。2.肝虚目暗：白犬胆一枚，萤火虫十四枚，阴干为末，点之。3.目中脓水：上伏日采犬胆，酒服之。

牡狗阴茎，别名狗精。六月上伏日取，阴干百日。味咸，性平，无毒。主治伤中，阴痿不起，令强热大，生子，除女子带下十二疾，治绝阳及妇人阴，补精髓。阴卵主治妇人十二疾，烧灰服。皮主治腰痛，炙热黄狗皮裹之，频用取瘥，烧灰，治诸风。毛主治产难。颈下毛：主小儿夜啼，绛囊钱，治邪疟。尾烧灰，敷犬伤。

【附方】汤火伤疮：狗毛细翦，以烊胶和毛敷之，痂落即瘥。

齿，性平，微毒。主治癫痫寒热，猝风痱，伏日取之。磨汁，治犬痫。烧研醋和，敷发背及马鞍疮。同人齿烧灰汤服，治痘疮倒陷，有效。头骨味甘、酸，性平，无毒。主治金疮止血。烧灰，治久痢、劳痢。和干姜、莨菪炒见烟，为丸，空心白饮服十丸，极效。颔骨主小儿诸痫、诸瘘，烧灰酒服。

【附方】1.小儿久痢：狗头烧灰，白汤服。2.小儿解颅：黄狗头骨炙为末，鸡子白和，涂之。3.赤白久痢：腊月狗头骨一两半，紫笋茶一两，为末，每服二钱，米饮下。

骨，味甘，性平，无毒。烧灰，疗下痢生肌，敷马疮。烧灰，疗诸疮，及妒乳痈肿烧灰，补虚，理小儿惊痫客忤。煎汁，同米煮粥，补妇人，令有子。烧灰，米饮日服，治休息久痢。猪脂调，敷鼻中疮。

【附方】1.产后烦懑：不食者。白犬骨烧研，水服方寸匕。2.桃李哽咽：狗骨煮汤，摩头上。

屎，性热，有小毒。主治疔疮。水绞汁服，治诸毒不可入口者。瘭疽彻骨痒者，烧灰涂疮，勿令病者知。又和腊猪脂，敷疮肿毒，疔肿出根。烧灰止心腹痛，解一切毒。

【附方】1.小儿霍乱：猝起者。用白狗屎一丸，绞汁服之。2.心痛欲死：狗屎炒研，酒服二钱，神效。3.劳疟瘴疟：久不愈。用白狗粪烧灰，发前冷水服二钱。

屎中粟，主治噎膈风病，痘疮倒陷，能解毒也。

【附方】1.噎膈不食：黄犬干饿数日，用生粟或米干饲之，俟其下粪，淘洗米粟令净，煮粥，入薤白一握，泡熟去薤，入沉香末二钱食之。2.痘疮倒靥：用白狗或黑狗一只，喂以生粟米，候下屎，取未化米为末，入麝香少许，新汲水服二钱。

屎中骨，主治寒热，小儿惊痫。

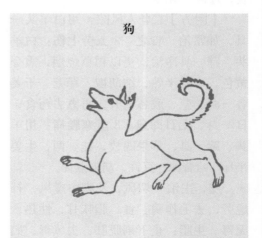

狗

《本草纲目》秘方全书

学习中国式养生

# ③ 羊的不同部位分别有什么功效?

羊别名羝、羯。羊肉味苦、甘、性大热,无毒。能缓中,字乳余疾,及头脑大风汗出,虚劳寒冷,补中益气,安心止惊。止痛,利产妇。治风眩瘦病,丈夫五带七伤,小儿惊痫。开胃健力。

【附方】1.羊肉汤:治寒劳虚羸,及产后心腹疝痛。用肥羊肉一斤,水一斗,煮汁八升,入当归五两,黄芪八两,生姜六两,煮取二升,分四服。2.产后厥痛:胡治大羊肉汤,治妇人产后大虚,心腹绞痛,厥逆。用羊肉一斤,当归、芍药、甘草各七钱半,用水一斗煮肉,取七升,入清药,煮二升服。3.产后带下:产后中风,绝孕,带下赤白。用羊肉二斤,香豉、大蒜各三升,水一斗三升,煮五升,纳酥一升,更煮三升,分温三服。

头蹄,味甘,性平,无毒。主治风眩瘦疾,小儿惊痫。脑热头眩,治丈夫五劳骨热。热病后宜食之,冷病患勿多食,疗肾虚精竭。

【附方】1.老人风眩:用白羊头一具,如常治,食之。2.五劳七伤:白羊头、蹄一具净治,更以稻草烧烟,熏令黄色,水煮半熟,纳胡椒、荜茇、干姜各一两,葱、豉各一升,再煮去药食,日一具,七日即愈。3.虚寒腰痛:用羊头、蹄一具,草果四枚,桂一两,生姜半斤,哈昔泥一豆许,胡椒煮食。

皮,主治一切风,及脚中虚风,补虚劳,去毛作羹、食。脂味甘,性热,无毒。生脂:止下痢脱肛,去风毒,妇人产后腹中绞痛。去游风及黑润肌肤,

杀虫治疮癣。入膏药,透肌肉经络,彻风热毒气。

【附方】1.下痢腹痛:羊脂、阿胶、蜡各二两,黍米二升,煮粥食之。2.妊娠下痢:羊脂如棋子大十枚,温酒一升,投中顿服,日三。3.虚劳口干:用羊脂一鸡子大,淳酒半升,枣七枚,渍七日食,立愈。又方:用羊脂鸡子大,纳半斤酢中一宿,绞汁含之。

血,味咸,性平,无毒。主治女人中风血虚闷,及产后血晕,闷欲绝者,热饮一升即活。治猝惊九窍出血,解莽草毒、胡蔓草毒,又解一切丹石毒发。

【附方】1.出血一月不止:刺羊血热饮即瘥。2.产后血攻:或下血不止,心闷面青,身冷欲绝者:新羊血一盏饮之。3.硫黄毒发气闷:用羊血热服一合效。

乳,味甘,性温,无毒。补寒冷虚乏。润心肺,治消渴。疗虚劳,益精气,补肺、肾气,和小肠气。合脂作羹食,补肾虚,及男女中风。利大肠,治小儿惊痫。含之,治口疮反胃,小儿哕及舌肿,并时时温饮之。

【附方】1.小儿口疮:羊乳细滤入含之,数次愈。2.漆疮作痒:羊乳敷之。3.面黑令白:白羊乳三斤,羊胰三副,和捣,每夜洗净。

脑,有毒。入面脂手膏,润皮肤,去黚黯,涂损伤、丹瘤、肉刺。

【附方】1.发丹如瘤:生绵羊脑,同朴消研,涂之。2.足指肉刺:刺破,以新酒酢和羊脑涂之,一合愈。

髓,味甘,性温,无毒。主治男子

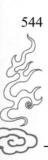

女人伤中，阴阳气不足，利血脉，益经气，以酒服之。却风热，止毒。久服不损人，灭瘢痕。

【附方】1.肺痿骨蒸：炼羊脂、炼羊髓各五两煎沸，下炼蜜及生地黄汁各五合，生姜汁一合，不住手搅，微火熬成膏，每日空心温酒调服一匙，或入粥食。2.目中赤翳：白羊髓敷之。3.舌上生疮：羊胫骨中髓，和胡粉涂之，妙。

心，味甘，性温，无毒。止忧恚膈气，补心。

【附方】心气郁结：羊心一枚，咱夫兰三钱，浸玫瑰水一盏，入盐少许，徐徐涂心上，炙熟食之，令人心安多喜。

肺，性味同心。补肺，止咳嗽。伤中，补不足，去风邪。治渴，止小便数，同小豆叶煮食之。通肺气，利小便，行水解蛊

【附方】1.久嗽肺痿作燥：用羊肺一具洗净，以杏仁、柿霜、真豆粉、真酥各一两，白蜜二两，和匀，灌肺中，白水煮食之。2.咳嗽上气：积年垂死。用莨菪子、熟羊肺等分为末，以七月七日醋拌，每夜不食，空腹服二方寸匕，粥饮下，隔日一服。3.水肿尿短：青羊肺一具，微炸切曝为末，莨菪子一升，以三年色，捣烂，蜜丸梧桐子大，食后麦门冬饮服四丸，日三。

肾，性味同心。补肾气虚弱，益精髓。

【附方】1.下焦虚冷：脚膝无力，阳事不行。用羊肾一枚煮熟，和米粉半大两，炼成乳粉，空腹食之，妙。2.肾虚精竭：炮羊肾一双，切于豉汁中，以五味、米糅作羹、粥食。3.五劳七伤：阳虚无力。用羊肾一对，肉苁蓉一两，和

作羹，下葱、盐、五味食。又方：治阳气衰败，腰脚疼痛，五劳七伤。用羊肾三对，羊肉半斤，葱白一茎，枸杞叶一斤，同五味煮成汁，下米作粥食之。

羊石子，主治肾虚精滑。肝味苦，性寒，无毒。补肝，治肝风虚热，目赤暗痛，热病后失明，并用子肝七枚，作生食亦切片水浸贴之。解蛊毒。

【附方】1.目热赤痛：看物如隔纱。用青羊肝一具切洗，和五味食之，宜补肝益睛。2.肝虚目赤：青羊肝，薄切水浸，吞之极效。3.病后失明：方同上。

胆，味苦，性寒，无毒。主治青盲，明目。点赤障、白翳、风泪眼，解蛊毒。疗疳湿时行热疮，和醋服之，良。治诸疮，能生人身血脉，有效。

【附方】1.病后失明：羊胆点之，日二次。2.大便秘塞：羊胆汁灌入即通。3.目为物伤：羊胆一枚，鸡胆三枚，鲤鱼胆二枚，和匀，日日点之。

胃，味甘，性温，无毒。主治胃反，止虚汗，治虚羸，小便数，作羹食，三五瘥。

【附方】1.久病虚羸：不生肌肉，水气在胁下，不能饮食，四肢烦热者。用羊胃一枚，白术一升，水二斗，煮九升，分九服，日三，不过三剂瘥。2.补中益气：羊肚一枚，羊肾四枚，地黄三两，干姜、昆布、地骨皮各二两，白术、桂心、人参、浓朴、海藻各一两五钱，甘草、秦椒各六钱，为末，同肾入肚中，缝合蒸熟，捣烂晒为末，酒服方寸匕，日二。3.中风虚弱：羊肚一具，粳米二合，和椒、姜、豉、葱作羹食之。4.胃虚消渴：羊肚烂煮，空腹食之。5.下

虚尿床：羊肚盛水令满，线缚两头，煮熟，即开取中水顿服之，立瘥。6.项下瘰疬：用羊烧灰，香油调敷。7.蛇伤手肿：新剥羊肚一个，割一口，将手入浸，即时痛止肿消。

脬，主治下虚遗溺。以水盛入，炙熟，空腹食之，四五次愈。

胰，【附方】1.远年咳嗽：羊胰三具，大枣百枚，酒五升，渍七日，饮之。2.妇人带下：羊胰一具，以酢洗净，空心食之，不过三次。忌鱼肉滑物，犯之即死。3.痘疮瘢痕：羊胰二具，羊乳一升，甘草末二两，和匀涂之，明旦，以猪蹄汤洗去。

舌，补中益气，羊皮二具，羊肾四枚，蘑菇一斤，糟姜四两，各切如甲叶，肉汁食之。

靥，味甘、淡，性温，无毒。主治气瘿。

【附方】项下气瘿：用羊靥一具，去脂，含之咽汁。日一具，七日瘥。又方：用羊靥七枚，海藻、干姜各二两，桂心、昆布、逆流水边柳须各一两，为末，蜜丸芡子大，每含一丸，咽津。又方：用羊靥、猪靥各二枚，昆布、海藻、海带牛蒡子四钱，右为末，捣二靥和，丸弹子大，每服一丸，含化咽汁。睛主治目赤及翳膜。曝干为末，点之。熟羊眼中白珠二枚，于细石上和枣核磨汁，点目翳羞明，频用三四日瘥。

筋，主治尘物入目，熟嚼纳中，仰卧即出。羖羊角味咸，性温，无毒。主治青盲，明目，止惊悸寒泄。久服，安心益气轻身。杀疥虫。入山烧之，辟恶鬼虎野狼。疗百节中结气，风头痛，

及蛊毒吐血，妇人产后余痛。烧之，辟蛇。灰治漏下。

【附方】1.风疾恍惚：心烦腹痛，或时闷绝复苏。以青羖羊角屑，微炒为末。2.气逆烦满：水羊角烧研，水服方寸匕。3.吐血喘咳：青羖羊角二枚，桂末二两，为末，每服一枚。

齿，性温。主治小儿羊痫寒热。头骨味甘，性平，无毒。主治风眩瘦疾，小儿惊痫。

脊骨，味甘，性热，无毒。主治虚劳寒中羸瘦。补肾虚，通督脉，治腰痛下痢。

【附方】1.老人胃弱：羊脊骨一具捶碎，水五升，煎取汁二升，入青粱米四合，煮粥常食。2.肾虚腰痛：用羊脊骨一具，捶碎煮，和蒜、齑食，饮少酒妙。又方：用羊脊骨一具捶碎，肉苁蓉一两，草果三枚，荜茇二钱，水煮汁，下葱、酱作面羹食。3.肾虚耳聋：羊脊骨一具，磁石、白术、黄芪、干姜、白茯苓各一两，桂三分，为末，每服五钱，水煎服。

尾骨，益肾明目，补下焦虚冷。

【附方】虚损昏聋：大羊尾骨一条，水五碗，煮减半，入葱白五茎，荆芥一握，陈皮一两，面三两，煮熟，取汁搜面作索饼，同羊肉四两煮熟，和五味食。

胫骨，味甘，性温，无毒。主治虚冷劳。脾弱，肾虚不能摄精，白浊，治误吞铜钱。

【附方】1.擦牙固齿：用火羊胫骨为末，入飞盐二钱，同研匀，日用。又方：烧白羊胫骨灰一两，升麻一两，黄

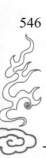

连五钱，为末，日用。又方：用羊胫骨、香附子各一两，青盐、生地黄，为末，日用。2.湿热牙疼：用羊胫骨灰二钱，白芷、当归、牙皂、青盐各一钱，为末，擦之。3.脾虚白浊：过虑伤脾，脾不能摄精，遂成此疾。以羊胫骨灰一两，姜制厚朴末二两，面糊丸梧桐子大，米饮下百丸，日二服。一加茯苓一两半。

毛，主治转筋，醋煮裹脚。须，主治小儿口疮，蠼螋尿疮，烧灰和油敷。

【附方】1.香瓣疮：生面上耳边，浸淫水出，久不愈。用羊须、荆芥、干枣肉各二钱，烧存性，入轻粉半钱。每洗拭，清油调搽，二三次必愈。2.口吻疮：方同上。 溺，主治伤寒热毒攻手足，肿痛欲断。以一升，和盐、豉捣，渍之。

屎，味苦，性平，无毒。燔之，主小儿泄痢，肠鸣惊痫。烧灰，理耳亭耳，并罯竹刺入肉，治箭镞不出。烧灰淋汁沐头，不过十度，即生发长黑。和雁肪涂头亦良。煮汤灌下部，治大人小儿腹中诸疾，疳湿，大小便不通。烧烟熏鼻，治中恶心腹刺痛，亦熏诸疮中毒、痔瘘等，治骨蒸弥良。

【附方】1.疳痢欲死：新羊屎一升，水一升，渍一夜，绞汁顿服，日午乃食，极重者，不过三服瘥。2.呕逆酸水：羊屎十枚，酒二合，煎一合，顿服，未定，更服之。3.反胃呕食：羊粪五钱，童子小便一大盏，煎六分，去滓，分三服。

羊胲子，主治翻胃。锻存性，每一斤入枣肉、平胃散末一半，和匀，每服一钱，空心沸汤调下。

【附录】大尾羊羊尾皆短，而哈密及大食诸番有大尾羊。细毛薄皮，尾上旁广，重一二十斤，行则以车载之。唐书谓之灵羊，云可疗毒。胡羊出大食国，高三尺余，其尾如扇，每岁春月割取脂，再缝合之，不取则胀死。庄浪卫近雪山，有饕羊。土人岁取其脂，不久复满。洮羊出临洮诸地，大者重百斤。西域驴羊，大如驴。即此类也。羊出西北地，其皮蹄可以割漆。封羊其背有肉，封如驼，出凉州郡县，亦呼为驼羊。地生羊出西域。以羊脐种于土中，溉以水，闻雷而生，脐与地连。及长，惊以木声，脐乃断，便能行啮草。大秦国有地生羊，其羔生土中，国人筑墙围之。脐与地连，割之则死。但走马击鼓以骇之，惊鸣脐绝，便逐水草。西域地生羊，以胫骨种土中，闻雷声，则羊子从骨中生。走马惊之，则脐脱也。其皮可为褥。造化之妙，微哉！羊土之精也，其肝土也，有雌雄，不食，季桓子曾掘土得之。又千岁树精，亦为青羊。

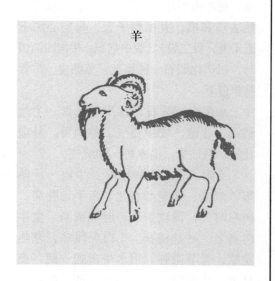

羊

# 4 牛有什么药用价值？

牛别名牛，件也。牛为大牲，可以件事分理也。黄牛肉味甘，性温，无毒。安中益气，养脾胃。补益腰脚，止消渴及唾涎。

【附方】1.小刀圭：用小牛犊儿一只，腊月初八日或戊己日杀之，去血毛洗净，同脏腑不遗分寸，大铜锅煮之，每十斤，入黄芪十两，人参四两，茯苓六两，官桂、良姜各五钱，陈皮三两，甘草、蜀椒各二两，食盐二两，淳酒二斗同煮，水以八分为率，文火煮至如泥，其骨皆捶碎，并滤取稠汁。待冷以瓮盛之，埋于土内，露出瓮面。凡饮食中，皆任意食之，或以酒调服更妙。肥犬及鹿，皆可依此法作之。2.返本丸：用黄犍牛肉切片，河水洗数遍，仍浸一夜，次日再洗三遍，水清为度，用无灰好酒同入坛内，重泥封固，桑柴文武火煮一昼夜，取出焙干为末听用，山药、莲肉、白茯苓、小茴香各四两，为末，每牛肉半斤，入药末一斤，以红枣蒸熟去皮和捣，丸梧桐子大，每空心酒下五十丸，日三服。3.腹中痞积：牛肉四两切片，以风化锻石一钱擦上，蒸熟食。常食痞积自下。

水牛肉，味甘，性平，无毒。主治消渴，止泄，安中益气，养脾胃。补虚壮健，强筋骨，消水肿，除湿气。

【附方】1.水肿尿涩：牛肉一斤熟蒸，以姜、醋空心食之。2.手足肿痛：伤寒时气，毒攻手足，肿痛欲断。生牛肉裹之，肿消痛止。3.白虎风痛：寒热发歇，骨节微肿。用水牛肉脯一两，燕窠土、伏龙肝、飞罗面各二两，砒黄一钱，为末，每以少许，新汲水和，作弹丸大，于痛处摩之，痛止，即取药抛于热油铛中。

头蹄，性凉。主治热风。

【附方】水肿胀满，小便涩者：用水牛蹄一具去毛，煮汁作羹，蹄切食之。或以水牛尾一条，细切，作腊食，或煮食亦佳。

鼻，主治消渴，同石燕煮汁服。治妇人无乳，作羹食之，不过两日，乳下无限，气壮人尤效。疗口眼斜。不拘干湿者，以火炙热，于不患处一边熨之，即渐正。皮，主治水气浮肿，小便涩少。以皮蒸熟，切入豉汁食之。熬胶最良。乳味甘，性微寒，无毒。补虚羸，止渴，养心肺，解热毒，润皮肤，冷补，下热气。和酥煎沸食，去冷气癖。患热风人宜食之。老人煮食有益。入姜、葱，止小儿吐乳，补劳。治反胃热哕，补益劳损，润大肠，治气痢，除疸黄，老人煮粥甚宜。

【附方】1.风热毒气：煎过牛乳一升，生牛乳一升，和匀，空腹服之，日三服。2.小儿热哕：牛乳二合，姜汁一合，银器文火煎五六沸，一岁儿饮半合，量儿大小，加减与服之。3.病后虚弱：取七岁以下、五岁以上黄牛乳一升，水四升，煎取一升，稍稍饮，至十日止。

血，味咸，性平，无毒。解毒利肠，治金疮折伤垂死，又下水蛭。煮拌醋食，治血痢便血。

【附方】误吞水蛭：肠痛黄瘦。牛血热饮一二升，次早化猪脂一升饮之，即下出也。

脂，味甘，性温，微毒。主治诸疮疥癣白秃，亦入面脂。

【附方】1.消渴不止：用生栝蒌根十斤，以水三斗，煮至一斗，滤净，入炼净黄牛脂一合，慢火熬成膏，瓶收，每酒服一杯，日三。2.走精黄病：面目俱黄，多睡，舌紫，甚则舌面坼裂，及加黑色，若爪甲黑者死。用豉半两，牛脂一两，煎过油脂，绵裹烙舌，去黑皮一重，浓煎豉汤一盏饮之。

髓，味甘，性温，无毒。补中，填骨髓。久服增年。安五脏，平三焦，泄利，去消渴，皆以清酒暖服之。平胃气，通十二经脉。润肺补肾，泽肌悦面，理折伤，擦损痛，甚妙。

【附方】1.补精润肺：壮阳助胃。用炼牛髓四两，胡桃肉四两，杏仁泥四两，山药末半斤，炼蜜一斤，同捣成膏，以瓶盛汤煮一日，每服一匙，空心服之。2.劳损风湿：用牛髓、羊脂各二升，白蜜、姜汁、酥各三升，煎三上三下，令成膏，随意以温酒和服之。3.手足皲裂：牛髓敷之。脑味甘，性温，微毒。

【附方】1.吐血咯血：五劳七伤。用水牛脑一枚，杏仁、胡桃仁、白蜜各一斤，香油四两，同熬干为末，每空心烧酒服二钱匕。2.脾积痞气：治男妇脾积痞病，大有神效。黄皮消末一斤，蒸饼六个，和匀，糊丸梧桐子大，每服三十丸，空心好酒下，日三服，百日有验。3.气积成块：用牛脑子一个，雄鸡肫一个，并以好酒浸一宿，捣烂，入木香、沉香、砂仁各三两，皮消一碗，杵千下，入生铜锅内，文武火焙干为末，入

轻粉三钱，令匀，每服二钱，空心烧酒服，日三服。

心，主治虚忘，补心。脾补脾。腊月淡煮，日食一度，治痔。和朴硝作脯食，消痞块。补肺。肝，补肝，明目。治疟及痢，醋煮食之。肾，补肾气，益精，治湿痹。胃，味甘，性温，无毒。主治消渴风眩，补五脏，醋煮食之。补中益气，解毒，养脾胃。

【附方】唉蛇牛毒：牛肚细切，水一斗，煮一升，服，取汗即瘥。百叶主治热气水气，治痢，解酒毒、药毒、丹石毒发热，同肝作生，以姜、醋食之。

胆，味苦，性大寒，无毒。可丸药。除心腹热渴，止下痢及口焦燥，益目精。腊月酿槐子服，明目，治疳湿弥佳性。酿南星末，阴干，治惊风有奇功。除黄杀虫，治痈肿。

【附方】1.谷疸食黄：用牛胆一枚，苦参三两，龙胆草一两，为末，和少蜜丸梧桐子大，每姜汤下五十丸。2.男子阴冷：以食茱萸纳牛胆中，百日令干，每取十四枚，嚼纳阴中，良久如火。3.痔瘘出水：用牛胆、猬胆各一枚，腻粉五十文，麝香二十文，以三味和匀，入牛胆中，悬四十九日取出，为丸如大麦大，以纸捻送入疮内，有恶物流出为验也。

胞衣，【附方】臁疮不敛：牛胞衣一具，烧存性，研搽。

喉，主治小儿呷气。疗反胃吐食，取一具去膜及两头，逐节，以醋浸炙燥，烧存性，每服一钱，米饮下，神效。靥主治喉痹气瘿。齿主治小儿牛痫。牛角别名角胎。味苦，性温，无毒。主治下闭血淤血疼痛，女人带下血。燔之，酒服。烧灰，

第十七章

Bencao Gangmu Mifang Quanshu
《本草纲目》秘方全书

典藏精品版

认识中国第一药典

550

主赤白痢。黄牛者烧之，主妇人血崩，大便下血，冷痢。

【附方】1.大肠冷痢：牛角烧灰，粥饮服二钱，日二次。2.小儿滞下：牛角胎烧灰，水服三方寸匕。3.大便下血：黄牛角一具，锻末，食前浓煮豉汁服二钱，日三，神效。

角，味苦，性寒，无毒。水牛者燔之，治时气寒热头痛。煎汁，治热毒风及壮热。治喉痹肿塞欲死，烧灰，酒服一钱。小儿饮乳不快似喉痹者，取灰涂乳上，咽下即瘥。

【附方】1.石淋破血：牛角烧灰，酒服方寸匕，日五服。2.血上逆心，烦闷刺痛：水牛角烧末，酒服方寸匕。3.赤秃发落：牛角、羊角烧灰等份，猪脂调涂。

骨，味甘，性温，无毒。烧灰，治吐血鼻洪，崩中带下，肠风泻血，水泻。治邪疟。烧灰同猪脂，涂疳疮蚀人口鼻，

【附方】1.鼻中生疮：牛骨、狗骨烧灰，腊猪脂和敷。2.水谷痢疾：牛骨灰同六月六日麹等分为末，饮服方寸匕。

蹄甲主治妇人崩中，漏下赤白，止小儿夜啼。

【附方】1.猝魇不寤：以青牛蹄或马蹄临人头上，即活。2.损伤接骨：牛蹄甲一个，乳香、没药各一钱为末，入甲内烧灰，以黄米粉糊和成膏，敷之。3.牛皮风癣：牛蹄甲、驴粪各一两，烧存性研末，油调，抓破敷之，五七日即愈。

【附方】1.猝患淋疾：牛耳中毛烧取半钱，水服，尾毛亦可。2.小儿石淋：特牛阴毛烧灰，浆水服一刀圭，日再。3.邪气疟疾：用黑牛尾烧末，酒服方寸匕，日三服。一用牯牛阴毛七根，黄荆叶七

片，缚内关上，亦效。

口涎：主治反胃呕吐。水服二匙，终身不噎。呐小儿，治客忤。灌一合，治小儿霍乱。入盐少许，顿服一盏，治喉闭口噤。

【附方】1.噎膈反胃：用糯米末，以牛涎拌作小丸，煮熟食。一方：用牛涎一盏，入麝香少许，银盏顿热，先以帛紧束胃脘，令气喘，解开，乘热饮之，仍以丁香汁入粥与食。一方：用牛涎、好蜜各半斤，木鳖仁三十个研末，入铜器熬稠，每以两匙和粥与食，日三服。2.小儿流涎：取东行牛口中涎沫，涂口中及颐上，自愈。3.小儿口噤，身热吐沫不能乳：方同上。

鼻津，主治小儿中客忤，水和少许灌之，又涂小儿鼻疮及湿癣。耳垢主治蛇伤，恶毒。治痈肿未成脓，封之即散。疳虫蚀鼻生疮及毒蛇螫人，并敷之。

【附方】1.疗疮恶肿：黑牛耳垢敷之。2.胁漏出水不止：用乌牛耳垢敷之，即瘥。3.鼻出血不止：牛耳中垢、车前子末等分和匀，塞之良。

溺，味苦、辛，性微温，无毒。主治水肿，腹胀脚满，利小便。

【附方】1.水肿尿涩：用乌犍牛尿半升，空腹饮，小便利，良。又方：用黄犍牛尿，每饮三升，老、幼减半，尿至三升，入末熬至可丸，丸梧桐子。2.脚气胀满尿涩：取乌犍牛尿一升，一日分服，消乃止。3.久患气胀：乌牛尿一升，空心温服，气散止。

屎，味苦，性寒，无毒。主治水肿恶气。干者燔之，敷鼠恶疮小儿烂疮烂痘，及痈肿不合，能灭瘢痕。

【附方】1.水肿溲涩：黄牛屎一升，绞汁饮，溲利瘥，勿食盐。2.湿热黄病：黄牛粪日干为末，面糊丸梧桐子大，每食前，白汤下七十丸。3.霍乱吐下：不止。四肢逆冷：用黄牛屎半升，水二升，煮三沸，服半升止。又方：用乌牛粪绞汁一合，以百日儿乳汁一合和，温服。

黄犊子脐屎，主治九窍四肢指歧间血出，乃暴怒所为。烧此末，水服方寸匕，日四五服，良。主中恶霍乱，及鬼击吐血。以一升，和酒三升，煮汁服。屎中大豆主治小儿惊痫，妇人难产。

【附方】1.小儿牛痫：白牛屎中豆，日日服之，良。2.妇人难产：牛屎中大豆一枚，擘作两片：一书父，一书子，仍合住，水吞之，立产。3.齿落不生：牛屎中大豆十四枚，小开豆头，以注齿根，数度即生。

圣齑广之容南好食水牛肉，或齑消之，调以姜、桂、盐、醋，腹遂不胀。圣齑如青苔状，乃牛肠胃中未化草也。主治食牛肉作胀，解牛肉毒。

牛转草绞汁服，止哕。疗反胃霍乱，小儿口噤风。

【附方】1.霍乱吐利：不止。用乌牛草一团，人参、生姜各三两，甜浆水一升半，煮汁五合服。2.小儿流涎：用牛草绞汁，少少与服。3.初生口噤十日内者：用牛口草绞汁灌之。

鼻拳：主治消渴，煎汁服；或烧灰，酒服。草拳：烧研，敷小儿鼻下疮。

【附方】消渴：牛鼻木二个，人参、甘草各半两，大白梅十个，水四碗煎三碗，热服，甚妙。

牛

# ⑤ 马有什么药用价值?

马，武也。其字象头、髦、尾、足之形。牡马曰骘、曰儿；牝马曰骒，曰骡，曰草。去势曰骟。肉，味辛、苦，性冷，有毒。主治伤中，除热下气，长筋骨，强腰脊，壮健，强志轻身，不饥。作脯，治寒热痿痹。煮汁，洗头疮白秃。

【附方】豌豆疮毒：马肉煮清汁，洗之。

鬐膏：味甘，性平，有小毒。能生发。治面鬐，手足皲粗。入脂泽，用疗偏风口㖞僻。乳，味甘，性冷，无毒。能止渴，治热。作酪，性温，饮之消肉。心主治心昏多忘，牛马猪鸡心，干之为末，酒服方寸匕，日三，则闻一知十。患痢人食马心，则痞闷加甚。肺主治寒热，小儿茎萎。肝有大毒。

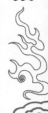

《本草纲目》秘方全书

学习中国式养生

第十七章

【附方】月水不通：心腹滞闷，四肢疼痛。用赤马肝一片炙研，每食前热酒调服一。

钱，通乃止。肾：马有马肾，牛有黄在胆，狗宝之类，当有功用。惜乎前人不知，漫记于此以俟。

白马阴茎，味甘、咸，性平，无毒。主治伤中，脉绝阴不起，强志益气，长肌肉肥健，生子。小儿惊痫。益丈夫阴气。驹胞衣，主治妇人天癸不通。存性为末，每服三钱，入麝香少许，空腹新汲水下，不过三服，良。眼，性平，无毒。主治惊痫腹满疟疾。小儿鬼支病，与母带之。夜眼，主治猝死尸厥，龋齿痛。

【附方】1.猝死尸厥：用白马前脚夜目二枚，白马尾十四茎，合烧，以苦酒丸如小豆大，白汤灌下二丸，须臾再服，即苏。2.虫牙龋痛：用马夜眼如米大，绵裹纳孔中，有涎吐去，永断根源。或加生附子少许。用马夜眼烧存性敷之，立愈。

牙齿，味甘，性平，有小毒。主治小儿马痫。水磨服，烧灰唾和，涂痈疽疔肿，出根效。

【附方】1.肠痈未成：马牙烧灰，鸡子白和，涂之。2.疗肿未破：白马齿烧灰，先以针刺破乃封之，用湿面围肿处，醋洗去之，根出大验。3.赤根疔疮：马牙齿捣末，腊猪脂和敷，根即出也，烧灰亦可。

烧灰和醋，敷小儿头疮及身上疮。止邪疟。烧灰和油头疮、阴疮、瘰疬有浆如火灼。敷乳头饮儿，止夜啼。头骨，味甘，性微寒，有小毒。主治喜眠，令人不睡。烧灰，水服方寸匕，日三夜一，作枕亦良痛。烧灰，敷头、耳疮。疗马汗气入疮痛肿，烧灰敷之，白汁出，良。

【附方】1.胆虚不眠：用马头骨灰、乳香各一两，酸枣仁二两，为末，每服二钱，温酒服。2.胆热多眠：用马头骨灰铁粉各一两，朱砂半两，龙脑半分，为末，炼蜜丸梧子大，每服三十丸，竹叶汤下。

胫骨，味甘，性寒，无毒。锻存性，降阴火，中气不足者用之，可代黄芩、黄连。悬蹄，味甘，性平，无毒。主治惊邪乳难，辟恶气鬼毒，蛊疰不祥。止出血内漏，龋齿。赤马者治妇人赤崩，白马者治漏下白崩。主癫痫、齿痛。疗肠痈，下淤血，带下，杀虫。又烧灰入盐少许，掺走马疳蚀，甚良。

【附方】1.损伤淤血在腹：用白马蹄烧烟尽，研末，酒服方寸匕，日三夜一，血化为水也。2.妇人血病：方同上。3.五色带下：白马左蹄烧灰，酒服方寸匕，日三。

皮主治妇人临产，赤马皮催生，良。治小儿赤秃，以赤马皮、白马蹄烧灰，和腊猪脂敷之，良。毛有毒，主治小儿惊痫，女子崩中赤白。服止血，涂恶疮。尾主治女人崩中，小儿客忤。

【附方】1.小儿客忤：烧马尾烟于前，每日熏之，瘥乃止。2.腹内蛇症：白马尾切，酒服，初服长五分一匕，大者自出；次服三分者一匕，中者亦出；更服二分者一匕，小者复出。不可顿服，杀人。

脑，有毒。能断酒，腊月者温酒服之。血有大毒。汗有大毒。

【附方】1.黥刺雕青：以白马汗搽上，再以汗调水蛭末涂之。2.饮酒欲断：

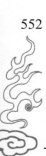

刮马汗，和酒服之。

白马溺，味辛，性微寒，有毒。主治消渴，破症坚积聚，男子伏梁积疝，妇人瘕积，铜器承饮之。

【附方】1.肉症思肉：用白马尿三升，空腹饮之，当吐肉出，不出者死。2.食发成瘕：咽中如有虫上下是也。白马尿饮之，佳。3.伏梁心积：铜器盛白马尿一升，旦旦服之，妙。

白马通 马屎曰通，牛屎曰洞，猪屎曰零，皆讳其名也。凡屎必达胴肠乃出，故曰通，曰洞。胴，即广肠也。性微温，无毒。能止渴，止吐血、下血、鼻出血、金疮止血、妇人崩中。绞汁服，治产后诸血气，伤寒时疾当吐下者汁三合，日夜各二服。又治杖疮、打损伤疮中风作痛者，炒热，包熨五十遍，极效绞汁灌之，治猝中恶死。酒服，治产后寒热闷胀。烧灰水服，治久痢赤白。和猪脂，涂马咬人疮，及马汗入疮，剥死马骨刺伤人，毒攻欲死者。

【附方】1.吐血不止：烧白马通，以水研，绞汁一升服。2.出血不止：用绵裹白马屎塞之。又方：用赤马粪绞汁，干者浸水亦可。3.口鼻出血：用赤马粪烧灰，温酒服一钱。

屎中粟主治金创，小儿客忤，寒热不能食。马绊绳，煎水，洗小儿痫。烧灰，掺鼻中生疮。

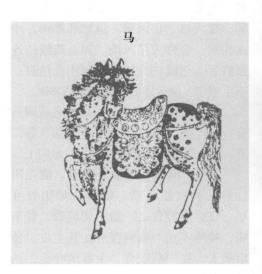

马

# ⑥ 驴的不同部位分别有什么功效？

驴，胪也。胪，腹前也。马力在膊，驴力在胪也。肉味甘，性凉，无毒。能解心烦，止风狂。酿酒，治一切风病。同五味煮食，或以汁作粥食。补血益气，治远年劳损，煮汁空心饮。疗痔引虫。野驴肉功同。头肉，煮汁，服二三升，治多年消渴，无不瘥者。又以渍曲酝酒服，去大风动摇不休者。亦洗头风风屑。同姜齑煮汁日服，治黄疸百药不治者。脂，敷恶疮疥癣及风肿。和酒服三梅为丸，治多年疟，未发时服三十丸。又生脂和生椒捣熟，绵裹塞耳，治积年聋疾和酒等分服，治猝咳嗽。和盐、涂身体手足风肿。

【附方】1.滴耳治聋：乌驴脂少许，鲫鱼胆一个，生油半两，和匀，纳楼葱管中，七日取滴耳中，日二。2.眼中息肉：驴脂、白盐等分，和匀，注两目头，日二。

髓，味甘，性温，无毒。主治耳聋。

【附方】多年耳聋：重者用二三度，初起者一上便效，用驴前脚胫骨打破，向日中沥出髓，以瓷盒盛收。又方：驴髓以针砂一合，水二合，浸十日，取清水少许，和髓搅匀，滴少许入耳中。外以方新砖半个烧赤，泼醋，铺磁石末一两在砖上，枕之至晚，如此三度，即通。

血，味咸，性凉，无毒。利大小肠，润燥结，下热气。乳味甘，性冷利，无毒。主治小儿热急黄等。多服使利。疗大热，止消渴。急惊邪赤痢。小儿痫疾，客忤天吊风疾。猝心痛绞结连腰脐者，热服三升气郁，解小儿热毒，不生痘疹。浸黄连取汁，点风热赤眼。

【附方】1.心热风痫：黑驴乳暖服三合，日再服。2.小儿口噤：驴乳猪乳各二升，煎一升五合服。3.重舌出涎：放同上。

阴茎，味甘，性温，无毒。能强阴壮筋。驹衣能断酒。锻研，酒服方寸匕。皮，煎胶食之，治一切风毒，骨节痛，呻吟不止。和酒服更良其生皮，覆疟疾人，良。煎胶食，主鼻洪吐血，肠风血痢，崩中带下。

【附方】1.中风喝僻：骨疼烦躁者。用乌驴皮毛，如常治净蒸熟，入豉汁中，喝五味煮食。2.牛皮风癣：生驴皮一块，以朴消腌过，油调搽之，名一扫光。毛主治头中一切风病，用一斤炒黄，投一斗酒中，渍三日，空心细饮令醉，暖卧取汗，明日更饮如前。忌陈仓米、麦面。

【附方】1.小儿客忤：剪驴膊上旋毛一弹子大，以乳汁煎饮。2.襁褓中风：取驴背前交脊中毛一拇指大，入麝香豆许，以乳汁和，铜器中慢炒为末，乳汁和，灌之。骨，煮汤，浴历节风。牝驴

骨煮汁服。

头骨，烧灰和油，涂小儿颅解。悬蹄，烧灰，敷痈疽，散脓水。和油，敷小儿解颅，以瘥为度。

【附方】1.肾风下注：生疮。用驴蹄二十片烧灰，弥陀僧、轻粉各一钱，麝香半钱，为末，敷之。2.天柱毒疮：生脊大椎上，大如钱，赤色，出水，驴蹄二片，胡粉一分，麝香少许为末，醋和涂之，干则掺之。3.饮酒穿肠：饮酒过度，欲至穿肠者。用驴蹄硬处削下，水煮浓汁，冷冻饮料之。

溺，味辛，性寒，有小毒。主治症癖，反胃不止，牙齿痛。治水肿，每服五合良。画体成字者为燥水，用牝驴尿，不成字者为湿水，用驴尿。浸蜘蛛咬疮，良。治反胃噎病，狂犬咬伤，癣疬恶疮，并多饮取瘥。风虫牙痛，频含漱之，良。

【附方】1.狐尿刺疮：乌驴尿顿热渍之。2.白癜风：驴尿、姜汁等分，和匀频洗。3.耳聋：人中白一分，干地龙一

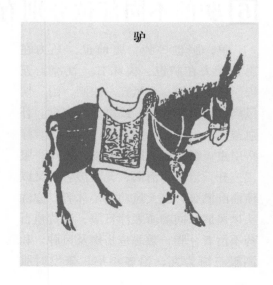

驴

条，为末，以乌驴驹尿一合和匀，瓷器盛之，每滴少许入耳，立瘥。

屎，熬之，熨风肿漏疮。绞汁，主心腹疼痛，诸痃忤。烧灰吹鼻，止出血甚效。和油，涂恶疮湿癣。

【附方】1.猝心气痛：驴屎绞汁五合，热服即止。2.经水不止：及血崩。用黑驴屎烧存性研末，面糊丸梧桐子大，每空心黄酒下五七十丸，神妙。3.疗疮中风：肿痛。用驴屎炒，熨疮上五十遍，极效。

耳垢，刮取涂蝎螫。尾轴垢主治新久疟无定期者。以水洗汁，和面如弹丸二枚，作烧饼，未发前食一枚，发时食一枚，效。溺下泥，敷蜘蛛伤。驴槽主治小儿拗哭不止，令三姓妇人抱儿卧之，移时即止，勿令人知。

# 7 骆驼有什么药用价值？

骆驼别名橐驼。味甘，性温，无毒。主治顽痹风瘙，恶疮毒肿死肌，筋皮挛缩，损筋骨。火炙摩之，取热气透肉。亦和米粉作煎饼食之，疗痔。治一切风疾。主虚劳风，有冷积者，以烧酒调服之。

【附方】周痹：野驼脂炼净一斤，入好酥四两和匀，每服半匙，加至一匙，日三服。肉味甘，性温，无毒。

诸风下气，壮筋骨，润肌肤，主恶疮。乳味甘，性温，无毒。补中益气，壮筋骨，令人不饥。黄味苦，性平，微毒。主治风热惊疾。毛主治妇人赤白带下，最良。颔毛疗痔，烧灰，酒服方寸匕。

【附方】阴上痒疮：驼绒烧灰，水澄过，入炒黄丹等分为末，搽之即效。屎，干研。口畜鼻，止衄。烧烟杀蚊虱。

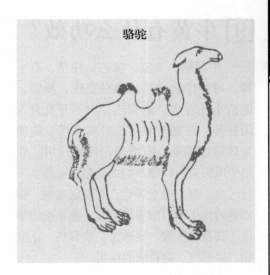

骆驼

# 8 阿胶有什么特殊功效？

阿胶别名傅致胶。味甘，性平，无毒。能治疗心腹内出血、虚劳冷颤、疟病、腰腹痛、四肢酸痛、女子下血等症。有安胎的作用，长时间服用，还能益气，使身体轻劲有力。可治疗男子小腹痛、虚劳极度消瘦、阳气不足、脚软不能久立，还能养肝气。能强筋骨，益气止痢。能止泻痢，加黄连、蜡特别好。阿胶能治疗吐血、衄血、血淋、尿血、肠风下痢和妇人血痛血枯、经水不调、无子，崩中带下、胎前产后诸疾。还能治疗男女一切风病、骨节疼痛、水

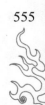

肿、虚劳咳嗽喘急、肺痿唾脓血及痈疽中毒。是和血滋阴、除风润燥、化痰清肺、利小便、润大肠的圣药。

【附方】1.瘫缓偏风：治瘫缓风及诸风，手脚不遂，腰脚无力者。驴皮胶微炙熟，先煮葱豉粥一升，别贮，又以水一升，煮香豉二合，去滓入胶，更煮七沸，胶烊如饧，顿服之，及暖，吃葱豉粥，如此三四剂即止，若冷吃粥，令人呕逆。2.肺风喘促：涎潮眼窜。用透明阿胶切炒，以紫苏、乌梅肉等分，水煎服之。3.老人虚秘：阿胶二钱，葱白三根，水煎化，入蜜二匙，温服。

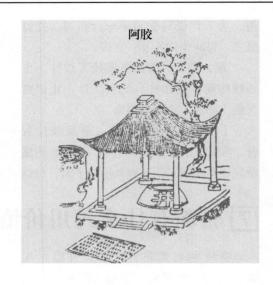

阿胶

# 9 牛黄有什么功效？

牛黄别名丑宝。味苦，性平，有小毒。可治惊痫寒热、热盛发狂、抽搐。能治小儿百病、诸痫热、口不开及大人的狂癫，还能堕胎。长时间服用，能使身体敏捷长寿，有增强记忆的作用。能治中风失音、口噤、妇人血噤、惊悸、天行时疾、健忘虚乏等症。有安定魂魄、辟邪魅的作用，可治突然中邪、小儿夜啼等症。其有益肝胆，定神志，除邪热，止惊痫，辟邪气，除百病的作用。

【附方】1.初生三日：去惊邪，辟恶气。以牛黄一豆许，以赤蜜如酸枣许，研匀，绵蘸令儿吮之，一日令尽。2.七日口噤：牛黄为末，以淡竹沥化一字，灌之，更以猪乳滴之。3.初生胎热：或身体黄者。以真牛黄一豆大，入蜜调膏，乳汁化开，时时滴儿口中，形色不实者，

勿多服。4.小儿惊候：小儿积热毛焦，睡中狂语，欲发惊者。牛黄六分，朱砂五钱，同研，以犀角磨汁，调服一钱。

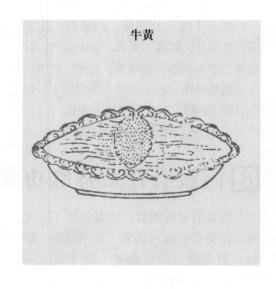

牛黄

# 10 狗宝能治疗什么病症？

狗宝味甘、咸，性平，有小毒。能治疗噎食和痈疽疮疡。

【附方】1.噎食病：数月不愈。用狗宝末一分，另以威灵仙二两，盐二钱，捣如泥，用水一盅搅匀，去渣调服，一天两次，不过三天可愈，然后再服补益之剂。2.痈疽发背：诸毒，初觉壮热烦渴。癞狗宝一两，腊月的黑狗胆、腊月的鲤鱼胆各一枚，蟾酥二钱，炙蜈蚣七枚，硇砂、乳香、没药、轻粉、雄黄、乌金石各一钱，粉霜三钱，麝香一分，共为末，取初生男孩后的乳汁一合，黄蜡三钱，熬膏调和，做丸绿豆大，每次一至三丸，用白丁香七枚研细末调和，新打的水送服，服后加被暖卧，汗出为度。不过三次即可见效，然后食白粥补养。

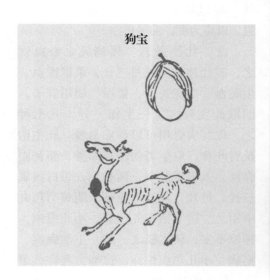

狗宝

# 11 虎有什么药用价值？

虎别名大虫、李耳。虎骨味辛，性微热，无毒。虎骨能祛邪解毒，止惊悸，治疗恶疮、痔瘘。用虎头骨更好。主治风邪入中筋骨，痉挛拘急，屈伸不利，游走疼痛。还可治疗慢性传染病、腹痛、温疟，解狂犬疫毒。虎骨煮汁沐浴，祛除骨骼、关节风邪肿痛。醋泡虎胫骨，浸洗膝部，止脚肿痛。新生儿用虎骨煎汤沐浴，能辟邪气，治疗疮疥、惊痫等，长大平安无恙。虎骨能追风、止痛、健骨，治疗久痢、脱肛、兽骨鲠咽。

【附方】1.健忘惊悸：用虎骨、白龙骨、远志肉等分为末，生姜汤服，日三服，久则令人聪慧。2.腰脚不随：挛急冷痛。取虎胫骨五六寸，刮去肉膜，涂酥炙黄捣细，盛酒一斗浸之，糠火微温。七日后，任情饮之，当微利便效也。又方：虎腰脊骨一具，前两脚全骨一具，并于石上以斧捶碎，安铁床上，文炭火炙，待脂出则投无灰浓酒中密封，春夏七日，秋冬三七日，任性日饮三度。患十年以上者，不过三剂；七年以下者，一剂必瘥。

肉，味酸，性平，无毒。主治恶心欲呕，益气力，止多唾。食之治疟，辟三十六种精魅。入山，虎见畏之。

【附方】脾胃虚弱，恶心不欲饮食：虎肉半斤切，以葱、椒、酱调，炙熟，空心冷食。

膏主治狗啮疮。纳下部，治五痔下

血。服之，治反胃。煎消，涂小儿头疮白秃。

【附方】一切反胃：虎脂半斤切，清油一斤，瓦瓶浸一月，密封勿令泄气，每以油一两，入无灰酒一盏，温服，以瘥为度，油尽再添。

血，壮神强志。热刺虎之心血饮之，能壮神志。三月三日，杀取虎血、生驼血、白虎头皮、紫绶、履组麻子，即取此实种之。一生辄一异，凡七种之。取其实合用可以移形易貌。肚主治反胃吐食。取生者勿洗存滓秽，新瓦固存性，入平胃散末一两和匀，每白汤服三钱，神效。肾主治瘰疬，雌黄芍药丸中用之。胆主治小儿惊痫。小儿疳痢，神惊不安，研水服之。睛，主治癫疾。疟病，小儿热疾惊悸。惊啼，客忤，疳气，镇心安神。明目去翳。

【附方】1.虎睛丸：各一两，栀子仁半两，为末，炼蜜丸绿豆大，每温酒服二十丸。2.小儿惊痫：用虎睛细研，水调灌之，良。3.小儿夜啼：用大虫眼睛一只，为散，以竹沥调少许与吃。

虎魄，主治惊邪，辟恶镇心。鼻，主治癫疾，小儿惊痫。悬户上，虎鼻悬门中一年，取烧作屑，与妇饮，便生贵子，勿令人及妇知，知则不验。悬于门上，宜官，子孙带印绶。此与古者胎教欲见虎豹，皆取其勇壮之义同也。牙，主治丈夫阴疮及疽。杀劳虫，治犬伤，发狂。刮末，酒服方寸匕。

【附方】白虎风痛：大虎牙一副，赤足蜈蚣十条，天麻二两，乳香、没药各一两，麝香半两，为末，每服二钱，温酒下，一日三服。

爪，系小儿臂，辟恶魅。辟恶魅，用虎爪、蟹爪、赤朱、雄黄为末，松脂和丸，每正旦焚之。皮主治疟疾。辟邪魅。须主治齿痛。许隐齿痛，仙人郑思远拔虎须令插之，痛即愈。屎主治恶疮、鬼气，疗瘰疬痔漏。烧研酒服，治兽骨鲠。

【附方】屎白者：以马尿和之，晒干烧灰粉之。

屎中骨，为屑，治火疮，破伤风。

【附方】断酒：虎屎中骨烧，酒服方寸匕。

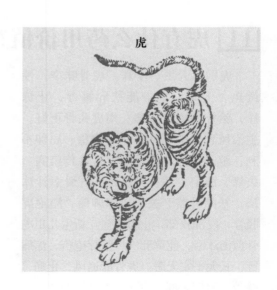

虎

认识中国第一药典

典藏精品版

# 12 象有什么药用价值？

象别名象，象耳、牙、鼻、足之形。象牙感雷而文生，天象感气而文生。故天象亦用此字。味甘，性寒，无毒。主治诸铁及杂物入肉，刮牙屑和水敷之，立出。治痫病，刮齿屑，炒黄研末，饮服。生煮汁服，治小便不通。烧灰饮服，治小便多。诸物刺咽中，磨水服之，亦出，旧梳屑尤佳。主风痫惊悸，一切邪魅精物，热疾骨蒸及诸疮，并宜生屑入药。

【附方】1.小便不通：胀急者。象牙生煎服之。2.小便过多：象牙烧灰，饮服之。3.痘疹不收：象牙屑，铜铫炒黄红色为末，每服七八分或一钱，白水下。4.诸兽骨鲠：象牙磨水吞之。5.骨刺入肉：象牙刮末，以水煮白梅肉调涂，自软。6.铁箭入肉：象牙刮末，水和敷之，即出也。

肉，味甘、淡，性平，无毒。烧灰，和油涂秃疮。多食令人体重。胆味苦，性寒，微毒。能明目治疳。治疮肿，以水化涂之。治口臭，以绵裹少许贴齿根，平旦漱去，数度即瘥。

【附方】内障目翳：如偃月，或如枣花。用象胆半两，鲤鱼胆七枚，熊胆一分，牛胆半两，麝香一钱，石决明末一两，为末，糊丸绿豆大，每茶下十丸。

睛，主治目疾，和人乳滴目中。皮主治下疳，烧灰和油敷之。又治金疮不合。骨，解毒。胸前小横骨，烧灰酒服，令人能浮。

【附方】象骨散：治脾胃虚弱，水谷不消，噫气吞酸，吐食霍乱，泄泻脓血，脐腹疼痛，里急频并，不思饮食诸症。用象骨四两，肉豆蔻、枳壳各一两，诃子肉、甘草各二两，干姜半两，为末，每服三钱，水一盏半，煎至八分，和滓热服，食前，日三次。

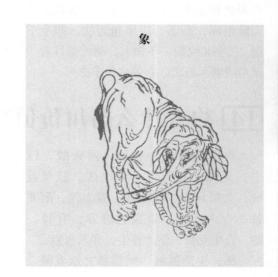

象

# [13] 犀有什么特殊功效？

犀别名兕。犀角味苦、酸、咸，性寒，无毒。犀角能够解毒祛邪，久服令身体敏捷、健康。主治伤寒、瘟疫头痛，或寒或热，能够解毒，服后令人矫健。镇心安神，治疗发背痈疽、疮疡肿痛，化脓流水。时行疫病，发热如火烧，烦闷，以及疫毒侵犯心包络，狂言妄语。治疗心烦，止惊悸，镇肝明目，安和五脏，补益虚劳，退热消痰，解疫毒。主治风毒攻心、烦躁发热胸闷、疫毒赤痢及小儿发痘、惊痫。［孟诜曰］犀角烧灰，水调送服，治疗猝然心痛、饮食中毒、药物中毒、筋骨痹痛、心胸烦闷、中风言语不利或失音等。犀角水磨汁服用，治疗小儿惊悸、抽搐、发热。山犀、水犀之角，功效相同。犀角磨汁服用，治疗吐血、出血、便血、尿血。以及伤寒蓄血症、发狂谵语、皮肤

559

黄染、癍疹、痘疮稠密、内热黑陷，有的不结痂，功效泻肝清心，清胃解毒。

【附方】1.中忤中恶：鬼气。其症或暮夜登厕，或出郊外，蓦然倒地，厥冷握拳，口鼻出清血，须臾不救，似乎尸厥，但腹不鸣，心腹暖尔。勿移动，令人围绕，烧火打鼓，或烧苏合香、安息香、麝香之类，候醒乃移动，用犀角五钱，麝香、朱砂各二钱五分，为末，每水调二钱服，即效。2.卧忽不寤：若以火照之则杀人，但唾其面，痛啮其踵及大趾甲际，即活，以犀角为枕，即令不魇。3.小儿惊痫：不知人，嚼舌仰目者。犀角浓磨水服之，立效，为末亦可。

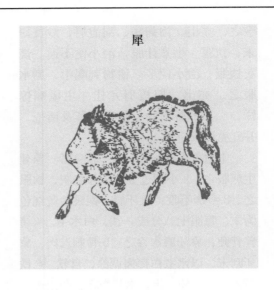

犀

## 14 豹有什么药用价值？

豹别名程、失剌孙。肉味酸，性平，无毒。安五脏，补绝伤，轻身益气，久服利人。壮筋骨，强志气，耐寒暑，令人猛健。辟鬼魅神邪，宜肾。脂，合生发膏，朝涂暮生，亦入面脂。

鼻，主治狐魅。同狐鼻，水煮服。头骨，烧灰淋汁，去头风白屑。作枕辟邪皮。不可藉睡，令人神惊。其毛入人疮中，有毒。广西南界有腊虫，食死人尸，不可驱逐。惟以豹皮覆之，则畏而不来。

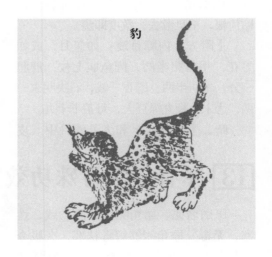

豹

## 15 熊有什么药用价值？

熊字篆是象形。俗语称熊为猪熊、人熊、马熊，它们各自以形体的特点加以区分命名。熊掌很难蒸煮，加入酒、醋、水三样一起蒸煮，容易变熟，熟了的熊掌大如皮球。熊掌能够抵御风寒，补益气力。

熊胆，味苦，性寒，无毒。主治时令气候炎热蕴蒸发生的黄疸、暑季久

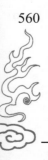

痢、疳积心痛以及热毒侵犯人体所致病症。主治各种疳疾、耳鼻疮疡、躯体恶疮，杀虫。主治小儿惊痫、抽搐，用竹沥化开两颗如豆大的熊胆服用，能够祛除心胸痰涎，疗效很好。熊胆能够清心除热，平肝明目，消除翳膜，驱杀蛔虫、蛲虫。

【附方】1.赤目障翳：每以胆少许化开，入冰片一二片，铜器点之，绝奇，或泪痒，加生姜粉些须，如三日不开，服四物加甘草、天花粉。2.小儿鼻蚀：熊胆半分，汤化抹之。3.十年痔疮：熊胆涂之神效，一切方不及也。

【附方】1.令发长黑：熊脂、蔓荆子等分和匀，醋调涂之。2.发毛黄色：以熊脂涂发梳散，入床底，伏地一食顷，即出，便尽黑，不过用脂一升效。3.白秃头癣：熊白敷之。

肉，味甘，性平，无毒。主治风痹，筋骨不仁，功与脂同，补虚羸。

【附方】中风痹疾：熊肉一斤切，入豉汁中，和葱、姜、椒、盐作腌腊半斤，如上法食之。

脑髓主治诸聋。疗头旋。摩顶，去白秃风屑，生发。血主治小儿客忤。骨，作汤，浴历节风，及小儿客忤。

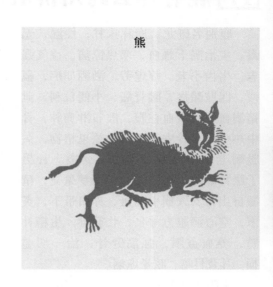

熊

# 16 野猪有什么药用价值?

野猪肉味甘，性平，无毒。主治癫痫，补肌肤，益五脏，令人虚肥，不发风虚气。

【附方】久痔下血：野猪肉二斤，着五味炙，空腹食之，作羹亦得。脂，炼净和酒日三服，令妇人多乳，十日后，可供三四儿，素无乳者亦下。悦色，除风肿毒疮疥癣。

黄，味辛、甘，性平，无毒。主治金疮，止血生肉。疗癫痫，水研如枣核许服之，日二服，效。研水服，治血痢疰病。治恶毒风，小儿疳气，客忤天吊。胆主治恶热毒气。鬼疰癫痫，小儿

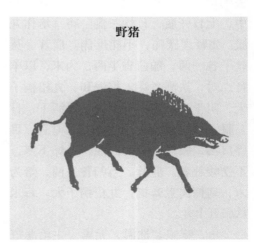

野猪

诸疳，水研枣许服，日二。齿，烧灰水

服，治蛇咬毒。头骨主治邪疟。

【附方】积年下血：野猪头一枚，桑西枝一握，附子一枚，同入瓶内，煅过为末，每服二钱粥饮空心服。

外肾，连皮烧存性研，米饮服，治崩中带下，及肠风泻血，血痢。皮，烧灰，涂鼠恶疮。

# 17 鹿有什么药用价值？

鹿别名斑龙。鹿茸味甘，性温，无毒。主治漏下恶血，寒热惊痫，益气强志，生齿不老。疗虚劳，洒洒如疟，羸瘦，四肢酸疼，腰脊痛，小便数利，泄精溺血，破淤血在腹，散石淋痈肿，骨中热疽，养骨安胎下气，杀鬼精物，久服耐老。不可近丈夫阴，令痿。补男子腰肾虚冷，脚膝无力，夜梦鬼交，精溢自出，女人崩中漏血，赤白带下，炙末，空心酒服方寸匕，壮筋骨。生精补髓，养血益阳，强筋健骨，治一切虚损，耳聋目暗，眩晕虚痢。

【附方】1.鹿茸酒：治阳事虚痿、小便频数、面色无光。用嫩鹿茸一两，去毛切片，山药一两，绢袋裹，置酒瓶中，七日开瓶，日饮三盏。将茸焙作丸服。2.肾虚腰痛：不能反侧。鹿茸、菟丝子各一两，舶茴香半两，为末，以羊肾二对，法酒煮烂，捣泥和，丸梧桐子大，阴干，每服三五十丸，温酒下，日三服。3.精血耗润：面色黧黑，耳聋，目昏口渴，腰痛，脚弱白浊，上燥下寒，不受峻补者。鹿茸、当归各一两，焙为末，乌梅肉煮膏捣，丸梧桐子大，每米饮服五十丸。

角，味咸，性温，无毒。主治恶疮痈肿，逐邪恶气，留血在阴中。除少腹血急痛，腰脊痛，折伤恶血，益气。猫

鬼中恶，心腹疰痛。水磨汁服，治脱精尿血，夜梦鬼交。醋磨汁，涂疮疡痈肿热毒。火炙热，熨小儿重舌、鹅口疮。蜜炙研末酒服，轻身强骨髓，补阳道绝伤。又治妇人梦与鬼交者，清酒服一撮，即出鬼精。烧灰，治女子胞中余血不尽欲死，以酒服方寸匕，日三夜一，甚妙。

【附方】1.服鹿角法：鹿角屑十两，生附子三两，为末，每服二钱，空心温酒下，令人少睡，益气力，通神明。2.肾消尿数：鹿角一具，炙捣筛，温酒每服方寸匕，日二。

白胶，味甘，性平，无毒。主治伤中劳绝，腰痛羸瘦，补中益气。妇人血

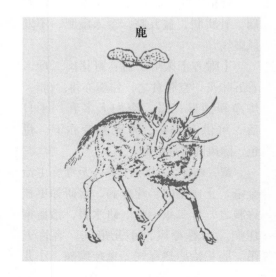

鹿

闭无子，止痛安胎。久服轻身延年。疗吐血下血，崩中不止，四肢酸疼，多汗淋露，折跌伤损。男子肾脏气，气弱劳损，吐血。妇人服之，令有子，安胎去冷，治漏下赤白。炙捣酒服，补虚劳，长肌益髓，令人肥健，悦颜色，又治劳嗽，尿精尿血，疮疡肿毒。

【附方】1.异类有情丸：凡丈夫中年觉衰，便可服饵。盖鹿乃纯阳，龟、虎属阴，血气有情，各从其类，非金石草木比也。其方用鹿角霜、龟板（酒浸七日，酥炙研）各三两六钱，鹿茸、虎胫骨各二两四钱，水火炼蜜，入九十丸，如浓味善饮者，加猪胆汁一二合，以寓降火之义。2.盗汗遗精：鹿角霜二两，生龙骨、牡蛎各一两，为末，酒糊丸梧桐子大，每盐汤下四十丸。3.虚劳尿精：白胶二两炙为末，酒二升和，温服。

齿，主治鼠，留血，心腹痛。不可近丈夫阴。骨味甘，性微热，无毒。能安胎下气，杀鬼精物，久服耐老，可酒浸服之。作酒，主内虚，续绝伤，补骨除风。烧灰水服，治小儿洞注下痢。

【附方】补益虚羸：用鹿骨一具，枸杞根二升，各以水一斗，煎汁五升，和匀，共煎五升，日二服。

肉，味甘，性温，无毒。补中，益气力，强五脏。生者疗中风口僻，割片薄之。养血生容，治产后风虚邪僻。头肉，性平。主治消渴，夜梦鬼物，煎汁服，作胶弥善。

【附方】老人消渴：鹿头一个，去毛煮烂，和五味，空心食，以汁咽之。

髓，味甘，性温，无毒。主治丈夫女子伤中绝脉，筋急痛，咳逆，以酒和，服

之良。同蛋煮服，壮阳道，令有子。同地黄汁煎膏服，填骨髓，壮筋骨，治呕吐。补阴强阳，生精益髓，润燥泽肌。

【附方】鹿髓煎：治肺痿咳嗽，伤中脉绝。用鹿髓、生地黄汁各七合，酥、蜜各一两，杏仁、桃仁各三两，先煎杏仁、桃仁、地黄汁减半，入三味煎如稀饧，每含一匙，徐徐咽下，日三。

脑，入面脂，令人悦泽。刺入肉内不出。精能补虚羸劳损。血主治阴痿，补虚，止腰痛、鼻衄、折伤，狂犬伤。及崩中带下。诸气痛欲危者，饮之立愈。大补虚损，益精血，解痘毒、药毒。

【附方】1.斑龙宴：用驯养牝鹿一二只，每日以人参一两煎水与饮，将滓拌土产草料米豆，以时喂之，勿杂他水草。百日之外，露筋可用矣。宴法：夜前减食，次早空心，将布缚展于床，首低尾昂。令有力者抱定前足，有角者执定角，无角者以木囊头拘之，使头不动。用三棱针刺其眼之大前毛孔，名天池穴。以银管长三寸许插向鼻梁，坐定，咂其血，饮药酒数杯，再咂再饮，以醉为度。鼻中流出者，亦可接和酒饮。饮毕避风，行升降工夫，为一宴也。用生肌药敷鹿穴，养之。月可一度，一鹿可用六七年。不拘男女老少，服之终身无疾而寿，乃仙家服食丹方二十四品之一也。药酒以八珍散加沉香、木香煮之。2.阴阳二血丸：治小儿痘疮未出者，稀已出者减用。用鹿血、兔血、乳香、没药各一两，雄黄、黄连各五钱，朱砂、麝香各一钱，为末，炼蜜丸绿豆大，每服十丸，空心酒下，儿小者减之。3.鼻血时作：干鹿血炒枯，将酒

浮熏二三次，仍用酒浮半杯和服之。

肾，味甘，性平，无毒。能补肾气。补中，安五脏，壮阳气，作酒及煮粥食之。

【附方】肾虚耳聋：用鹿肾一对，去脂膜切，以豉汁入粳米二合煮粥食，亦可作羹。

胆，味苦，性寒，无毒。能消肿散毒。筋主治劳损续绝。尘沙眯目者，嚼烂入目中，则粘出。

【附方】骨鲠：鹿筋渍软，搓索令紧，大如弹丸，持筋端吞至鲠处，徐徐引之，鲠着筋出。

麚，主治气瘿，以酒渍，炙干，再浸酒中，含咽汁，味尽更易，十具乃愈。皮主治一切漏疮，烧灰和猪脂纳之，日五六易，愈乃止。粪，主治经日不产，干、湿各三钱，研末，姜汤服，立效。胎粪能解诸毒。

## 18 麋有什么特殊功效？

陆佃说：麋喜欢音乐。班固说：麋生性淫迷，故麋之名的含义就在这里。味辛，性温，无毒。主治痈肿，恶疮，死肌，寒风湿痹，四肢拘挛不收，风头肿气，通腠理。柔皮肤。不可近阴，令痿。治少年气盛，面生疮，化脂涂之。

肉，味甘，性温，无毒。能益气补中，治腰脚。补五脏不足气。茸，味甘，性温，无毒。主治阴虚劳损，一切血病，筋骨腰膝酸痛，滋阴益肾。麋角味甘，性热，无毒。主治风痹，止血，益气力。刮屑熬香，酒服，大益人。酒服，补虚劳，添精益髓，益血脉，暖腰华。作粉常服，治丈夫冷气及风，筋骨疼痛。若猝心痛，一服立瘥。浆水磨泥涂面，令人光华，赤白如玉可爱。滋阴养血，功与茸同。

【附方】1. 麋角丸：补心神，安脏腑，填骨髓，理腰脚，能久立，聪耳明目，发白更黑，貌老还少。凡麋角，取当年新角连脑顶者为上，看角根有斫痕处，亦堪用。蜕角根下平者，不堪，取角五具，或四具、三具、二具、一具为

一剂，去尖一大寸，即角长七八寸，取势截断，量把镑得。即于长流水软即将出，削去皱皮，以利镑镑取白处，至心即止。以清粟米泔浸两宿，初经一宿即干，握沥去旧水，置新绢上曝干，择去恶物粗骨皮及镑不匀者。以无灰美酒于大瓷器中浸，经两宿，其药及酒俱入净釜中，初用武火煮一食久，后以文火微煎，如蟹目沸。以柳木篦徐徐搅，不得住手，时时添酒，以成煎为度。煎时皆须平旦下手，不得经宿。仍看屑消如稀胶，即以牛乳五升，酥一斤，以次渐下后项药。仍以麋角一条，炙令黄为末，与诸药同制之。槟榔、通草、秦艽、肉苁蓉、人参、菟丝子、甘草各一两，上捣为末，将胶再煎一食顷，似稀稠粥即止火，少时投诸药末相和，稠粘堪作丸，即以新器盛贮，以众手一时丸如梧桐子大，如粘手，着少酥涂手。其服饵之法：空腹以酒下之，初服三十丸，日加一丸，加至五十丸为度，日二服。初服一百日内，忌房事。服经一月，腹内诸疾自相驱逐，有微利勿怪。渐后多泄

气能食。患气者，加枳实、青木香各一两，服至二百日，面皱光泽。一年，齿落更生，强记，身轻若风，日行数百里，二年，令人肥饱少食，七十以上服之，却成后生；三年，肠作筋髓，预见未明；四年，常饱不食，自见仙人。三十下服之不辍，颜一定而不变。修合时须在净室中，勿令阴人、鸡、犬、孝子等见。妇人服之尤佳。如饮酒食面，口干眼涩内热者，即服三黄丸微利之。如此一度发动以后，方始调畅也。又方：治五痨，皮缓毛瘁，血脉枯槁，肌肤薄着，筋骨羸弱，饮食不美，四肢无力，爪枯发落，眼昏唇燥。用麋角屑一斤，大附子一两半，熟地黄四两，用大麦米二升，以一半藉底，以一半在上，以二布巾隔覆，炊一日，取出药、麦，各焙为末，以浸药酒，添清酒煮麦粉为糊和，杵三千下，丸如梧桐子大，每服五十丸，食前用温酒或米汤送下，日三服。一方只用麋角五两，熟附子半两，酒糊丸服。又方：使人丁壮不老，房事不劳损，气力颜色不衰者，莫过麋角。其法：刮为末十两，用生附子一枚合之，雀卵和丸，日服二十丸，温酒下，二十日大效。亦可单熬为末酒服，亦令人不老，但性缓不及附子者。2.二至丸：补虚损，生精血，去风湿，壮筋骨。用鹿角四两，麋角半两，苍耳子半斤，山药、白茯苓、黄芪各四两，当归五两，肉苁蓉、远志、人参、沉香各二两，熟附子一两，通为末，酒煮糯米糊丸梧桐子大，每服五十丸，温酒下。3.麋角霜丸：补元脏，驻颜色。用麋角一副，水浸七日，刮去皱皮，镑为屑，盛在一银瓶内，以牛乳汁浸一日，常令乳高二寸，如乳耗更添，直候不耗，用油单数重密封瓶口，另用大麦一斗，安在甑内，约浓三寸，上安麋角瓶，更用大麦周遭填实，露瓶口，不住火蒸一复时，如锅内水耗，即旋添热汤，须频看角屑粉烂如面，即住火取出，用细筛子漉去乳，焙干，每料八两，附子、干山药各三两，上为末，蒸枣肉和，丸如梧桐子大，每服十五至二十丸，空心用温盐酒送下，炼蜜丸亦可。

骨，主治虚劳，至良。煮汁酿酒饮，令人肥白，美颜色。皮，作靴、袜，除脚气。

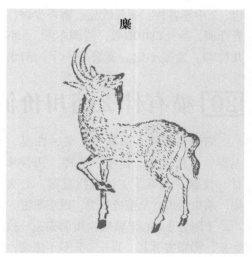

麋

# 19 麝有什么药用价值？

麝别名射父、香獐。麝脐香味辛，性温，无毒。辟恶气，杀鬼精物，去三虫蛊毒，温疟痫。久服，除邪，不梦寤魇寐。疗诸凶邪鬼气，中恶，心腹暴痛，胀急痞满，风毒，去面、目中肤翳，妇人产难堕胎。佩服及置枕间，辟恶梦，及尸疰鬼气。又疗蛇毒。治蛇、蚕咬，沙虱溪瘴毒，辟蛊气，杀脏腑虫，治疟疾，吐风痰，疗一切虚损恶病。纳子宫，暖水脏，止冷带下。熟水研服一粒，治小儿惊痫客忤，镇心安神，止小便利。又能蚀一切痈疮脓水。除百病，治一切恶气及惊怖恍惚。疗鼻窒不闻香臭。通诸窍，开经络，透肌骨，解酒毒，消瓜果食积，治中风、中气、中恶、痰厥、积聚症瘕。

【附方】1.中风不省：麝香二钱研末，入清油二两和匀，灌之，其人自苏也。2.中恶客忤：项强欲死。麝香少许，乳汁调，涂儿口中取效，醋调亦可。3.小儿惊啼：发歇不定。真麝香一字，清水调服，日三。

肉，味甘，性温，无毒。主治腹中症病。

【附方】小儿症病：麝肉二两，切焙，蜀椒三百枚，炒捣末，以鸡子白和，丸小豆大，每服二三丸，汤下，以知为度。

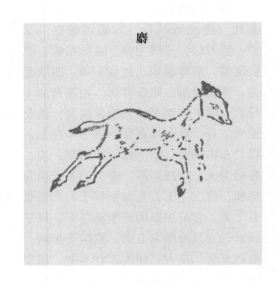

麝

# 20 猫有什么药用价值？

猫别名家狸。肉味甘、酸，性温，无毒。主治劳疰、鼠瘘、蛊毒。头骨味甘，性温，无毒。主治鬼疰蛊毒，心腹痛，杀虫治疳，及痘疮变黑，鼠瘘恶疮。

【附方】1.心下鳖瘕：用黑猫头一枚烧灰，酒服方寸匕，日三。2.多年瘰疬不愈：用猫头、蝙蝠各一个，俱撒上黑豆，同烧存性，为末掺之，干则油调，内服五香连翘汤，取效。3.猫鬼野道病：歌哭不自由。腊月死猫头烧灰，水服一钱

匕，日二。4.收敛痈疽：猫头一个研，鸡子十个煮熟去白，以黄煎出油，入白蜡少许，调灰敷之，外以膏护住，神妙。

脑，主治瘰鼠溃烂，同莽草等分为末，纳孔中。眼睛主治瘰鼠，烧灰，井华水服方寸匕，日三。牙，主治小儿痘疮倒欲死，同人牙、猪牙、犬牙烧炭，等分研末，蜜水服一字，即便发起。舌主治瘰鼠，生晒研敷。涎主治瘰，刺破涂之。肝主治劳瘵杀虫，取黑猫肝一

具，生晒研末，每朔、望五更酒调服之。胞衣主治反胃吐食，烧灰，入朱砂末少许，压舌下，甚效。

皮毛，主治瘰诸，痈疽溃烂。

【附方】1.乳痈溃烂：见内者。猫儿腹下毛，坩锅内存性，入轻粉少许，油调封之。2.瘰疬鼠瘘：以石菖蒲生研之，微破，以猫儿皮连毛烧灰，用香油调敷，内服白蔹末，酒下，多多为上，仍以生白蔹捣烂，入酒少许，敷之，效。3.鬓边生疖：猫颈上毛、猪颈上毛各一把，鼠屎一粒，烧研，油调敷之。

尿，主治蜒蚰诸虫入耳，滴入即出。屎，腊月采干者，泥固，烧存性，收用。主治痘疮倒陷不发，瘰溃烂，恶疮蛊疰，蝎螫鼠咬。烧灰水服，治寒热鬼疟，发无期度者，极验。

【附方】1.小儿疟疾：乌猫屎一钱，桃仁七枚，同煎，服一盏立瘥。2.腰脚锥痛支腿者：猫儿屎烧灰，唾津调，涂之。3.蛊疰腹痛：雄猫屎烧灰，水服。

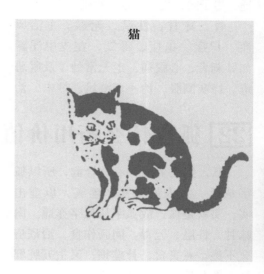

猫

## 21 狸有什么药用价值？

狸别名野猫。肉味甘，性平，无毒。主治诸疰。治风湿鬼毒气，皮中如针刺。作羹，治痔及鼠，不过三顿，甚妙。

【附方】1.肠风痔瘘：下血年深日近者。用腊月野狸一枚，蟠在罐内，炒大枣半升，枳壳半斤，甘草四两，猪牙皂荚二两，同入罐内盖定，瓦上穿一孔，盐泥固济，令干，作一地坑，以十字瓦支住罐子，用炭五秤，至黑烟尽、青烟出取起，湿土罨一宿，为末，每服二钱，盐汤下。又一方：以狸作羹，其骨烧灰酒服。2.风冷下血：脱肛疼痛。野狸一枚，大瓶盛之，泥固，火存性，取研，入麝香二钱，每食前，米饮服二钱。

膏，主治鼷鼠咬人成疮，用此摩

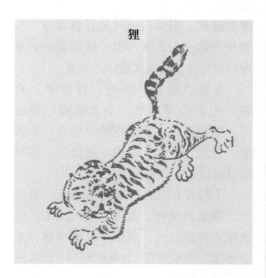

狸

之，并食狸肉。肝主治鬼疟。

【附方】鬼疟经久，或发或止：野

猫肝一具，猳猁头骨、虎头骨、狗头骨各一两，麝香一分，为末，醋糊丸芡子大，发时手把一丸嗅之，仍以绯帛包一丸系中指上。 阴茎，主治女人月水不通，男子阴，烧灰，东流水服。

骨，味甘，性温，无毒。主治风痊、尸痊、鬼痊、毒气，在皮中淫跃如针刺者，心腹痛，走无常处，及鼠恶疮。烧灰酒服，治一切游风。炒末，治噎病，不通饮食。烧灰水服，治食野鸟肉中毒。头骨炙研或烧灰，酒服二钱，治尸痊、邪气腹痛及痔，十服后见验。

【附方】1.瘰疬肿痛，久不瘥。用狸头、蹄骨，并涂酥炙黄为散。每日空心米饮下一钱匕。2.瘰疬已溃：狸头烧灰，频敷之。

屎，烧灰，水服，主鬼疟寒热。烧灰，和腊猪脂，敷小儿鬼舐头疮。

# 22 狐有什么药用价值？

狐，生性多疑，不会合群，所以狐字从孤。有人说狐善知虚实，以虚击实，实就是孤，故狐字从孤字亦通。肉味甘，性温，无毒。同肠作食，治疮疥久不瘥。煮炙食，补虚损；又主五脏邪气，患蛊毒寒热者，宜多服之。

【附方】狐肉羹：治惊痫恍惚，语言错谬，歌笑无度，及五脏积冷，蛊毒寒热诸病。用狐肉一片及五脏治净，入豉汁煮熟，入五味作羹，或作粥食。京中以羊骨汁、鲫鱼代豉汁，亦妙。

五脏及肠肚，味苦，性微寒，有毒。主治蛊毒寒热，小儿惊痫。补虚劳，随脏而补，治恶疮疥。生食，治狐魅。作羹，治大人见鬼。肝烧灰，治风痫及破伤风，口紧搐强。

【附方】1.劳疟瘴疟：野狐肝一具阴干，重五日更初，北斗下受气为末，粳米饭作丸绿豆大，每以一丸绯帛裹，系手中指，男左女右。2.鬼疟寒热：野狐肝胆一具，阿魏一分，为末，醋煮面糊丸芡子大，发时男左女右把一丸嗅之，仍以绯帛包一丸，系手中指。

胆，主治人猝暴亡，即取雄狐胆温水研灌，入喉即活。移时者无及矣。辟邪疟，解酒毒。狐血渍黍，令人不醉。

【附方】狐胆丸：治邪疟发作无时。狐胆一个，朱砂、砒霜各半两，阿魏、麝香、黄丹、绿豆粉各一分，为末，五月五日午时，粽子尖和，丸梧桐子大，空心及发前，冷醋汤服二丸，忌热物。

阴茎，味甘，性微寒，有毒。主治女子绝产，阴中痒，小儿阴卵肿。妇人阴脱。

【附方】小儿阴肿：狐阴茎炙为末，空心酒服。

头，烧之辟邪。同狸头烧灰，敷瘰。目主治破伤中风。鼻主治狐魅病，同豹鼻煮食。唇主治恶刺入肉，杵烂，和盐封之。口中涎液，入媚药，取法：小口瓶盛肉，置狐常行处，狐爪不得，徘徊于上，涎入瓶中，乃收之也。四足主治痔漏下血。

【附方】痔漏反花：泻血者。用狐手足一副，穿山甲、皮各三两，黄明胶、白附子、五灵脂、蜀乌头、川芎、乳香各二两，锉细，入砂锅内，固济候

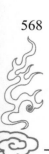

干，炭火锻红为末，入末一两，以芫荽煎酒调下二钱，日三服，屡效。

皮，辟邪魅。尾，烧灰辟恶。头尾烧灰，治牛疫，和水灌之。雄狐屎，烧之辟恶，去瘟疫气，治肝气心痛。颜色苍苍如死灰状而喘息大者，以二升烧灰，和姜黄三两捣末，空腹酒下方寸匕，日再，甚效。疗恶刺入肉，烧灰，和腊月猪脂封之。

【附方】1.鬼疟寒热：雄狐屎、蝙蝠屎各一分为末，醋糊丸芡子大，发时男左女右，手把一丸嗅之。2.一切恶瘘：中有冷息肉者。用正月狐粪干末，食前新汲水下一钱匕，日二服。

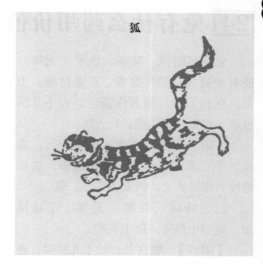

狐

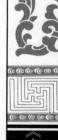

《本草纲目》秘方全书

学习中国式养生

## 23 木狗、豺分别有什么药用价值？

木狗皮，除脚痹风湿气，活血脉，暖腰膝。

豺，别名豺狗。肉味酸，性热，有毒。皮性热。主治冷痹软脚气，熟之以缠裹病上，即瘥。疗诸疳痢，腹中诸疮，煮汁饮，或烧灰酒服之。其灰亦可敷齿疮。治小儿夜啼，百法不效。

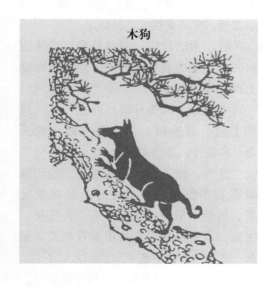

木狗

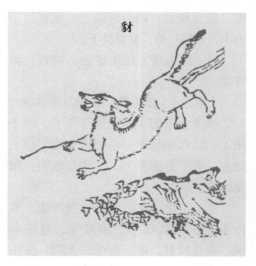

豺

# 24 兔有什么药用价值？

兔别名明视。味辛，性平，无毒。能补中益气。热气湿痹，止渴健脾。生食，压丹石毒。腊月作酱食，去小儿豌豆疮。凉血，解热毒，利大肠。

【附方】消渴羸瘦：用兔一只，去皮、爪、五脏，以水一斗半煎稠，去滓澄冷，渴即饮之，极重者不过二兔。

血，味咸，性寒，无毒。凉血活血，解胎中热毒，催生易产。

【附方】1.蟾宫丸：治小儿胎毒，遇风寒即发痘疹，服此可免，虽出亦稀。用兔二只，腊月八日刺血于漆盘内，以细面炒熟和，丸绿豆大，每服三十丸，绿豆汤下，每一儿食一剂，永安甚效。又方：加朱砂三钱，酒下，名兔砂丸。又方：小儿服之，终身不出痘疮，或出亦稀少。腊月八日，取生兔一只刺血，和荞麦面，少加雄黄四五分，候干，丸如绿豆大，初生小儿，以乳汁送下二三丸，遍身发出红点，是其征验也。2.治产难：腊月兔血，以蒸饼染之，纸裹阴干为末，每服二钱，乳香汤下。

脑，涂冻疮，催生滑胎，同膏，治耳聋。

【附方】1.催生散：用腊月兔脑髓一个，摊纸上令匀，阴干剪作符子，涂于面上，候母痛极时，用钗股夹定，灯上烧灰，煎丁香酒调下。2..手足皲裂：用兔脑髓生涂之。

骨，主治热中，消渴，煮汁服。煮汁服，止霍乱吐利。治鬼疰，疮疥刺风。头骨味甘、酸，性平，无毒。主治头眩痛，癫疾。连皮毛烧存性，米饮服

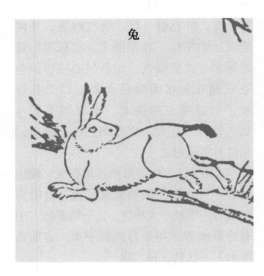

兔

方寸匕，治天行呕吐不止，以瘥为度。连毛、髓烧灰酒服，治产难下胎，及产后余血不下。烧末，敷妇人产后阴脱，痛疽恶疮。水服，治小儿疳痢。煮汁服，治消渴不止。

【附方】1.预解痘毒：十二月取兔头煎汤浴小儿，除热去毒，令出痘稀。2.产后腹痛：兔头炙热摩之，即定。

肝，主治目暗。明目补劳，治头旋眼眩。切洗生食如羊肝法，治丹石毒发上冲，目暗不见物。

【附方】风热目暗：肝肾气虚，风热上攻，目肿暗。用兔肝一具，米三合，和豉汁，如常煮粥食。

皮毛，烧灰，酒服方寸匕，治产难后胞衣不出，及余血抢心，胀刺欲死者，极验。煎汤，洗豌豆疮。头皮灰：主鼠，及鬼疰毒气在皮中如针刺者。毛灰：主灸疮不瘥。皮灰：治妇人带下。

【附方】1.妇人带下：兔皮烧烟尽，

为末，酒服方寸匕，以瘥为度。2.火烧成疮：兔腹下白毛贴之，候毛落即瘥。

屎，别名明月砂、玩月砂、兔蕈。主治目中浮翳，劳瘵五疳，疳疮痔，杀虫解毒。

【附方】1.五疳下痢：兔屎半两，干蛤蟆一枚，烧灰为末，绵裹如莲子大，纳下部，日三易之。2.大小便秘：明月砂一匙安脐中，冷水滴之令透，自通也。

# 25 狼有什么药用价值？

狼别名毛狗。肉味咸，性热，无毒。补益五脏，浓肠胃，填精髓，腹有冷积者宜食之。膏能补中益气，润燥泽皱，涂诸恶疮。牙，佩之，辟邪恶气。刮末水服，治犬伤。烧灰水服方寸匕，治食牛中毒。喉靥主治噎病，晒干为末，每以半钱入饭内食之，妙。皮，暖人，辟邪恶气。嗉下皮，搓作条，勒头，能去风止痛。野狼皮当户，羊不敢出。尾，系马胸前，辟邪气，令马不惊。屎主治瘰疬病，烧灰，油调封之，又治骨哽不下，烧灰，水服之。屎中骨主治小儿夜啼，烧灰，水服二黍米大，即定；又能断酒。

【附方】破伤风：野狼、虎穿肠骨四钱，桑花、蝉蜕各二钱，为末，每服一钱，米汤调下，若口干者，不治。

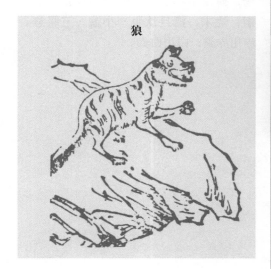

狼

# 26 水獭有什么功效？

水獭别名水狗。肉味甘，性寒，无毒。煮汁服，疗疫气温病，及牛马时行病。水气胀满，热毒风。骨蒸热劳，血脉不行，荣卫虚满，及女子经络不通，血热，大小肠秘。消男子阳气，不宜多食。

【附方】折伤：水獭一个支解，入罐内固济，待干存性为末，以黄米煮粥摊患处，糁獭末于粥上，布裹之，立止疼痛。

肝，味甘，性温，有毒。主治鬼疰蛊毒，止久嗽，除鱼鲠，并烧灰酒服之。治上气咳嗽，虚劳瘦病。传尸劳极，虚汗客热，四肢寒疟及产劳，杀虫。

【附方】1.鬼魅：獭肝末，水服方寸匕，日三。2.肠痔有血：獭肝烧末，水服一钱。3.久痔下血：不止。用獭肝一副煮熟，入五味空腹食之妙。

肾，性味同肉。益男子。胆味苦，性寒，无毒。主治眼翳黑花，飞蝇上下，视物不明。亦入点药中。

【附方】月水不通：用干獭胆一枚，干狗胆、砂、川椒各一分，水蛭十枚，为末，醋糊丸绿豆大。每于食前服五丸，当归酒下，日三服。

髓去瘢痕。骨含之，下鱼骨鲠。煮汁服，治呕哕不止。足主治手足皴裂。煮汁服，治鱼骨鲠，并以爪爬喉下。为末酒服，杀劳瘵虫。皮毛，煮汁服，治水病。亦作褥及履着之。屎主治鱼脐疮，研末水和敷之，即脓出痛止。治下痢，烧末，清旦饮服一小盏，三服愈。赤用赤粪，白用白粪。

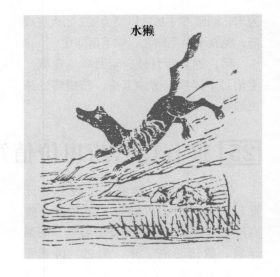

水獭

典藏精品版

认识中国第一药典

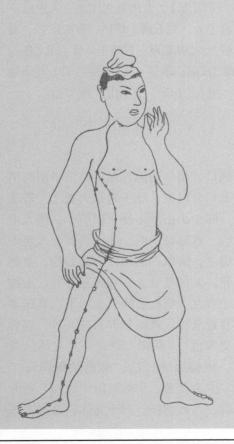

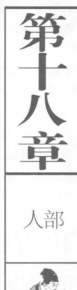

# 第十八章

人部

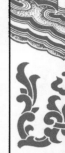

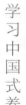

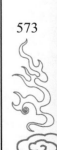

# 1 爪甲有什么药用价值？

爪甲别名筋退。味甘、咸、性平，无毒。主治鼻衄，细刮之，立愈。独不可备，则众人甲亦可。催生，下胞衣，利小便，治尿血，及阴阳易病，破伤中风，去目翳。怀妊妇人爪甲，取末点目，去翳障。

【附方】1.斩三尸法：常以庚辰日去手爪，甲午日去足爪，每年七月十六日将爪甲烧灰，和水服之，三尸九虫皆灭，名曰斩三尸。2.消除脚气：每寅日割手足甲，少侵肉，去脚气。3.破伤中风：手足十指甲，香油炒研，热酒调，呷服之，汗出便好。又方：治破伤风，手足颤掉，搐摇不已，用人手足指甲（烧存性）六钱，姜制南星、独活、丹砂各二钱，为末，分作二服，酒下，立效。4.阴阳易病：用手足爪甲二十片，中衣裆一片，烧灰，分三服，温酒下，男用女，女用男。5.小儿腹胀：父母指爪甲烧灰，敷乳上饮之。

# 2 溺白垽有什么功效？

溺白垽别名人中白。味咸，性平，无毒。主治鼻出血，汤火灼疮。烧研，主紧唇疮。治传尸热劳，肺痿，心膈热，羸瘦渴疾。降火，消淤血，治咽喉口齿生疮疳䘌，诸窍出血，肌肤汗血。

【附方】1.大出血久出血：人中白一团鸡子大，绵五两，烧研，每服二钱，温水服。2.小儿霍乱：尿滓末，乳上服之良。3.脚气成漏：跟有一孔，深半寸许，其痛异常。用人中白煅，有水出，滴入疮口。

# 3 秋石有什么特殊功效？

秋石别名秋冰。味咸，性温，无毒。主治虚劳冷疾，小便遗数，漏精白浊。滋肾水，养丹田，返本还元，归根复命，安五脏，润三焦，消痰咳，退骨蒸，软坚块，明目清心，延年益寿。

【附方】1.秋石还元丹：久服去百病，强骨髓，补精血，开心益志，补暖下元，悦色进食。久则脐下常如火暖，诸般冷疾皆愈。久年冷劳虚惫甚者，服之亦壮盛。其法：以男子小便十石，更多尤妙，先支大锅一口于空室内，上用深瓦甑接锅口，以纸筋杵石灰泥甑缝并锅口，勿令通风，候干，下小便约锅中七八分以来，灶下用焰火煮之，若涌出，即少少添冷小便，候煎干，即人中白也。入好罐子内，如法固济，入炭炉中煅之，旋取二三两，再研如粉，煮枣瓤和，丸如绿豆大，每服五七丸，渐加至十五丸，空心温酒或盐汤下。其药末常要近火收，或时复养火三五日，则功效更大也。2.阴阳二炼丹：世之炼秋石者，但得火炼一法。此药须兼阴阳二炼，方为至药。火炼乃阳中之阴，得火而凝，入水则释，归干无体，盖质去味

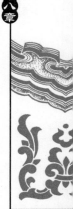

《本草纲目》秘方全书

学习中国式养生

存，此离中之虚也。水炼乃阴中之阳，得水而凝，遇曝而润，千岁不变，味去质留，此坎中之实也。二物皆出于心肾二脏，而流于小肠，水火螣蛇玄武正气，外假天地之水火，凝而为体。服之还补太阳、相火二脏，实为养命之本。空心服阳炼，日午服阴炼，此法极省力，与常法功用不侔，久疾服之皆愈。有人得瘦疾且嗽，诸方不效，服此即瘳；有人病颠腹鼓，日久加喘满，垂困，亦服此而安也。阳炼法：用人尿十余石，各用桶盛，每石入皂荚汁一碗，竹杖急搅百千下，候澄去清留，并作一桶，如前搅澄，取浓汁一二斗滤净，入锅熬干，刮下捣细，再以清汤煮化，箅箕铺纸淋过，再熬，如此数次，直待色白如雪方止，用沙盒固济，火煅成质，倾出，如药未成，更煅一二次，候色如莹玉，细研，入砂盒内固济，顶火养七昼夜，取出摊土上，去火毒，为末，枣膏丸梧桐子大，每空心温酒下三十丸。阴炼法：用人尿四五石，以大缸盛，入新水一半，搅千回，澄定，去清留，又入新水搅澄，直候无臭气，澄下如腻

粉，方以曝干，刮下再研，以男儿乳和如膏，烈日晒干，盖假太阳真气也，如此九度，为末，枣膏和，丸梧桐子大，每午后温酒下三十丸。3.秋冰乳粉丸：固元阳，壮筋骨，延年不老，却百病。用秋冰五钱，头生男乳晒粉五钱，头生女乳晒粉五钱，乳香二钱五分，麝香一分，为末，炼蜜丸芡子大，金箔为衣，乌金纸包，黄蜡匮收，勿令泄气，每月用乳汁化服一丸，仍日饮乳汁助之。秋冰法：用童男、童女尿垽各一桶，入大锅内，桑柴火熬干，刮下，入河水一桶搅化，隔纸淋过，复熬刮下，再以水淋炼之，如此七次，其色如霜，或有一斤，入罐内，上用铁灯盏盖定，盐泥固济，升打三炷香，看秋石色白如玉，再研，再如前升打，灯盏上用水徐徐擦之，不可多，多则不结；不可少，少则不升。自辰至未，退火冷定，其盏上升起者，为秋冰，味淡而香，乃秋石之精英也，服之滋肾水，固元阳，降痰火；其不升者，即寻常秋石也，味咸苦，蘸肉食之，亦有小补。

# ④ 乳汁有什么药用价值？

乳汁别名奶汁、仙人酒。味甘、咸，性平，无毒。能补益五脏，使人体健壮，皮白洁、悦泽。疗目赤疼痛多泪，解独肝牛肉毒，合浓豉汁同服，神效。与雀屎调和，可去目赤、胬肉。功能益气，治瘦悴，悦泽皮肤，滋润毛发，点眼止泪。

【附方】1.服乳歌：仙家酒，仙家酒，两个壶卢盛一斗。五行酿出真醍醐，不离人间处处有。丹田若是干涸时，咽下重楼润枯杈。清晨能饮一升余，返老还童天地久。2.虚损劳瘵：用无病妇人乳三酒杯，将瓷碟晒极热，置乳于中，次入麝香末少许，木香末二分，调匀服；后饮浓茶一酒盏，即阳败。次日服接命丹（接命丹：用乳三酒杯，如

前晒碟盛人乳，并人胞末一具调服），服毕面、膝俱赤，如醉思睡，只以白粥少少养之。3.虚损风疾：接命丹：治男妇气血衰弱，痰火上升，虚损之症；又治中风不语，左瘫右缓，手足疼痛，动履不便，饮食少进诸症。用人乳二杯，香甜白者为佳，以好梨汁一杯和匀，银石器内顿滚滚，每日五更一服，能消痰补虚，生血延寿，此乃以人补人，其妙无加。

## ⑤ 口津唾有什么药用价值？

口津唾别名灵液、神水、金浆、醴泉。味甘、咸，性平，无毒。主治疮肿、疥癣、疱，五更 未语者，频涂擦之。又明目退翳，消肿解毒，辟邪，粉水银。

【附方】1.代指肿痛：以唾和白硇砂，搜面作碗子，盛唾令满，着硇末少许，以指浸之，一日即瘥。2.手足发疣：以白粱米粉，铁铛炒赤，研末，以众人唾和，敷厚一寸，即消。3.腋下狐气：用自己唾擦腋下数过，以指甲去其垢，用热水洗手数遍，如此十余日则愈。4.毒蛇螫伤：急以小便洗去血，随取口中唾，频频涂之。

## ⑥ 人胞有什么特殊功效？

人胞别名胞衣、胎衣、紫河车、混沌衣、混元母、佛袈裟、仙人衣。味甘、咸，性温，无毒。主治血气亏虚羸瘦、妇女劳损、面部焦枯黧黑、腹中病渐瘦者，将人胞洗净，加五味调和，如做蒸饼的方法制好，给患者服食。治男女一切虚损劳极、癫痫失志恍惚，并可安心养血，益气补精。

【附方】1.河车丸：治妇人瘵疾劳嗽，虚损骨蒸等症。用紫河车（初生男子者）一具（以长流水中洗净，熟煮擘细，焙干研），山药二两，人参一两，白茯苓半两，为末，酒糊丸梧桐子大，麝香养七日，每服三五十丸，温服，盐汤下。2.五劳七伤：吐血虚瘦。用初生胞衣，长流水中洗去恶血，待清汁出乃止，以酒煮烂，捣如泥，入白茯神末和，丸梧子大。每米饮下百丸。忌铁器。3.久癫失志：气虚血弱者。紫河车治净，烂煮食之。4.大小痫疾：初生胎衣一具，长流水洗净，仍以水浸，春三、夏一、秋五、冬七日，焙干为末；羌活、天麻、防风各半两，白僵蚕、白附子各一两，南星二两，川乌一个；全蝎二十一个，为末，糊丸梧子大，朱砂为衣，每服五十丸，好酒下。5.解诸蛊毒：不拘草蛊、蛇蛊、蜣螂蛊，其状入咽刺痛欲死，取胞衣一具洗切，曝干为末，熟水调服一钱匕。6.目赤生翳：初生孩儿胞衣，曝干焙研细末，日日敷目眦中，愈乃止。